D. Dölcker

Blickdiagnostik für Heilpraktikerinnen und Heilpraktiker

Mit 370 Fotos vom Befund zur Diagnose

Dagmar Dölcker

Blickdiagnostik für Heilpraktikerinnen und Heilpraktiker

Mit 370 Fotos vom Befund zur Diagnose

2. Auflage

ELSEVIER

Elsevier GmbH, Bernhard-Wicki-Str. 5, 80636 München, Deutschland
Wir freuen uns über Ihr Feedback und Ihre Anregungen an kundendienst@elsevier.com

ISBN 978-3-437-58736-8
eISBN 978-3-437-05428-0

2. Auflage 2024

Wichtiger Hinweis
Die medizinischen Wissenschaften unterliegen einem sehr schnellen Wissenszuwachs. Der stetige Wandel von Methoden, Wirkstoffen und Erkenntnissen ist allen an diesem Werk Beteiligten bewusst. Sowohl der Verlag als auch die Autorinnen und Autoren und alle, die an der Entstehung dieses Werkes beteiligt waren, haben große Sorgfalt darauf verwandt, dass die Angaben zu Methoden, Anweisungen, Produkten, Anwendungen oder Konzepten dem aktuellen Wissensstand zum Zeitpunkt der Fertigstellung des Werkes entsprechen.
Der Verlag kann jedoch keine Gewähr für Angaben zu Dosierung und Applikationsformen übernehmen. Es sollte stets eine unabhängige und sorgfältige Überprüfung von Diagnosen und Arzneimitteldosierungen sowie möglicher Kontraindikationen erfolgen. Jede Dosierung oder Applikation liegt in der Verantwortung der Anwenderin oder des Anwenders. Die Elsevier GmbH, die Autorinnen und Autoren und alle, die an der Entstehung des Werkes mitgewirkt haben, können keinerlei Haftung in Bezug auf jegliche Verletzung und/oder Schäden an Personen oder Eigentum, im Rahmen von Produkthaftung, Fahrlässigkeit oder anderweitig übernehmen.

Für die Vollständigkeit und Auswahl der aufgeführten Medikamente übernimmt der Verlag keine Gewähr.
Geschützte Warennamen (Warenzeichen) werden in der Regel besonders kenntlich gemacht (®). Aus dem Fehlen eines solchen Hinweises kann jedoch nicht automatisch geschlossen werden, dass es sich um einen freien Warennamen handelt.

Bibliografische Information der Deutschen Nationalbibliothek
Die Deutsche Nationalbibliothek verzeichnet diese Publikation in der Deutschen Nationalbibliografie; detaillierte bibliografische Daten sind im Internet über https://www.dnb.de abrufbar.

24 25 26 27 28 5 4 3 2 1

In ihren Veröffentlichungen verfolgt die Elsevier GmbH das Ziel, genderneutrale Formulierungen für Personengruppen zu verwenden. Um jedoch den Textfluss nicht zu stören sowie die gestalterische Freiheit nicht einzuschränken, wurden bisweilen Kompromisse eingegangen. Selbstverständlich sind **immer alle Geschlechter** gemeint.

Planung: Stefanie Schröder, München
Projektmanagement: Ulrike Schmidt, München
Redaktion: Christel Hämmerle, München
Bildredaktion und Rechteklärung: Katja Sieger-Schauer, München
Herstellung: Der Buchmacher, Arthur Lenner, Windach
Satz: STRAIVE, Puducherry/Indien
Druck und Bindung: EGEDSA, Sabadell (Barcelona)/Spanien
Umschlaggestaltung: SpieszDesign, Neu-Ulm
Titelfotografie: © riakhinantonUkraine - stock.adobe.com

Aktuelle Informationen finden Sie im Internet unter www.elsevier.de

Vorwort

Die Blickdiagnose ist eines der wichtigsten, günstigsten und informativsten Arbeitsmittel bei der Diagnostik von Krankheiten. Das vorliegende Buch *Blickdiagnostik für Heilpraktikerinnen und Heilpraktiker* zeigt Fotos von ebenso häufigen wie prüfungs- und praxisrelevanten Krankheitsbildern bzw. Befunden. In der 2. Auflage wurde die Anzahl der Abbildungen auf 370 erhöht, um einen möglichst großen Lerneffekt zu erzielen. Oft beziehen sich die Abbildungen auch auf Differenzialdiagnosen, um Gemeinsamkeiten und Unterschiede besser zu verstehen und unterscheiden zu können.

In der mündlichen Überprüfung kommt es insbesondere auf die korrekte Beschreibung an. Darüber hinaus ist die Differenzialdiagnose der Hauterscheinungen von Bedeutung und die dazugehörigen anamnestischen Fragen, welche die Diagnose stützen oder unwahrscheinlich machen.

Die typischen Fragestellungen in der mündlichen Prüfung lauten:

- „Beschreiben Sie die auf der Abbildung dargestellten Veränderungen!"
- „Welche Verdachtsdiagnose und Differenzialdiagnosen kommen in Betracht?"
- „Welche anamnestischen Fragen stellen Sie, um die Verdachtsdiagnose und Differenzialdiagnosen zu untermauern bzw. zu unterscheiden?"
- „Beschreiben Sie das Krankheitsbild!"

Analog zu diesen typischen Fragestellungen sind in diesem Buch die Krankheitsbilder dargestellt. Zudem nach anatomischen Regionen, von Kopf bis Fuß. Ergänzend folgen die häufigen dermatologischen Erkrankungen und Infektionserkrankungen. Einige Krankheiten lassen sich Körperregionen zuordnen, sind gleichzeitig aber auch typische Hauterkrankungen, z. B. die periorale Dermatitis, Sklerodermie oder die aktinische Keratose. Im vorliegenden Werk sind die Erkrankungen dort platziert, wo sie häufige und typische Erscheinungen hervorrufen.

Mit diesem Buch möchte ich sowohl Heilpraktikeranwärtern ein Lern- und Arbeitsbuch als auch praktizierenden Heilpraktikern ein Nachschlagewerk an die Hand geben.

Mein Dank geht an Frau Schröder und Frau Schmidt vom Elsevier Verlag. Bei Frau Schmidt und Frau Sieger-Schauer möchte mich für deren unermüdlichen Einsatz bei der Bildrecherche und Bildbeschaffung bedanken. Frau Hämmerle danke ich ganz herzlich für die gute und konstruktive Zusammenarbeit bei der redaktionellen Überarbeitung des Manuskripts.

München, im März 2024
Dagmar Dölcker

Abkürzungen

A. Arteria
ANA antinukleäre Antikörper
AP alkalische Phosphatase
BSG Blutkörperchensenkungsgeschwindigkeit
BWA Brustwirbelsäule
COPD chronic obstructive pulmonary disease
CRP C-reaktives Protein
HWS Halswirbelsäule
ISG Iliosakralgelenk
KHK koronare Herzkrankheit
Lig. Ligamentum
M. Musculus
N. Nervus
pAVK periphere arterielle Verschlusskrankheit
SLE systemischer Lupus erythematodes
STH somatotropes Hormon
TRAK TSH-Rezeptor-Antikörper
TSH Thyreoidea stimulierendes Hormon
TVT tiefe Beinvenenthrombose
V. Vena
ZNS Zentralnervensystem
↑ erhöht
↓ erniedrigt

Fehler gefunden?

https://else4.de/978-3-437-58736-8

An unsere Inhalte haben wir sehr hohe Ansprüche. Trotz aller Sorgfalt kann es jedoch passieren, dass sich ein Fehler einschleicht oder fachlich-inhaltliche Aktualisierungen notwendig geworden sind.

Sobald ein relevanter Fehler entdeckt wird, stellen wir eine Korrektur zur Verfügung. Mit diesem QR-Code gelingt der schnelle Zugriff.

Wir sind dankbar für jeden Hinweis, der uns hilft, dieses Werk zu verbessern.
Bitte richten Sie Ihre Anregungen, Lob und Kritik an folgende E-Mail-Adresse: kundendienst@elsevier.com

Inhaltsverzeichnis

KAPITEL

1 Gesicht, Kopf

1.1 Riesenzellarteriitis (Arteriitis temporalis)

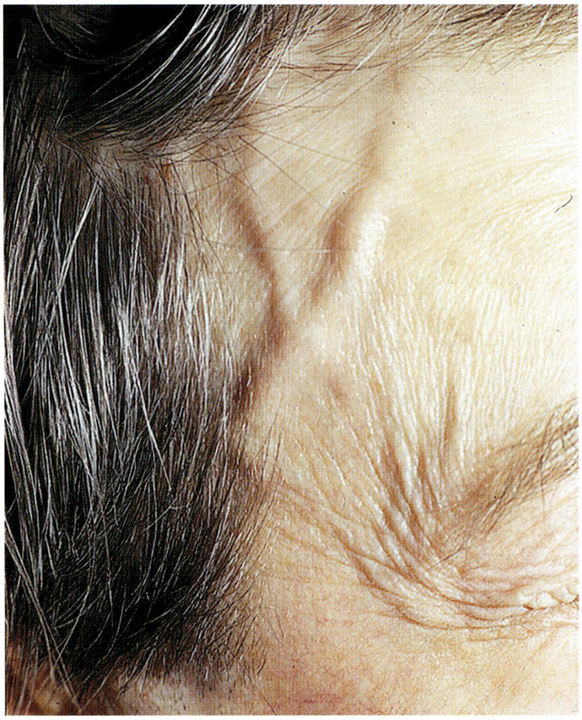

Abb. 1.1a [E1270]

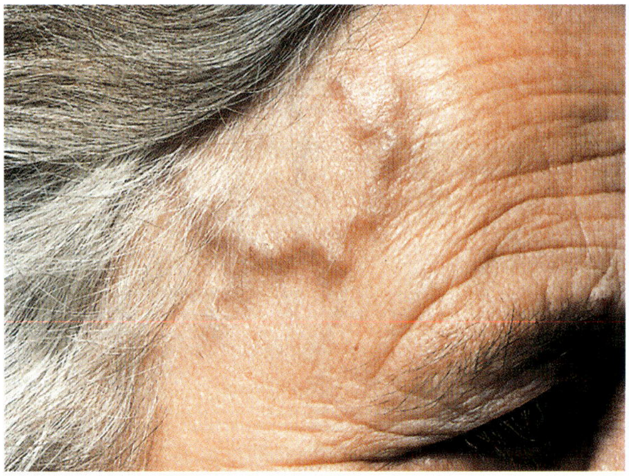

Abb. 1.1b [G753]

Bildbeschreibung

Die ➤ Abb. 1.1a zeigt eine deutlich hervortretende A. temporalis. Eine entzündliche Symptomatik im Sinne einer Rötung oder Schwellung der umgebenden Haut lässt sich nicht erkennen. Auf der ➤ Abb. 1.1b ist die A. temporalis prominent, knotig verdickt. Eine dezente Rötung kann gesehen werden, eindeutige lokale Entzündungszeichen sind jedoch nicht zu erkennen.

Verdachtsdiagnose/Befund

Riesenzellarteriitis (Arteriitis temporalis).

Differenzialdiagnosen

Apathogene Normvariante.

Anamnestische Fragen zur Sicherung der Diagnose

- Seit wann? Meist langsamer Beginn über Wochen.
- Kopfschmerzen, Schläfenschmerzen? Schmerzen beim Kauen? Pulsationen der A. temporalis? Der Beginn der Erkrankung ist durch starke Kopfschmerzen, besonders im Schläfenbereich gekennzeichnet. Okzipitale Schmerzen können ebenso auftreten. Gleichzeitig treten Schmerzen beim Kauen auf. Die Kontraktionen des M. masseter bewegen die entzündlich veränderte A. temporalis, was starke Schmerzen hervorruft.
- Allgemeine Krankheitssymptome wie Müdigkeit, Abgeschlagenheit, fiebrige Zustände, Nachtschweiß, Gewichtsabnahme, depressive Verstimmung? Die genannten Symptome zählen zu den Frühsymptomen.
- Schmerzen und Morgensteifigkeit im Bereich des Schulter- und/oder Beckengürtels? In einem Teil der Fälle tritt zusätzlich zur Riesenzellarteriitis eine Polymyalgia rheumatica auf. Typisch sind symmetrische, reißende Schmerzen, die meist nächtlich sind und die Nachtruhe stören. Eine Morgensteifigkeit ist typisch und dauert in der Regel länger als 1 Stunde an.
- Reaktion auf Einnahme von Analgetika? Die meisten Patienten greifen zur rezeptfreien Selbstmedikation, v. a. mit NSAR oder Paracetamol, die allerdings keine Schmerzlinderung herbeiführt, trotz z. T. sehr hoher Dosierungen.
- Neurologische Ausfälle, z. B. Visusverlust, Lähmungserscheinungen? Die Riesenzellarteriitis kann zu Beginn flüchtige Visuseinbußen hervorrufen, beim vollständigen Gefäßverschluss ist der Visusverlust komplett und häufig irreversibel. Lähmungserscheinungen können ebenfalls auftreten.

Untersuchungsbefunde

- Augen: Augenschmerzen, Gesichtsfeldausfälle (Skotome), Amaurosis fugax, Doppelbilder.
- Muskulatur: bei gleichzeitig vorhandener Polymyalgia rheumatica druckschmerzhafte proximale Muskulatur, Schmerzen bei Prüfung der Beweglichkeit des Schulter- und Hüftgelenks, Bewegungsausmaße meist eingeschränkt.
- Neurostatus: in einigen Fällen Seitenungleichheit der motorischen Kraft.
- Organinsuffizienzen: z. B. Angina pectoris durch Entzündung der Koronarien, sind möglich und abhängig von der jeweiligen Gefäßbeteiligung.
- Labor: typisch ist eine BSG ↑ bis hin zur Sturzsenkung, CRP ↑, ANA, CK und RF negativ bzw. im Referenzbereich.

Krankheitsbild

Die **Riesenzellarteriitis** (*Arteriitis temporalis, Morbus Horton,*) zählt zu den Vaskulitiden (entzündlichen Gefäßerkrankungen) der großen Gefäße und betrifft meist Patienten jenseits des 50. Lebensjahres. Die Ursache ist unklar, die Hälfte der Patienten hat gleichzeitig eine Polymyalgia rheumatica.

Die Symptome äußern sich als **pochende Schläfenschmerzen,** die beim Kauen verstärkt auftreten. Die Arterie ist **gerötet, druckschmerzhaft, geschwollen** und je nach Okklusionsgrad pulslos. Es kann eine Augenbeteiligung auftreten mit Augenschmerzen, Sehstörungen bis hin zur **Erblindung** durch Infarzierung der A. centralis retinae, welche die Netzhaut versorgt. In der Regel sind das CRP erhöht und die BSG beschleunigt. Die **Therapie** erfolgt mit Glukokortikoiden, die in der Regel innerhalb kurzer Zeit zur Schmerzlinderung führt.

1.2 Aktinische Keratose

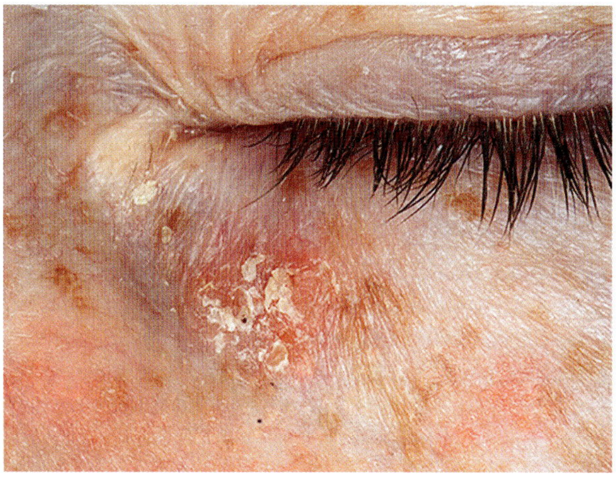

Abb. 1.2a [E939-001]

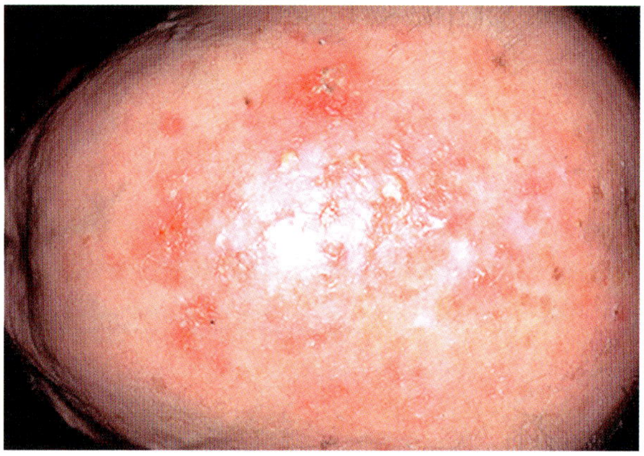

Abb. 1.2b [M123]

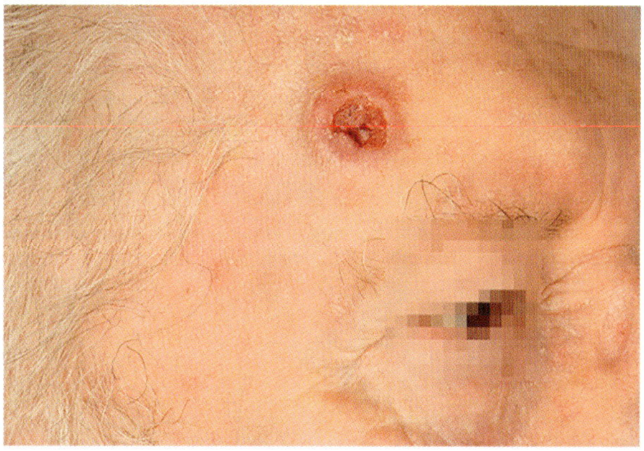

Abb. 1.2c [P1253]

Bildbeschreibung

Die ➤ Abb. 1.2a zeigt Teile der periorbitalen Region. Zentral im Bild sind eine unscharf begrenzte Rötung sichtbar, Schuppenbildung, hyperpigmentierte Areale und Teleangiektasien. Die Haut erscheint atroph. Auf der ➤ Abb. 1.2b ist ein haarloser Kopf zu sehen. Auch hier sind unscharf begrenzte Rötungen, hyper- und depigmentierte Areale, Schuppenbildung, Teleangiektasien zu sehen. Die Kopfhaut scheint an einigen Stellen atroph zu sein, zudem können punktuell erhabene Hautveränderungen als gelblich-keratotische Papeln gesehen werden. Die ➤ Abb. 1.2c zeigt die lateralen Anteile der Stirn. In der Mitte des Bildes ist ein Tumor mit zentraler Ulzeration zu erkennen. Perifokal scheint die Haut gerötet zu sein. Bei diesem Befund muss der Verdacht auf eine maligne Neubildung geäußert werden, der als Folge einer chronischen Lichteinwirkung und aktinischen Keratose entstehen kann.

Verdachtsdiagnose/Befund

Aktinische Keratose (➤ Abb. 1.2a, ➤ Abb. 1.2b) und Plattenepithelkarzinom (➤ Abb. 1.2c) als Komplikation der aktinischen Keratose.

Differenzialdiagnosen

Plattenepithelkarzinom: Maligner Hauttumor, der sich aus der aktinischen Keratose entwickelt.

Anamnestische Fragen zur Sicherung der Diagnose

- Seit wann? Langsame Entwicklung der Hauterscheinungen, meist über Jahre.
- Langjährige Sonnenexposition? Gilt als Risikofaktor für die Entstehung der aktinischen Keratose.
- Lokale Symptome: Brennen, Juckreiz, Schuppung, Blutung, erweiterte Gefäße, Hauttrockenheit? Zu Beginn ist die Haut trocken und rau. In späteren Stadien bilden sich festhaftende, gelbliche Schuppungen und Plaques sowie die anderen genannten Symptome.
- Andere betroffene Körperregionen? Die aktinische Keratose finden sich auf den sog. „Sonnenterrassen" des Körpers: im Gesicht, auf dem Kopf (besonders bei Glatzenbildung) oder am Handrücken.

Untersuchungsbefunde

- Haut: atroph mit Rötungen, Hyper- und Depigmentierungen unterschiedlicher Größe, Teleangiektasien, gelbliche, plaqueartige Schuppungen.
- Palpation der Haut: raue Erhabenheit über den betroffenen Stellen.
- Histologische Untersuchung: Diagnoseweisend sind atypische Keratinozyten (keine tumorösen Zellen).

Krankheitsbild

Die **aktinische Keratose** entsteht durch eine **chronische UV-Lichtbelastung** der Haut. Die Veränderungen sind schmerzlose, gelegentlich **juckende atrophische** und **hyperkeratotische Hautbezirke,** die mit **Pigmentierungsstörungen** im Sinne einer Hyper- und Depigmentierung einhergehen können. Sie können im Hautniveau sein, noch häufiger finden sich papulöse oder plaqueartige Veränderungen. Prädilektionsstellen sind **Gesicht, Kopf** (besonders bei Haarlosigkeit) und Handrücken. Die betroffenen Stellen müssen beobachtet und regelmäßig kontrolliert werden, weil sie einen Risikofaktor für ein Plattenepithelkarzinom darstellen.

1.3 Akromegalie

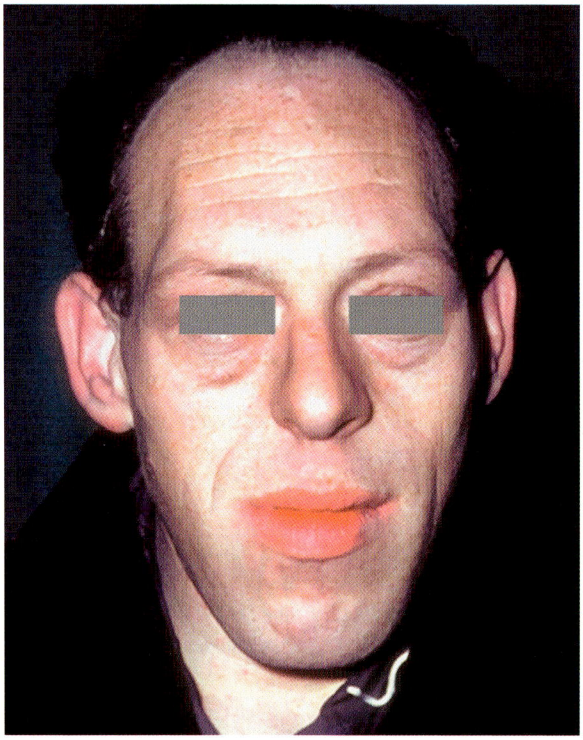

Abb. 1.3a [T127]

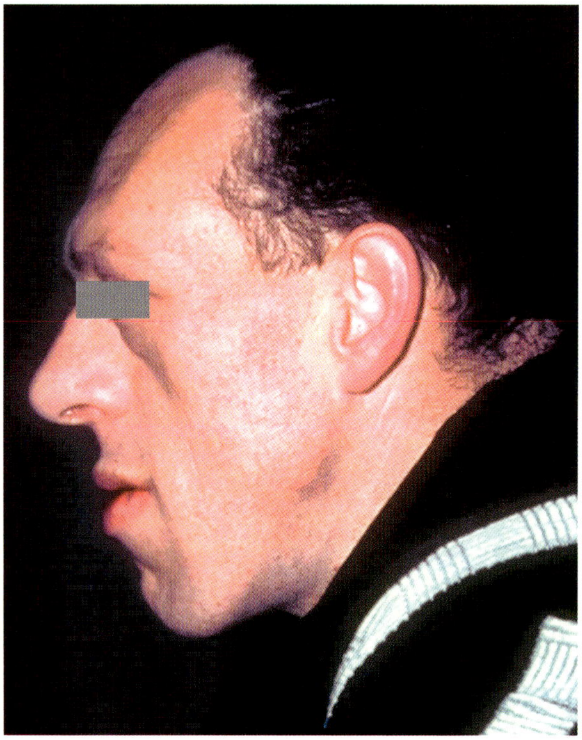

Abb. 1.3b [T127]

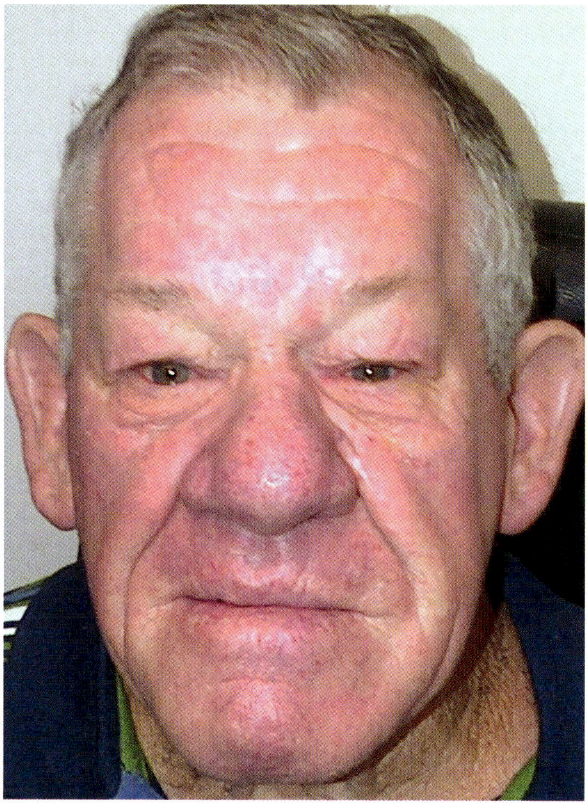

Abb. 1.3c [G753]

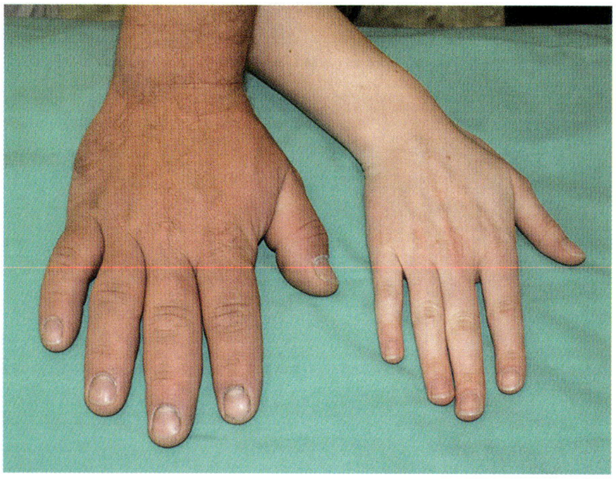

Abb. 1.3d [O663]

Bildbeschreibung

Die ➤ Abb. 1.3a und Abb. 1.3c zeigen zwei Gesichter von vorne. Auffallend sind die prominenten Stirnbeine, Augenbrauenbögen, Kinn und Nase. Die Lippen sind wulstig-fleischig, die Gesichtszüge scheinen grob und kantig. Die Haut ist faltig, verdickt und grobporig. In der seitlichen Ansicht (➤ Abb. 1.3b) treten die Augenbrauenbögen stark hervor, die Nase ist im knorpeligen und knöchernen Anteil vergrößert. Auf der ➤ Abb. 1.3d sind unterschiedliche Hände zu erkennen. Eine Hand ist deutlich größer, die andere gesund und normal groß. Dieser Befund geht mit den oben beschriebenen Veränderungen des Gesichts einher.

Verdachtsdiagnose/Befund

Akromegalie.

Differenzialdiagnosen

- **Morbus Paget:** Erkrankung, die mit einem verstärkten Knochenumbau einhergeht und knöcherne Verformungen und Frakturen nach sich zieht. Gelegentlich kann sie sich im Gesicht bemerkbar machen und geht mit einer (evtl. schmerzhaften) ossären Verdickung einzelner Knochenpartien einher. Auch eine Zunahme des Kopfumfangs, prominente Augenbrauenbögen und eine Kinnvergrößerung können auftreten. Hinweisend ist der Laborbefund mit AP ↑.
- **Hypothyreose** (➤ 1.5): Kann mit einer Hautvergröberung im Gesicht, wulstigen Lippen, prominenter Nase einhergehen. Andere Symptome sind v. a. Gewichtszunahme, Müdigkeit, depressive Verstimmung, Kälteempfindlichkeit. Hinweisend bzw. beweisend ist die Laborkonstellation TSH ↑, T3 ↓ und T4 ↓.
- Externe Zufuhr von Wachstumshormonen, z. B. im Rahmen von **Doping** bei Sportlern: Wegweisend ist die Anamnese.

Anamnestische Fragen zur Sicherung der Diagnose

- Seit wann? Meist langsame Entwicklung der Veränderungen.
- Zunahme der Schuh-, Handschuh-, Hut- oder Mützengröße? Typische Veränderungen bei der Akromegalie. Beim Morbus Paget kann es auch zur Zunahme des Kopfumfangs kommen, Hände und Füße bleiben davon meist unberührt.
- Neu aufgetretene Fehlstellung der Zähne? Auseinanderweichen der Zähne? Typischer Befund der Akromegalie.
- Alte Fotografien? Häufig ist die Erkrankung durch Vergleich alter und neuer Fotos zu erkennen.
- Visuseinschränkungen? Mögliche bitemporale Hemianopsie durch Kompression des Chiasma opticum.
- Medikamenteneinnahme? Ausschluss einer Akromegalie u. a. durch Doping.
- Knochenschmerzen? Typischer Befund beim Morbus Paget.

Untersuchungsbefunde

- Inspektion: Vergröberung und Verdickung der Gesichtshaut, Vergrößerung des Schädels und der Zunge, Auseinanderweichen der Zähne, Vergrößerung der Hände und Füße, grobporige und fettige Haut.
- Herz-Kreislauf-System: arterielle Hypertonie.
- Augen: Visuseinschränkung (meist als bitemporale Hemianopsie [Ausfall beider temporaler Gesichtsfelder])
- Labor:
  - Akromegalie: STH ↑, nach oralem Glukosetoleranztest kein Abfall von STH im Serum, das unter physiologischen Umständen abfallen würde.
  - Morbus Paget: AP ↑.
  - Hypothyreose: TSH ↑, T_3 und T_4 ↓.
- Röntgen-Thorax: vergrößertes Herz (Kardiomegalie).

Krankheitsbild

Die **Akromegalie** ist eine eher seltene hypophysäre Erkrankung, die mit erhöhter Produktion von Wachstumshormonen (STH) einhergeht.

Die **Symptome** entwickeln sich schleichend und werden u. a. in Form von **Vergrößerung von Schädel, Zunge, Händen und Füßen** sowie **wulstigen Lippen** sichtbar. **Die Haut** ist **grobporig** und **dick. Innere Organe** sind ebenfalls **vergrößert,** was Hypertonie und Kardiomegalie mit Insuffizienz nach sich ziehen kann. Weitere Symptome sind Kopfschmerzen, Sehstörungen, Karpaltunnelsyndrom und sekundärer Diabetes mellitus.

Als **Therapie** kommen Operation, Strahlentherapie oder Medikamente in Frage.

1.4 Cushing-Syndrom

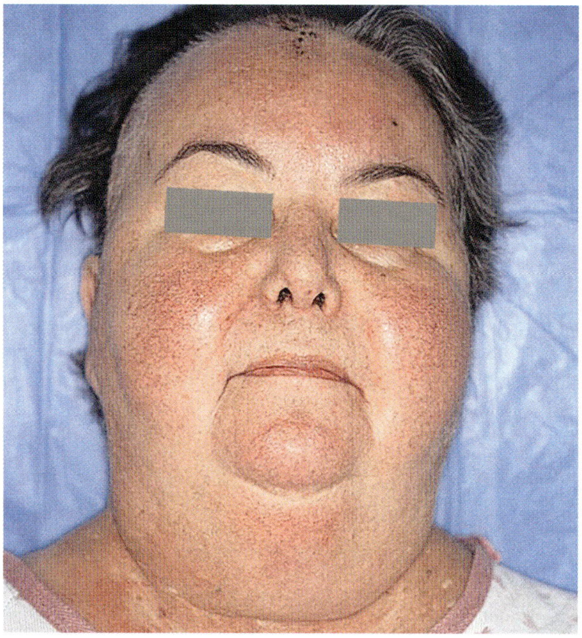

Abb. 1.4a [E748-001]

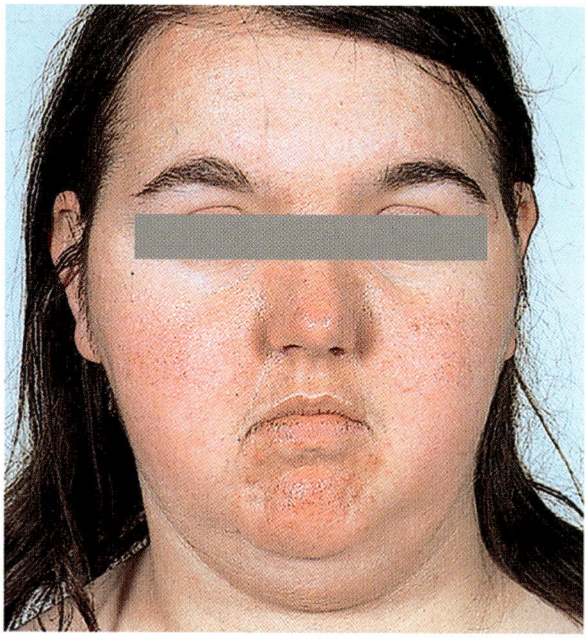

Abb. 1.4b [G626]

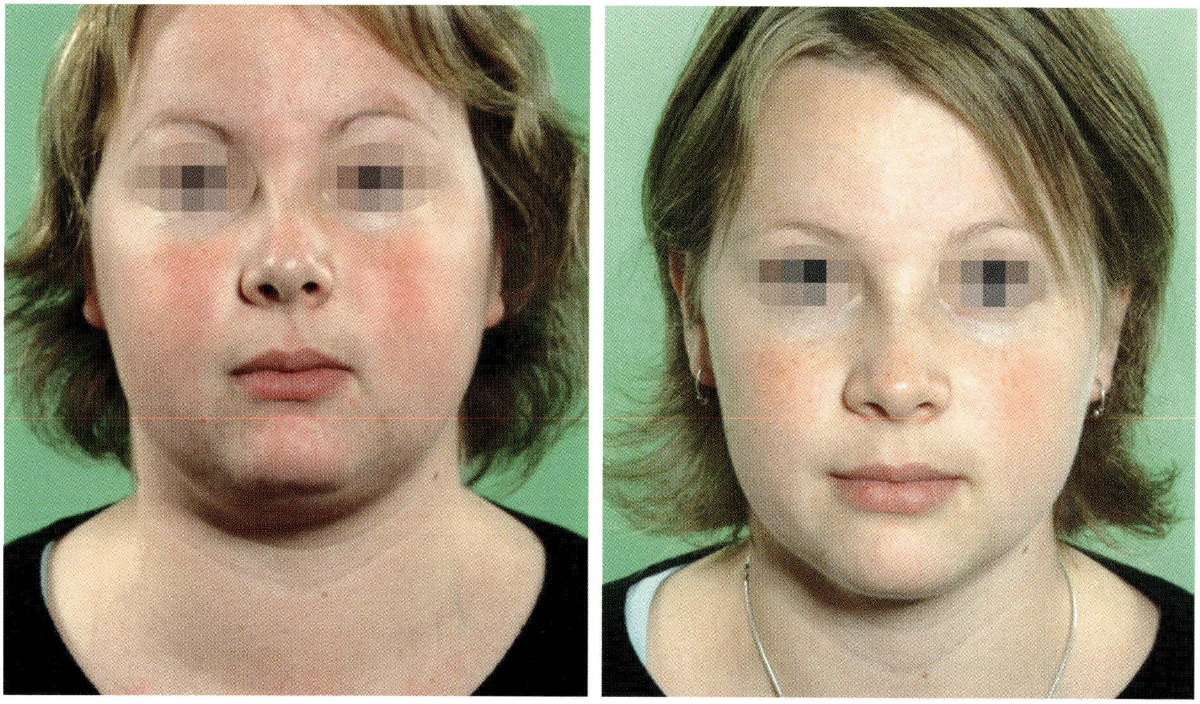

Abb. 1.4c [E1237]

Bildbeschreibung

Die ➢ Abb. 1.4a zeigt ein älteres, weibliches rundes Gesicht (Mondgesicht) mit einer auffallenden Rötung (*Plethora*) und Gefäßzeichnung (*Teleangiektasien*). Die Haut erscheint gespannt und zart, die Haare dünn und schütter.

Die ➢ Abb. 1.4b gibt ein jüngeres, weibliches rundes Gesicht (Mondgesicht) mit einer Rötung von Wangen, Nase und Kinn wieder. Am Kinn sind Komedonen, entzündliche Papeln und Pusteln erkennbar. Die Gefäßzeichnung steht nicht im Vordergrund. Auf der ➢ Abb. 1.4c ist ein junges weibliches Gesicht zu sehen. Im linken Bild ist das Gesicht rund, es ist eine leichte Rötung zu erkennen. Der Hals ist ebenfalls verdickt. Das rechte Bild ist zeigt die gleiche Patientin. Das Gesicht sowie der Hals sind schmäler, die Konturen klarer. Die Aufnahmen geben die gleiche Patientin wieder – jeweils vor und nach einer Therapie des Cushing-Syndroms.

Verdachtsdiagnose/Befund

Cushing-Syndrom (Hyperkortisolismus).

Differenzialdiagnosen

- **Diabetes mellitus:** Kann u. a. mit Stammfettsucht, gerötetem Gesicht, Akne und Furunkeln einhergehen. Die Haut zeigt allerdings keine Ausdünnungserscheinungen oder petechiale Blutungen. Wegweisend sind hohe Serumglukosewerte und ein erhöhtes HbA_{1c}. Ein Diabetes mellitus kann als Folgeerkrankung des Hyperkortisolismus auftreten (steroidinduzierter Diabetes mellitus).
- **Pseudo-Cushing-Syndrom:** Ausgelöst durch Alkoholabusus, aber ohne typische äußere Veränderungen.
- **Adipositas:** Ist meist durch stabile Fettverteilung gekennzeichnet.

Anamnestische Fragen zur Sicherung der Diagnose

- Seit wann? Meist langsamer Beginn.
- Fettumverteilung? Dünne Extremitäten? Hautveränderungen? Teleangiektasien, Akne, Blutungsneigung, dünne Haut, Neigung zu Ödemen, schlechte Wundheilung sind typische Symptome des Hyperkortisolismus.
- Medikamenteneinnahme? Eine eventuelle Therapie mit Steroiden spricht für einen iatrogenes Cushing-Syndrom.
- Laborbefunde? Kortisolwerte ↑ bei Hyperkortisolismus, ein hoher Glukose- und HbA_{1c}-Wert bei gleichzeitig normalem Serumkortisolspiegel sprechen für einen Diabetes mellitus. Bei hohen Glukosewerten und Serumkortisolspiegeln kommt ein steroidinduzierter Diabetes in Betracht.

Untersuchungsbefunde

- Herz-Kreislauf-System: arterielle Hypertonie.
- Labor: v. a. Erythrozyten, Thrombozyten, Leukozyten ↑, Eosinopenie, Lymphopenie, Glukose ↑, HbA_{1c} ↑, Triglyzeride ↑, LDL ↑, Serum-Kortisolwerte ↑, Ausscheidung von freiem Kortisol im Urin ↑.

Krankheitsbild

Das **Cushing-Syndrom** entsteht durch eine anhaltende inadäquate **Erhöhung von Kortisol.** Die Ursachen sind uneinheitlich, wobei die externe Zufuhr im Rahmen einer Langzeitbehandlung, v. a. im Rahmen von Autoimmunerkrankungen die häufigste ist.

Symptome sind **Stammfettsucht, Stiernacken** und **Vollmondgesicht** bei gleichzeitig **dünnen Extremitäten.** Die Haut ist dünn und fragil mit **Striae** bevorzugt an Bauch, Gesäß, Oberschenkeln und Oberarmen, **Akne** und **Furunkeln. Unterschenkelödeme, petechiale Blutungen und schlechte Wundheilung** sind ebenfalls kennzeichnend. Unter längerem Hyperkortisolismus entwickelt sich häufig eine diabetogene Stoffwechsellage (steroid induzierter Diabetes).

1.5 Hypothyreose

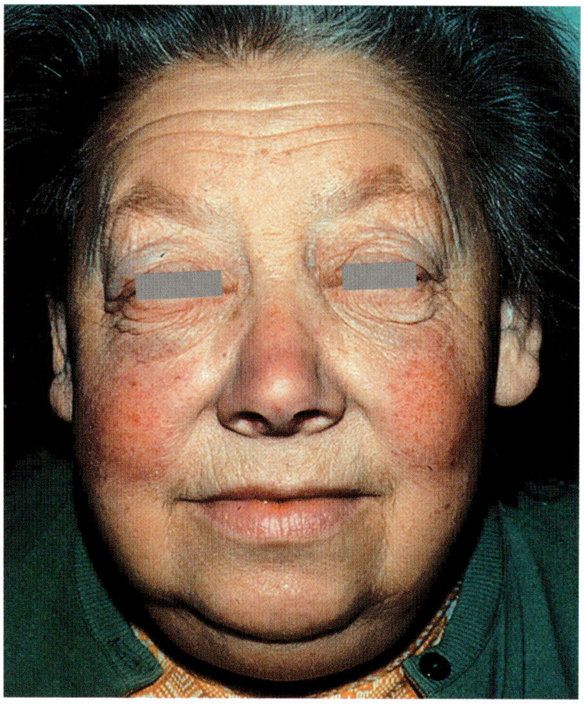

Abb. 1.5a [E232]

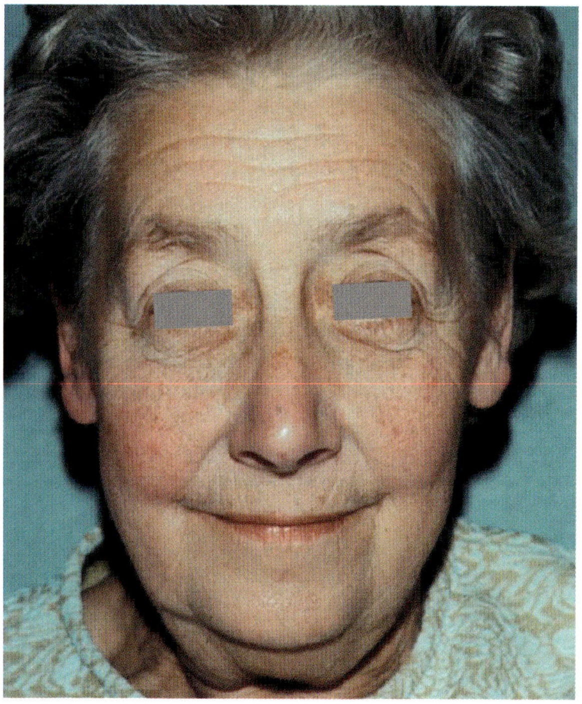

Abb. 1.5b [E232]

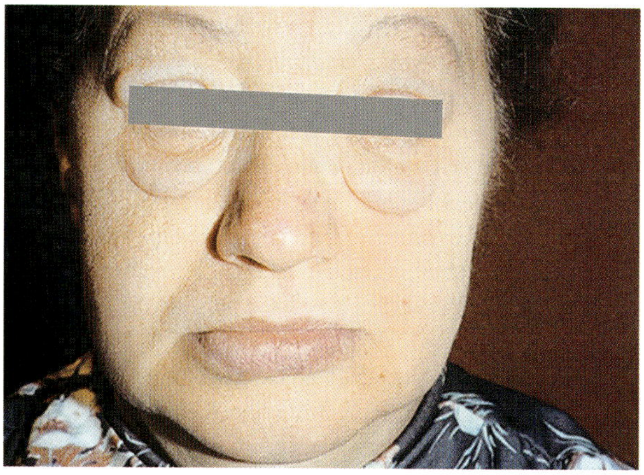

Abb. 1.5c [R246]

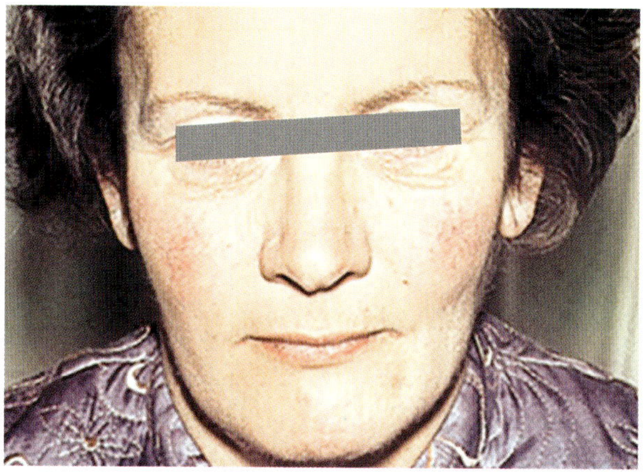

Abb. 1.5d [R246]

Bildbeschreibung

Die ➤ Abb. 1.5a zeigt ein älteres rundes Gesicht mit Schwellung der periorbitalen Region, besonders der Oberlider. Nase und Unterlippe erscheinen groß und wulstig. Eine Rötung ist an den Wangen erkennbar, sonst imponiert die Haut eher gelblich. Die Behaarung der Augenbrauen ist spärlich.

Auf der ➤ Abb. 1.5b ist die gleiche Person dargestellt. Die Gesichtskonturen sind insgesamt klarer und ausdrucksstärker, die periorbitale Region ist abgeschwollen, Nase und besonders die Unterlippe sind schmäler. Die Rötung der Wangen ist nur dezent sichtbar.

Die ➤ Abb. 1.5c gibt ein Gesicht mit ödematös teigiger Schwellung wieder. Auffallend sind zudem ausgeprägte Tränensäcke und eine prominente Unterlippe. Die ➤ Abb. 1.5d zeigt die gleiche Person. Die zuvor genannten Veränderungen sind nicht mehr sichtbar, die Gesichtskonturen klar.

Verdachtsdiagnose/Befund

Hypothyreose mit Myxödem (➤ Abb. 1.5a, ➤ Abb. 1.5c) vor und nach (➤ Abb. 1.5b, ➤ Abb. 1.5d) der Behandlung mit Schilddrüsenhormonen.

Differenzialdiagnosen

- **Akromegalie** (➤ 1.3): Kann mit Hautvergröberung im Gesicht, wulstigen Lippen und prominenter Nase einhergehen. Hinweisend für die Hypothyreose ist die Laborkonstellation TSH ↑, T3 ↓ und T4 ↓.
- **Cushing-Syndrom** (➤ 1.4): Kann Rötungen und Teleangiektasien hervorrufen, die Haut ist eher dünn und rissig.
- **Morbus Basedow** (➤ 2.1): Kann mit einer Lid-, v. a. Oberlidschwellung einhergehen. Typisch ist der Exophthalmus. Bei den anderen Symptomen wären Zeichen der Hyperthyreose zu eruieren.

Anamnestische Fragen zur Sicherung der Diagnose

- Temperaturempfindlichkeit? Meist sind die Patienten kälteintolerant. Beim Morbus Basedow findet sich eine Wärmeintoleranz.
- Gewichtsveränderung? Typisch ist eine symmetrische Gewichtszunahme, die aber auch bei Akromegalie und Cushing-Syndrom (stammbetont) auftreten kann.
- Psychische Auffälligkeiten? Typisch ist eine depressive Stimmungslage, die auch bei Akromegalie und Cushing-Syndrom auftreten kann.
- Vitalzeichen? Der Blutdruck ist meist hypoton, die Herzfrequenz herabgesetzt. Bei Akromegalie, Cushing-Syndrom und Hyperthyreose finden sich typischerweise eine Hypertonie und Tachykardie.

Untersuchungsbefunde

- Haut: trocken, schuppend, kühl und teigig.
- Gewebeverdichtungen durch das Myxödem nicht eindrückbar.
- Struma: kann vorhanden sein.
- Herz-Kreislauf-System: Hypotonie, Bradykardie.
- Temperatur ↓.
- Neurostatus: Karpaltunnelsyndrom, Symptome der Polyneuropathie mit symmetrischen distalen Sensibilitätsstörungen, reduzierter motorischen Muskelkraft, abgeschwächten Eigenreflexen (v. a. Achillessehnenreflex).
- Labor: TSH ↑, T_3 ↓ und T_4 ↓.

Krankheitsbild

Die **Hypothyreose** (Schilddrüsenunterfunktion) kann u. a. durch die **Hashimoto-Thyreoiditis,** nach **Strumektomie** oder **Radiojodtherapie** auftreten.

Die **Symptome** der Erkrankung resultieren aus dem Hormonmangel. Sie äußern sich als: **Leistungsabfall, Antriebsarmut, Müdigkeit, erniedrigte Körpertemperatur, Kälteempfindlichkeit, Obstipation, Gewichtszunahme, reduzierte Eigenreflexe, Hypotonie, Bradykardie und depressive Verstimmung.** Die Haut ist trocken, kühl und schuppig, die Haare sind trocken und brüchig. Das **Myxödem** kann generalisiert auftreten, findet sich jedoch bevorzugt im Gesicht.

Nach **Behandlung** mit Schilddrüsenhormonen ist das Myxödem vielfach reversibel.

1.6 Down-Syndrom

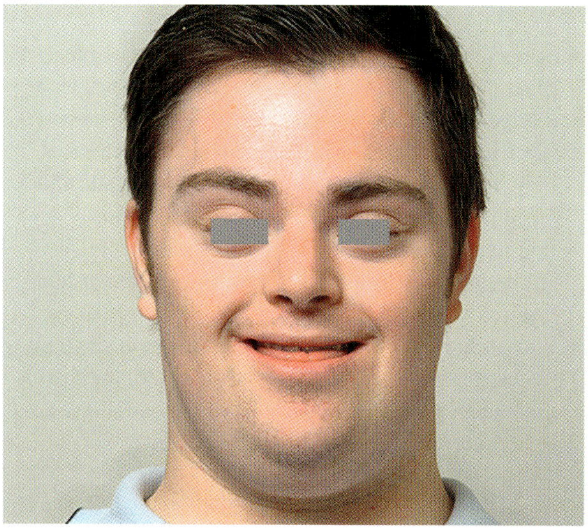

Abb. 1.6a [F389]

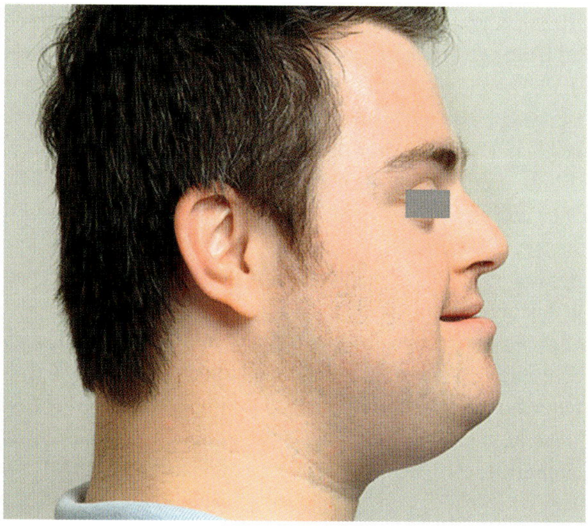

Abb. 1.6b [F389]

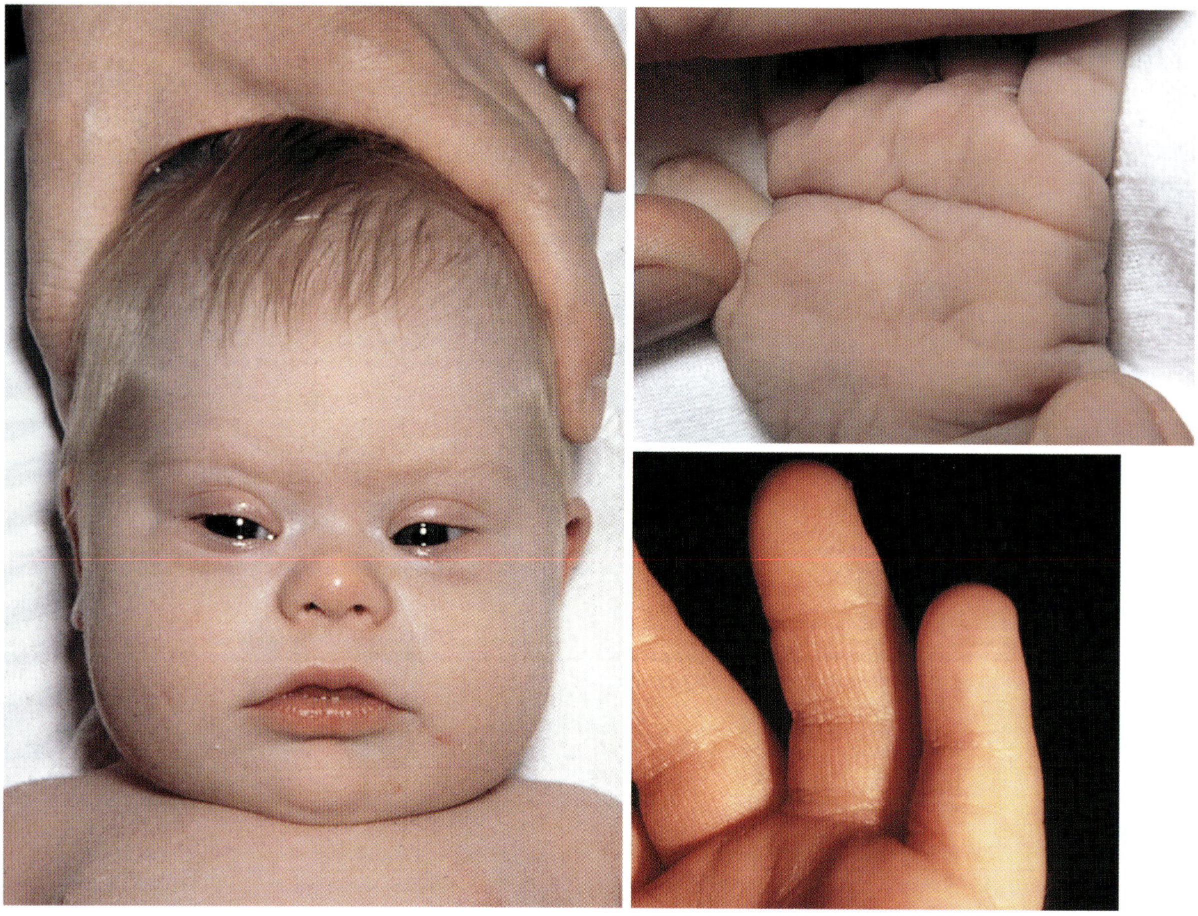

Abb. 1.6c [G550-002]

Bildbeschreibung

Die ➤ Abb. 1.6a zeigt ein junges, männliches Gesicht. Auffallend sind schräge, nach oben gerichtete Lidspalten mit schmaler Öffnung, eine große Zunge, die aus dem offenen Mund herausschaut, ein breiter Augenabstand (*Hypertelorismus*) und kurzer Hals. Ein Epikanthus (*Hautfalte am inneren Lidwinkel*) ist nicht erkennbar.

In der Seitenansicht (➤ Abb. 1.6b) sind eine deutliche Prognathie (*hervorstehender Unterkiefer*) sichtbar und ein Brachyzephalus (*kleiner Kopf mit abgeflachtem Okziput*).

Die ➤ Abb. 1.6c (links) zeigt das Gesicht eines Säuglings. Auffällig sind die schräg nach oben verlaufenden Lidspalten, die herausstehende Zunge und der kurze Hals. Auf der ➤ Abb. 1.6c (rechts oben) ist eine Handfläche dargestellt mit einer Querfalte (Vierfingerfurche), die im Zuge des Fazialbefunds typischerweise vorhanden ist. Auf der ➤ Abb. 1.6c (rechts unten) sind der kleine Finger, Ringfinger und Teile des Mittelfingers zu sehen, wobei der kleine Finger sehr kurz ist und die Spitze des fünften Fingers nicht bis zum distalen Gelenk des benachbarten Fingers reicht.

Verdachtsdiagnose/Befund

Down-Syndrom.

Differenzialdiagnosen

Alkoholembryopathie (Fetales Alkoholsyndrom (➤ 1.7)**:** Gekennzeichnet durch breiten, kurzen Nasenrücken, schmales Oberlippenrot, tiefsitzende Ohren, Mikrozephalie und geistige Retardierung.

Anamnestische Fragen zur Sicherung der Diagnose

- Symptome seit wann? Die meisten Symptome des Down-Syndroms sind bereits bei der Geburt vorhanden. Die Symptome des embryofetalen Alkoholsyndroms ebenfalls.
- Alter der Eltern? Die Häufigkeit des Down-Syndroms korreliert mit dem Alter der Eltern, besonders der Mutter. Je älter die Mutter, desto höher die Trisomiewahrscheinlichkeit.
- Genetische Untersuchungen (Karyogramm)? Bei erfolgter genetischer Untersuchung sollte ein Ergebnis vorliegen.
- Alkoholkonsum während der Schwangerschaft? Alkoholabusus in der Schwangerschaft kann, je nach Menge und Art der Alkoholika, einen schweren kindlichen Schaden zur Folge haben.

Untersuchungsbefunde

Karyogramm: 3-fach vorhandenes Chromosom 21.

Krankheitsbild

Das **Down-Syndrom** (*Trisomie 21*) ist eine chromosomale Störung, die mit einem überzähligen Chromosom 21 einhergeht. Die Ursache ist eine unsachgemäße Teilung der Chromosomen im Keimzellstadium. Die Häufigkeit der Erkrankung steigt mit dem Alter der Eltern, insbesondere mit dem Alter der Mutter.

Die **Symptome** sind meist bei der Geburt sichtbar: **schräge** (nach außen oben gerichtete) **Lidspalten, Brachyzephalus** (Kurzschädel)**, Epikanthus** (sichelförmige Hautfalte im inneren Augenwinkel)**, kleine Nase, verdickte Zunge,** die meist nach außen ragt, kleine, tiefsitzende Ohren. Der Nacken ist kurz. An den Händchen sind kleine Finger und eine **Vierfingerfurche** auffällig, an den Füßchen eine **Sandalenlücke.** Die Muskulatur ist hypoton, die Gelenke zeigen eine ausgeprägte Mobilität. Die Entwicklung (geistig und motorisch) der Kinder ist meist verzögert.

1.7 Fetales Alkoholsyndrom (FEAS)

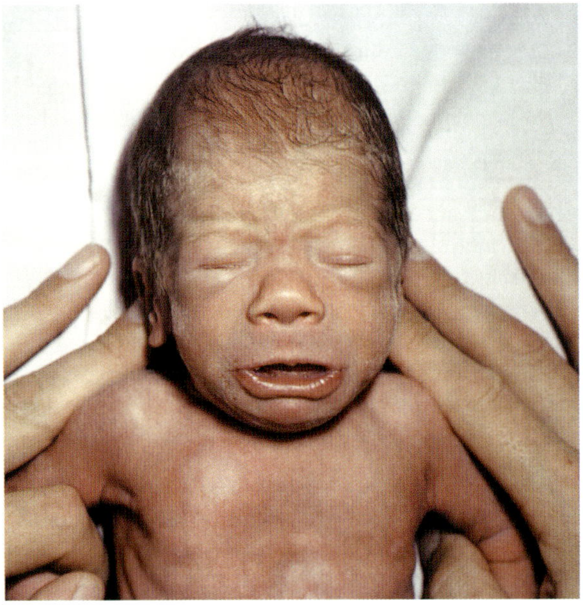

Abb. 1.7a [T409]

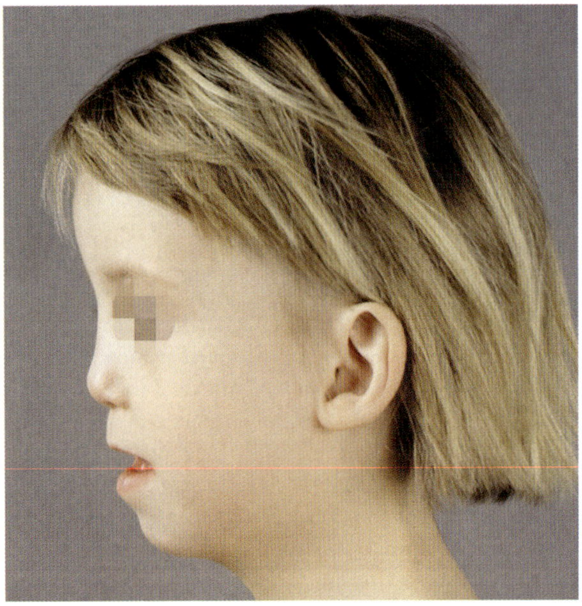

Abb. 1.7b [T409]

Bildbeschreibung

Die ➤ Abb. 1.7a zeigt ein Neugeborenes mit Gesichtsveränderungen: auffällig sind der kurze Nasenrücken, das schmale Lippenrot, das verstrichene Philtrum, ferner die Mandibulahypoplasie sowie die tiefsitzenden Ohren und Trichterbrust. Auf der ➤ Abb. 1.7b ist ein vier Jahre altes Mädchen abgebildet. Auffällig sind die niedrige Stirn, das schmale Lippenrot, das verstrichene Philtrum, die Mandibulahypoplasie und die tiefsitzenden Ohren.

Verdachtsdiagnose/Befund

Fetales Alkoholsyndrom (Alkoholembryopathie).

Differenzialdiagnosen

Down-Syndrom: Typisch sind schräge Lidspalten, Brachyzephalus, Epikanthus, kleine Nase, verdickte Zunge, die meist nach außen ragt, kleine, tiefsitzende Ohren. Der Nacken ist kurz. An den Händchen sind kleine Finger und eine Vierfingerfurche typisch.

Anamnestische Fragen zur Sicherung der Diagnose

- Seit wann? Die Symptome des fetalen Alkoholsyndroms sind bereits bei der Geburt vorhanden. Die Symptome des Down-Syndroms Alkoholsyndroms ebenfalls.
- Alkoholkonsum während der Schwangerschaft? Alkoholabusus in der Schwangerschaft kann, je nach Menge und Art der Alkoholika, einen schweren kindlichen Schaden zur Folge haben und stützt die Diagnose.
- Alter der Eltern? Die Häufigkeit des Down-Syndroms korreliert mit dem Alter der Eltern, insbesondere der Mutter. Je älter die Mutter, desto höher ist die Wahrscheinlichkeit einer Trisomie.
- Genetische Untersuchungen (Karyogramm)? Bei erfolgter genetischer Untersuchung sollte ein Ergebnis vorliegen.

Untersuchungsbefunde

- Wachstumsauffälligkeiten: Geburts- oder Körpergewicht ≤ 10. Perzentile, Geburts- oder Körperlänge ≤ 10. Perzentile.
- Veränderungen der Fazies: Kurze Lidspalten, verstrichenes Philtrum, schmale Oberlippe.
- Funktionelle ZNS-Auffälligkeiten, u. a. Störung der Lern- oder Merkfähigkeit, Aufmerksamkeit, Rechenfertigkeit, Sprache, Feinmotorik, soziale Kompetenz.
- Strukturelle ZNS-Auffälligkeiten, v. a. Mikrozephalie.

Krankheitsbild

Das fetale Alkoholsyndrom zählt zu den häufigsten Embryopathien, die durch teratogene (fruchtschädigende) Noxen hervorgerufen werden. Die Inzidenz beträgt 1:500 Neugeborenen pro Jahr. Erste Entwicklungsstörungen finden sich bereits ab der Einnahme von 15 g Alkohol/Tag. Die Kinder sind sowohl in der körperlichen als auch geistig-intellektuellen **Entwicklung,** Verhaltensentwicklung und in der sozialen Reifung stark **beeinträchtigt.** Die **Symptome** sind: niedriges Geburtsgewicht und ggf. Entzugssymptomatik nach der Geburt. Es finden sich typischen Kopf- und Gesichtssymptome, u. a. Mikrozephalie, Hydrozephalus, niedrige Stirn, verengte Lidspalten, Ptosis, Epikanthus, verkürzter Nasenrücken, flaches Philtrum (Rinne über der Oberlippe), Maxillarhypoplasie, verstärkte Nasolabialfalte, schmale Oberlippe, kleiner Mund, tiefsitzende Ohren. Eine Häufung von Herz- und Nierenfehbildungen wird beobachtet. Zudem treten **psychische Auffälligkeiten** auf, u. a. Sprach- und Lernstörungen, häufigeres Auftreten von ADHS. Die **Therapie** ist schwierig und langwierig.

1.8 Sattelnase

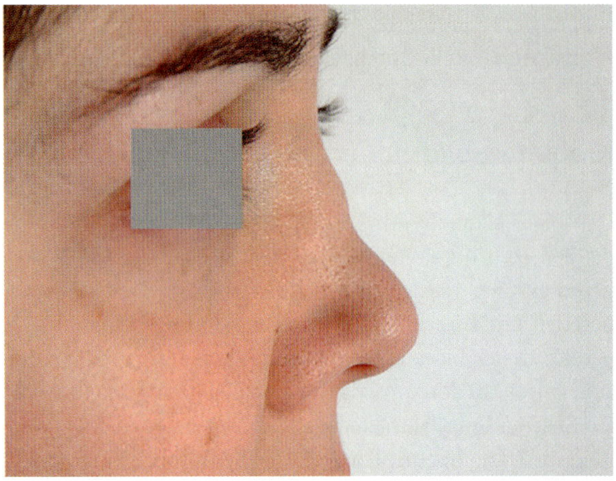

Abb. 1.8a [R490]

Bildbeschreibung

Auf der ➤ Abb. 1.8a sind Veränderungen der Nase dargestellt. Die Nasenwurzel ist flach, der Nasenrücken ist kurz und im Bereich des Knorpel-Knochenüberganges eingesunken.

Verdachtsdiagnose/Befund

Sattelnase.

Differenzialdiagnosen

- **Trauma:** Als Ursache von Nasenbein- oder Nasenseptumveränderungen.
- **Wegener-Granulomatose** mit Granulombildung: Vaskulitis der kleinen bis mittelgroßen Gefäße mit Beteiligung von Nasopharynx, Lunge und Niere. Führt im Nasen-Rachen-Raum über Bildung von Ulzera zur Zerstörung der betroffenen Strukturen.
- **Trisomie 21:** gehäuftes Auftreten einer Sattelnase. Daneben finden sich andere Symptome des Down-Syndroms (➤ 1.6).
- Sattelnase bei der **konnatalen Lues.**

Anamnestische Fragen zur Sicherung der Diagnose

- Seit wann? Eine Veränderung der Nase im Wachstumsalter spricht für eine Spätfolge der konnatalen Syphilis, Veränderungen nach Traumen sprechen für eine nichtinfektiöse Ursache. Nasenveränderungen bei chronischem Schnupfen, Nasenbluten, Sinusitis, persistierenden Allgemeinsymptomen können auf eine Wegner-Granulomatose hinweisen.
- Mütterliche Infektionserkrankungen in der Schwangerschaft? Hinweise auf die Ursache der Sattelnase.
- Andere typische Symptome der Lues connata? Sichtbare Parrot-Furchen und Hutchinson-Trias sprechen für die Diagnose der konnatalen Lues.
- Andere (genetische) Erkrankungen, u. a. Trisomie 21? Es besteht ein gehäuftes Auftreten.
- Andere Symptome, u. a. okuläre Symptome (rezidivierende Konjunktivitis), Muskel- und Gelenkschmerzen, pulmonale Symptome (Dyspnoe, Hämoptysen), neurologische Symptome (Polyneuropathie), renale Symptome (Hämaturie, eingeschränkte Nierenfunktion) sprechen für das Vorliegen der Wegner-Granulomatose.

Untersuchungsbefunde

Serologische Tests zur Diagnostik der **Lues:**
- TPHA-Test (Treponema-Pallidum-Hämagglutinationstest): Suchtest mit hoher Spezifität und Nachweis von IgM- und IgG-Antikörpern. Eine Reaktion ist in allen Phasen der Erkrankung vorhanden. Niedrige Titer persistieren lebenslang.
- FTA-Test (Fluoreszenz-Treponema-Pallidum-Antikörper-Absorptionstest): Bestätigungstest mit hoher Spezifität und Sensitivität.
- VDRL (Veneral Disease Research Laboratory Test): unspezifischer Test, der zur Verlaufsbeurteilung dient. Titer, die über 1 : 10 liegen, sprechen für eine aktive Syphilis.

Verfahren zur Diagnostik des **Wegner-Granulomatose:**
- HNO-Bereich: blutiger Schnupfen, oro-nasale Ulzera, klopfdolente Sinus.
- Augen: Schmerzen und Rötung durch Skleritis.
- Lunge: Hämoptysen, Hämoptyen, evtl. amphorisches Atmen über Kavernen.
- Niere: Erythrozyturie mit dysmorphen Erythrozyten, Proteinurie.
- Neurostatus: periphere Sensibilitätsstörungen, Muskelschwäche, abgeschwächte Eigenreflexe.
- Labor: BSG ↑, Kreatinin ↑, Anämie, Leukozytose, Thrombozytose, ANCA (antineutrophile cytoplasmatische Antikörper) positiv.
- Biopsie: Nachweis von Granulomen und Vaskulitis

Untersuchungsbefunde beim **Down-Syndrom**: ➤ 1.6

Krankheitsbild

Die **Sattelnase** kann u. a. Folge einer **angeborenen Lues** (*Lues connata tarda*) oder im Zuge der Wegner-Granulomatose entstehen. Seltener tritt sie im Rahmen eines Down-Syndroms auf.

Bei der angeborenen Lues ist die Entwicklung des Os nasale und des knorpeligen Nasenanteils gestört bzw. durch Ulzeration zerstört. Typischerweise wird auch das Nasenseptum zerstört und die Schleimhaut atrophiert. Durch diese krankhaften Veränderungen bricht die Nase ein und es entwickelt sich das typische Bild der Sattelnase. Andere Symptome der Lues connata tarda sind die **Parrot-Furchen,** die als periorale, bis ins Lippenrot reichende Einkerbungen sichtbar sind, und die **Hutchinson-Trias,** die sich aus Innenohrschwerhörigkeit, Keratitis und Tonnenzähnen (➤ 4.6) zusammensetzt.

Die **Wegner-Granulomatose ist** durch eine nekrotisierende Vaskulitis gekennzeichnet, die kleine bis mittelgroße Gefäße betrifft. Sie geht mit der Bildung von Granulomen einher, bevorzugt im HNO- und Pulmonalbereich sowie im Bereich der Niere. Die Erkrankung beginnt mit einem Lokalstadium, v. a. im Bereich der Nase, Mund und Lunge. **Typische Symptome** sind insbesondere Rhinitis und Sinusitis mit blutigen Absonderungen, Ulzerationen und Ausbildung von Lungenrundherden, die zur Einschmelzung und Kavernenbildung neigen. Durch die Granulombildung im Bereich der Nase kann durch Nekrosebildung eine Sattelnase entstehen. Im weiteren Verlauf der Krankheit können sich systemische Symptome entwickeln, die sich als Glomerulonephritis und Lungenblutungen manifestieren und lebensbedrohlich sein können. Andere systemische Symptome sind Fieber, starkes Krankheitsgefühl, Muskel- und Gelenkschmerzen, Skleritis sowie neuro-psychiatrische Symptome. Die **Therapie** ist immunsuppressiver Natur.

1.9 Rosazea

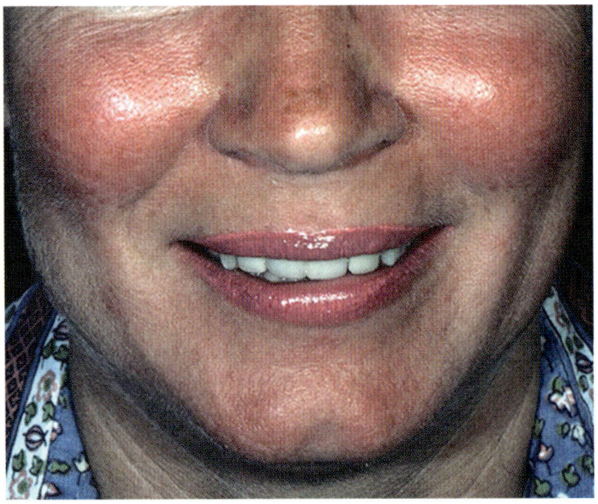

Abb. 1.9a [T1358]

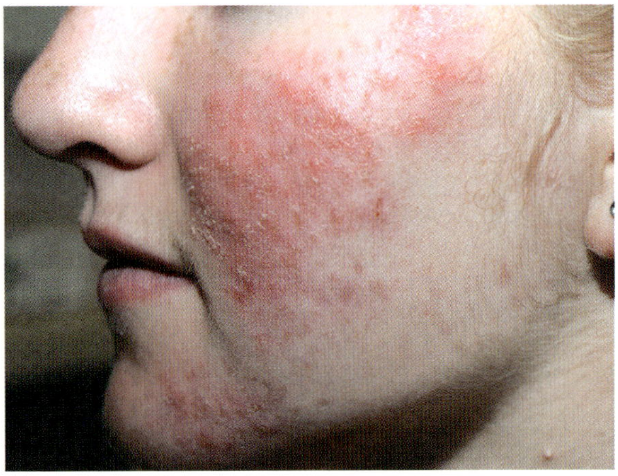

Abb. 1.9b [G1159]

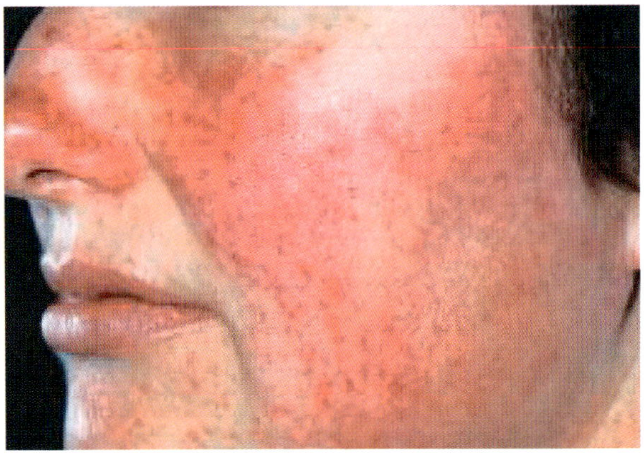

Abb. 1.9c [F603-004]

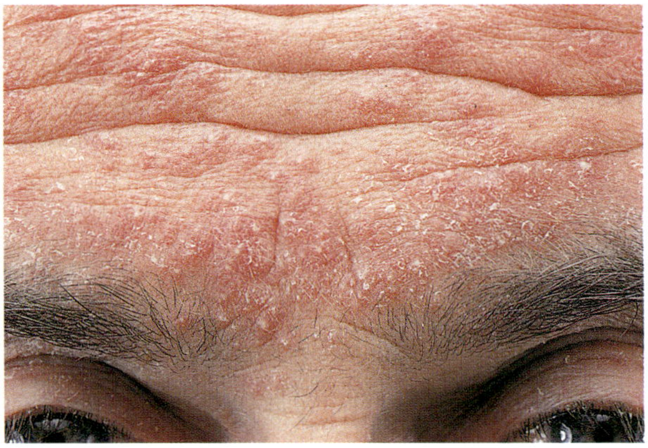

Abb. 1.9d [G1272]

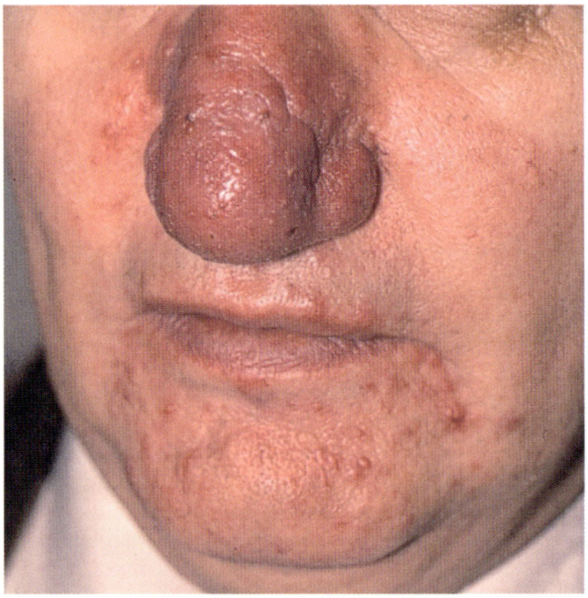

Abb. 1.9e [G1224]

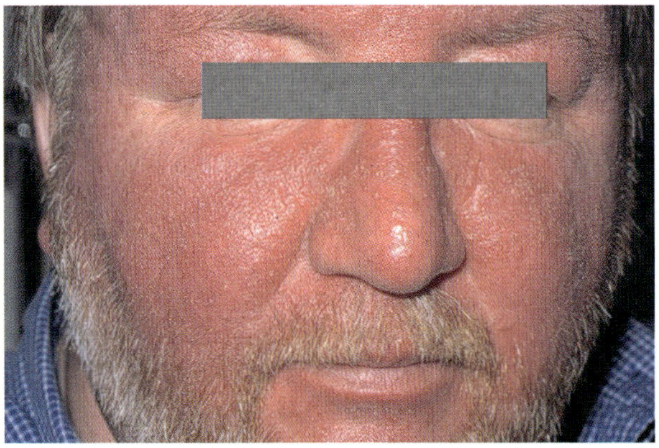

Abb. 1.9f [G1224]

Bildbeschreibung

Auf der ➢ Abb. 1.9a sind Teile eines weiblichen Gesichts zu sehen. Auffällig ist die Rötung der Nase und der Wangen. Daneben sind dezent Teleangiektasien zu sehen. Die ➢ Abb. 1.9b zeigt ein weibliches Gesicht von der Seite: Im Bereich der Wange und Teilen des Kinns sind Rötungen, entzündliche Papelbildung mit Krusten und Schuppen zu erkennen. Die Nase scheint frei von entzündlichen Veränderungen zu sein. Die ➢ Abb. 1.9c zeigt ebenfalls Teile eines weiblichen Gesichts mit entzündlichen Rötungen und dezenter Papelbildung an Wangen, Nase, vereinzelt auch am Kinn. Auf der ➢ Abb. 1.9d ist ein Teil einer männlichen Stirn dargestellt. Auffällig hier sind entzündliche Rötungen, Papel- und Pustelbildung. Die ➢ Abb. 1.9e gibt ein männliches Gesicht wieder. Die Nase sehr stark gerötet und knollenartig aufgetrieben (Rhinophym), die Haut verdickt und grobporig. Vereinzelt sind Papeln und Plaques an Wangen, Kinn und perioral zu sehen. Auf ➢ Abb. 1.9f ist eine konfluierende entzündliche Rötung mit Ödembildung über der Nase, Wangen, Kinn und Stirnanteilen zu erkennen.

Verdachtsdiagnose/Befund

Rosazea.

Differenzialdiagnosen

- **Schmetterlingserythem:** Tritt beim systemischen Lupus erythematodes (➢ 1.10) auf und kann sich sehr ähnlich darstellen. In der Regel bleiben die Nasolabialfalten frei von entzündlichen Erscheinungen.
- **Ringelröteln** (➢ 13.11): Infektionskrankheit, die durch das Parvovirus B19 hervorgerufen wird. Neben einer schmetterlingsförmigen Rötung (ohne Schwellung, Papel-, Plaque- oder Pustelbildung) findet sich am Stamm und/oder den Extremitäten ein girlandenförmiges Exanthem.
- **Akne vulgaris** (➢ 12.4): Talgdrüsenerkrankung, die mit Rötungen, Papeln, Pusteln und Komedonen einhergeht. Die Rosazea zeigt keine Komedonen.

Wichtige anamnestische Fragen zur Sicherung der Diagnose

- Seit wann? Meist langsamer Beginn und chronischer Verlauf.
- Lokalisation? Die Rosazea beginnt im Bereich der Nase und breitet sich von dort in Richtung Stirn und Kinn aus.
- Juckreiz, Schmerzen? Juckreiz kann begleitend bei der Rosazea auftreten.
- Allgemeinsymptome: Fieber, Gelenkschmerzen? Fieber und Gelenkschmerzen sprechen eher gegen die Rosazea und für den SLE oder Ringelröteln.
- Andere Hauterscheinungen? Plaqueartige, atrophe oder vernarbende Hauterscheinungen an anderen Körperstellen können auf einen SLE hinweisen.
- Verstärkung durch Sonne, scharfe Speisen, Alkohol, Kaffee? Typische Verstärkungsfaktoren bei der Rosazea, aber auch beim SLE.
- Beteiligung der Augen im Sinne einer Rötung, Schwellung der Konjunktiven oder Hornhautbeteiligung? Seltene Komplikation der Rosazea, die aber zur Erblindung führen kann.
- Internistische oder infektiöse Vorerkrankungen? Geben Hinweise auf die Ursache.
- Exposition gegenüber irritativen Noxen? Möglicher Hinweis auf die Ursache.
- Medikamenteneinnahme? Möglicher Hinweis auf die Ursache.

Untersuchungsbefunde

Abhängig vom Stadium:
- Stadium I: schmetterlingsförmige Rötung, Teleangiektasien.
- Stadium II: zusätzlich symmetrische Papeln und Pusteln.
- Stadium III: zusätzlich entzündliche Knoten, Plaques und Rhinophymbildung.

Krankheitsbild

Die **Rosazea** (*Kupferfinne*) ist eine häufige chronische, entzündliche Hauterkrankung des Gesichtes mit fakultativer Beteiligung der Augen. Frauen sind häufiger betroffen als Männer. Die Ursachen sind weitgehend unbekannt. Ungünstige Einflüsse sind Sonne, Wärme, Kälte, Alkoholkonsum, Kaffeegenuss, Magen-Darm-Erkrankungen und Hypertonie. Sie führen zu einer Verstärkung der Hauterscheinungen. Eine Besiedlung mit Haarbalgmilben verstärkt die Erscheinungen ebenfalls.

Die Rosazea zeigt ein akneähnliches Bild mit schmetterlingsförmiger Rötung der Gesichtshaut und der Stirn, aber **ohne Komedonen.** Regelmäßig sind Teleangiektasien, entzündliche Papeln, Pusteln und Knoten sichtbar, die z. T. narbig abheilen können. Die Haut ist vergröbert. Die Maximalvariante ist das **Rhinophym** (*Säufernase*) – ohne Korrelation zum Alkoholgenuss. Selten findet sich eine Augenbeteiligung als Konjunktivitis, Iritis oder Keratitis. Die Therapie besteht in Meidung der Noxen, topischen Antibiotikagaben und ggf. Vitamin A-Derivatgaben (Isotretinoin).

1.10 Lupus erythematodes

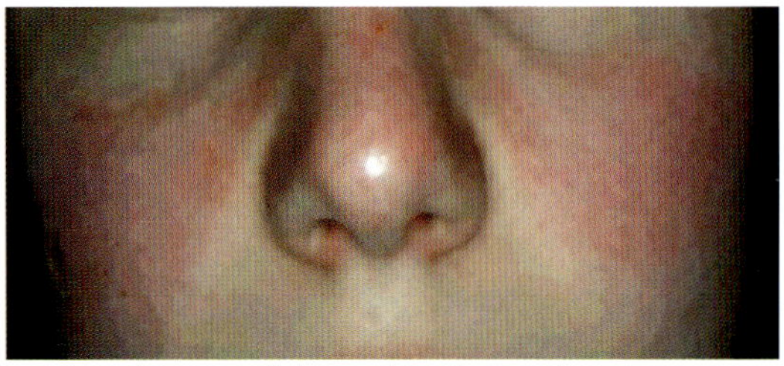

Abb. 1.10a [G964]

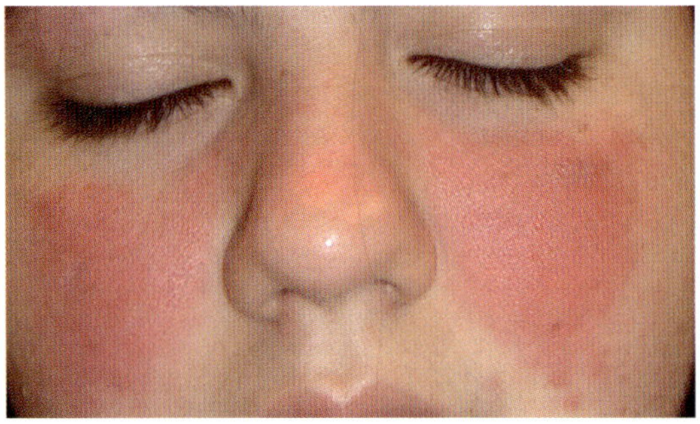

Abb. 1.10b [G520]

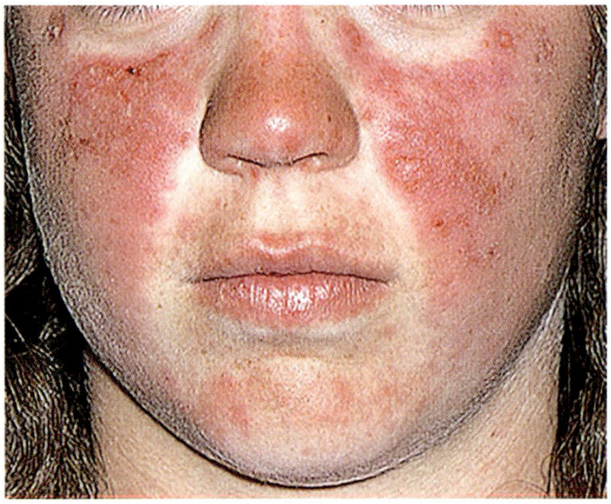

Abb. 1.10c [E499-003]

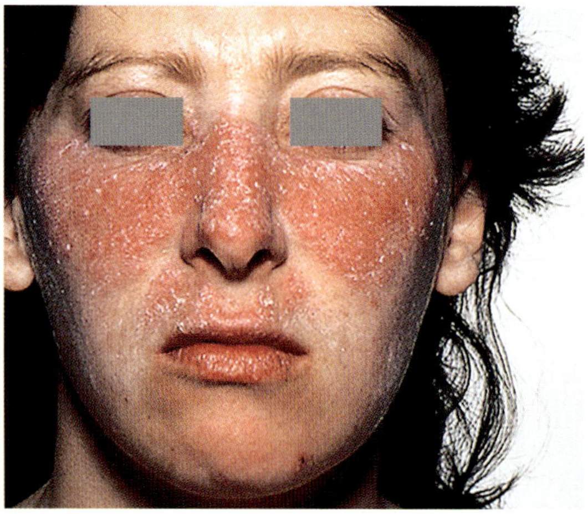

Abb. 1.10d [E273]

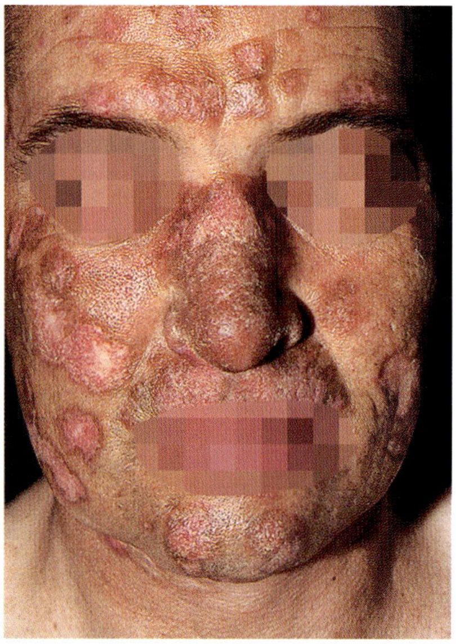

Abb. 1.10e [M174]

Bildbeschreibung

Die ➤ Abb. 1.10a zeigt ein weibliches Gesicht mit einem Erythem an beiden Wangen und an der Nase. Die Nasolabialfalten sind frei. Auf der ➤ Abb. 1.10b ist ebenfalls ein weibliches Gesicht dargestellt. Das Erythem konzentriert sich auf die Wangen, begleitet von einem dezenten Ödem. Auch hier sind die Nasolabialfalte frei. Die ➤ Abb. 1.10c zeigt ausgeprägte entzündliche Veränderungen an Wangen, Nase, Kinn und perioral: entzündliche Rötungen, Plaquebildung, Krusten und Schuppung.

Auf der ➤ Abb. 1.10d ist ein Erythem mit Ödem-, Schuppen- und Plaquebildung sichtbar. Die angrenzende Haut zur Oberlippe ist ebenfalls betroffen. Die Nasolabialfalten sind frei von entzündlichen Veränderungen.

Auf der ➤ Abb. 1.10e ist ein männliches Gesicht zu sehen. Auffallend sind gerötete, scheibenförmige Areale, die eine Randbetonung haben. Zentral sind hypopigmentierte Areale und Narbengewebe zu sehen. Die zentrale Zone scheint durch die Narbenbildung eingesunken zu sein.

Verdachtsdiagnose/Befund

Schmetterlingserythem bei Lupus erythematodes (➤ Abb. 1.10a, ➤ Abb. 1.10b, ➤ Abb. 1.10c, ➤ Abb. 1.10d), chronisch diskoider Lupus (➤ Abb. 1.10e).

Differenzialdiagnosen

- **Rosazea** (*Kupferfinne;* ➤ 1.9): Häufige chronische, entzündliche Hauterkrankung des Gesichtes mit entzündlichen Rötungen und Papelbildung.
- **Ringelröteln** (➤ 13.11): Infektionskrankheit, die durch das Parvovirus B19 hervorgerufen wird. Neben einer schmetterlingsförmigen Rötung findet sich am Stamm und/oder den Extremitäten ein girlandenförmiges Exanthem.
- **Erysipel** (➤ 13.8): Geht mit einer intensiven entzündlichen Rötung einher. Andere Symptome sind plötzlicher Beginn, Fieber mit evtl. Schüttelfrost, Schmerzen und reduzierter Allgemeinzustand.
- **Allergisches oder toxisches Ekzem:** Kann nach Noxeneinwirkung mit Rötung, Ödem, Nässen und Krustenbildung einhergehen.
- **Periorale Dermatitis** (➤ 1.11): Entzündliche Reaktion der Gesichtshaut, als Reaktion auf externe Noxen. Typischerweise ist die angrenzende Haut zu den Lippen ausgespart, die Nasolabialfalte ist betroffen.

Anamnestische Fragen zur Sicherung der Diagnose

- Seit wann? Meist langsamer Beginn und chronischer Verlauf beim SLE.
- Juckreiz, Schmerzen, Narbenbildung, Fieber, Gelenkschmerzen? Typische Symptome des SLE.
- Andere Haut- und Schleimhauterscheinungen? Girlandenförmiges Exanthem bei Ringelröteln, plaqueartige Erytheme bei SLE. Oro-nasale Ulzera sprechen für einen SLE.
- Verstärkung durch Sonne, scharfe Speisen, Alkohol, Kaffee? Typische Triggerfaktoren der Rosazea? Sonneneinstrahlung gilt als Provokationsfaktor der Hauterscheinungen beim SLE.
- Exposition gegenüber irritativen Noxen, Medikamenteneinnahme? Hinweis auf Ursache.

Untersuchungsbefunde

- Haut, Schleimhäute und Haare: Schmetterlingserythem, asymmetrische Bildung von runden, leuchtend roten, schuppenden Papeln und Plaques, Narbenbildung, petechiale Blutungen durch Vaskulitis, ggf. Lid- oder Beinödeme (v. a. bei Nierenbeteiligung), rezidivierende oro-nasale Ulzera, vernarbende Alopezie.
- Gelenke: Schwellung, v. a. der kleinen Gelenke, begleitet von Schmerzen und Steifigkeit.
- Je nach Organbeteiligung:
  - Lunge: thorakale Schmerzen, Dyspnoe, atemabhängige schabende Reibegeräusche bei trockener Pleuritis, Stimmfremitus ↓, Klopfschalldämpfung, reduziertes Atemgeräusch, ggf. Dyspnoe bei Ausbildung eines Pleuraergusses.
  - Herz: thorakale Schmerzen, atemunabhängige schabende Geräusche bei trockener Perikarditis, vergrößerte Herzdämpfung, Jugularvenenstauung, Hypotonie bei Ausbildung eines Perikardergusses.
  - Lymphknoten: ggf. generalisierte Lymphknotenschwellung, Lymphknoten sind weich, verschieblich und können schmerzhaft sein.
  - Neurologischer Status: je nach Gehirnbeteiligung Lähmungserscheinungen, Sensibilitätsstörungen, Seitendifferenzen der Eigenreflexe, Hirnnervenparesen, Kleinhirnzeichen, epileptische Anfälle.
  - Psychopathologischer Befund: Vigilanzstörungen, Symptome der Depression.
- Labor: BSG ↑, CRP ↑, ANA positiv, RF positiv, Panzytopenie (Anämie, Leuko-, Thrombopenie) durch Zerstörung der pluripotenten Stammzelle im Knochenmark, evtl. Kreatinin ↑.
- Urin: bei Nierenbeteiligung und Ausbildung einer Glomerulonephritis Erythrozyten, Eiweiß positiv.

Krankheitsbild

Das **Schmetterlingserythem** erstreckt sich symmetrisch vom Nasenrücken über beide Wangen und ist meist Ausdruck des **systemischen Lupus erythematodes** (SLE) oder des **chronisch diskoiden Lupus** (Subtyp des kutanen Lupus erythematodes). Häufiger fällt der chronisch-diskoide Lupus mit rötlichen, scheibenförmigen Effloreszenzen auf, die eine Randbetonung und in der Mitte des Herdes atrophe Hautareale zeigen. Häufig sind diese Hauterscheinungen mit Schuppen und Krusten belegt. Die Abheilung erfolgt unter Narbenbildung. Bei beiden Formen treten die Hauterscheinungen bevorzugt an lichtexponierten Hautbereichen auf, v. a. Kopf, Gesicht, und behaarter Kopfhaut. Meist sind Frauen betroffen. Zu den Auslösefaktoren zählen UV-Licht, Medikamente oder hormonelle Umstellungen.

Der SLE betrifft, neben der Haut, auch innere Organe. Zu den **typischen Symptomen** zählen **Fieber, Krankheitsgefühl, Gewichtsverlust, Arthritis der kleinen Gelenke** (in der Regel ohne Destruktion) und Muskelschmerzen. Die Beteiligung der inneren Organe erfolgt durch eine **Vaskulitis.** Am häufigsten sind Nieren (Lupusnephritis), Gehirn (neuropsychiatrische Symptome) und Herz (Karditis) betroffen. Komplizierend können Nierenversagen, Myokardinfarkt oder Apoplex auftreten. In den meisten Fällen sind die ANA positiv (in 95 %), BSG ↑, CRP ↑, es findet sich eine Panzytopenie durch Zerstörung der pluripotenten Stammzelle im Knochenmark. Die Therapie besteht in Analgesie, Physiotherapie, evtl. Psychotherapie und der Gabe von Immunsuppressiva.

Der chronisch-diskoide Lupus betrifft die Haut, innere Organe sind nicht betroffen. In einem kleinen Teil der Fälle ist eine Entwicklung eines SLE möglich. Die **Therapie** erfolgt topisch mit Glukokortikoiden und anderen immunsuppressiven Substanzen. Systemisch kommen Chloroquin, Immunsuppressiva und Vitamin-A-Derivate zum Einsatz.

1.11 Periorale Dermatitis

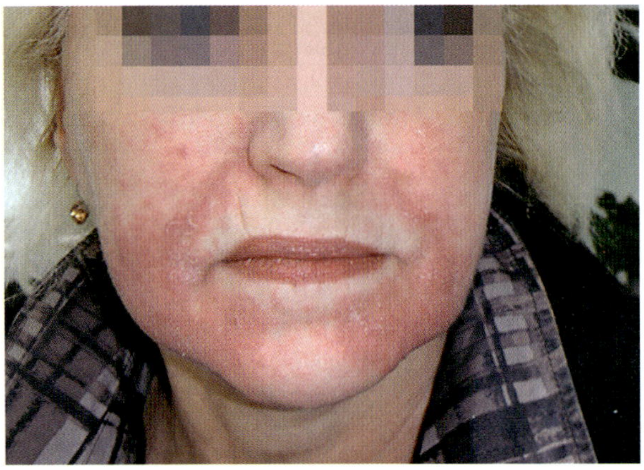

Abb. 1.11a [R299]

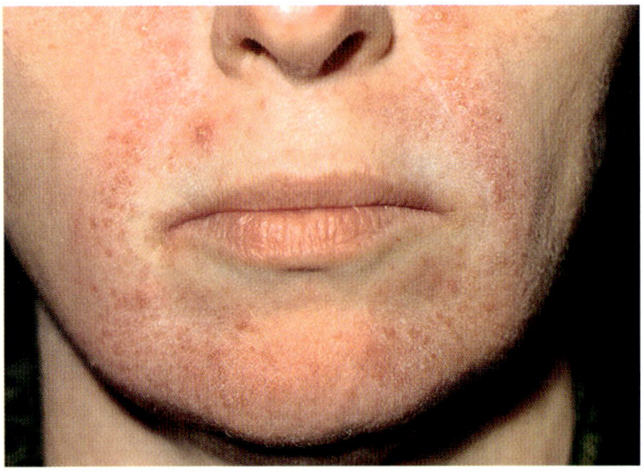

Abb. 1.11b [M174]

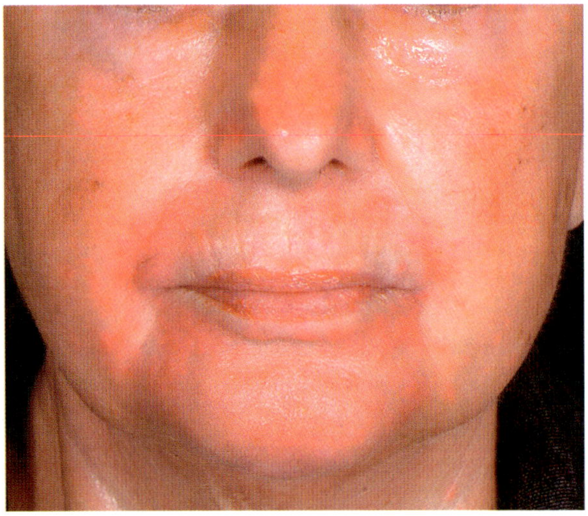

Abb. 1.11c [R429]

Bildbeschreibung

Die ➤ Abb. 1.11a und ➤ Abb. 1.11c zeigen ein weibliches Gesicht. Perioral ist eine entzündliche Rötung zu sehen, die auf der ➤ Abb. 1.11a mit Papeln und Ausdehnung bis zu den Wangen erkennbar ist. Die Nasolabialfalten sind betroffen, die angrenzende Haut zum Lippenrot ist frei von Erscheinungen. Auf der ➤ Abb. 1.11b zeigt sich im Vergleich ein ähnlicher Befund. Die Rötung scheint allerdings nicht flächig zu sein, sondern stecknadelkopfgroß. Die Haut ist trocken und über den betroffenen Arealen leicht schuppend, diese entspricht einer Abheilungsreaktion.

Verdachtsdiagnose/Befund

Periorale Dermatitis.

Differenzialdiagnosen

- **Rosazea** (➤ 1.9): Häufige chronische, entzündliche Hauterkrankung des Gesichts mit fakultativer Beteiligung der Augen. Die Hauterscheinungen sind entzündliche Papeln, Plaques, Knoten und Teleangiektasien, aber keine Komedonen.
- **Akne vulgaris** (➤ 12.4): Chronische Erkrankung des Haarfollikels mit Seborrhoe. Typische Hauterscheinungen sind Komedonen, entzündliche Papeln, Pusteln und Abszessbildung.
- **Atopisches Ekzem** (➤ 12.7): Chronisch-entzündliche Erkrankung der Haut, die mit Rötung, Nässen und starkem Juckreiz einhergeht.
- **Systemischer Lupus erythematodes** (➤ 1.10): Kollagenose, die als systemische Erkrankung die Gefäße im Sinne einer Vaskulitis, das Bindegewebe und die Haut betrifft.

Anamnestische Fragen zur Sicherung der Diagnose

- Seit wann? Der Beginn ist meist langsam, die periorale Dermatitis betrifft v. a. erwachsene Frauen.
- Verwendung von Externa? Topische Externa, diverse Cremes, Glukokortikoide usw. verursachen, verstärken und unterhalten die Hautveränderungen.
- Andere Hauterscheinungen? Beteiligung von z. B. Beugeseiten der Extremitäten und starker Juckreiz sprechen eher für eine atopische Dermatitis. Eine periokuläre Beteiligung ist gelegentlich bei der perioralen Dermatitis vorhanden.

Untersuchungsbefunde

Gesicht: periorale entzündliche Rötung mit Papeln mit Tendenz zur Ausdehnung über weite Teile des Gesichts, angrenzende Haut zum Lippenrot ist frei von Erscheinungen.

Krankheitsbild

Die **periorale Dermatitis** (Mundrose) ist eine chronisch-entzündliche Hauterkrankung der perioralen Region, die meist Frauen zwischen dem 20. und 30. Lebensjahr mit atopischer Diathese betrifft. Die **Ursachen** sind weitgehend unbekannt, wobei Kosmetika und v. a. permanenter Kosmetikawechsel, Mundwässer, Steriodabusus, Hormonschwankungen (prämenstruell) und Sonnenbestrahlung begünstigenden Einfluss haben.

Die Erkrankung macht sich durch folgende **Symptome** bemerkbar: rötliche Papeln und Plaques zunächst perioral unter Aussparung der an die Lippen angrenzenden Haut, wobei eine Ausbreitung über das ganze Gesicht möglich ist. Begleitet werden die Erscheinungen durch Juckreiz, Brennen und psychische Verstimmung. Die **Therapie** besteht in einer „Null-Diät“: Alle Kosmetika, Steroide oder sonstige Mittel werden abgesetzt.

KAPITEL

2 Augen

2.1 Exophthalmus

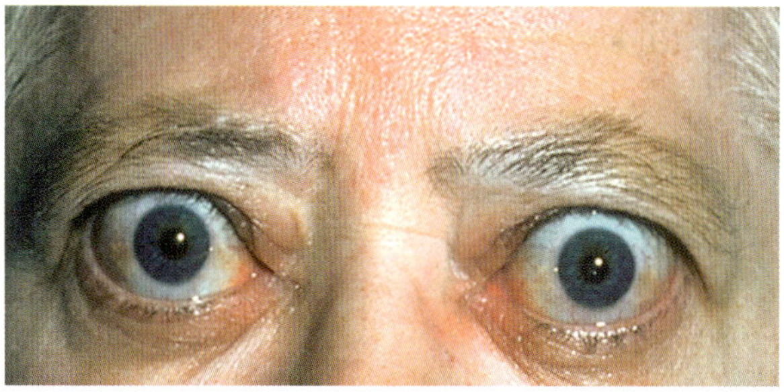

Abb. 2.1a [T721]

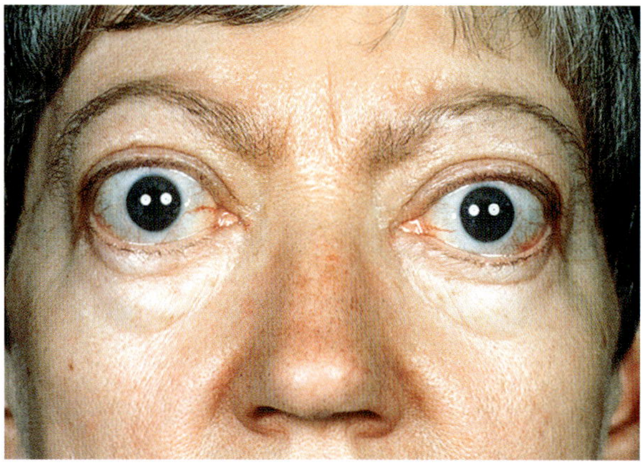

Abb. 2.1b [T721]

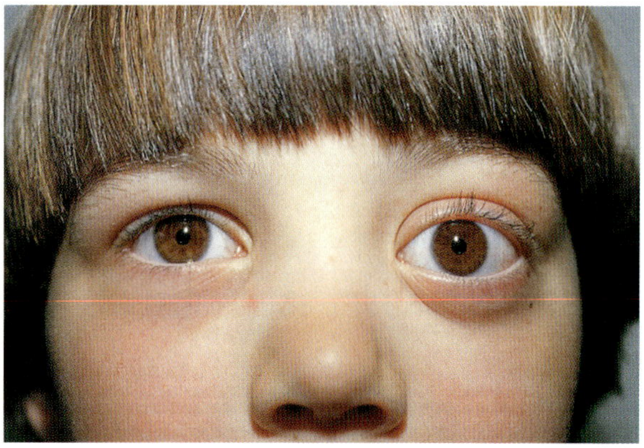

Abb. 2.1c [R190-003]

Bildbeschreibung

Die ➤ Abb. 2.1a und ➤ Abb. 2.1b zeigen nicht ganz symmetrisch hervortretende Augenbulbi mit Lidretraktion, sodass die Sklera zwischen dem oberen Rand der Hornhaut und dem Oberlid sichtbar ist. An beiden Augenbulbi ist eine Weitung der konjunktivalen Gefäße zu erkennen, was Ausdruck einer Bindehautschwellung (*Chemosis*) sein kann. Die Tränenkarunkel (*Schleimhauterhebung am medialen Augenwinkel*) ist dabei gerötet und geschwollen, was insbesondere in ➤ Abb. 2.1a erkennbar ist. Die periorbitale Region zeigt eine dezente Schwellung, besonders die laterale Partie des Oberlids.

Auf der ➤ Abb. 2.1c ist ein deutlich asymmetrischer Exophthalmus des linken Auges zu sehen. Eine konjunktivale Gefäßzeichnung und Schwellung sind nicht zu erkennen. Die Tränenkarunkel zeigt ebenfalls keine Schwellung. Periorbital findet sich eine Auftreibung.

Verdachtsdiagnose/Befund

Exophthalmus durch endokrine Orbithopathie bei Morbus Basedow, sowie einseitiger Exophthalmus bei retroorbitalem Tumor (➤ Abb. 2.1c).

Differenzialdiagnosen

- **Retroorbitaler Tumor:** Häufig einseitig und durch schnelles Wachstum gekennzeichnet. Symptome einer Hyperthyreose fehlen (➤ Abb. 2.1c).
- **Carotis-Sinus-cavernosus-Fistel:** Gefäßanomalie, die mit der Ausbildung arteriovenöser Fisteln zwischen den Aa. carotis interna/externa und dem Sinus cavernosus einhergeht. Typische Symptome sind pulsierender Exophthalmus, Chemosis und Störung der Okulomotorik durch Kompression der Hirnnerven III, IV und IV.
- **Sinus-cavernosus-Thrombose:** Zusätzlich zum Exophthalmus treten Fieber, Augenmuskellähmung, Bewusstseinsstörung und epileptische Anfälle auf.

Anamnestische Fragen zur Sicherung der Diagnose

- Seit wann? Meist langsame Entwicklung der endokrinen Orbitopathie (und des Morbus Basedow), eher schnelle Entwicklung der Symptome beim Retroorbitaltumor.
- Lokale Symptome: Trockenheit, Brennen, Lichtscheu, Doppelbilder? Typische Symptome des Morbus Basedow.
- Allgemeinsymptome? Diarrhö, Schwitzen, Nervosität, Schlafstörungen? Typische Symptome der Hyperthyreose.
- Hauterscheinungen an der Tibia oder Hals? Typisch sind ein prätibiales Myxödems und Struma beim Morbus Basedow.
- Neurologische Symptome: epileptische Anfälle, neurologischer Ausfall? Eher bei Carotis-Sinus-cavernosus-Fistel oder Sinus-cavernosus-Thrombose. Fieber und Bewusstseinsstörungen könnten aber auch Symptom einer thyreotoxischen Krise sein.
- Medikamenteneinnahme? Ausschluss Nebenwirkung.

Untersuchungsbefunde

- Schilddrüse: je nach Strumagrad sicht- und tastbare Struma, Berührungs- und Druckempfindlichkeit, fühlbare Vibrationen („Schwirren") über der Struma durch Mehrdurchblutung.
- Augen: Störung der Okulomotorik mit Doppelbildern, Visuseinschränkung.
- Herz-Kreislauf-System: arterielle Hypertonie mit großer Blutdruckamplitude, Tachykardie und Tachyarrhythmien, Palpitationen, thorakales Engegefühl durch AP-Beschwerden.
- Haut und Hautanhangsgebilde: warme, weiche, schweißige Haut, Hyperpgimentierungen oder Vitiligo, prätibiales Myxödem; Haare weich, Haarausfall, brüchige Fingernägel.
- Bewegungsapparat: Muskelschwäche, besonders der proximalen Muskulatur (Schulter- und Beckengürtel), Muskelatrophie.
- Neurostatus: lebhafte Eigenreflexe, Tremor.
- Psychopathologischer Befund: motorische Unruhe, Konzentrationsstörungen, Nervosität, affektive Störungen als Gereiztheit, Affektinkontinenz und Affektlabilität.
- Labor: TSH ↓, T_3 ↑, T_4 ↑ oder Euthyreose mit normalen TSH, T_3 und T_4-Werten, selten Hypothyreose, Nachweis von TRAK.

Krankheitsbild

Der **Morbus Basedow** ist eine Autoimmunerkrankung, die mit Bildung von stimulierenden Autoantikörpern gegen die TSH-Rezeptoren einhergeht. Neben den Symptomen der **Hyperthyreose** finden sich ein **Exophthalmus** (endokrine Orbitopathie) und ein **prätibiales Myxödem.**

Der Exophthalmus kann von Lichtscheu, Fremdkörpergefühl, retroorbitalem Druckgefühl, Doppelbildern und Visuseinschränkung begleitet sein. Eine konjunktivale Gefäßzeichnung kann als mögliches Zeichen einer Bindehautschwellung auftreten. Andere Augensymptome sind Konvergenzschwäche (*Möbius-Zeichen*), seltener Lidschlag (*Stellwag-Zeichen*), sichtbare Sklera oberhalb der Hornhaut (*Darlymple-Zeichen*) und bei Blicksenkung Lidretraktion (*Graefe-Zeichen*). Schwere Verläufe können mit Kortikosteroiden, Strahlentherapie oder operativ behandelt werden.

2.2 Konjunktivalblässe bei Anämie

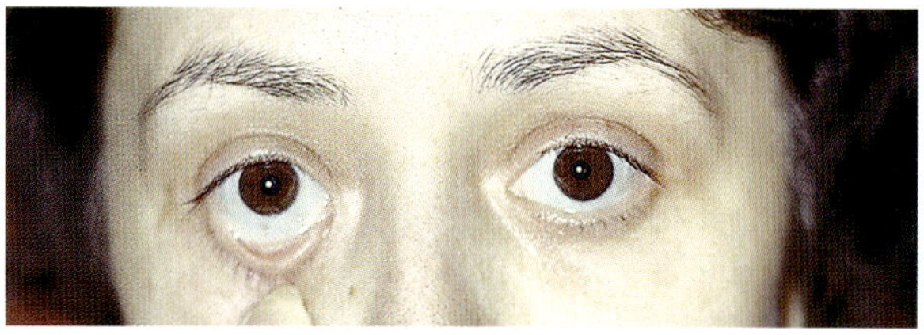

Abb. 2.2a [R490]

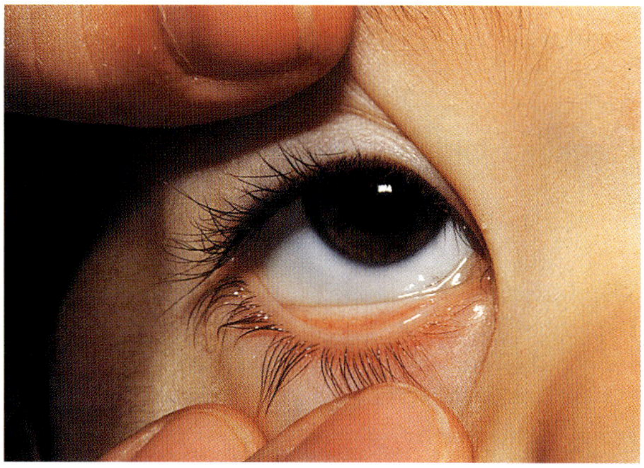

Abb. 2.2b [G550-001]

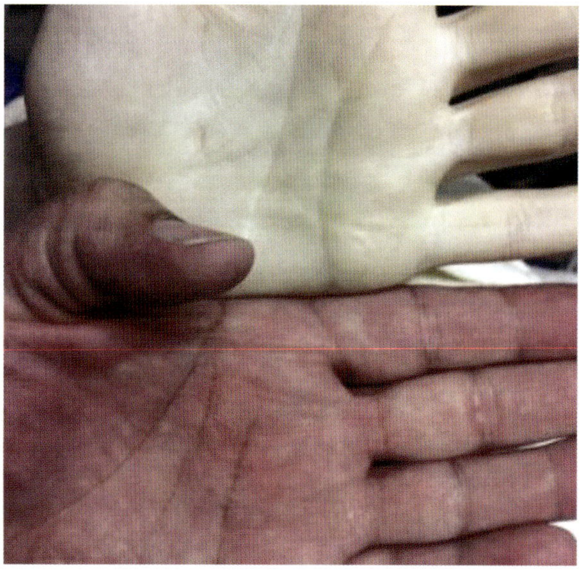

Abb. 2.2c [E909-002]

Bildbeschreibung

Die ➤ Abb. 2.2a zeigt Augen mit blassen Konjunktiven. Besonders gut ist die Veränderung am ektropionierten Unterlid des rechten Auges zu sehen. Die Haut imponiert ebenfalls blass. Die ➤ Abb. 2.2b gibt ein kindliches Auge wieder. Das Lid ist ektropioniert, die Konjunktiven sind blass. Auf der ➤ Abb. 2.2c sind Hände zu sehen. Die eine Hand ist sehr blass, die andere Hand rosig. Die Blässe der Handfläche entspricht der einer Anämie, in diesem Fall liegt der Hb bei 4,5 mg/dl.

Verdachtsdiagnose/Befund

Konjunktival- und Hautblässe im Rahmen einer Anämie.

Differenzialdiagnosen

- **Vasokonstriktion:** genetisch oder durch andere Ursachen bedingt, u. a. durch Behandlung mit Katecholaminen.
- **Anämie** durch akuten Blutverlust.
- **Eisenmangelanämie** durch chronischen Blutverlust.
- **Vitamin B_{12}- oder Folsäuremangelanämie:** Geht mit einem prähepatischen Ikterus einher und beim Vitamin B_{12}-Mangel mit neurologischen Symptomen, u. a. einer Polyneuropathie.
- **Hämolytische Anämie:** Geht mit prähepatischem Ikterus, Leber- und Milzschwellung einher.
- **Anämie durch Knochenmarkserkrankungen,** u. a. durch Chemo- oder Radiotherapie.
- **Renale Anämie** durch Niereninsuffizienz.

Anamnestische Fragen zur Sicherung der Diagnose

- Seit wann? Eine Anämie kann sich langsam, z. B. bei chronischer Blutung (genitale Blutungen bei der Frau, Blutungen im Gastrointestinaltrakt), Vitamin B_{12}-oder Folsäuremangel, oder schnell bei akuter Blutung entwickeln.
- Allgemeinsymptome: Schwäche, Müdigkeit, Belastungsdyspnoe? Typische Symptome einer Anämie.
- Andere Vorerkrankungen: Niereninsuffizienz, Tumorerkrankungen, die mit Radio- und/oder Chemotherapie behandelt werden, chronisch-entzündliche Prozesse? Hinweise auf mögliche Ursachen.
- Blutungen? Es können u. a. Teerstühle oder eine verstärkte und verlängerte Menstruation auftreten. Hinweis auf mögliche Ursachen.
- Hauterscheinungen, Mundwinkelrhagaden, Lackzunge? Möglicher Hinweis auf einen Eisenmangel.
- Neurologische Symptome? Möglicher Hinweis auf einen Vitamin B_{12}-Mangel.

Untersuchungsbefunde

- Haut- und Schleimhäute: blass, bei der Eisenmangelanämie zusätzlich Mundwinkelrhagaden, Nagelveränderungen (Löffelnägel, Onychorrhexis, Onychoschisis), blasse atrophe Zunge.
- Hämolytische Anämie: prähepatischer Ikterus, Splenomegalie.
- Vitamin-B_{12}-Mangel-Anämie: leichter Ikterus, Hunter-Glossitis, Polyneuropathie.
- Renale Anämie: schmutzig-graues Hautkolorit, Kratzspuren, symmetrische Ödembildung.
- Lunge: Dyspnoe, Tachypnoe.
- Herz: funktionelle Herzgeräusche.
- Labor: BSG leicht ↑, Hämatokrit↓, Hämoglobin↓, Erythrozyten ↓; die Erythrozytenindizes variieren in Abhängigkeit von der Ursache.

Krankheitsbild

Unter einer **Anämie** versteht man die Verminderung von Erythrozyten, Hämoglobin und Hämatokrit. Durch den Mangel an Erythrozyten und den damit verbundenen verminderten Sauerstofftransport zum Gehirn kommt es zu **Kopfschmerzen, Müdigkeit** und **Konzentrationsstörungen.** Die **Haut und Schleimhäute sind blass,** wobei die Hautblässe auch durch eine Vasokonstriktion oder genetisch bedingte tief liegende Blutgefäße verursacht werden kann.

Die Minderversorgung kann schließlich zur **Belastungs-** und **Ruhedyspnoe** führen. Durch die verminderte Erythrozytenzahl ändert sich auch die Viskosität des Blutes, was zu **systolischen** (funktionellen) **Geräuschen** führen kann. Die **Ursachen** der Anämien sind unterschiedlich. Es kommen akute Blutung, Eisenmangel u. a. als Folge einer chronischen Blutung, chronische Krankheiten, ein Vitamin B_{12}-Mangel, Hämolyse oder eine chronische Niereninsuffizienz in Frage. Die **Therapie** erfolgt kausal.

2

2.3 Horner-Syndrom

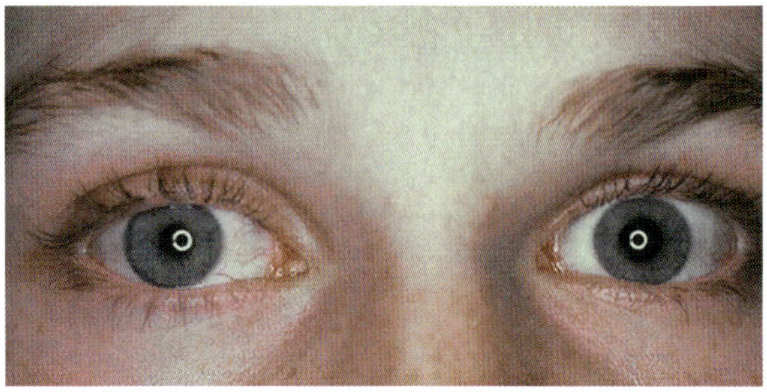

Abb. 2.3a [E426]

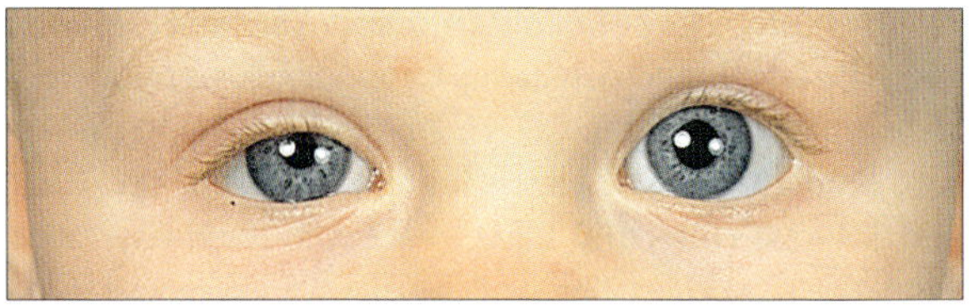

Abb. 2.3b [E1046-001]

Bildbeschreibung

Die ➤ Abb. 2.3a zeigt eine Augenpartie eines jungen Menschen. Auffällig ist eine Ungleichheit der Pupillenweite, das rechte Auge zeigt eine Miosis und daraus resultierend eine Anisokorie. Ferner hängt das rechte Lid dezent herab, was mit einer Ptosis vereinbar ist. Ein Enophthalmus ist nicht klar erkennbar.

Die ➤ Abb. 2.3b zeigt die Augenpartie eines Säuglings. Die Ptosis am rechten Auge ist deutlich ausgeprägt, ebenfalls die Miosis. Das rechte Auge scheint dezent eingesunken (der untere Pol der Iris scheint stärker vom Unterlid bedeckt), was auf einen Enophthalmus hinweist.

Verdachtsdiagnose/Befund

Horner-Syndrom.

Differenzialdiagnosen

- **Okulomotoriusparese:** Mit Störung der Okulomotorik, Mydriasis und einer lichtstarren Pupille.
- **Myasthenia gravis:** Autoimmunerkrankung, die mit einer Störung der Informationsübermittlung an der motorischen Endplatte einhergeht. Leitsymptom ist die rasche muskuläre Ermüdbarkeit unter Belastung. Besonders betroffen sind die „Haltemuskulatur" des Schlunds und die äußeren Augenmuskeln.

Anamnestische Fragen zur Sicherung der Diagnose

- Seit wann? Ein Horner-Syndrom ist in der Regel nicht angeboren, sondern entsteht durch akute oder chronische Läsionen.
- Fehlende Schweißabsonderung im Gesicht und/oder am Arm? Dies spricht für ein Horner-Syndrom.
- Internistische oder neurologische Vorerkrankungen? Tumorerkrankungen, z. B. Bronchial-, Schilddrüsenkarzinom oder Gehirnmetastasen, oder Gehirnblutungen können ein Horner-Syndrom nach sich ziehen. Bei Säuglingen und Kindern muss bei einem neu aufgetretenem Horner-Syndrom ein Tumor ausgeschlossen werden, u. a. Neuroblastome (➤ Abb. 2.3b), die eine unterschiedliche Lokalisation haben können.
- Ophthalmologische Symptome? Blickparesen? Die Symptome können mit einer Okulomotoriusparese oder der Myasthenia gravis vereinbar sein.
- Schnelle muskuläre Ermüdbarkeit? Typische Symptome der Myasthenia gravis.
- B-Symptome? Sprechen für ein malignes Geschehen.

Untersuchungsbefunde

Symptome der Grundkrankheit: u. a.

- Husten, Auswurf, Dyspnoe, Zyanose.
- B-Symptome beim Bronchialkarzinom.
- Einseitige, harte Struma und Schwellung der regionalen Lymphknoten beim Schilddrüsenkarzinom.
- Neurologische oder neuropsychiatrische Symptome beim Gehirntumor.
- Miosis durch uneingeschränkte Wirkung des M. sphincter pupillae mit daraus resultierender Anisokorie. Besonders deutlich ist die Anisokorie im abgedunkelten Raum, weil sich die Horner-Pupille nicht so stark erweitert wie die gesunde Pupille.

Krankheitsbild

Das **Horner-Syndrom** setzt sich aus den Symptomen **Miosis, Ptosis und Enophthalmus** zusammen und ist auf eine Schädigung der sympathischen Innervation (Mm. tarsalis superior et inferior und M. dilatator pupillae) am Auge zurückzuführen. Die Ursachen sind unterschiedlich:

- Periphere Schädigung: Schädigung am Ganglion stellatum, das in Höhe des 1. Rippenköpfchens liegt. Sie kann iatrogen, z. B. durch Anlage eines zentralen Zugangs, oder durch infiltratives Wachstum von u. a. Bronchial- oder Schilddrüsenkarzinomen verursacht werden.
- Zentrale Schädigung: Schädigung zwischen Hypothalamus und den thorakalen Segmenten des Rückenmarks, u. a. durch Apoplex, Tumoren, Metastasen.

2.4 Anisokorie

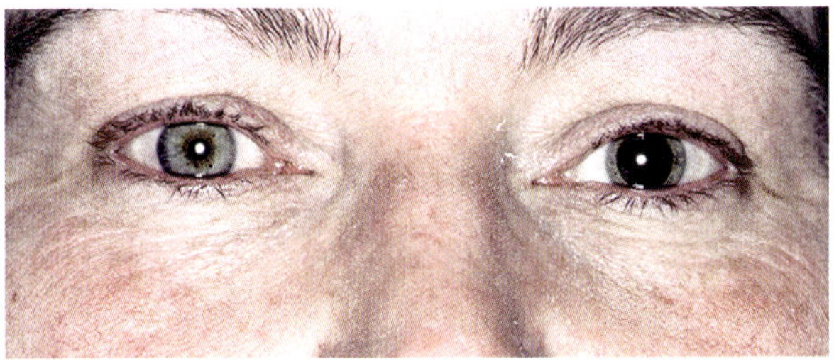

Abb. 2.4 [E955]

Bildbeschreibung

Die ➤ Abb. 2.4 zeigt eine weibliche Augenpartie. Die linke Pupille ist deutlich weiter als die rechte (Anisokorie). Die Skleren und Konjunktiven erscheinen reizlos. Nebenbefundlich sind Rötungen und Teleangiektasien an Nase und Wangen sichtbar.

Verdachtsdiagnose/Befund

Anisokorie.

Differenzialdiagnosen

- **Horner-Syndrom** (➤ 2.3): Kennzeichen sind Miosis, Ptosis und Enophthalmus.
- **Intrakraniale Raumforderung**: z. B. durch Tumor, Metastasen, Blutungen innerhalb der Kalotte, die zur Kompression des N. oculomotorius führen. Neben der Anisokorie finden sich neuropsychiatrische Symptome wie Wesensveränderung, Hirndrucksymptome, Hemiparese.
- **Okulomotoriusparese:** Die Pupille ist weit, bei der Prüfung der Okulomotorik sind Blickparesen erkennbar. Ursachen sind zentrale Läsionen (Tumor, Metastasen) oder periphere Läsionen (Neuropathie, Guillain-Barré-Syndrom).
- **Augenerkrankungen,** u. a. Glaukom oder Iritis. Typisch wäre allerdings eine verstärkte konjunktivale Gefäßzeichnung.

Anamnestische Fragen zur Sicherung der Diagnose

- Seit wann? Eine Anisokorie kann angeboren oder erworben sein. Jede neu erworbene Veränderung der Pupillengröße ist verdächtig auf raumfordernde Prozesse im Gehirn.
- Neurologische Symptome? Treten begleitend u. a. als Kopfschmerzen, epileptische Anfälle oder Lähmungserscheinungen bei raumfordernden Prozessen auf.
- Ophthalmologische Symptome? Schmerzhaftigkeit kann ein Symptom bei Glaukom oder Iritis sein.
- Medikamenteneinnahme? Die Verwendung mydriatischer Augentropfen zur Beurteilung des Augenhintergrundes kann eine iatrogene Anisokorie verursachen.

Untersuchungsbefunde

Okulomotoriusparese: Pupillenreaktion am betroffenen Auge gestört, fehlende direkte Lichtreaktion und fehlende konsensuelle Lichtreaktion, gestörte Konvergenzreaktion und Okulomotorik, Bulbusabweichung nach unten außen.

Krankheitsbild

Die **Anisokorie** ist definiert als **seitenungleiche Weite der Pupille.** Die Ursachen sind unterschiedlich. Zum einen kann eine Anisokorie angeboren sein, zum anderen erworben und Ausdruck einer Okulomotoriusparese durch Hirndrucksteigerung, einer Pupillotonie oder medikamentösen Wirkung durch lokale Anwendung von Parasympatholytika, u. a. um den Augenhintergrund einsehen zu können, sein. Ferner kommt ein Horner-Syndrom in Betracht, wobei neben den seitendifferenten Pupillenweiten noch zusätzlich eine Ptosis und ein Enophthalmus auftreten. Augenerkrankungen wie eine Iritis oder ein Glaukom können ebenfalls die Ursache sein, wobei die starke konjunktivale Zeichnung und Schmerzhaftigkeit typisch sind.

Symptome und **Therapie** sind von der Grunderkrankung abhängig.

2.5 Brillenhämatom

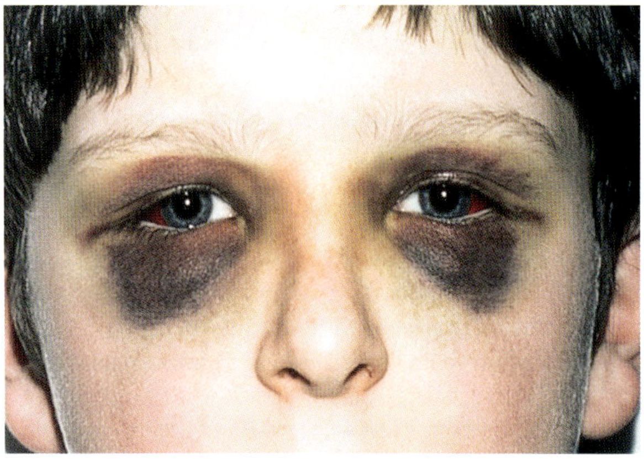

Abb. 2.5a [M117]

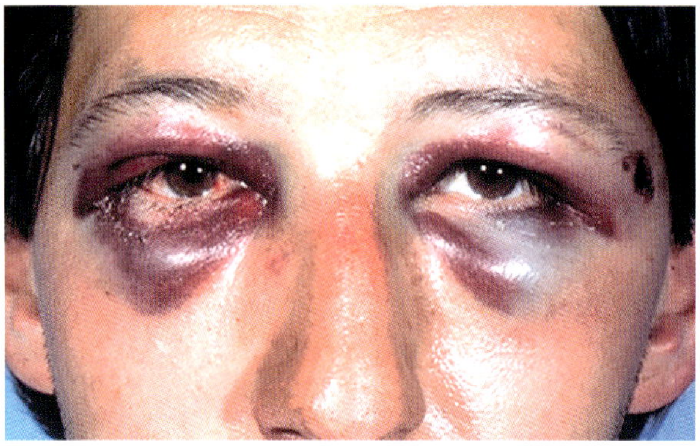

Abb. 2.5b [M117]

Bildbeschreibung

Die ➤ Abb. 2.5a und ➤ Abb. 2.5b zeigen eine Schwellung der Ober- und Unterlider sowie periorbitale Hämatome beidseits. Ferner ist eine subkonjunktivale Blutung (Hyposphagma) auf der ➤ Abb. 2.5a an beiden Augen sichtbar, auf der ➤ Abb. 2.5b v. a. am rechten Auge.

Verdachtsdiagnose/Befund

Brillenhämatom.

Differenzialdiagnosen

- **Retrobulbäre Tumoren:** Kommen meist einseitig vor.
- **Monokelhämatom:** Betrifft nur ein Auge.

Anamnestische Fragen zur Sicherung der Diagnose

- Kopftrauma? Ein Brillenhämatom ist meist Folge eines Kopf- bzw. Gesichtstraumas.
- Neurologische Symptome? Neben einem Brillenhämatom kann das Gehirn strukturelle Schädigungen erlitten haben. Die Symptome können als neurologische Ausfälle in Erscheinung treten.
- Ophthalmologische Symptome? Brillenhämatom, Monokelhämatom und retrobulbäre Tumoren können mit Visuseinschränkung, Visusverlust und Blickparesen einhergehen.

Untersuchungsbefunde

- Gesicht: periorbitales Hämatom beidseits.
- Augen: je nach knöchernen, Augen- und Hirnnervenverletzung Visuseinbuße, Einschränkung der Okulomotorik oder Enophthalmus durch Orbitabodenfraktur.
- Neurostatus: je nach Verletzungsmodus Hirnnervenausfälle.

Krankheitsbild

Brillenhämatome können nach **Schädelbasisfrakturen, Nasenbeinverletzungen** oder auch nach **Mittelgesichtsfrakturen** entstehen. Seltener können sie beim **Tumorgeschehen,** besonders beim retrobulbären Neuroblastom (maligner Tumor, der aus unreifen sympathischen Zellen hervorgeht), auftreten. Je nach Ursache können neben dem Brillenhämatom andere Symptome bzw. Komplikationen auftreten: bakterielle Meningitis, Liquoraustritt und eine gleichzeitige Verletzung anderer Weichteilstrukturen, inkl. des Gehirns.

2.6 Kayser-Fleischer-Kornealring

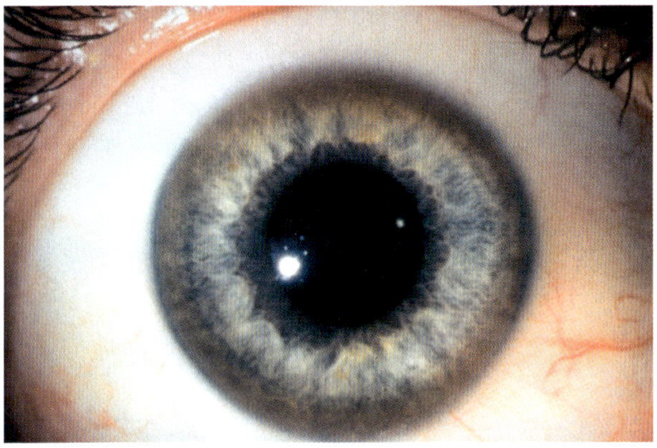

Abb. 2.6a [E396]

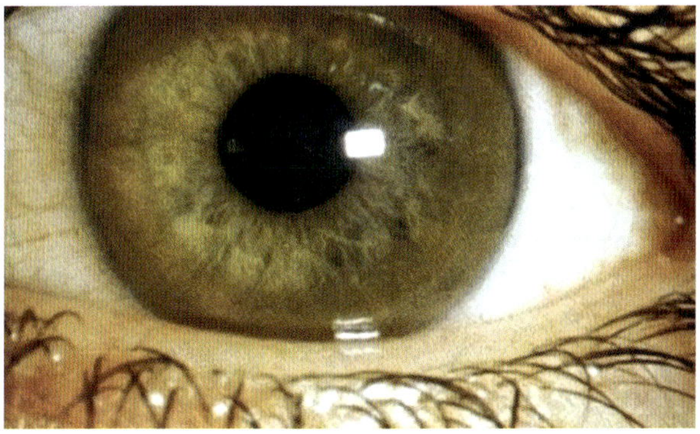

Abb. 2.6b [F210-043]

Bildbeschreibung

Die ➢ Abb. 2.6a zeigt einen auffälligen bräunlich-grünlichen Ring am äußeren Kornearand bei sonst blauer Iris. Konjunktiva und Hornhaut erscheint reizlos. Auf der ➢ Abb. 2.6b findet sich dieser hellbraun-grünliche Ring ebenfalls, er ist allerdings bei einer grünen Iris eher schwer zu erkennen.

Verdachtsdiagnose/Befund

Kayser-Fleischer-Kornealring.

Differenzialdiagnosen

- Apathogene Normvariante.
- **Chalkose:** Kupferablagerung an der Kornea durch kupferhaltige Fremdkörper im Augenbulbus.

Anamnestische Fragen zur Sicherung der Diagnose

- Neuropsychiatrische Symptome? Parkinsonähnliche Symptome sind typisch für die Kupferspeicherkrankheit.
- Leberfunktionsstörungen? Leberveränderungen im Sinne einer Leberzirrhose sind typisch für die Kupferspeicherkrankheit.
- Vorausgegangene Augentraumen? Mögliche Ursache für eine Chalkose.

Untersuchungsbefunde

Je nach Stadium der Erkrankungen können folgende Befunde erhoben werden:

- **Augen:** Kupfereinlagerung als Kayser-Fleischer-Kornealring; dieser ist nicht immer makroskopisch sichtbar, eine Spaltlampenuntersuchung ist häufig nötig.
- **Leber:** Befunde von asymptomatisch bis hin zum Vollbild der Leberzirrhose mit Ikterus, Lackzunge, Lacklippen, Spider naevi, Palmar- und Plantarerythem, Pergamenthaut, Aszites und Ausbildung von Kollateralkreisläufen (Caput medusae).
- **Neurologischer Status:** kleinschrittiger, vornübergebeugter Gang, Tremor, psychotische Symptome.
- **Labor:** Coeruloplasmin ↓, Kupferausscheidung im Urin ↑, GOT ↑, GPT ↑, γ-GT ↑, Bilirubin ↑, AP ↑, normochrome, normozytäre Anämie durch Hämolyse.

Krankheitsbild

Der **Kayser-Fleischer-Kornealring** ist die okuläre Manifestation der autosomal rezessiv vererbten **Kupferspeicherkrankheit.** Die grünlich-bräunliche Verfärbung ist die Folge der Kupferablagerung in der Hornhaut. Durch einen genetischen Defekt ist die Kupferausscheidung über die Gallenwege gestört. Das Kupfer wird in ionisierter Form in der Leber gespeichert und wirkt hoch toxisch auf die Leberzellen. Es häuft sich auch in Basalganglien, Hornhaut und Nieren an und führt zur Zerstörung dieser Organe. Der Eiweißträger (Coeruloplasmin) für Kupfer ist bei dieser Erkrankung reduziert. Das bedeutet, dass Kupfer zum großen Teil im Blut ungebunden vorliegt und so leicht ins Gewebe wandern kann und zellzerstörend wirkt.

Die **Symptome** ergeben sich aus dem Funktionsverlust der betroffenen Organe, u.a. entwickeln sich Symptome der Hepatitis und **Leberzirrhose, neurologische Ausfälle,** Sprach- und Schreibstörungen, Tremor, Gangunsicherheit, Psychosen, **Niereninsuffizienz, Kardiomyopathie, hämolytische Anämie.** Die **Therapie** besteht zum einen in einer kupferarmen Ernährung und der Gabe von kupferbindenden Mitteln (u.a. Zink).

2.7 Arcus senilis

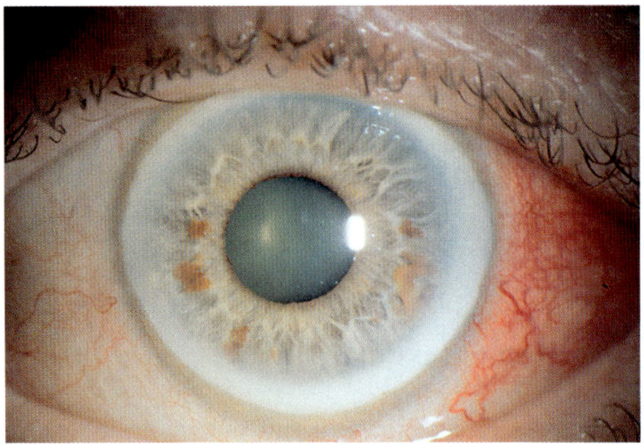

Abb. 2.7a [E425]

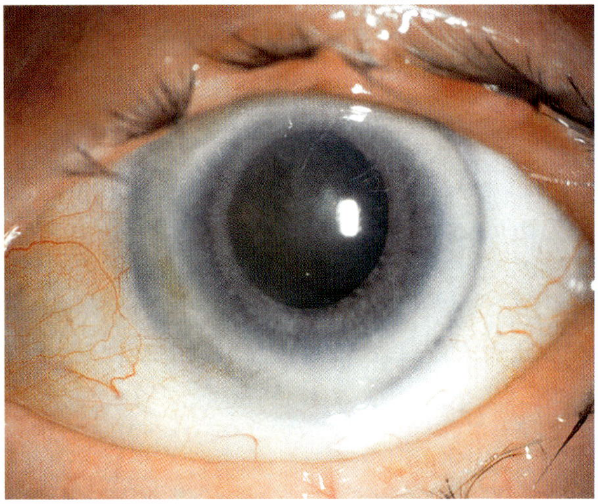

Abb. 2.7b [E974]

Bildbeschreibung

Die ➤ Abb. 2.7a und die ➤ Abb. 2.7b zeigen einen weißlich-trüben Ring auf der Kornea. Ein schmaler, klarer Saum am Limbus corneae ist sichtbar. Nebenbefundlich ist auf der ➤ Abb. 2.7a eine Trübung der Linse erkennbar. Ferner ist eine konjunktivale Injektion an der medialen Seite zu sehen. Auf der ➤ Abb. 2.7b sind die Lipidablagerungen stärker ausgeprägt als auf der vorangehenden Abbildung.

Verdachtsdiagnose/Befund

Arcus senilis (Arcus lipoides corneae, Gerontoxon).

Differenzialdiagnosen

Arcus lipoides juvenilis (*Embryotoxon*): Vorkommen bei Kindern und Jugendlichen im Rahmen einer Hyperlipoproteinämie.

Anamnestische Fragen zur Sicherung der Diagnose

- Alter des Patienten und Beginn des Symptoms? Abgrenzung zwischen Arcus lipoides juvenilis und senilis.
- Bekannte Fettstoffwechselstörungen? Gehäuft findet sich der Arcus senilis bei Fettstoffwechselstörungen.
- Andere internistische Erkrankungen, insbesondere arteriosklerotische Erkrankungen wie KHK, pAVK oder zerebrale Ischämie als Folge einer Fettstoffwechselstörung.
- Familiäre Häufung? Zur Klärung der genetischen Disposition.

Untersuchungsbefunde

- **Haut:** Xanthelasmen (➤ 2.15), Xanthome treten gehäuft bei Fettstoffwechselstörungen auf.
- **Herz-Kreislauf-System:** Fettstoffwechselstörungen sind ein Risikofaktor für die Ausbildung einer Arteriosklerose. Mögliche Folgen sind pAVK (je nach Stadium dünne Extremitäten, trophische Störungen, belastungsabhängige Schmerzen, Ulkusbildung am lateralen Knöchel und im Endstromgebiet), KHK (Symptome der Herzinsuffizienz, Herzrhythmusstörungen, Angina pectoris) und Apoplex (u. a. Hemiparese, Schluck- und Sprachschwierigkeiten).
- **Labor:** Gesamtcholesterin ↑, LDL ↑, HDL ↓, Triglyzeride ↑

Krankheitsbild

Der **Arcus lipoides corneae** (*Gerontoxon* oder *Greisenring*) ist durch eine Fett- und Kalkeinlagerung bedingt. Gehäuft bildet sich der Ring bei einer Hyperlipoproteinämie, kann aber auch im Alter ohne Fettstoffwechselstörung auftreten. Die Erscheinung ist häufig asymptomatisch, der Visus dadurch nicht beeinträchtigt. Auf der ➤ Abb. 2.7a liegt wahrscheinlich auch eine Alterskaratakt (Cataracta senilis) vor, eine Visuseinschränkung kann angenommen werden. Die Symptome sind Blendungsgefühl und Abnahme der Sehschärfe.

2.8 Konjunktivitis

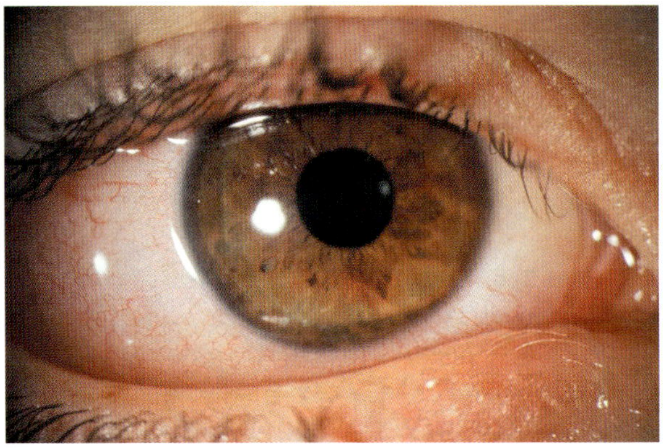

Abb. 2.8a [E847]

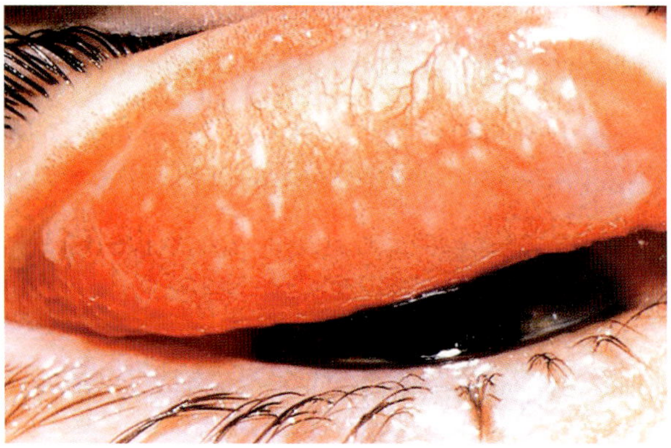

Abb. 2.8c [E497]

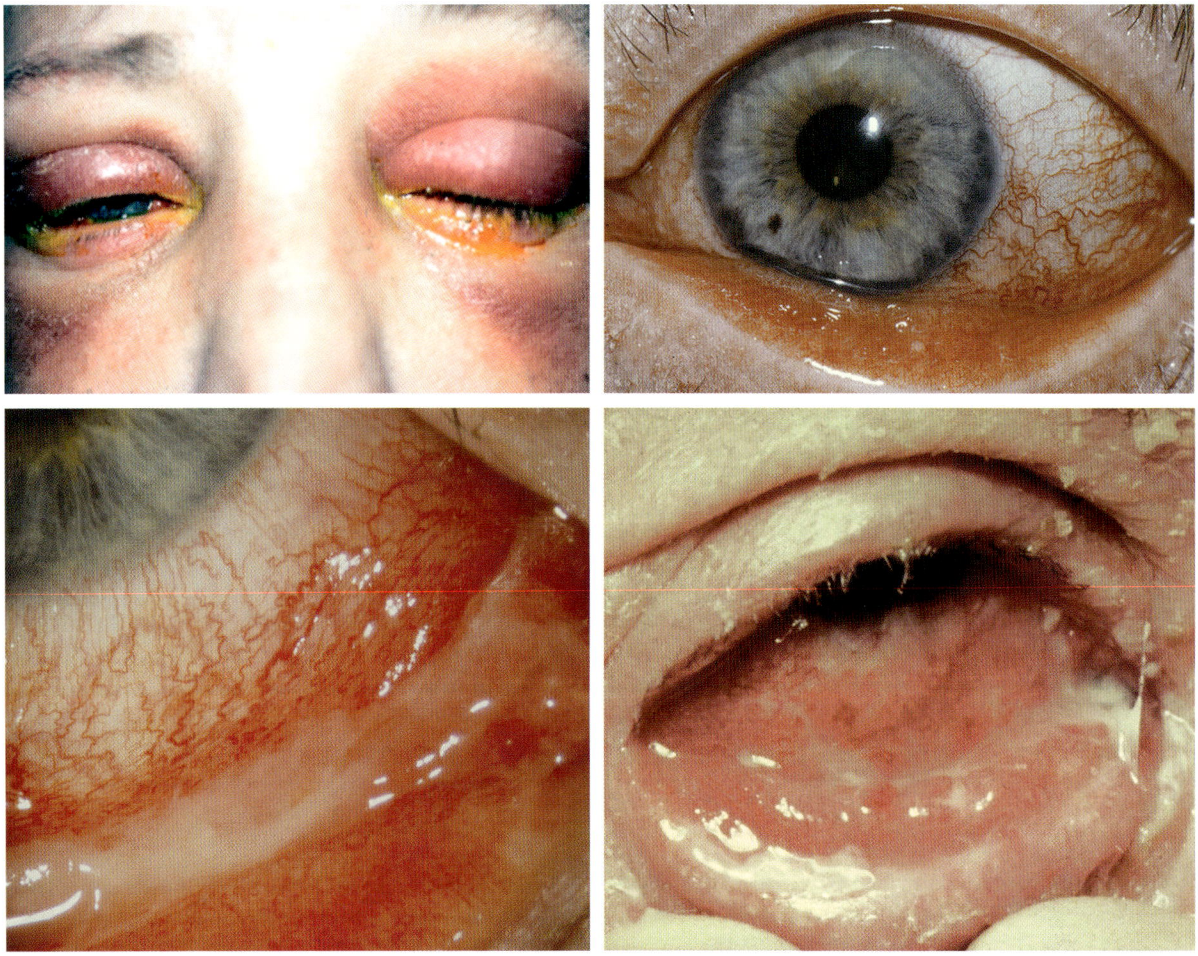

Abb. 2.8b [E940]

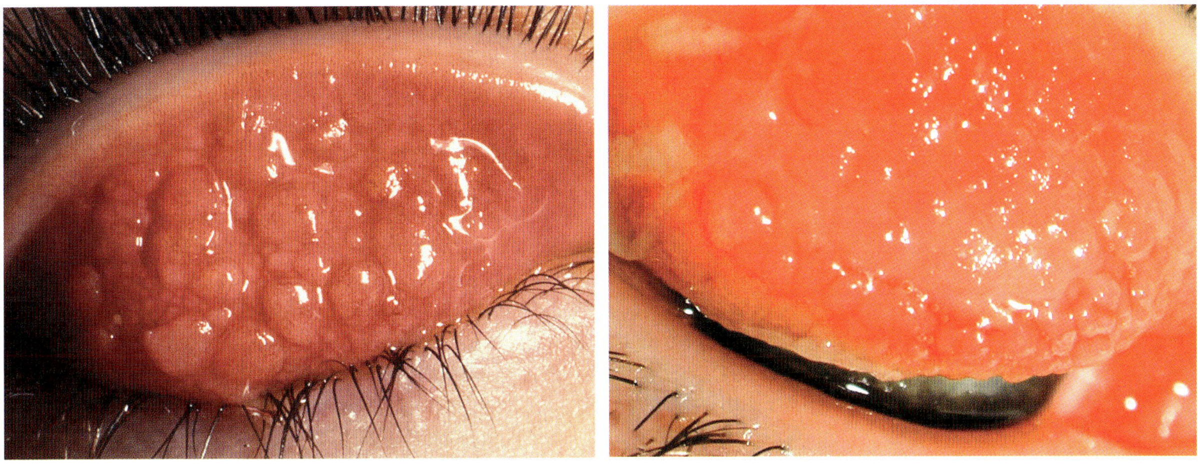

Abb. 2.8d [E940]

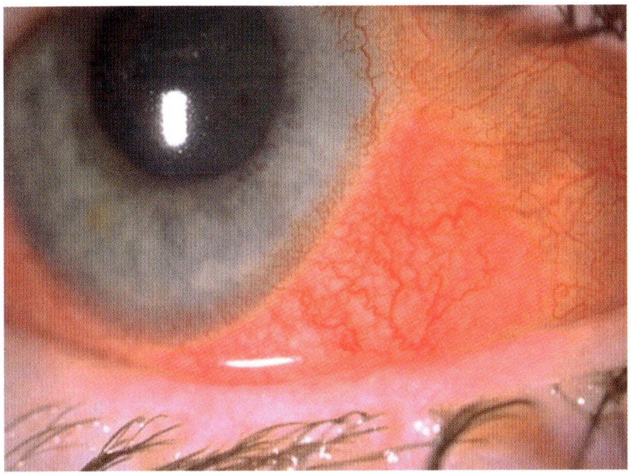

Abb. 2.8e [T568]

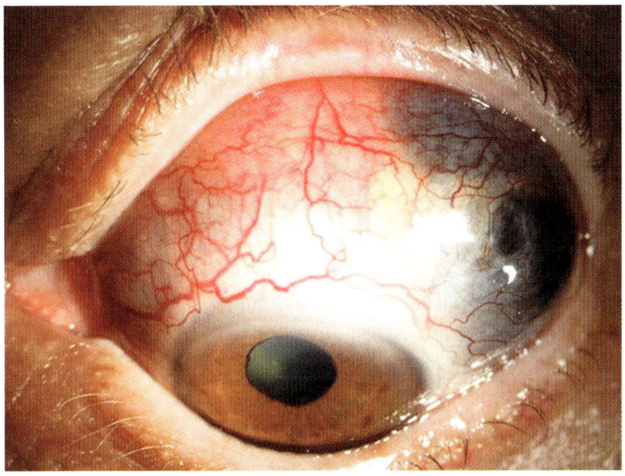

Abb. 2.8f [T568]

Bildbeschreibung

Die ➤ Abb. 2.8a zeigt ein rechtes Auge mit prominenten konjunktivalen Gefäßen und reichlich klarem (serösem) Sekret ohne Eiterbildung und Chemosis (*Schwellung der Konjunktiva*). Die Hornhaut ist klar. Auf der ➤ Abb. 2.8b fällt in der Abbildung links oben ein starkes Lidödem mit Rötung auf. Die Lidränder sind stellenweise mit gelblicher Masse belegt, am rechten Auge scheint die Konjunktiva entzündliche Veränderungen zu zeigen. Auf der ➤ Abb. 2.8b rechts oben ist eine deutliche konjunktivale Hyperämie zu sehen. Auf der ➤ Abb. 2.8b links unten lässt sich zusätzlich zur konjunktivalen Hyperämie auch eitriges Sekret erkennen. Die ➤ Abb. 2.8b rechts unten zeigt eine starke entzündliche Reaktion der Konjunktiva mit Chemosis mit Eiterbildung.

Auf der ➤ Abb. 2.8c lässt sich ein ektropioniertes Oberlid erkennen. Auffällig sind punktförmige, weiße Verfärbungen der Bindehaut. Am Rand erscheinen die weißlichen Beläge als Membranen. Die Konjunktiva ist gerötet, die Gefäße sind weit gestellt. Eine klassische Eiterbildung ist nicht erkennbar.

Auf der ➤ Abb. 2.8d sind jeweils ektropionierte Lider zu sehen. Deutlich erkennbar ist eine Papillenbildung an der Konjunktiva (links und rechts oben). Daneben sind eine Rötung und Schwellung der Konjunktiva sichtbar, auf der Abbildung rechts unten zusätzlich weißliches Exsudat.

Verdachtsdiagnose/Befund

Konjunktivitis am ehesten von viraler oder nichtinfektiöser Genese (➤ Abb. 2.8a), Konjunktivitis bakterieller Genese, z. B. Pneumokokken, Staphylokokken, Gonokokken (➤ Abb. 2.8b), Chlamydien-Konjunktivitis (➤ Abb. 2.8c), Konjunktivitis vernalis (➤ Abb. 2.8d).

2

Differenzialdiagnosen

- **Keratitis:** Sichtbare konjunktivale Gefäße und Hornhauttrübungen sowie starke Schmerzen mit Visuseinschränkung (➤ 2.9).
- **Skleritis:** Rötung von Konjunktiva und Sklera (➤ Abb. 2.8e), evtl. mit Trübungen und einer starken Reizmiosis. Bei schweren Verläufen kann es zur Einschmelzung der Sklera kommen, sodass die Uvea bläulich durchschimmert; temporale Skleraeinschmelzung (➤ Abb. 2.8f)). In 50% der Fälle geht die Konjunktivitis mit einer rheumatischen Erkrankung einher.
- **Uveitis anterior:** starke Schmerzen, Hornhauttrübung, konjunktivale bzw. ziliäre Rötung und starke Reizmiosis.
- **Glaukomanfall:** starke Schmerzen, Hornhauttrübung, mittelweite bis weite Pupille und steinharter Bulbus.

Anamnestische Fragen zur Sicherung der Diagnose

- Seit wann? Der Beginn einer vitalen oder bakteriellen Konjunktivitis ist häufig akut. Die Chlamydien-Konjunktivitis kann sich akut, subakut oder chronisch entwickeln.
- Schmerzen, Juckreiz, Tränenfluss, Lichtscheu? Typische Symptome einer Konjunktivitis.
- Einseitig oder beidseitig? Die durch Adenoviren verursachte Konjunktivitis beginnt in der Regel einseitig und breitet sich dann auf das andere Auge aus.
- Exposition gegenüber Wind, Rauch, UV-Licht, chemischen und physikalischen Noxen? Hinweise auf mögliche Ursachen.
- Eiterfluss? Hinweis auf mögliches bakterielles Geschehen.
- Allgemeinsymptome: Fieber, Gelenkbeteiligung, Hauterscheinungen? Eine Konjunktivitis kann begleitend bei rheumatischen Erkrankungen, besonders beim Morbus Reiter (Konjunktivitis, Arthritis, Urethritis), auftreten oder als Komplikation der Rosazea.
- Internistische Begleiterkrankungen, u. a. Allergien, Morbus Reiter, chronisch-entzündliche Darmerkrankungen? Hinweis auf Grunderkrankungen, die begleitend mit Konjunktivitis einhergehen.
- Auslandsaufenthalte? In afrikanischen und asiatischen Ländern tritt das Trachom häufig auf, eine Infektion ist während des Aufenthaltes möglich.

Untersuchungsbefunde

- Augen: Pupillenreflex und Okulomotorik ohne pathologischen Befund.
- Lymphknoten: ggf. Schwellung der regionalen Lymphknoten (präaurikulär und submandibulär).

Krankheitsbild

Die **Konjunktivitis** (*Bindehautentzündung*) kann infektiöse und nicht-infektiöse Ursachen haben:

- Viren: Adeno- (Konjunktivitis epidemica), Coxsackie-, Herpesviren
- Bakterien: Pneumo-, Staphylo-, Strepto-, Gonokokken, Chlamydien (Chlamydia trachomatis).
- Tränenmangel (trockenes Auge), Fremdkörper, UV-Licht, Säure, Laugen, allergisch, Entropium, unsachgemäß gepflegte Kontaktlinsen.
- Conjunctivitis vernalis: wahrscheinlich allergischen Ursprungs. Betroffen sind v. a. Kinder und Jugendliche, überwiegend Jungen. Zeitgleich sind häufig andere Allergien feststellbar. Typischerweise tritt diese Form im Frühjahr auf und kann bis zum Herbst anhalten. Bei Beteiligung der Hornhaut spricht man von einer Keratokonjunktivitis vernalis.

Die Symptome richten sich nach der Ursache:

- **Virale Konjunktivitis:** hochrote Schwellung mit Lichtempfindlichkeit und Bindehautödem (Chemosis), Tränenträufeln, wässriges Sekret
- **Bakterielle Konjunktivitis:** eitriges oder blutiges Sekret, Lidschwellung, Schmerzen, Lichtempfindlichkeit
- **Chlamydien-Konjunktivitis:** Typisch für diese Art der Konjunktivitis ist zunächst die entzündliche Veränderung des Oberlids mit Bildung von sog. **Trachomfollikeln** (auf der ➤ Abb. 2.8c als weiße, punktförmige Auflagerungen zu erkennen), die Ansammlungen von bakteriellen Herden darstellen und im Verlauf der Erkrankung Infiltrationen bilden. Die Veränderungen breiten sich unbehandelt auf die Hornhaut aus und führen neben der **Lidvernarbung** auch zur **Hornhautvernarbung,** die mit Visusverlust einhergeht.
- **Nicht-infektiöse Konjunktivitis:** hochrote Schwellung, Fremdkörpergefühl, wässriges Sekret.
- **Conjunktivitis vernalis**: Betroffen ist meist das Oberlid. Typische sind quadratische, flache abgeflachte, rötliche Pflasterstein-Papillen. Die übrige Bindehaut imponiert häufig milchig-weiß. Als Komplikation kann sich ein Hornhautulkus entwickeln, das mit starken Schmerzen und Visuseinschränkung einhergeht.

Die Therapie richtet sich nach der Ursache:

- Bei Verätzung Spülen der Augen und Klinikeinweisung
- Gefäßverengende oder antibiotische Augentropfen
- Glukokortikoide lokal

2

2.9 Keratitis

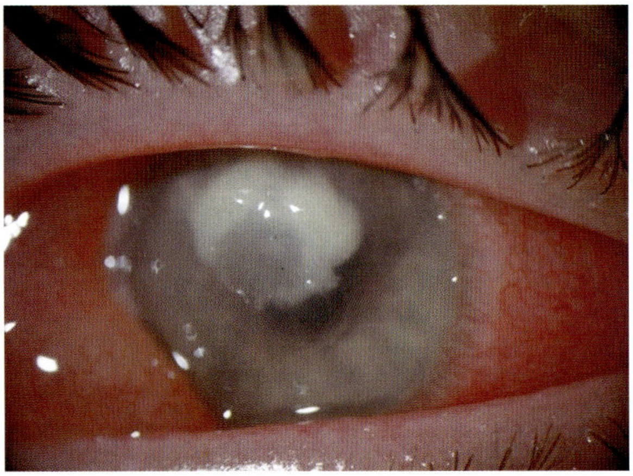

Abb. 2.9a [E1291]

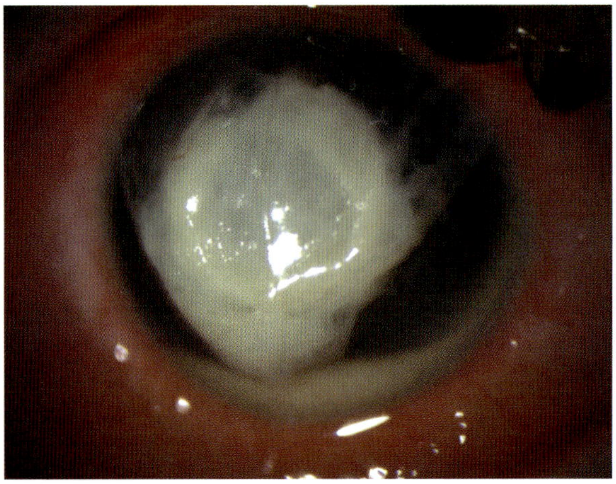

Abb. 2.9b [G803-001]

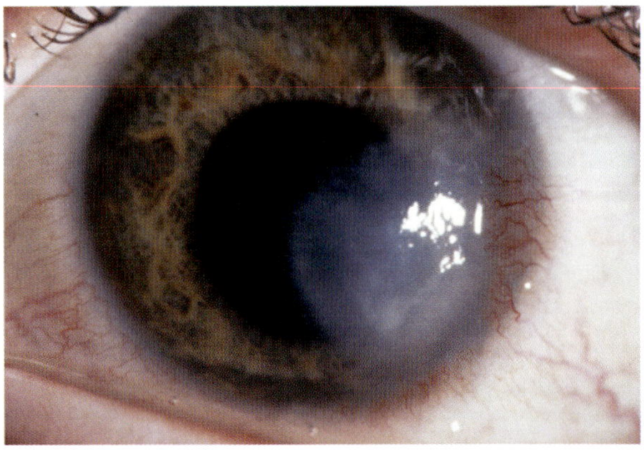

Abb. 2.9c [E1046-001]

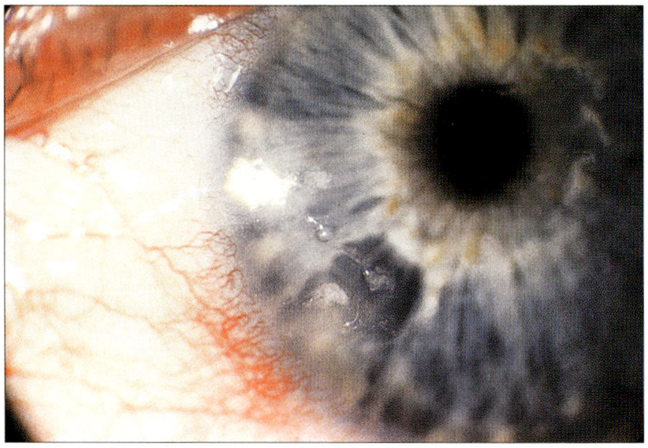

Abb. 2.9d [E1246]

Bildbeschreibung

Die ➤ Abb. 2.9a und ➤ Abb. 2.9b zeigen Hornhauttrübungen und starke entzündliche Reaktionen der Konjunktiva mit Hyperämie und Chemosis. Auf der ➤ Abb. 2.9b kann zusätzlich eine Sekretansammlung in der Vorderkammer gesehen werden (unterer Abschnitt), was einem Hypopyon entspricht.

Die ➤ Abb. 2.9c zeigt eine Hornhauttrübung sowie eine Gefäßeinsprossung von der nasalen Seite. Die Hornhaut scheint über der Trübung aufgetrieben zu sein.

Auf der ➤ Abb. 2.9d ist eine Hornhaut mit konzentrisch feinen fadenförmigen Strukturen zu sehen. Im rechten unteren Quadranten finden sich feine Gefäßzeichnung im Limbusbereich und beginnender Infiltration des Hornhautstromas.

Verdachtsdiagnose/Befund

Keratitis bzw. Keratokonjunktivitis. Bakterielle Keratokonjunktivitis (➤ Abb. 2.9a, ➤ Abb. 2.9b), Herpes-Keratitis (➤ Abb. 2.9c), Keratitis bei rheumatoider Arthritis (Keratitis bei rheumatoider Arthritis (➤ Abb. 2.9d).

Differenzialdiagnosen

- **Augenverätzung**: Hyperämie der konjunktivalen Gefäße, Chemosis, starke Schmerzen, Hornhauttrübung bis hin zu vollständiger Koagulation der Hornhautproteine („gekochtes Fischauge"), mit Visuseinschränkung, bzw. Visusverlust (➤ 2.13).
- **Skleritis:** Rötung von Konjunktiva und Sklera, evtl. mit Trübungen und einer starken Reizmiosis. In der Hälfte der Fälle mit rheumatischen Erkrankungen assoziiert (➤ 2.8).
- **Pterygium:** bindegewebige, mit Gefäßen durchzogene Wucherung, die meist von der nasalen Seite der Bindehaut flügelförmig in Richtung Hornhaut wächst und fleischig imponiert. Im Bereich der Hornhaut zeigt das Pterygium eine knotige Form, außerhalb der Hornhaut ist es eher flach (➤ 2.17).

Anamnestische Fragen zur Sicherung der Diagnose

- Seit wann? Eine bakterielle oder virale Keratitis beginnt in der Regel akut. Eine Keratitis in Verbindung mit einem Autoimmungeschehen kann chronisch rezidivierend auftreten.
- Schmerzen, Juckreiz, Tränenfluss, Lichtscheu, Visuseinschränkung? Das sind typische Symptome einer Konjunktivitis.
- Einseitig oder beidseitig? Beide Formen sind möglich.
- Verwendung von Kontaktlinsen? Unsachgemäße Reinigung und Handhabung stellt ein Risikofaktor für eine bakterielle Keratitis dar, wie in ➤ Abb. 2.9a und ➤ Abb. 2.9b dargestellt.
- Eiterfluss? Hinweis auf mögliches bakterielles Geschehen.
- Allgemeinsymptome, internistische Vorerkrankungen: Eine Keratitis kann im Rahmen von Autoimmunerkrankungen, u. a. der rheumatoiden Arthritis oder Spondylitis ankylosans auftreten.

Untersuchungsbefunde

- Konjunktivale Gefäßinjektion.
- Darstellung der Hornhautdefekte in der Spaltlampenuntersuchung ggf. mit Fluoreszein.

Krankheitsbild

Die **Keratitis** ist eine Entzündung der Hornhaut. Bei gleichzeitiger Beteiligung der Bindehäute spricht man von einer Keratokonjunktivitis. Die Keratitis kann infektiös, durch Bakterien (häufigste **Ursache** ➤ Abb. 2.9a), Viren (v. a. Herpes-Viren ➤ Abb. 2.9c), selten Pilze bedingt sein. Prädisponierender Faktor sind Kontaktlinsen, die zur Hornhautschäden führen können, v.a. wenn sie nicht optimal angepasst sind und nicht ausreichend gepflegt werden.

Nichtinfektiöse Formen umfassen chemische Noxen, u. a. Säuren und Laugen, Fremdkörper, UV-Strahlung sowie systemische Erkrankungen z. B. Morbus Bechterew, Morbus Crohn oder Kollagenosen. Typische **Symptome** sind sehr starke Schmerzen, Rötung des Auges, Blendungsgefühl, Hornhauttrübung sowie Visusminderung. Die **Therapie** ist von der Ursache abhängig.

2.10 Hordeolum

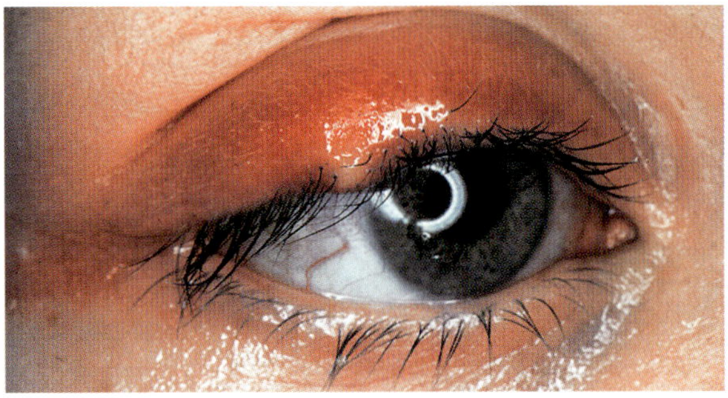

Abb. 2.10a [E652]

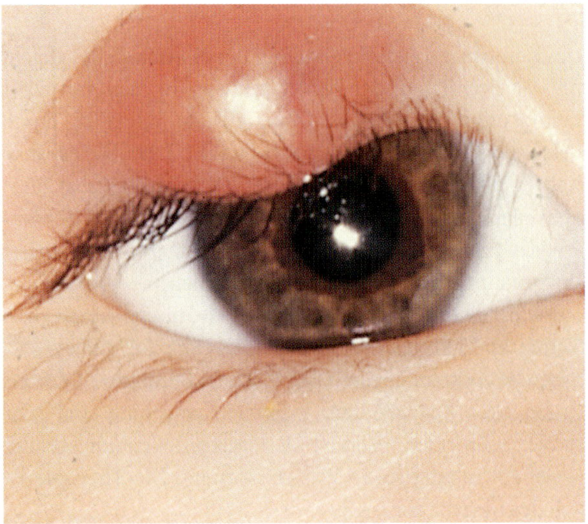

Abb. 2.10b [G550-001]

Bildbeschreibung

Die ➤ Abb. 2.10a zeigt ein stark geschwollenes und gerötetes Oberlid des rechten Auges mit einem gelblichen Herd (Abszess) am Lidrand. Das Oberlid ist gespannt und glänzend. Auf der ➤ Abb. 2.10b ist die entzündliche Reaktion innerhalb des Augenlids eher zentral lokalisiert. In beiden Abbildungen zeigen Unterlid, Augenbulbus, Hornhaut und Konjunktiven keinen pathologischen Befund.

Verdachtsdiagnose/Befund

Hordeolum.

Differenzialdiagnosen

Chalazion (*Hagelkorn*): Durch chronische Talgretention hervorgerufene, meist nicht schmerzhafte Entzündung der Meibom-Drüsen (➤ 2.11).

Anamnestische Fragen zur Sicherung der Diagnose

- Seit wann? Meist akute Entwicklung der Symptome beim Hordeolum. Das Chalazion entwickelt sich über lange Zeit.
- Lokale Symptome, v. a. Schmerzhaftigkeit? Schmerzhaftigkeit ist typisch für das Hordeolum. Fehlender Schmerz spricht eher für ein Chalazion.
- Rezidive und Vorerkrankungen? Rezidive können ein Hinweis auf immunsupprimierende Grunderkrankungen sein, z. B. Diabetes mellitus, HIV oder Alkoholkrankheit.

Untersuchungsbefund

- Augen: Pupillenreflex und Okulomotorik ohne pathologischen Befund.
- Lymphknoten: ggf. Schwellung der regionalen Lymphknoten (präaurikulär und submandibulär).

Krankheitsbild

Das **Hordeolum** (*Gerstenkorn*) ist eine akute Entzündung der Zeis-, Moll- oder seltener der Meibom-Drüsen, die meist durch Staphylokokken hervorgerufen wird. Zeis-Drüsen sind Talgdrüsen, Moll-Drüsen sind Schweißdrüsen, die in den Augenlidern beherbergt sind.

Die Symptome äußern sich als **starke Schmerzen, lokale Rötung, Schwellung und Überwärmung.** Häufige Rezidive können einen Hinweis auf einen Diabetes mellitus oder andere immunsupprimierende Erkrankungen sein und sollten dahingehend abgeklärt werden.

Die **Therapie** besteht zum einen aus lokalen Maßnahmen (z. B. Wärme) und antibiotischer Therapie.

2.11 Chalazion

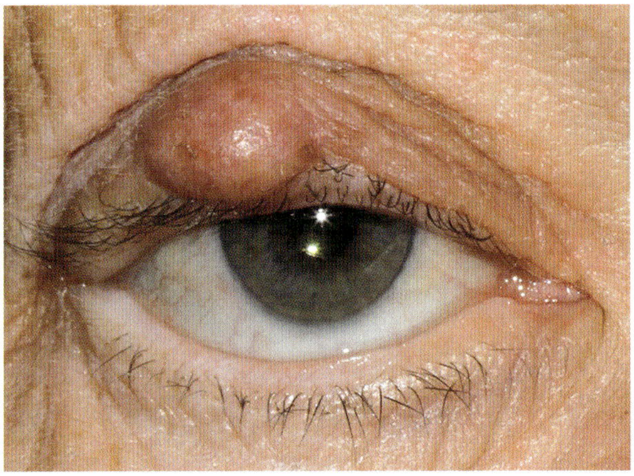

Abb. 2.11a [T867]

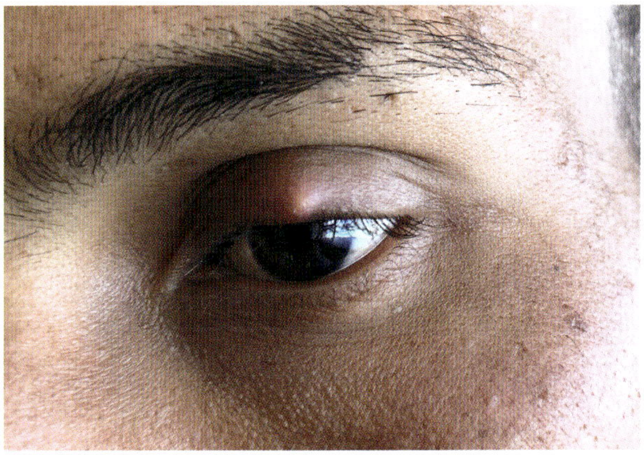

Abb. 2.11b [E1272]

Bildbeschreibung

Auf der ➢ Abb. 2.11a und ➢ Abb. 2.11b sind zwei männliche Augen abgebildet. Auffallend sind Knotenbildungen, jeweils am Oberlid. Entzündungszeichen finden sich nicht, eine Eiterbildung ist nicht erkennbar. Nebenbefundlich können auf der ➢ Abb. 2.11a blasse Konjunktiven sowie eine Blässe des Lidrands festgehalten werden.

Verdachtsdiagnose/Befund

Chalazion.

Differenzialdiagnosen

Hordeolum (➢ 2.10): Akute Entzündung der Liddrüsen, die mit lokalen Entzündungserscheinungen einhergehen.

Anamnestische Fragen zur Sicherung der Diagnose

- Seit wann? Das Chalazion entwickelt sich über längere Zeit. Die Symptome des Hordeolums entwickeln sich akut.
- Lokale Symptome, v. a. Schmerzhaftigkeit? Fehlender Schmerz spricht eher für ein Chalazion. Schmerzhaftigkeit ist typisch für das Hordeolum.
- Rezidive und Vorerkrankungen? Rezidive können ein Hinweis auf immunsupprimierende Grunderkrankungen sein, z. B. Diabetes mellitus, HIV oder Alkoholkrankheit.

Untersuchungsbefunde

- Augen: Pupillenreflex und Okulomotorik ohne pathologischen Befund.
- Palpation: meist nicht verschieblicher, klar begrenzter Tumor mit derber Konsistenz.

Krankheitsbild

Das **Chalazion** (Hagelkorn) ist ein Granulom, das durch Talgretention (Sekretstau) entsteht und im Verlauf zur chronischen Entzündung führt. Betroffen ist am häufigsten die Meibom-Drüse, gefolgt von der Zeis-Drüse. Ein Chalazion kann Folge eines Hordeolums (Gerstenkorn). Die **Ursache** ist die Verstopfung des Ausführungsgangs mit nachfolgender Talgretention. Das Chalazion ist **schmerzlos,** außer bei sekundären Infektionen, wenig verschieblich, die **Konsistenz** ist **derb.** Kleine Hagelkörner können spontan reversibel sein, größere Knoten werden meist chirurgisch saniert.

2.12 Ikterus

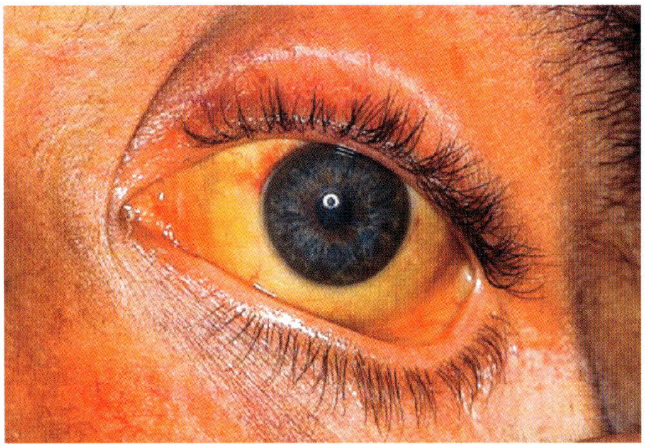

Abb. 2.12a [G158]

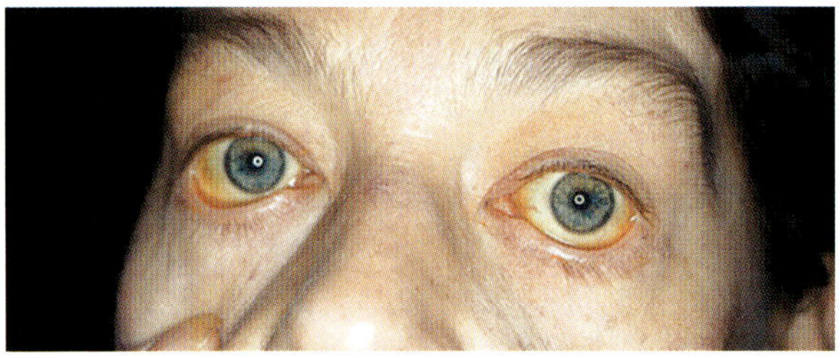

Abb. 2.12b [R158]

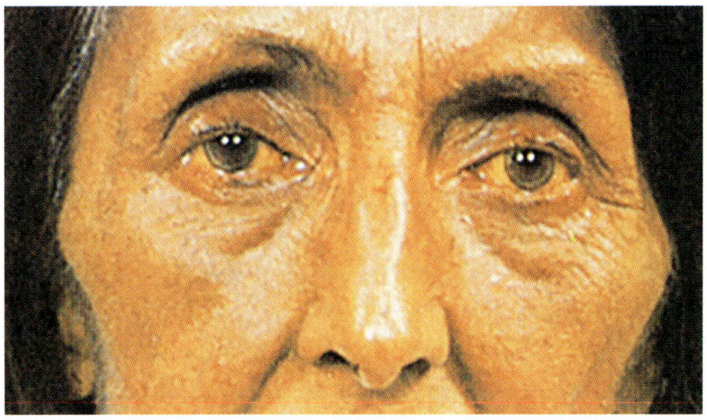

Abb. 2.12c [G1264]

Bildbeschreibung

Auf der ➢ Abb. 2.12a ist eine Gelbfärbung der Sklera zu sehen. Außerdem ist eine geringe konjunktivale Einblutung sichtbar. Die periorbitale Haut scheint ebenfalls leicht ikterisch zu sein. Auf der ➢ Abb. 2.12b lässt sich ein deutlicher Sklerenikterus erkennen, die Hautfarbe ist normal. Die ➢ Abb. 2.12c zeigt einen deutlichen Skleren- und Hautikterus. Nebenbefundlich sind prominente Jochbeinbögen, tiefe Nasolabialfalten sichtbar. Die Augen scheinen in der Orbita eingesunken zu sein, was für einen Fettabbau und evtl. ein konsumierendes Geschehen sprechen könnte.

Verdachtsdiagnose/Befund

Ikterus.

Differenzialdiagnosen

Prähepatischer Ikterus (➢ Tab. 2.1), **intrahepatischer Ikterus** (➢ Tab. 2.1), **posthepatischer Ikterus** (➢ Tab. 2.1).

Tab. 2.1 Veränderungen von Laborparametern, Stuhl- und Urinfarbe bei den Ikterusarten

	Prähepatischer Ikterus	**Intrahepatischer Ikterus**	**Posthepatischer Ikterus**
Ursachen	Hämolyse, Myolyse	Lebererkrankungen	Gallenwegserkrankungen
Indirektes Bilirubin (Serum)	↑↑	↑	↔
Direktes Bilirubin (Serum)	↔	↑	↑↑
Urinfarbe	Normal	Dunkler	Bierbraun
Urobilinogen (Urin)	↑↑	↑	↔
Bilirubin (Urin)	↔	↑	↑↑
Stuhlfarbe	Normal	Normal bis heller	Hell (acholisch)
Andere Parameter	• Haptoglobin ↓ • Retikulozyten ↑↑ • LDH ↑	• GPT ↑↑ • GOT ↑↑ • γ-GT ↑ • AP ↑	• GPT ↑ • GOT ↑ • γ-GT ↑↑ • AP ↑↑
Juckreiz	Kaum oder nicht vorhanden	Mäßig	Stark

Anamnestische Fragen zur Sicherung der Diagnose

- Seit wann? Ein Ikterus kann akut durch Infektionen oder einen Verschluss auftreten, chronisch im Rahmen des Morbus Meulengracht, Lebererkrankungen oder einer hämolytischen Anämie.
- Urin- und Stuhlfarbe? Veränderungen finden sich beim intra- und v. a. beim posthepatischen Ikterus. Beim intrahepatischen Ikterus findet sich eine Stuhlaufhellung, der Urin kann etwas dunkler sein. Beim posthepatischen Ikterus ist der Stuhl acholisch, der Urin bierbraun.
- Allgemeinsymptome, abdominale Schmerzen? Reduzierter Allgemeinzustand und abdominale Schmerzen können Hinweise auf entzündliche und/oder tumoröse Geschehen im Leber-, Galle-, Pankreasbereich sein.
- B-Symptome? Können ein Hinweis auf Tumorerkrankungen sein.
- Vorerkrankungen: Internistische Erkrankungen, insbesondere Hämolyse, Leber-, Galle- und Pankreaserkrankungen? Hinweise auf mögliche Ursachen.
- Infektiöse Erkrankungen, besonders Malaria, Leptospirose? Hinweise auf mögliche Ursachen.

Untersuchungsbefund

- Je nach Ikterusart können folgende Befunde erhoben werden:
  - Prähepatischer Ikterus: Ikterus, Anämie, Milzschwellung
  - Intrahepatischer Ikterus: Ikterus, Leberhautzeichen wie Palmar- Plantarerythem, Lackzunge, Lacklippen, Spider naevi, Pergamenthaut, ggf. Aszites, Enzephalopathie
  - Posthepatischer Ikterus: Ikterus, acholischer Stuhl, bierbrauner Urin, ggf. Symptome des Gallensteinabgangs oder positives Courvoisier-Zeichen
- Labor (➤ Tab. 2.1)

Krankheitsbild

Der Ikterus ist durch die Gelbfärbung von Skleren und Haut aufgrund einer Ablagerung von Bilirubin im Gewebe charakterisiert.

Der **prähepatische Ikterus** entsteht durch Hämolyse oder ineffektive Hämatopoese. Es fällt mehr Häm an, folglich auch mehr unkonjugiertes Bilirubin. Das direkte Bilirubin ist im Normbereich, ebenso das Bilirubin im Urin. Das Urobilinogen im Urin ist erhöht. Stuhl- und Urinfarbe sind normal.

Die Ursache des **intrahepatischen Ikterus** liegt in der Schädigung der Leberzellen, z. B. durch Alkoholzirrhose oder Virusinfektion (*Hepatitis*), kann aber auch Folge einer erblichen Störung der Leberenzyme sein. Unkonjugiertes und konjugiertes Bilirubin sind im Blut erhöht, der Stuhl ist entfärbt und der Urin dunkler.

Beim **posthepatischen Ikterus (Verschlussikterus)** ist der Abfluss von Galle – in ihr ist das Bilirubin gelöst – durch den Ductus choledochus in den Zwölffingerdarm behindert. Die häufigste Ursache sind Gallensteine. Gallenkoliken weisen auf die Steine hin. Aber auch Tumoren, die von Bauchspeicheldrüse, Gallengängen, Gallenblase oder Zwölffingerdarm ausgehen, können die Ursache sein und sind in diesem Stadium häufig noch schmerzfrei. Der Stuhl ist entfärbt, der Urin bierbraun. Im Blut lässt sich ein erhöhtes konjugiertes Bilirubin nachweisen.

2.13 Hornhauttrübung durch Augenverätzung

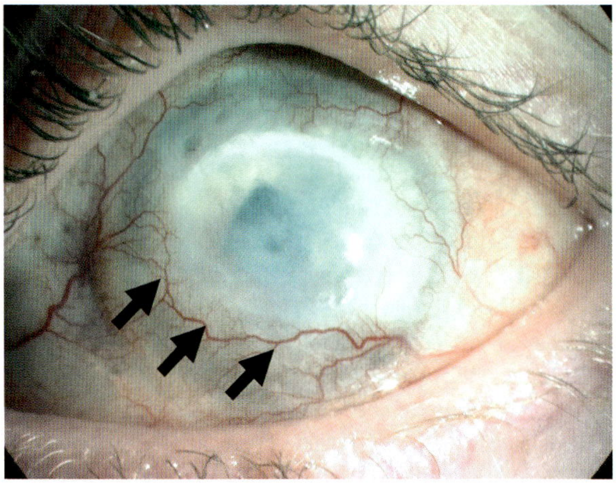

Abb. 2.13a [E983]

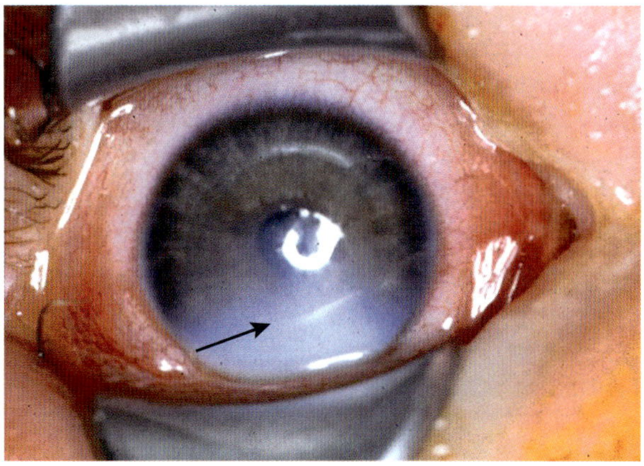

Abb. 2.13b [T416]

Bildbeschreibung

Auffallend auf der ➤ Abb. 2.13a sind eine trübe Hornhaut und eine Gefäßzeichnung über der Hornhaut. Die Grenzen von Pupille und Iris sind unscharf. Die Konjunktiva erscheint verdickt und gelblich. Lider und Wimpern zeigen keine Auffälligkeiten. Die ➤ Abb. 2.13a zeigt eine akute Laugenverätzung. Gut zu erkennen ist die weiß-milchige Trübung der unteren Hornhaut (Pfeil). Die Konjunktiva ist reaktiv deutlich geschwollen und zeigt eine prominente Gefäßzeichnung.

Verdachtsdiagnose/Befund

Korneatrübung nach Augenverätzung. Zu sehen sind die akute Form (➤ Abb. 2.13b) und die länger zurückliegende Form (➤ Abb. 2.13a) mit Neovaskularisation.

Differenzialdiagnosen

- **Keratitis:** Starke Schmerzen, ausgeprägte konjunktivale Gefäßweitstellung und Hornhauttrübungen.
- **Skleritis:** Starke Schmerzen, Rötung von Konjunktiva und Sklera, evtl. mit Trübungen und einer starken Reizmiosis.
- **Uveitis anterior:** Starke Schmerzen, Hornhauttrübungen, konjunktivale bzw. ziliäre Rötung und starke Reizmiosis.
- **Glaukomanfall:** Starke Schmerzen, Hornhauttrübungen, mittelweite bis weite Pupille und steinharter Bulbus.
- **Mechanische Hornhautverletzung:** Ist im akuten Stadium sehr schmerzhaft und geht mit Substanzdefekten der Hornhaut einher. Der Visus ist beeinträchtigt. Im chronischen Stadium kann eine Narbenbildung der Hornhaut sichtbar sein.
- **Hornhautdystrophie:** Genetisch determinierte Hornhauttrübung, die beidseitig vorkommt.

Anamnestische Fragen zur Sicherung der Diagnose

- Seit wann? Der Befund in ➤ Abb. 2.13a spricht eher für eine länger zurückliegende Noxeneinwirkung am Auge. Hinweisend ist die Gefäßeinsprossung (*Neovaskularisation*). Die ➤ Abb. 2.13b zeigt ein akutes Stadium. Bei einer vollständigen Hornhautverätzung würde die gesamte Hornhaut milchig-weiß sein und es wird dann als „gekochtes Fischauge" bezeichnet.
- Säure- oder Laugeneinwirkungen? Hinweis auf mögliche Ursachen.
- Schmerzhaftigkeit? Im akuten Stadium sehr schmerzhaft, im chronischen Stadium nicht schmerzhaft. Mechanische Hornhautverletzungen oder eine Keratitis sind extrem schmerzhaft.
- Vorausgegangene Augenentzündungen? Möglicher Hinweis auf eine Keratitis oder andere entzündliche Augenerkrankungen.

Untersuchungsbefund

Je nach Schwere der Verletzung können folgende Befunde am Auge vorliegen:

- Sehr stark gerötetes Auge begleitet von sehr starken Schmerzen und Konjunktivalschwellung
- Weißes Auge („gekochtes Fischauge")
- Bei Denaturierung der Hornhautproteine Visuseinschränkung oder Visusverlust

Krankheitsbild

Dargestellt ist auf der ➤ Abb. 2.13a eine **Hornhautnekrose** mit **Neovaskularisation** nach Einwirkung toxischer Substanzen am Auge, v. a. **Laugen** und **Säuren.** Die ➤ Abb. 2.13b zeigt ein Auge nach akuter Exposition gegenüber toxischen Substanzen. Je nach Dauer und Konzentration des schädigenden Agens können sich unterschiedliche **Symptome** entwickeln. Bei kurzer Einwirkdauer und niedriger Konzentration der Reizstoffe entwickeln sich am Auge eine stärkste Rötung, Tränenfluss, Gefäßweitstellung und Schmerzhaftigkeit. Die Hornhaut kann dabei klar bleiben oder partielle Trübungen und Narben zeigen. Der Visus kann erhalten bleiben oder ist reduziert.

Bei starker Noxeneinwirkung werden die Proteinstrukturen des Auges denaturiert, das Auge erscheint weiß wie ein **gekochtes Fischauge.** Dieser Zustand geht mit Erblindung einher und ist irreversibel. Im Laufe der Zeit kommt es zur Gefäßeinsprossung im Bereich der Hornhaut. Eine Hornhauttransplantation ist möglich, muss aber vor Gefäßeinsprossung erfolgen.

2

2.14 Polycythämia vera

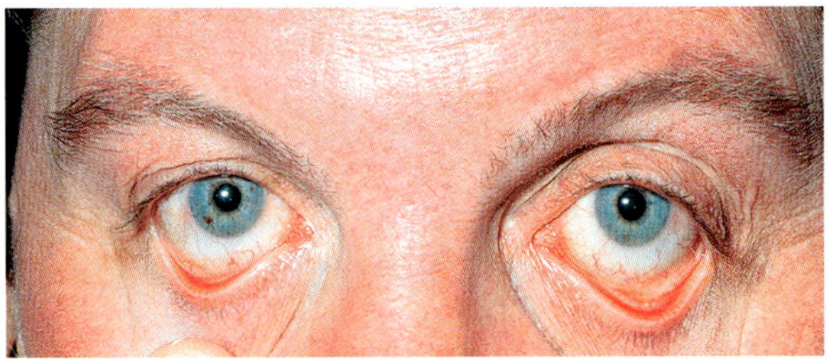

Abb. 2.14a [E367]

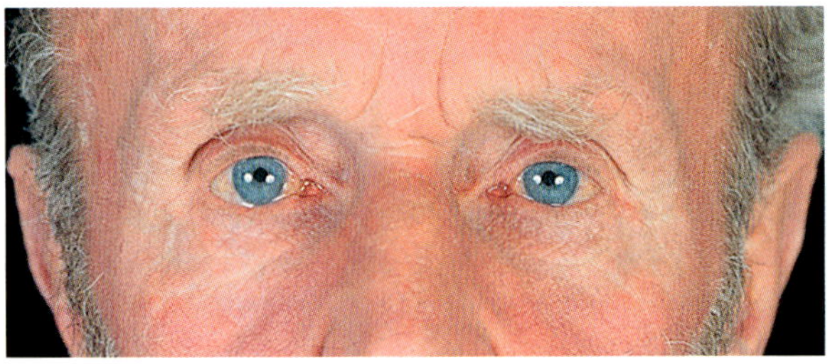

Abb. 2.14b [E288]

Bildbeschreibung

Auffällig auf der Abbildung (➤ Abb. 2.14a) ist bei beiden Augen die starke Rötung der Konjunktiven an beiden Unterlidern. Ein schmaler Einblutungssaum ist an Unterlid und Karunkel zu sehen, die konjunktivalen Gefäße sind prominent. Die Haut ist gerötet, die Hautgefäße sind deutlich sichtbar. Die ➤ Abb. 2.14b zeigt ein männliches Gesicht, das stark gerötet ist und an den Wangen eine leichte livide Röte zeigt. Auch hier sind die Haut und konjunktivalen Gefäße prominent, die Karunkeln deutlich gerötet. Eine Einblutung kann in dieser Abbildung und Auflösung nicht gesehen werden.

Verdachtsdiagnose/Befund

Konjunktivale Einblutung und Plethora bei Polycythämia vera.

Differenzialdiagnosen

- **Erythrozytose** (Polyglobulie): Kann mit Plethora einhergehen, die konjunktivale Suffusion ist aber untypisch.
- **Cushing-Syndrom** (➤ 1.4): Kann mit Plethora einhergehen, die konjunktivale Blutung ist eher selten.
- Plethora bei **kardiopulmonalen Erkrankungen:** Konjunktivale Einblutungen sind nicht typisch.

Anamnestische Fragen zur Sicherung der Diagnose

- Seit wann? Meist chronische Krankheitsentwicklung.
- Ohrensausen, Tinnitus, Juckreiz, v. a. in warmer Umgebung? Typische Symptome der Polycythämia vera.
- Internistische Vorerkrankungen, u. a. kardiopulmonale Erkrankungen, Cushing-Syndrom? Mögliche Hinweise auf die Ursache.
- Tiefe Beinvenenthrombose, Apoplex in der Vorgeschichte? Häufige Erstmanifestation der Polycythämia vera.

Untersuchungsbefund

Labor: BSG ↓, Erythrozyten ↑, Hämatokrit ↑, Hämoglobin ↑, Leukozyten ↑, Thrombozyten ↑, LDH ↑ und Harnsäure ↑ durch einen erhöhten Zellumsatz.

Krankheitsbild

Die **Plethora** (Blutfülle) ist durch eine starke Gesichtsrötung gekennzeichnet, die häufig von Zyanose begleitet wird. Sie wird bei Polyglobulie, Polycythämia vera, Cushing-Syndrom und Herz-Kreislauf-Erkrankungen beobachtet.

Die **Polycythämia vera** ist eine maligne Erkrankung der pluripotenten Stammzelle mit Vermehrung aller drei Blutzellreihen mit einem deutlichen Überwiegen der Erythropoese. Neben der Plethora ist eine **Extremitätenrötung,** die unter Wärmezufuhr auch schmerzhaft sein kann, sichtbar. Heftiger **Juckreiz, Schwindel, Sehschwäche, Nasenbluten, Kopfschmerzen** und arterielle Hypertonie treten auf. Zudem entwickeln sich petechiale Blutungen an Haut, Konjunktiven und Schleimhäuten.

Die **Komplikationen** sind häufig bzw. ein Erstsymptom der Erkrankung und machen sich als thrombembolische Komplikationen (tiefe Beinvenenthrombose, Lungenembolie, Apoplex) bemerkbar. Ursachen sind die erhöhte Blutviskosität oder Blutungsneigung durch gestörte Funktion der Thrombozyten. Eine akute Leukämie kann komplizierend auftreten. Die Erkrankung kann zum einen mit Aderlässen und zum anderen knochenmarksuppressiv behandelt werden.

2.15 Xanthelasmen

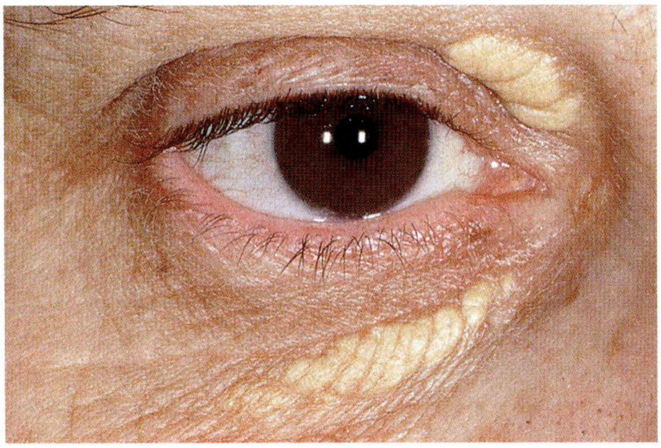

Abb. 2.15a [R490]

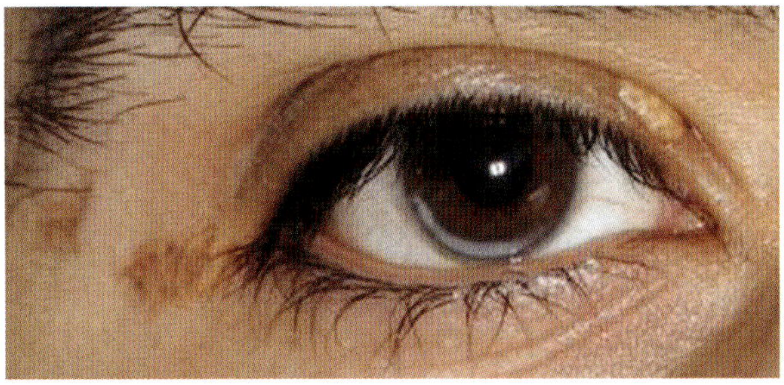

Abb. 2.15b [P1267]

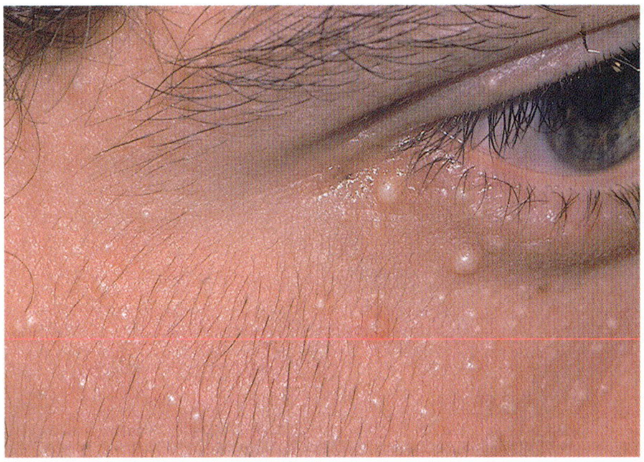

Abb. 2.15c [G1265]

Bildbeschreibung

Die Abbildung (➢ Abb. 2.15a) zeigt eine periorbitale Region. Auffällig sind am Ober- und Unterlid größere gelbliche, plaqueartige Veränderungen. Das Auge (Konjunktiven, Hornhaut, Tränenkarunkel) scheint reizlos zu sein. Die ➢ Abb. 2.15b zeigt eine periorbitale Region mit gelblichen, plaquartigen Veränderungen am medialen Oberlid. Zusätzlich findet sich eine milchig-weißliche, sichelförmige Trübung der Hornhautperipherie.

Verdachtsdiagnose/Befund

Xanthelasmen, auf der ➢ Abb. 2.15b nebenbefundlich ein Arcus senilis.

Differenzialdiagnosen

- **Basalzellkarzinom** (➢ 12.13): Semimaliger Tumor der Haut, der periokulär lokalisiert sein kann. Hinweisend ist eine Gefäßeinsprossung.
- **Milum** *(Hautgrieß)*: Zysten, die sich an Talgdrüsenausgängen bilden und Hornmaterial beinhalten. Sie imponieren als runde, weißliche Papeln und können am gesamten Körper (außer Handflächen und Fußsohlen) vorkommen. Sie entwickeln sich innerhalb weniger Wochen (➢ Abb. 2.15c).

Anamnestische Fragen zur Sicherung der Diagnose

- Seit wann? Xanthelasmen entwickeln sich über Monate und Jahre.
- Bekannte Fettstoffwechselstörungen? Xanthelasmen treten gehäuft mit Fettstoffwechselstörung auf.
- Andere äußere Symptome, die mit einer Fettstoffwechselstörung assoziiert sind, v. a. Arcus senilis, Xanthome? Ein gemeinsames Vorkommen ist ein Hinweis auf eine bestehende Fettstoffwechselstörung.
- Andere internistische Erkrankungen, insbesondere arteriosklerotische Erkrankungen wie KHK, pAVK oder zerebrale Ischämie? Als Folge einer Fettstoffwechselstörung.
- Familiäre Häufung? Zur Klärung der genetischen Disposition.

Untersuchungsbefunde

- Haut: Xanthelasmen, Xanthome (gehäuft bei Fettstoffwechselstörungen).
- Herz-Kreislauf-System: Fettstoffwechselstörungen sind ein Risikofaktor für die Ausbildung einer Arteriosklerose. Mögliche Folgen sind pAVK (je nach Stadium dünne Extremitäten, trophische Störungen, belastungsabhängige Schmerzen, Ulkusbildung am lateralen Knöchel und im Endstromgebiet), KHK (Symptome der Herzinsuffizienz, Herzrhythmusstörungen, Angina pectoris) und Apoplex (u. a. Hemiparese, Schluck- und Sprachschwierigkeiten).
- Labor: Gesamtcholesterin ↑, LDL ↑, HDL ↓, Triglyzeride ↑.

Krankheitsbild

Xanthelasmen entstehen durch die **Einlagerung von Lipiden** in der Haut. Sie finden sich am häufigsten **periorbital** und imponieren als gelbliche Plaques oder Papeln. In der Hälfte der Fälle findet sich gleichzeitig eine Hypercholesterinämie. Die Erscheinungen sind häufig asymptomatisch. Neben Xanthelasmen können bei Fettstoffwechselstörungen auch ein Arcus senilis und Xanthome auftreten.

2

2.16 Hyposphagma

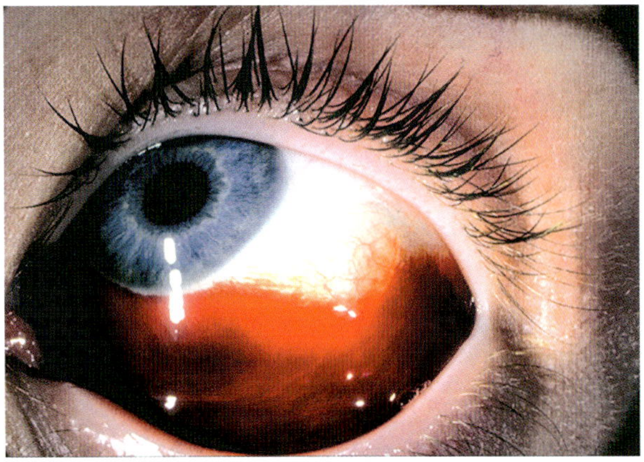

Abb. 2.16a [T132]

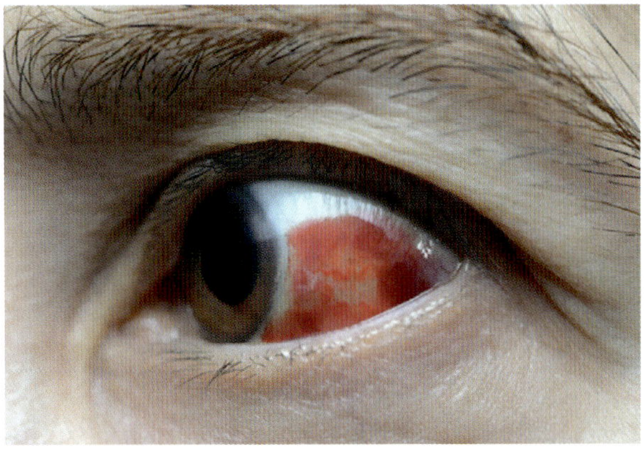

Abb. 2.16b [J787]

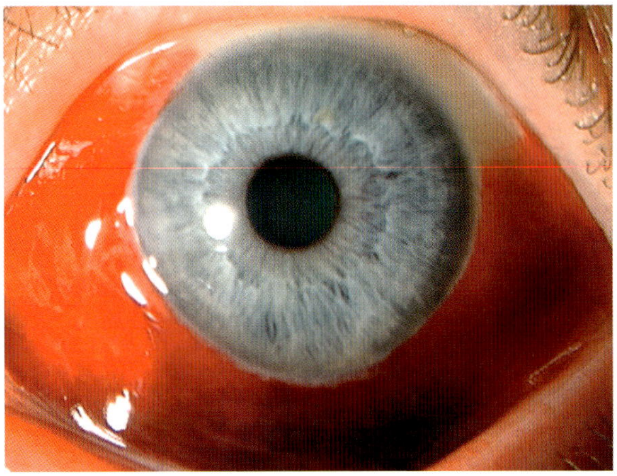

Abb. 2.16c [F255]

Bildbeschreibung

Die ➤ Abb. 2.16a, ➤ Abb. 2.16b, ➤ Abb. 2.16c zeigen Augen mit unterschiedlich stark ausgeprägter, scharf begrenzter, überwiegend gleichmäßiger Rötung durch eine subkonjunktivale (unter der Bindehaut) Einblutung, die bis an den Limbus corneae reicht. Die Hornhaut ist von dieser Blutung nicht betroffen. Eine entzündliche Reaktion ist in der übrigen Konjunktiva nicht erkennbar.

Verdachtsdiagnose/Befund

Hyposphagma.

Differenzialdiagnosen

- **Konjunktivitis**: sichtbare konjunktivale Gefäße (konjunktivale Injektion), Schwellung der Lider, Schwellung der Bindehaut (Chemosis), Sekretabsonderung (wässrig, eitrig) je nach Ursache (➤ 2.8).
- **Keratitis:** starke Schmerzen, sichtbare konjunktivale Gefäße und Hornhauttrübungen (➤ 2.9).
- **Skleritis:** starke Druckschmerzen, Rötung von Konjunktiva und Sklera, evtl. mit Trübungen und einer starken Reizmiosis. In der Hälfte der Fälle mit rheumatischen Erkrankungen assoziiert (➤ 2.8).
- **Uveitis anterior:** starke Schmerzen, Hornhauttrübung, konjunktivale bzw. ziliäre Rötung und starke Reizmiosis.
- **Glaukomanfall:** starke Schmerzen, Hornhauttrübung, mittelweite bis weite Pupille, steinharter Bulbus.
- **Polycythaemia vera:** starke Rötung der Konjunktiven beidseits, prominente konjunktivale Gefäße, Hautrötung und deutlich sichtbare Blutgefäße durch Blutfülle. Eine subkonjunktivale Blutung kann auftreten (➤ 2.14).

Anamnestische Fragen zur Sicherung der Diagnose

- Seit wann? Ein Hyposphagma entwickelt sich akut, traumatisch oder spontan.
- Begleitsymptome am Auge, u. a. Visuseinschränkung, Sekretabsonderung, Brennen, Lichtscheu, Schmerzen, Fremdkörperreiz? Die Symptome sind für u. a. eine Konjunktivitis, Skleritis, Keratitis typisch und sprechen gegen ein Hyposphagma.
- Akute Vorerkrankungen, v. a. Infekte der oberen Atemwege, die mit Husten und Niesen einhergehen? Ein Hyposphagma kann nach Drucksteigerung durch Husten, Niesen, Bücken entstehen.
- Traumen in der jüngsten Vorgeschichte? Augenkontusionen können zu traumatischen Formen des Hyposphagmas führen.
- Andere internistische Erkrankungen, v. a. arterielle Hypertonie, Diabetes mellitus oder hämorrhagische Diathese? Häufig des Auftretens bei den genannten Erkrankungen.
- Medikamenteneinnahme? Einnahme von Antikoagulanzien kann die Ursache sein.

Untersuchungsbefund

Auge: scharf begrenzte lokale oder ausgedehnte Blutung subkonjunktival ohne Begleitsymptome, Visus ohne Einschränkungen.

Krankheitsbild

Beim **Hyposphagma** handelt es sich um eine **Blutung zwischen Konjunktiva und Sklera.** Die Blutung kann spontan beim Bücken, Pressen, Niesen entstehen oder traumatisch durch einen Schlag auf den Augapfel bedingt sein. Außerdem können internistische Vorerkrankungen, v. a. arterielle Hypertonie, hämorrhagische Diathese und Diabetes mellitus, mit einem Hyposphagma einhergehen. Die Einnahme von Antikoagulanzien kann ebenfalls zu einer subkonjunktivalen Blutung führen.

Typisches **Symptom** ist eine lokale oder auch ausgedehnte Blutung, die scharf begrenzt und gleichmäßig rot gefärbt ist, ohne begleitende entzündliche Reaktion. Sehstörungen finden sich nicht. Eine **Therapie** ist nicht erforderlich, die Blutung wird spontan innerhalb von etwa zwei Wochen resorbiert.

2.17 Pterygium

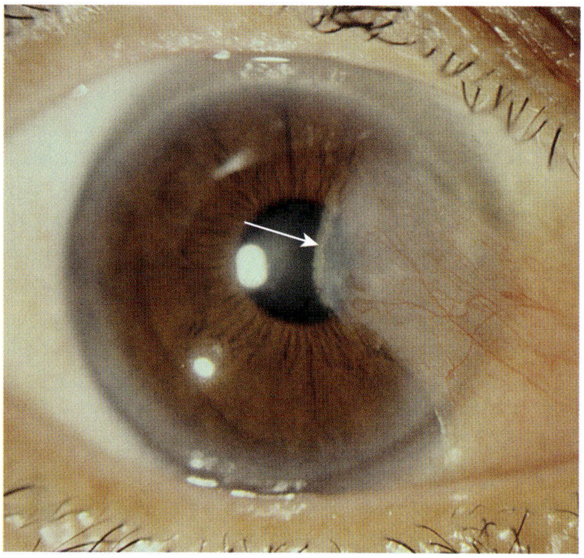

Abb. 2.17a [E438-001]

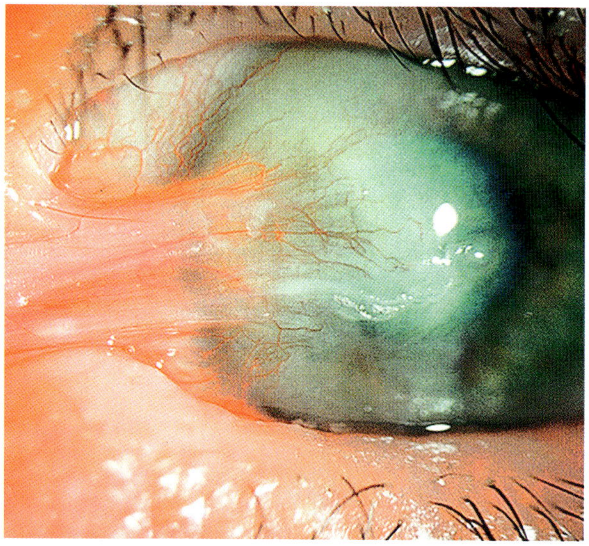

Abb. 2.17c [E438-001]

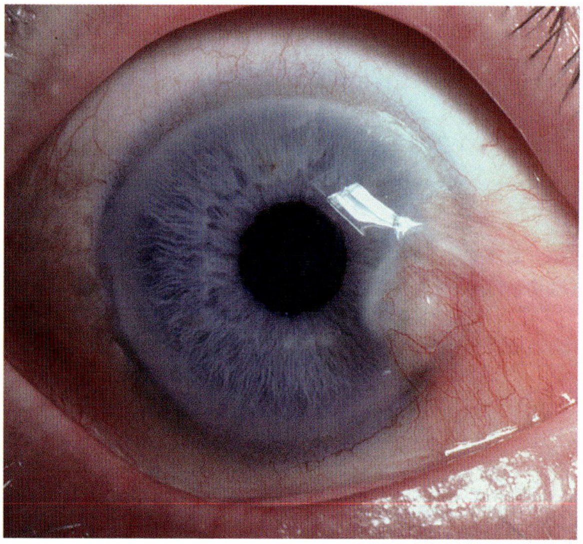

Abb. 2.17b [E438-001]

Bildbeschreibung

Die ➤ Abb. 2.17a und ➤ Abb. 2.17b zeigen dreiecksförmige Bindehautwucherungen, die mit Gefäßen durchzogen sind. Auf der ➤ Abb. 2.17a greift die Wucherung auf die Hornhaut über und verdeckt einen Teil der Pupille. Auf der ➤ Abb. 2.17b ist die Hornhaut von der Neubildung betroffen und bildet eine Verdickung. An beiden Abbildungen ist nebenbefundlich ein Arcus senilis zu sehen.

Verdachtsdiagnose/Befund

Pterygium *(Flügelfell)*.

Differenzialdiagnosen

- **Pseudo-Pterygium:** Sekundärerkrankung, die durch Verklebung der Bindehaut und Hornhaut entsteht, z. B. nach Hornhauterkrankungen bzw. nach einer Hornhautverätzung (➤ Abb. 2.17c). Die Hornhaut ist weiß („gekochtes Fischauge"), eine Gefäßeinsprossung und die Ausbildung des Pseudopterygiums spricht für einen chronischen Prozess.
- **Plattenepithelkarzinom:** Kennzeichen ist ein eher schnelles und infiltratives Wachstum.

Anamnestische Fragen zur Sicherung der Diagnose

- Seit wann? Das Pterygium entwickelt sich langsam, über Monate und Jahre und ist v. a. an der nasenzugewandten Seite vorzufinden.
- Vorerkrankungen am Auge? Bei Vorerkrankungen der Hornhaut kommt ein Pseudo-Pterygium in Betracht.
- UV-Exposition, Feinstaubbelastung, chronische Entzündungen am Auge? Begünstigen die Entstehung eines Pterygiums.
- Familiäre Häufung? Zur Klärung der genetischen Disposition.

Untersuchungsbefunde

➤ Krankheitsbild.

Krankheitsbild

Das **Pterygium** *(Flügelfell)* ist eine **bindegewebige Wucherung,** die eine fleischige Konsistenz hat und zunächst von der nasalen Seite der Bindehaut flügelförmig in Richtung Hornhaut wächst. Später wächst es auch von der lateralen Seite. Im Bereich der Hornhaut zeigt das Pterygium eine knotige Form, außerhalb der Hornhaut ist es eher flach. Das Flügelfell ist mit Gefäßen durchzogen. Es tritt häufiger bei Männern zwischen dem 20. und 40. Lebensjahr auf. Risikofaktoren sind Sonnenexposition, UV-Belastung, Staub-, Sand- und Windexposition sowie chronische Entzündungen am Auge.

Zu Beginn verursacht das Pterygium keine **Beschwerden,** später können Brennen, Jucken, Fremdkörpergefühl und Tränenfluss auftreten. Bildet es sich an der Hornhaut, kann sich diese verformen (Astigmatismus) und der Visus kann beeinträchtigt werden, wenn der Bereich über der Pupille betroffen ist. Die **Therapie** ist operativer Natur, wobei die Rezidivrate hoch ist.

KAPITEL

3 Ohren

3.1 Otitis externa

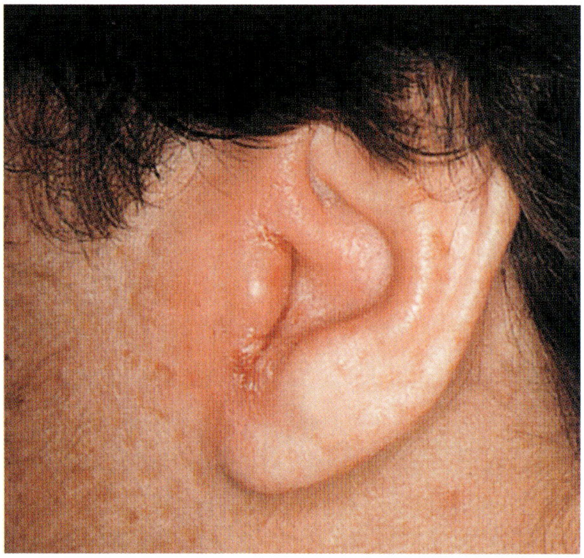

Abb. 3.1a [E304-004]

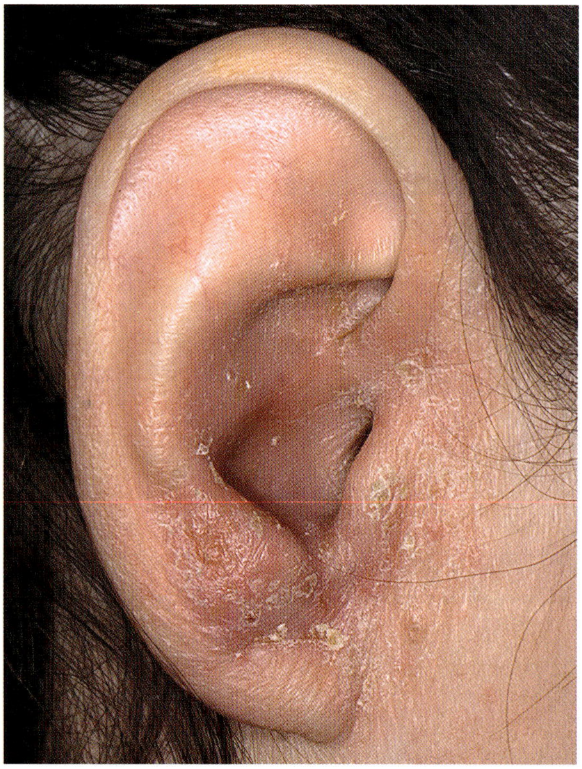

Abb. 3.1b [G888]

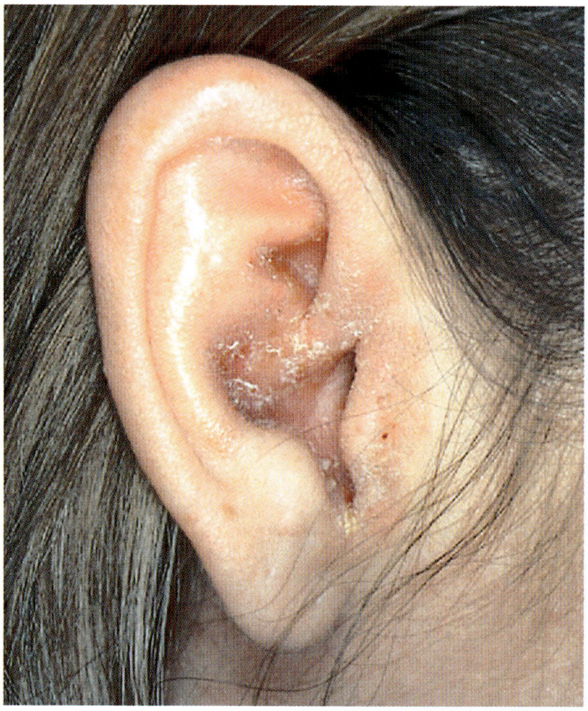

Abb. 3.1c [G165]

Bildbeschreibung

Auf ➤ Abb. 3.1a ist ein Ohr mit entzündlichen Veränderungen (Rötung, Schwellung) zu sehen: Die Rötung und Schwellung beschränken sich auf den Bereich des Tragus und das angrenzende Weichteilgewebe sowie auf kleine Anteile der tragusnahen Helix, die Ohrmuschel. Die übrige Helix, die Antihelix und der Antitragus sind nicht betroffen. Der Eingang zum Gehörgang kann nicht beurteilt werden.

Auf der ➤ Abb. 3.1b sind eine entzündliche Rötung und Schuppenbildung sichtbar, die den Gehörgang und die Ohrmuschel (Tragus, Antitragus, Fossa triangularis, Concha sowie Teile des Antihelix) betreffen. Die Schwellung ist nur dezent ausgeprägt. Der Vergleich zwischen den beiden Abbildungen zeigt, dass auf der ➤ Abb. 3.1a ein akuter Prozess zu sehen ist, während bei ➤ Abb. 3.1b eher ein chronisch entzündliches Geschehen vorliegt.

Auf der ➤ Abb. 3.1c sind eine Schwellung, Rötung und Krustenbildung von Teilen der Ohrmuschel und des Gehörgangs zu erkennen, die sich über die Tragusgrenze erstrecken. Die Helix und Antihelix sind aufgetrieben.

Verdachtsdiagnose/Befund

Otitis externa.

Differenzialdiagnosen

- **Perichondritis:** Entzündung der Ohrmuschel v. a. durch Staphylokokken. Typisch sind starke lokale Entzündungszeichen und die Aufhebung des Ohrmuschelreliefs. Das Ohrläppchen ist frei von entzündlichen Erscheinungen (➤ 3.2).
- **Zoster oticus:** Otogene Manifestation des Herpes zoster. Geht mit schmerzhafter Bläschenbildung einher.
- **Bakterielle Otitis externa:** Meist akute, mit eitrigem Ausfluss verbundene Entzündung des äußeren Gehörgangs.
- **Allergische oder toxische Reaktion:** Entzündliche Reaktion auf Allergene oder toxische Substanzen, u. a. Cremes, Nickelohrringe, Piercingmaterial.

Anamnestische Fragen zur Sicherung der Diagnose

- Seit wann? Eine akute Otitis externa ist meist bakteriell bedingt, beginnt rasch und ist durch eitriges Exsudat gekennzeichnet. Eine chronische Otitis ist Folge einer längerfristigen mechanischen Irritation des Gehörgangs, u. a. durch Wattestäbchen. Leitsymptom ist ein geröteter Gehörgang ohne Ausfluss, begleitet von starkem Juckreiz und Schuppenbildung.
- Lokale Symptome: Schmerzen, Narbenbildung, Exsudat, Höreinschränkungen? Typische Symptome einer akuten Otitis.
- Vorausgegangene Erkrankungen im Gehörgang, u. a. Furunkel, Verletzungen, Schwimmbadbesuche? Risikofaktor für eine Otitis externa.
- Allgemeinsymptome: Fieber? Fieber, lokale Lymphknotenschwellung und Minderung des Allgemeinbefindens sind Ausdruck einer systemischen Infektion.
- Andere Hauterscheinungen? Prädisposition zur Otitis bei atopischer Diathese.
- Andere internistische Erkrankungen? Ein Diabetes mellitus kann sich auf die Entwicklung einer Pseudomonadenotitis begünstigend auswirken.
- Exposition gegenüber chemischen Noxen? Eine Otitis externa kann durch chemische oder irritative Substanzen auftreten.

Untersuchungsbefund

- Ohren: bei Verlegung des äußeren Gehörgangs Schallleitungsschwerhörigkeit, Tragusdruckschmerz und Schmerzen beim Zug der Ohrmuschel nach oben hinten.
- Lymphknoten: ggf. Schwellung der prä-, retro- und zervikalen Lymphknoten, die weich, schmerzhaft und verschieblich sind.
- Labor: ggf. Leukozytose, BSG ↑, CRP ↑ bei systemischer Streuung und Otitis externa maligna.

Krankheitsbild

Die **Otitis externa** ist eine Entzündung des äußeren Gehörgangs. Sie kann grundsätzlich in akute und chronische Formen unterteilt werden. Nach der Ausbreitungstendenz lässt sich eine lokale Entzündung, z. B. durch ein Furunkel, oder diffuse (flächige) Form unterscheiden. Meist ist sie durch **bakterielle** (v. a. Staphylo-, Streptokokken) oder **mykotische** Infektionen hervorgerufen. Andere Ursachen können Zosterreaktivierungen (Zoster oticus) oder ein Kontaktekzem sein. Die Symptome äußern sich als **starke Schmerzen, v. a. beim Kauen, Juckreiz, Rötung** und **Ausfluss** aus dem Ohr. Als Komplikation kann eine Perichondritis (➤ 3.2) entstehen.

Bei Patienten mit Diabetes mellitus muss auch an eine Infektion mit Pseudomonaden gedacht werden. Diese Art Gehörgangentzündung kann als **Otitis externa maligna** verlaufen und einen septischen Verlauf nehmen. Die Therapie besteht in der Behandlung der Ursache und in einer antibiotischer und/oder antimykotischer Therapie.

Chronische Formen können begleitend bei der Neurodermitis oder nach exzessiver, chronischer Reinigung des äußeren Gehörgangs vorkommen.

3.2 Perichondritis

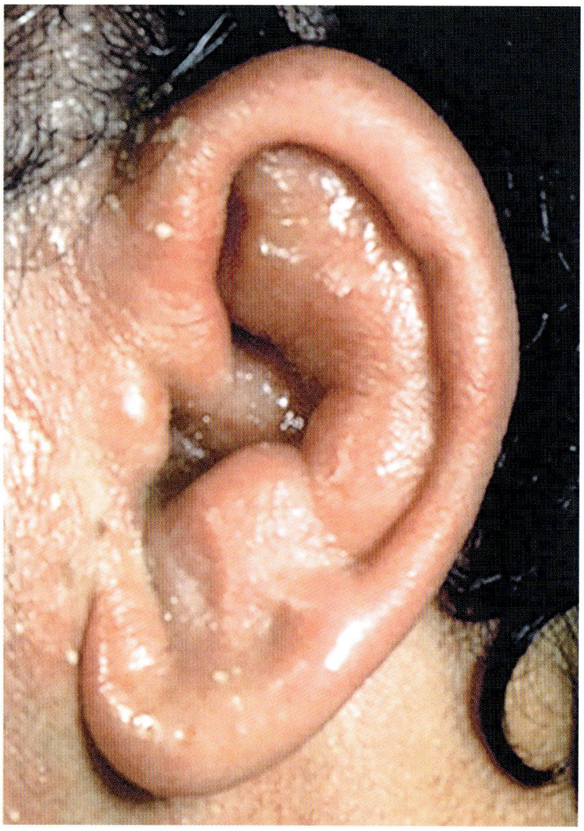

Abb. 3.2a [M117]

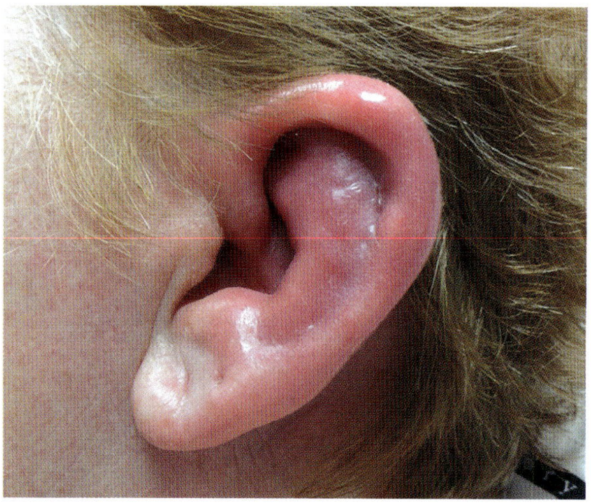

Abb. 3.2b [H380-001]

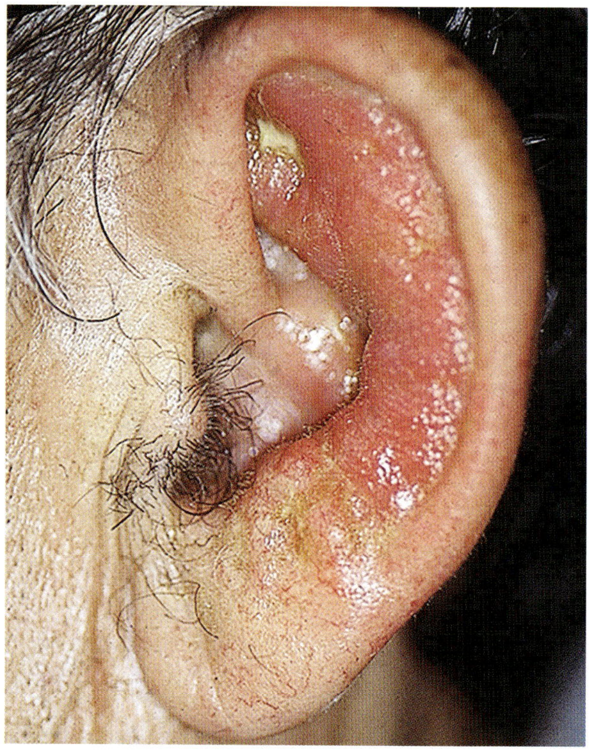

Abb. 3.2c [M477]

Bildbeschreibung

Auf der ➢ Abb. 3.2a ist ein Ohr mit starken entzündlichen Symptomen, Rötung und Schwellung zu sehen. Betroffen ist das gesamte Ohr, bis auf kleine Anteile des Ohrläppchens.

Auf der ➢ Abb. 3.2b ist ebenfalls ein Ohr mit starken entzündlichen Symptomen zu erkennen. Deutlich besser sichtbar ist das nicht von der Entzündung betroffene Ohrläppchen.

Die ➢ Abb. 3.2c zeigt das Ohr eines älteren Menschen. Auffällig sind eine Rötung und Schwellung der Helix, Scapha (bogenförmige Vertiefung zwischen der Helix und der Antihelix), Antihelix sowie Teile der Concha. Im Bereich der Fossa triangularis findet sich eine gelbliche Ablagerung, daneben ist im gesamten Ohrbereich eine feine Gefäßzeichnung sichtbar.

Verdachtsdiagnose/Befund

Perichondritis.

Differenzialdiagnosen

Otitis externa: Akute oder chronische Entzündung des äußeren Gehörganges, durch bakterielle, virale, mykotische Infekte. Ursächlich sind auch allergische Reaktionen sowie übermäßige Manipulation im Gehörgang. Typisch ist die Beteiligung des äußeren Gehörgags mit Ausbreitung auf die Ohrmuschel (➤ 3.1).

Anamnestische Fragen zur Sicherung der Diagnose

- Seit wann? Eine Perichondritis entsteht rasch und ist durch Schmerzen und entzündliche Schwellung der Ohrmuschel gekennzeichnet, wobei das Ohrläppchen ausgespart ist. Eine akute Otitis externa beginnt ebenfalls rasch und ist durch eitriges Exsudat gekennzeichnet. Eine chronische Otitis ist Folge einer längerfristigen mechanischen Irritation des Gehörgangs, z. B. durch Wattestäbchen. Leitsymptom ist ein geröteter Gehörgang ohne Ausfluss, begleitet von starkem Juckreiz und Schuppenbildung.
- Lokale Symptome: Schmerzen, Rötung, Schwellung, Ohrläppchen betroffen, Gehörgang betroffen, Exsudat aus dem Gehörgang? Entzündungszeichen der Ohrmuschel ohne Beteiligung des Gehörgangs und des Ohrläppchens sprechen für eine Perichondritis. Entzündungszeichen im Gehörgang, Schwerhörigkeit sprechen für eine Otitis externa.
- Vorausgegangene Erkrankungen im Gehörgang, u. a. Furunkel, Verletzungen, Schwimmbadbesuche, Piercing, Insektenstiche? Risikofaktoren sowohl für eine Perichondritis als auch für eine Otitis externa.
- Allgemeinsymptome: Fieber? Fieber, lokale Lymphknotenschwellung und Minderung des Allgemeinbefindens sind Ausdruck einer systemischen Infektion.
- Andere internistische Erkrankungen? Ein Diabetes mellitus oder andere immunsupprimierende Erkrankungen sind Risikofaktor für die Entwicklung einer Perichondritis.

Untersuchungsbefunde

- Ohren: Schmerzhaftigkeit, bei Verlegung des äußeren Gehörgangs Schallleitungsschwerhörigkeit.
- Lymphknoten: ggf. Schwellung der prä-, retro- und zervikalen Lymphknoten, die weich, schmerzhaft und verschieblich sind.
- Labor: ggf. Leukozytose, BSG ↑, CRP ↑ bei systemischer Streuung.

Krankheitsbild

Die **Perichondritis** ist eine Entzündung der Knorpelhaut der Ohrmuschel. Sie kann infolge von Traumen, Insektenstichen, Verbrennungen, Piercing-Infektionen, Herpes zoster, Furunkel oder im Zuge einer Bestrahlungstherapie (➤ Abb. 3.2c) auftreten. Typische **Symptome** sind Schmerzen, Rötung, Schwellung der gesamten Ohrmuschel unter Aussparung des Ohrläppchens, das keinen Knorpel und auch keine Knorpelhaut enthält. Als Komplikation können Knorpelnekrosen entstehen. Die **Therapie** besteht in der Anwendung lokaler entzündungshemmender Maßnahmen und systemischen Antibiotikagaben.

3

3.3 Gichttophi

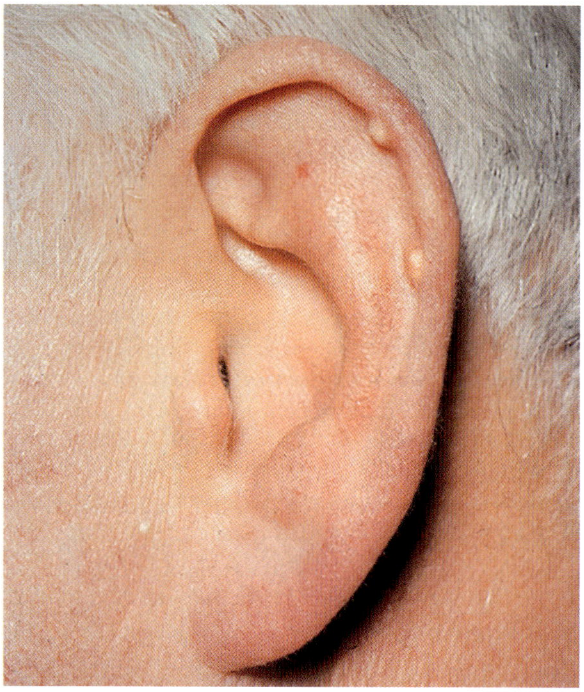

Abb. 3.3a [E273]

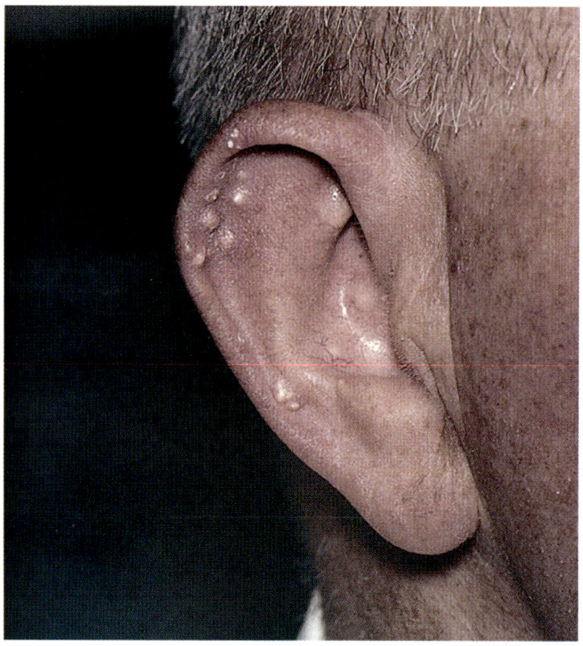

Abb. 3.3b [R490]

Bildbeschreibung

Auf der ➤ Abb. 3.3a ist ein Ohr zu sehen. Auffällig sind multiple hautfarbene bis weißliche Knötchen an der Helix, Antihelix und der Concha. Die Haut imponiert reizlos.

Die ➤ Abb. 3.3b zeigt ein Ohr mit multiplen weißlichen Papeln bis Knötchen. Diese konzentrieren sich auf die Helix und die Scapha (bogenförmige Vertiefung zwischen der Helix und der Antihelix). Die Haut des Ohrs, aber auch die der Wange, ist zyanotisch.

Verdachtsdiagnose/Befund

Gichttophi, nebenbefundlich Zyanose.

Differenzialdiagnosen

- **Porphyria cutanea tarda:** Stoffwechselerkrankungen mit Störung der Hämsynthese. Wichtiges Symptom ist die Hautbeteiligung im Sinne einer Fotodermatose mit Blasenbildung und Hyperpigmentierungen. Betroffen sind sonnenexponierte Stellen wie Ohren, Gesicht und Hände. Die Abheilung erfolgt mit einer Narbe.
- **Sarkoidose** (*Lupus pernio*): systemische Erkrankung unklarer Genese mit Bildung von Granulomen. In einem Teil der Fälle ist die Haut betroffen. Die Symptome machen sich als disseminiert verstreute rot-braune Papeln oder livide Verdickungen an Nase, Ohren und Wangen bemerkbar.

Anamnestische Fragen zur Sicherung der Diagnose

- Seit wann? Meist langsamer Beginn und chronisch-progredienter Verlauf.
- Gichtanfälle in der Vorgeschichte? Sprechen für das Vorliegen von Gichttophi.
- Internistische Vorerkrankungen? Gichtanfälle in der Vorgeschichte sprechen für die chronische Gichttophi-Bildung. Akute Arthritis, Lungensymptome und Erythema nodosum sprechen eher für eine Sarkoidose; im Labor sind BSG, γ-Globuline und das Serumkalzium erhöht. Die Höhe des ACE (Angiotensin Converting Enzyme) gilt als Aktivitätsparameter. Bei der Porphyrie finden sich Symptome der Leberfunktionsstörung und ein dunkler Urin.

Untersuchungsbefunde

- Gelenke: gelenknahe Knötchen oder Knoten, bei chronischer Gicht können Gelenke mitbeteiligt sein und starke Deformitäten zeigen; betroffen sind v. a. Hand- und Fußgelenke.
- Niere: bei chronischer Gicht und chronischer Schädigung der Niere Symptome der Niereninsuffizienz (chronische Nierenerkrankung), u. a. grau-blasses Hautkolorit mit Kratzexkoriationen, Ödeme, Hypertonie, Knochenschmerzen, Olig- oder Anurie; Labor: harnpflichtige Substanzen (Kreatinin, Harnstoff, Kalium, Natrium, Phosphat) ↑, GFR ↓.
- Labor: Harnsäure ↑, im akuten Anfall auch im Referenzbereich oder ↓.

Krankheitsbild

Gichttophi entstehen durch Ablagerung von **Uratkristallen** bei chronischer **Hyperurikämie.** Bevorzugt treten Tophi an der **Ohrmuschel** (v. a. an der Helix), aber auch (selten) an **Augenlidern, Nasenflügeln** oder **Streckseiten der Ellenbogengelenke** auf. Neben den Ablagerungen an der Haut können sich Harnsäurekristalle auch an inneren Organen ablagern und zu irreversiblen Schädigungen führen, u. a. von Niere und Herz. Eine Gelenkbeteiligung kann die Uratarthritis nach sich ziehen, die als destruierende Arthritis auftritt. Die Symptome sind abhängig von der Organbeteiligung. Gichttophi sind häufig asymptomatisch. Die **Therapie** besteht in der konsequenten medikamentösen Senkung des Harnsäurespiegels.

KAPITEL

4 Mund, Lippen, Zunge

4.1 Mundwinkelrhagaden

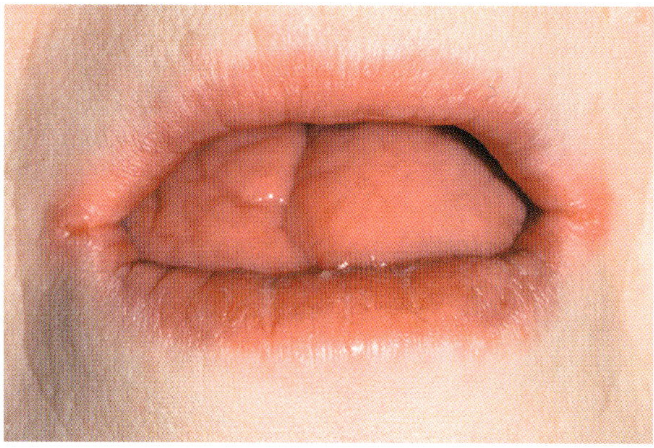

Abb. 4.1a [E433]

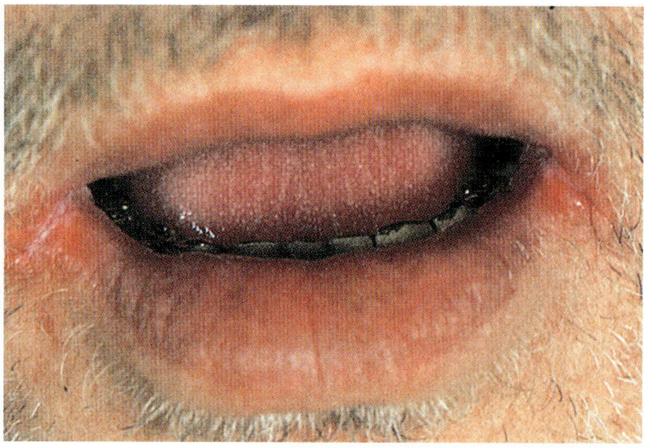

Abb. 4.1b [E576]

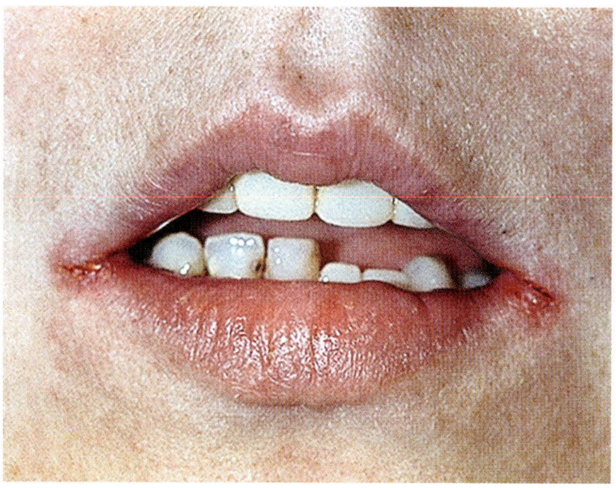

Abb. 4.1c [R246]

Bildbeschreibung

Die ➤ Abb. 4.1a zeigt eine Mundpartie. Auffällig ist die entzündliche Veränderung der Mundwinkel (*Cheilitis angularis*) mit Einrissen. Das Lippenrot ist nicht scharf begrenzt und zeigt entzündliche Irritationen, die Zunge erscheint glatt-rot.

Auf der ➤ Abb. 4.1b und ➤ Abb. 4.1c sind ebenfalls Mundpartien mit entzündlich veränderten Mundwinkeln erkennbar.

Verdachtsdiagnose/Befund

Mundwinkelrhagaden.

Differenzialdiagnosen

- Mundwinkelrhagaden bei **Plummer-Vinson-Syndrom.**
- Mundwinkelrhagaden bei **Candidainfektion** (➤ 4.10).
- Lokale **Irritation** durch chronisches „Lippenlecken" oder starke chronische Austrocknung.

Anamnestische Fragen zur Sicherung der Diagnose

- Seit wann? Meist chronische Symptomentwicklung.
- Juckreiz, Schmerzen, Brennen, Trockenheitsgefühl, Narbenbildung? Typische Symptome bei Mundwinkelrhagaden.
- Allgemeinsymptome: Müdigkeit, Kopfschmerzen, Konzentrationsstörungen? Hinweise auf eine Anämie.
- Andere Hauterscheinungen, Nagelveränderungen, Haarveränderungen? Hinweise auf einen Eisenmangel.
- Lokale Einflüsse, u. a. chronisch trockene Lippen, „Lippenlecken"? Können durch Mazeration die Rhagadenbildung fördern.

Untersuchungsbefunde

- Eisenmangel: Mundwinkelrhagaden, Löffelnägel, Onychoschisis, Onychorhexis, Anämie mit Blässe der Haut und Schleimhäute, Müdigkeit, Belastungsdyspnoe, systolische Geräusche, Hämatokrit ↓, Hämoglobin ↓, Erythrozyten ↓, MCV ↓, MCH ↓, Ferritin ↓, Transferrin ↑.
- Candida-Infektion: weißliche, cremige, abwischbare Beläge auf entzündlichem Grund auf Zunge, Backentaschen und am Übergang vom harten zum weichen Gaumen.

Krankheitsbild

Mundwinkelrhagaden (*Morbus Perlèche, Cheilitis angularis, Faulecken*) sind entzündliche Veränderungen der Mundwinkel mit einer Rhagadenbildung, die durch den Verlust der Elastizität der Haut entstehen. Die Ursachen sind vielzählig. Bei Kindern treten die Erscheinungen im Rahmen der Neurodermitis, nach permanenten „Lippenlecken" oder auch im Rahmen der Impetigo contagiosa auf. Bei Erwachsenen können eine Candidose, mechanische Irritationen durch z. B. schlechtsitzende Prothesen, ein Plummer-Vinson-Syndrom oder Mangelernährung die Ursache sein. **Symptome** sind Schmerzen, besonders beim Öffnen des Mundes, Brennen und Trockenheitsgefühl.

Die **Therapie** richtet sich nach der Ursache:

- Substitution von Eisen
- Antimykotika
- Lippenpflege mit leicht fettenden Substanzen

4.2 Lippenzyanose

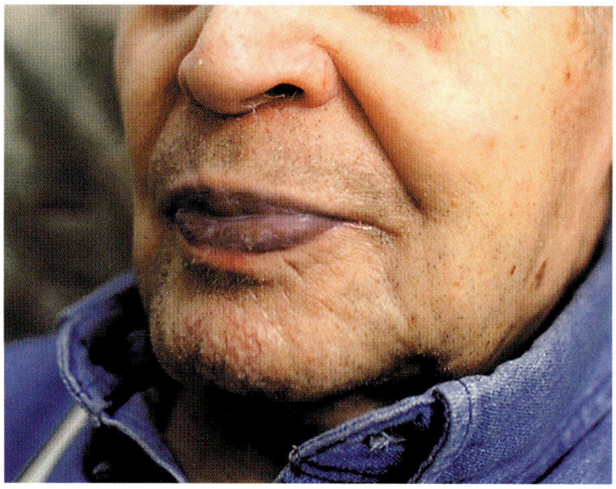

Abb. 4.2a [K157]

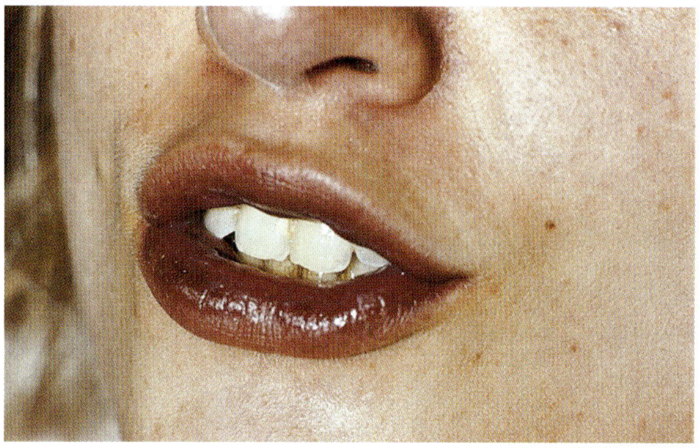

Abb. 4.2b [R168]

Bildbeschreibung

Auf der ➤ Abb. 4.2a und ➤ Abb. 4.2b sind Mundpartien und die periorale Regionen zu sehen. Die Lippen sind bläulich-livide (zyanotisch) verfärbt. Die Nasenspitze der ➤ Abb. 4.2b zeigt eine dezente Blaufärbung.

Verdachtsdiagnose/Befund

Zyanose.

Differenzialdiagnosen

- **Zentrale** Zyanose
- **Periphere** Zyanose

Anamnestische Fragen zur Sicherung der Diagnose

- Seit wann? Je nach Ursache ist sowohl ein akuter als auch chronischer Beginn möglich.
- Bekannte Herz- oder Lungenerkrankungen? Klassische Erkrankungen, die mit einer Zyanose einhergehen.
- Andere Erkrankungen? Erkrankungen des Stammhirns können mit einem reduzierten Atemantrieb einhergehen und eine Zyanose hervorrufen.
- Medikamenteneinnahme? Sedierende Medikamente reduzieren den Atemantrieb und können ebenfalls mit einer Zyanose einhergehen.
- Verteilung der Zyanose: Akren, Lippen, Unterzungenvenen? Wichtige Frage zur Unterscheidung zwischen zentraler und peripherer Zyanose.

Untersuchungsbefund

Haut: Blaufärbung an Haut und Schleimhäuten.

Krankheitsbild

Zyanose ist die Blaufärbung an Haut und Schleimhäuten. Sie kann u. a. an **Akren** (Lippen, Nase, Ohrläppchen und Fingern) und **Zungenvenen** auftreten und ist auf einen Sauerstoffmangel zurückzuführen. Je nach Ursache unterscheidet man:

- **Zentrale Zyanose** durch verminderte Sättigung der Erythrozyten mit Sauerstoff, z. B. bei Pneumonie, Lungenemphysem, Asthmaanfall, Lungenembolie, Lungenödem, angeborenen Herzfehlern mit Rechts-Links-Shunt, Höhenaufenthalt. Neben den Akren erscheinen auch die Zungengrundvenen bläulich.
- **Periphere Zyanose** durch vermehrte Sauerstoffausschöpfung des Blutes in den Kapillaren, z. B. bei Schock, Herzinsuffizienz, Kälteexposition, Vasokonstriktion, Polyglobulie, Phlebothrombose. Die Zungengrundvenen sind rosig, die Akren livide.

4.3 Hypoglossusparese

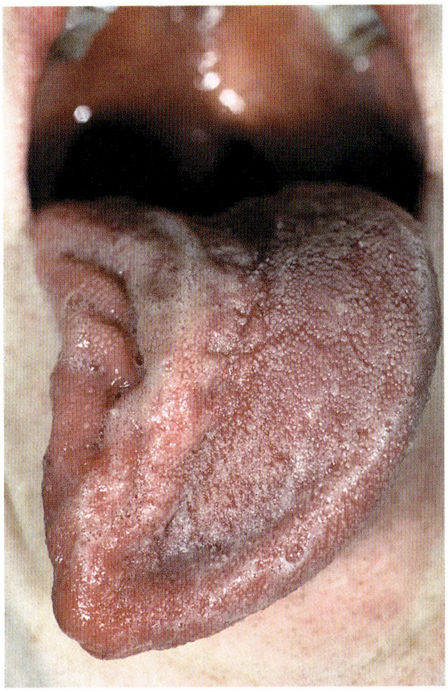

Abb. 4.3 [G435]

Bildbeschreibung

Das Bild (➤ Abb. 4.3) zeigt eine ausgestreckte Zunge. Die rechte Hälfte der Zungenmuskulatur ist atroph, die Haut ist faltig, die Zunge weicht zur rechten Seite ab. Nebenbefundlich sind ein weißlicher Zungenbelag und starker Speichelfluss sichtbar.

Verdachtsdiagnose/Befund

Hypoglossusparese.

Differenzialdiagnosen

Schädigung des N. hypoglossus (XII. Hirnnerv) u. a. durch Tumoren, Traumen oder Syringomyelie (*Erkrankung des Rückenmarks mit Höhlenbildung*).

Anamnestische Fragen zur Sicherung der Diagnose

- Seit wann? Die Hypoglossusparese kann akut, z. B. durch intraoperative Läsionen, oder chronisch, z. B. durch Tumoren oder eine Syringomyelie, entstehen.
- Andere neurologische Symptome und Vorerkrankungen? Sensibilitätsstörungen, Lähmungserscheinungen, Störungen der autonomen Innervation, Hirnnervenausfälle könnten auch Teilsymptome der Syringomyelie bzw. Syringobulbie sein. Diffuse Lähmungserscheinungen, Muskelatrophie, Krämpfe, Spastik und Hirnnervenausfälle können Teilsymptome der amyotrophen Lateralsklerose sein.
- Traumen oder Operationen in der Vorgeschichte? Hinweise auf mögliche Ursachen.
- B-Symptome? Hinweise auf Tumorgeschehen.
- Artikulationsschwierigkeiten? Ess- und Schluckschwierigkeiten? Typische Symptome der Hypoglossusparese.

Untersuchungsbefund

Zunge: Muskelatrophie, beim Herausstrecken Abweichung auf die kranke Seite.

Krankheitsbild

Die **Hypoglossusparese** ist ein eher seltenes Krankheitsbild und kann entweder zentral durch Schädigung der Kerne, u. a. im Rahmen von **Tumorwachstum** und **Blutungen,** auftreten oder peripher z. B. nach **mechanischen Verletzungen** des N. hypoglossus bei Operationen im Mundraum. Sehr seltene **Ursachen** sind neurologische Erkrankungen, z. B. amyotrophe Lateralsklerose und Syringomyelie bzw. Syringobulbie.

Die sichtbare Atrophie weist auf eine länger zurückliegende Schädigung des betroffenen Nervs hin. Meist sind die Artikulation, der Kau- und Schluckakt gestört. Die **Therapie** richtet sich nach der Ursache.

4.4 Mikrostomie/Sklerodermie

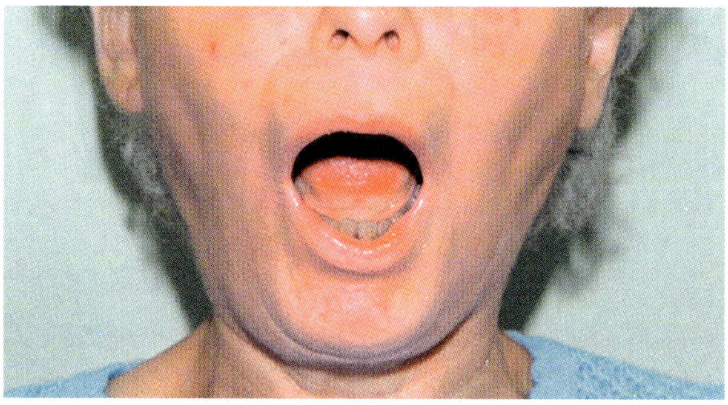

Abb. 4.4a [M114]

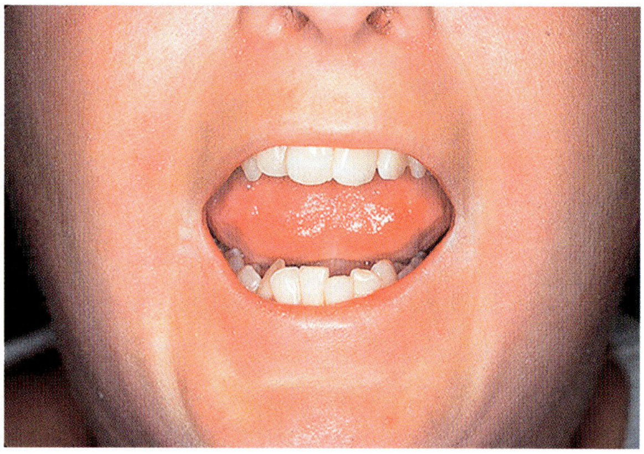

Abb. 4.4b [E676]

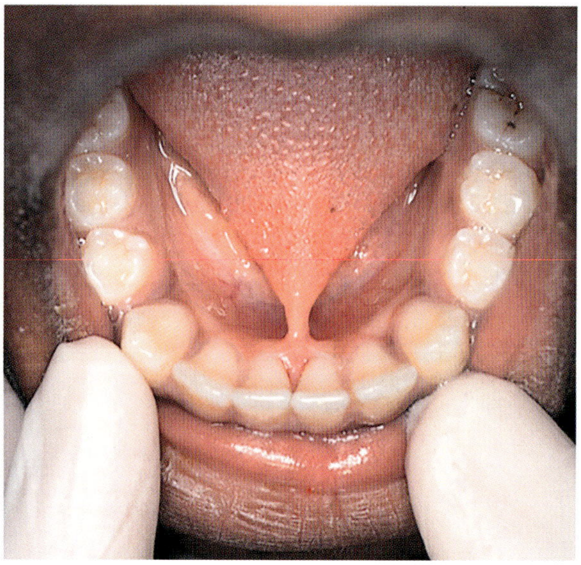

Abb. 4.4c [E745]

Bildbeschreibung

Die ➤ Abb. 4.4a und ➤ Abb. 4.4b zeigen die untere Gesichtspartie mit geöffnetem Mund. Auffällig ist die kleine Mundöffnung *(Mikrostomie)*. Die periorale Haut ist gespannt.

Auf der ➤ Abb. 4.4c sind die untere Zahnreihe und die Zunge mit einem verkürzten Zungenbändchen sichtbar.

Verdachtsdiagnose/Befund

Mikrostomie und verkürztes Zungenbändchen bei Sklerodermie.

Differenzialdiagnosen

- **Sharp-Syndrom** *(Mischkollagenose):* umfasst die Symptome von rheumatoider Arthritis, Sklerodermie, systemischem Lupus erythematodes und Polymyositis.
- **Pseudosklerodermie:** durch u. a. Exposition gegenüber **chemischen Noxen** (z. B. Vinylchlorid) mit Ausbildung sklerodermieähnlicher Hautbefunde.
- **Zirkumskripte Sklerodermie** *(Morphea):* Sklerosierende Erkrankung der Haut (Gelenke und Muskulatur) ohne Beteiligung der inneren Organe. Typisch sind einzelne Plaques, die zunächst gerötet sind und eine zentrifugale Ausbreitung zeigen. Später blassen die Herde ab, ein lilafarbener Randsaum bleibt bestehen.

Anamnestische Fragen zur Sicherung der Diagnose

- Seit wann? Meist langsamer Beginn und chronischer Erkrankungsverlauf.
- Andere Veränderungen der Haut? Typisch für die Sklerodermie sind geschwollene Finger, Rattenbissnekrosen der Fingerkuppen, die Haut ist derb und unelastisch. Die Symptome eines sekundären Raynaud-Syndroms treten ebenfalls auf.
- Allgemeinsymptome: Fieber, Gelenkschmerzen? Reduzierter Allgemeinzustand, Fieberschübe, Gelenk- und Muskelschmerzen sind typische Symptome der Sklerodermie.
- Internistische Erkrankungen? Eine Niereninsuffizienz durch Vaskulitis, eine Lungenfibrose oder Pleuritis können Komplikationen der Sklerodermie sein.
- Noxenexposition, insbesondere Vinylchlorid? Hinweis auf Ursache von Hautveränderungen.

Untersuchungsbefunde

- Gelenke: Schwellung v. a. der kleinen Gelenke, begleitet von Schmerzen und Steifigkeit, Druckschmerzhaftigkeit über den betroffenen Gelenken.
- Lunge: thorakale Schmerzen, atemabhängige schabende Reibegeräusche bei trockener Pleuritis, Stimmfremitus ↓, Klopfschalldämpfung, reduziertes Atemgeräusch, ggf. Dyspnoe bei Ausbildung eines Pleuraergusses.
- Herz: thorakale Schmerzen, atemunabhängige schabende Geräusche bei trockener Perikarditis, vergrößerte Herzdämpfung, Jugularvenenstauung, Hypotonie bei Ausbildung eines Perikardergusses, arterielle Hypertonie.
- Lymphknoten: ggf. generalisierte Lymphknotenschwellung, die Lymphknoten sind weich, verschieblich und können schmerzhaft sein.
- Urin: bei Beteiligung der Niere und Ausbildung einer Glomerulonephritis Erythrozyten, Eiweiß positiv.
- Labor: BSG ↑, CRP ↑, ANA positiv, RF positiv, evtl. Kreatinin ↑.

Krankheitsbild

Die **Sklerodermie** (➤ 5.6) ist eine Autoimmunerkrankung des Bindegewebes. Im Vordergrund steht eine überschießende Aktivierung der Fibroblasten mit vermehrter Produktion von kollagenem Bindegewebe. Daraus resultieren eine Hautverdickung und ein sehr schmerzhafter Verschluss von Gefäßen. Dieser Prozess kann sowohl die Haut als auch die inneren Organe betreffen. Meist sind Frauen erkrankt. Die **Symptome** können in Haut- und extrakutane Symptome eingeteilt werden:

- **Hautveränderungen:**
  - Schwellung der Finger (Puffy hands)
  - Kontrakturen
  - Nekrosen der distalen Phalangen (Fingerkuppennekrosen, Rattenbissnekrosen)
  - Mikrostomie (*Verkleinerung der Mundöffnung*) und Tabaksbeutelmund
  - Erweiterte Gefäße (*Teleangiektasien*)
  - Reduzierte Mimik, gespannte Haut
- **Raynaud-Symptomatik:** anfallsweise auftretende Gefäßspasmen der Fingerarterien, die zunächst mit Blässe der Finger, später Zyanose und Hautrötung einhergehen
- **Arthritis**
- **Muskelschmerzen**
- **Beteiligung innerer Organe:** Magen-Darm-Trakt (Sklerosierung des Zungenbändchens, Schluckbeschwerden), Lunge (Lungenfibrose), Herz (Myokarditis) und Nieren (renale Hypertonie)

Die medikamentöse **Therapie** erfolgt mit Immunsuppressiva und Analgetika. Darüber hinaus ist eine regelmäßige physiotherapeutische Therapie von Vorteil.

4.5 Morbus Addison

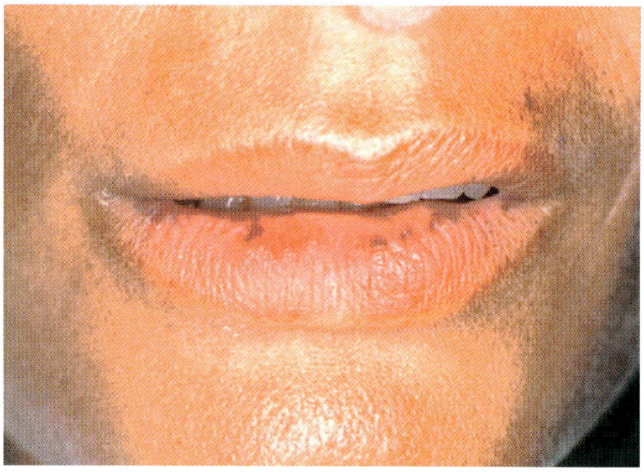

Abb. 4.5a [E432]

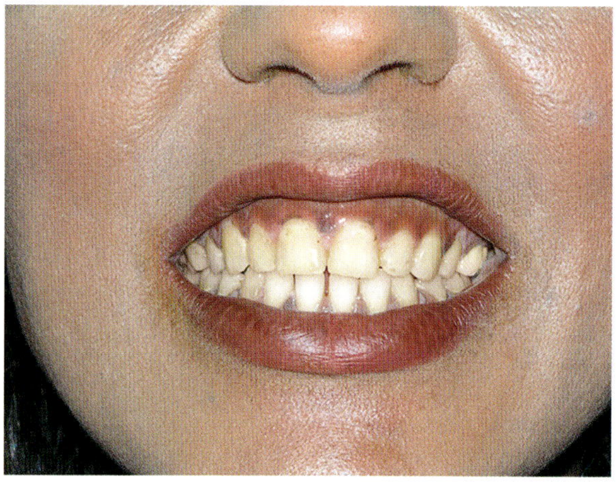

Abb. 4.5b [R493]

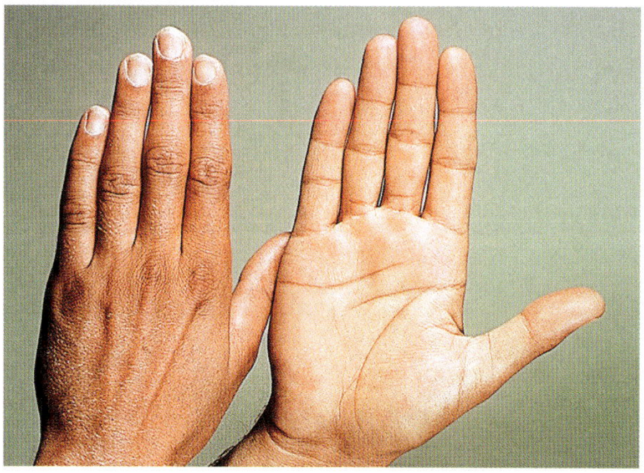

Abb. 4.5c [S100]

Bildbeschreibung

Auf der ➤ Abb. 4.5a ist eine periorale Region zu sehen. Auffällig ist eine relativ homogene Hyperpigmentierung der Haut. Die Lippenkontur ist etwas braunbetont. An der Unterlippe sind braune Flecken (*Maculae*) erkennbar. Die ➤ Abb. 4.5b zeigt ein weibliches Gebiss mit Hyperpigmentierungen der Mundschleimhaut. Auf der ➤ Abb. 4.5c sind Hände in der Palmar- und Dorsalansicht zu sehen. Auffällig ist in der Dorsalansicht die homogene Hyperpigmentierung, in der Palmaransicht die Hyperpigmentierung in den Handlinien.

Verdachtsdiagnose/Befund

Morbus Addison.

Differenzialdiagnosen

Hämochromatose (*Eisenspeicherkrankheit*): Geht mit einer homogenen Hyperpigmentierung der Haut einher. Die Schleimhäute sind in der Regel nicht betroffen.

Anamnestische Fragen zur Sicherung der Diagnose

- Seit wann? In der Regel ein langsamer Beginn der Hyperpigmentierung beim Morbus Addison.
- Lokalisation der Hyperpigmentierungen? Beim Morbus Addison findet sich die Pigmentierung v. a. an den Handlinien (➤ Abb. 4.5c), Schleimhäuten (➤ Abb. 4.5b) und Lippen (➤ Abb. 4.5a). Bei der Hämochromatose ist die Pigmentierung eher homogen über den ganzen Körper verteilt.
- Allgemeinsymptome: Übelkeit, Erbrechen, Schwäche? Typische Symptome des Morbus Addison.

Untersuchungsbefunde

- Herz-Kreislauf-System: arterielle Hypotonie
- Muskeln: Muskelschwäche, Muskelschmerzen
- Gegebenenfalls Verlust der Geschlechtsbehaarung, sekundäre Amenorrhö
- Labor: Natrium ↓, Kalium ↑, Serumkortisol ↓

Krankheitsbild

Der **Morbus Addison** ist eine Erkrankung der Nebennierenrinde, die als Folge eine Insuffizienz nach sich zieht. Ursache ist ein Autoimmunprozess, der zur Zerstörung der Drüse führt. Andere Ursachen für eine Zerstörung der Nebennierenrinde sind Infektionskrankheiten, Metastasen oder Blutungen etwa im Rahmen des Waterhouse-Friderichsen-Syndroms.

Die Symptome können unterschiedlich ausfallen und sind von der Dauer und dem Ausmaß des Hormonmangels bestimmt. Die häufigsten sind **Schwäche** und **reduzierte Belastbarkeit,** auffällige **Pigmentierung der Haut und Schleimhaut, Gewichtsverlust, Hypotonie, Bauchschmerzen,** Übelkeit und Erbrechen.

Die Maximalvariante ist die **Addison-Krise,** die ohne Behandlung meist tödlich verläuft. Die Therapie besteht in der Substitution von Glukokortikoiden, Mineralokortikoiden und Androgenen.

4.6 Tonnenzähne

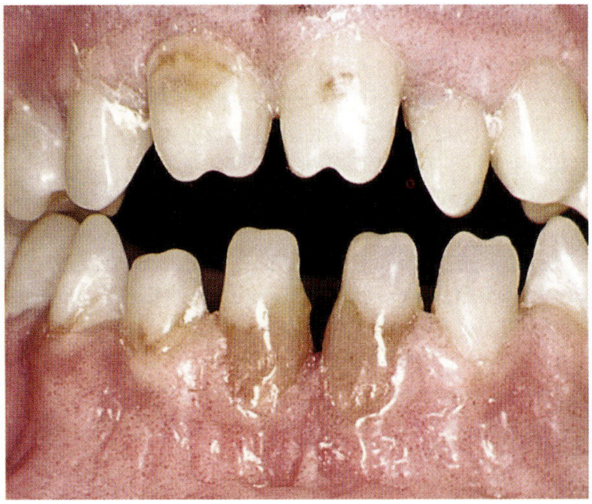

Abb. 4.6a [E1301]

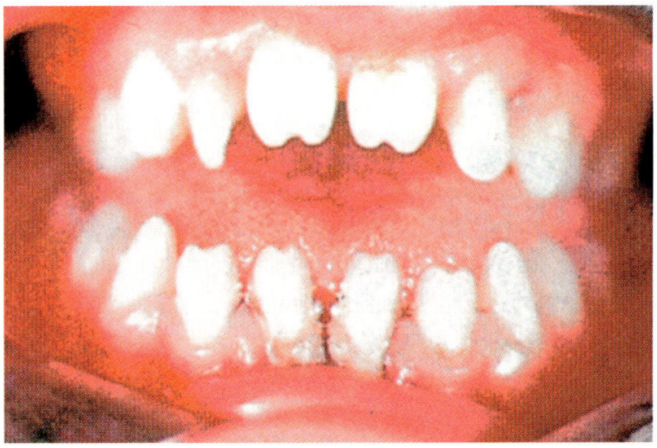

Abb. 4.6b [E426]

Bildbeschreibung

Auf der ➤ Abb. 4.6a und auf der ➤ Abb. 4.6b ist jeweils ein bleibendes, sanierungsbedürftiges Gebiss zu sehen. Auffällig ist die Form der Zähne, besonders der oberen Schneidezähne, die an der distalen Seite Einkerbungen tragen. Die Basis der Zähne ist breit, zur Schneidefläche hin wird der Zahn schmäler. Insgesamt stehen die Zähne weit auseinander und bilden Lücken.

Verdachtsdiagnose/Befund

Tonnenzähne.

Differenzialdiagnosen

- Zahnveränderungen bei **Rachitis** (➤ 8.7).
- Zahnveränderungen durch Schädigung der Anlage der bleibenden Zähne, u. a. durch **mütterlichen Medikamentenkonsum in der Schwangerschaft.**

Anamnestische Fragen zur Sicherung der Diagnose

- Seit wann? Tonnenzähne bei der Lues connata entwickeln sich mit dem Wachstum der bleibenden Zähne.
- Mütterliche Infektionserkrankungen in der Schwangerschaft? Hinweise auf Ursache der Veränderungen.
- Mütterlicher Medikamentenkonsum in der Schwangerschaft? Hinweise auf Ursache der Veränderungen.
- Andere typische Symptome der Lues connata? Sichtbare Parrot-Furchen und Sattelnase sprechen für eine konnatale Lues.
- Bekannte Rachitis im Kindesalter? Hinweis auf Ursache der Veränderungen.

Untersuchungsbefund

➢ 1.8.

Krankheitsbild

Die **Tonnenzähne** (*Hutchinson-Zähne*) sind typische, wenn auch nicht beweisende Merkmale der **Lues connata tarda.** Sie entstehen am ehesten durch Schädigung der Zahnanlage in der Schwangerschaft. Dabei sind die Schneidezähne typischerweise verändert. Sie sind an der Basis breit und werden zur Schneidefläche schmäler. Die Schneidefläche zeigt Substanzdefekte, entweder in Form von Einkerbungen oder halbmondförmigen Einsenkungen. Insgesamt stehen die Zähne weit auseinander und bilden Zahnlücken.

Andere **Symptome** der Lues connata tarda sind Parrot-Furchen, die als periorale, bis ins Lippenrot reichende Einkerbungen sichtbar sind, Sattelnase (➢ 1.8) und die **Hutchinson-Trias,** die sich aus Innenohrschwerhörigkeit, Keratitis und Tonnenzähnen zusammensetzt.

4.7 Leukoplakie

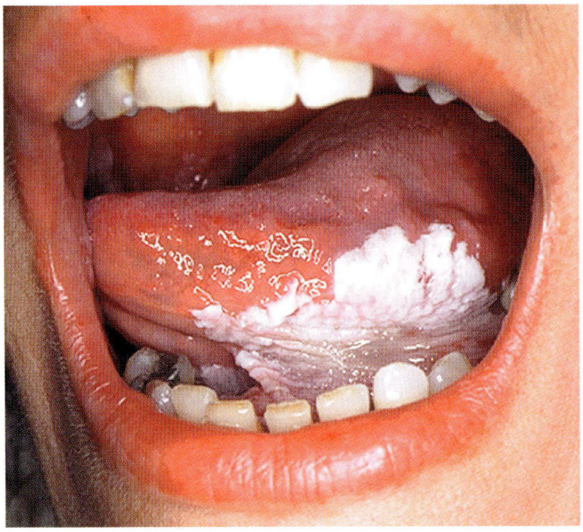

Abb. 4.7a [R299]

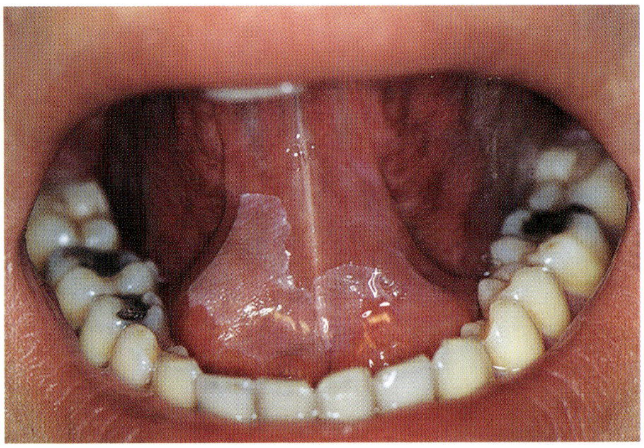

Abb. 4.7b [P281]

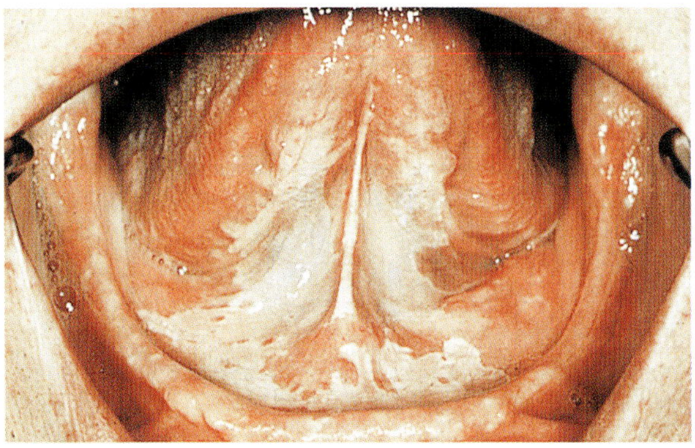

Abb. 4.7c [R457]

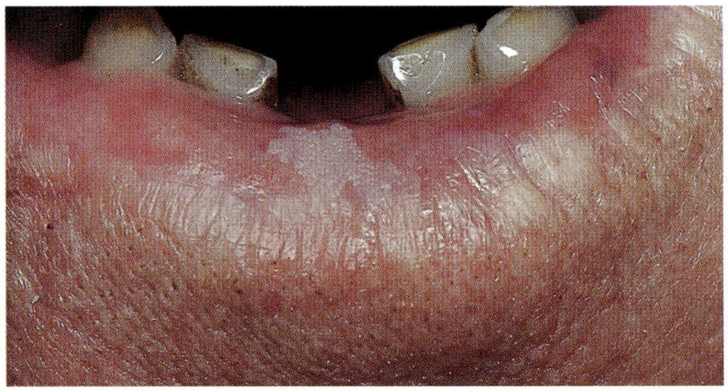

Abb. 4.7d [R240]

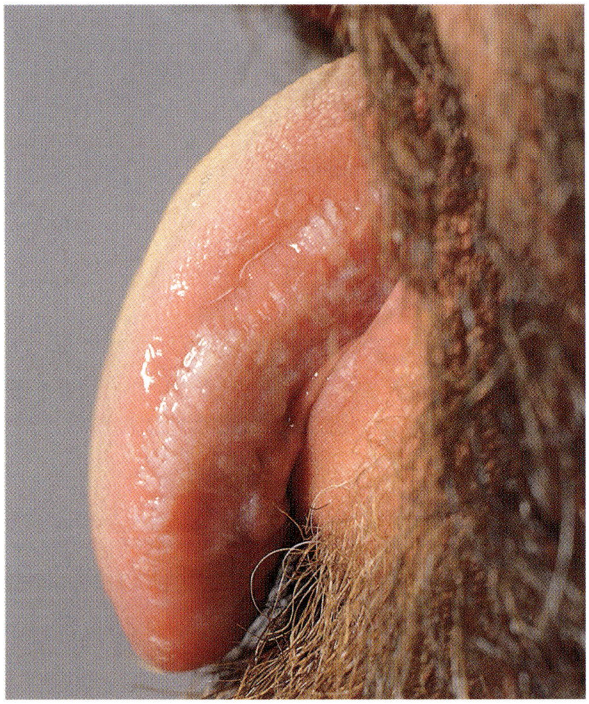

Abb. 4.7e [G1155]

Bildbeschreibung

Die ➢ Abb. 4.7a zeigt einen Blick in die Mundhöhle. Auffallend ist eine weißliche Verfärbung der Zungenschleimhaut. Auf der ➢ Abb. 4.7b und auf der ➢ Abb. 4.7c sind weißliche Verfärbungen am vorderen Mundboden sichtbar, die in der ➢ Abb. 4.7c zur Zungenunterseite ziehen. Auf ➢ Abb. 4.7d sind Teile der Unterlippe und Zähne zu sehen. Auf der Unterlippe ist zentral eine weiße Verfärbung zu sehen, die scharf und unregelmäßig begrenzt. Dieser Herd scheint leicht erhaben zu sein, die Oberfläche ist leicht warzenförmig. Das übrige Lippenrot erscheint nicht homogen rot, es sind einige weißlich-bläuliche Flecke zu sehen. Die Grenze zwischen Lippenrot und Haut ist unscharf.

Verdachtsdiagnose/Befund

Leukoplakie.

Differenzialdiagnosen

- **Candidainfektion** (➢ 4.10): Charakteristisch sind weißliche, cremige, abwischbare Beläge auf entzündlichem Grund.
- **Plattenepithelkarzinom** der Schleimhaut: Kennzeichen sind nicht abwischbare Beläge.
- **Wickham-Streifung** bei **Lichen ruber planus:** Entzündliche Erkrankung der Haut und Schleimhäute mit juckenden Papeln. Durchzogen sind die Effloreszenzen mit weißlichen Streifen. Lokalisation sind v. a. die Backentaschen, seltener die Zunge (➢ 4.8).
- **Orale Haarleukoplakie**: Durch EBV hervorgerufene Infektion der Schleimhaut. Typisch sind weißliche, nicht abwischbare Beläge meist am seitlichen Zungenrand und an der Zungenunterfläche. In den meisten Fällen Auftreten bei Immunsuppression, v. a. bei HIV oder nach Transplantationen (➢ Abb. 4.7e).

Anamnestische Fragen zur Sicherung der Diagnose

- Seit wann? Eine Leukoplakie entwickelt sich in der Regel langsam.
- Abwischbar oder festhaftend? Abwischbare Beläge sprechen eher für eine Candidose, festhaftende Beläge für eine Leukoplakie, Wickham-Streifung orale Haarleukoplakie oder ein Plattenepithelkarzinom.
- Noxenkonsum? Alkohol- und Nikotinkonsum (besonders Zigarren und Pfeifen) können die Bildung einer Leukoplakie begünstigen.
- Internistische Vorerkrankungen? Erkrankungen, die mit einem reduzierten Immunstatus einhergehen, u. a. HIV, Diabetes mellitus, begünstigen das Auftreten einer Candidose. HIV kann zum Auftreten einer Haarleukoplakie führen.

Untersuchungsbefund

Histologische Untersuchung: zur Diagnosesicherung und zum Ausschluss eines Plattenepithelkarzinoms; Hyperkeratosen (verstärkte Verhornung) und dysplastische Veränderungen typisch.

Krankheitsbild

Leukoplakie ist eine Beschreibung für eine weißliche, nicht abwischbare, meist flache, aber auch leicht erhabene oder papillomatöse Veränderung der Schleimhäute. Sie findet sich v. a. an der Schleimhaut der Mundhöhle, des Rachens und des Kehlkopfes. In der Mundhöhle sind vorzugsweise die Wangenschleimhaut, innerer Mundwinkel, Zunge, Mundboden und Gaumen betroffen. Die Kehlkopfschleimhaut und Stimmlippen sowie die Schleimhäute des Genitalbereichs können ebenfalls betroffen sein. Die Leukoplakie geht mit einer verstärkten Verhornung (des normalerweise nicht verhornenden Plattenepithels) einher, die unter Feuchtigkeitseinfluss aufquillt und weiß erscheint. Die **Ursachen** können sehr unterschiedlich sein, u. a.:

- **Chronische Noxeneinwirkung,** z. B. Nikotin, Alkohol, mechanische Irritationen durch Zahnprothesen
- **Schleimhautmanifestation** bei chronischen Erkrankungen, z. B. Lichen ruber planus, Haarleukoplakie, chronisch diskoider Lupus erythematodes
- Idiopathische Formen

Die Klärung der Ursachen ist unabdingbar. Als **therapeutische Maßnahme** sind eine Laser- oder Kryotherapie sowie eine Exzision möglich. Regelmäßige Kontrollen sollten erfolgen, da die Leukoplakie eine Präkanzerose für Plattenepithelkarzinome darstellt.

4.8 Wickam-Streifung

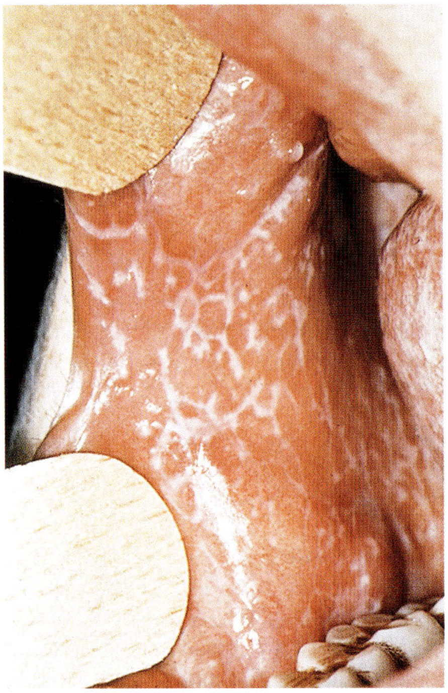

Abb. 4.8a [R494]

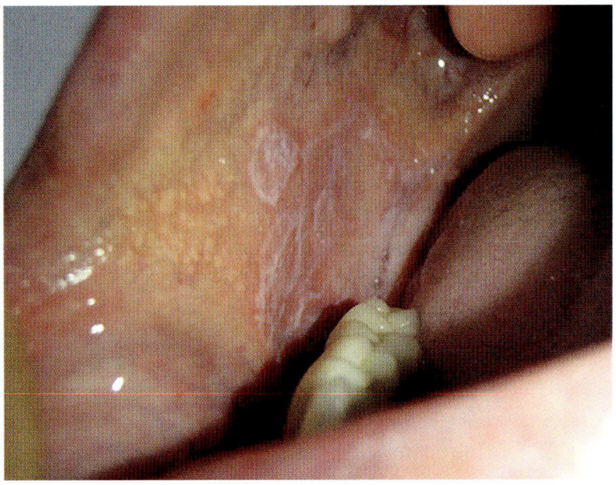

Abb. 4.8b [R299]

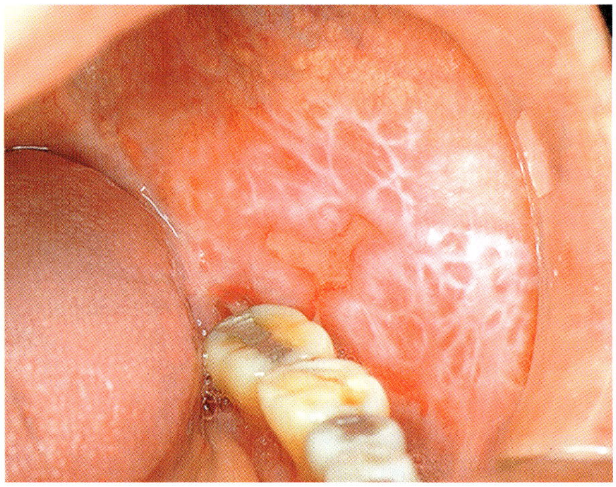

Abb. 4.8c [E355-026]

Bildbeschreibung

Auf der ➤ Abb. 4.8a, ➤ Abb. 4.8b und auf der ➤ Abb. 4.8c sind Teile einer Wangenschleimhaut zu sehen. Auffällig ist eine weiße, netzartige Zeichnung der Schleimhaut, die auf der ➤ Abb. 4.8a deutlich stärker ausgeprägter ist. Auf der ➤ Abb. 4.8b erscheinen Teile der Schleimhaut gelblich verfärbt und etwas aufgeworfen. Auf der ➤ Abb. 4.8c finden sich zusätzlich multiple Rötungen und erosive Veränderungen der Mundschleimhaut.

Verdachtsdiagnose/Befund

Wickham-Streifung bei Lichen ruber planus.

4

Differenzialdiagnosen

- **Plattenepithelkarzinom** der Schleimhaut: Kennzeichen sind nicht abwischbare Beläge.
- **Candidainfektion** (➤ 4.10): Charakteristisch sind weißliche, cremige, abwischbare Beläge auf entzündlichem Grund.
- **Leukoplakie** (➤ 4.7): Festhaftende, nicht abwischbare weiße Plaques.

Anamnestische Fragen zur Sicherung der Diagnose

- Seit wann? Eine Wickham-Streifung entwickelt sich meist über Wochen.
- Abwischbare Beläge? Die Wickham-Streifung ist festhaftend und nicht abwischbar, die Beläge bei Leukoplakie ebenfalls. Candidabeläge sind jedoch abwischbar.
- Lokale Milieuveränderungen, u. a. schlechtsitzende Prothesen, Nikotinkonsum? Sie begünstigen die Entstehung der Leukoplakie.
- Andere Hauterscheinungen? Zusätzlich zu den Schleimhauterscheinungen treten Hauterscheinungen auf, v. a. an den Beugeseiten der Extremitäten. Sie zeigen sich als polygonale Papeln oder Plaques, schubweise von Juckreiz begleitet. Eine Candidabesiedlung kann an Haut und Schleimhäuten auftreten. Prädilektionsstellen sind Genitalbereich, intertriginöse Räume, Zehenzwischenraum und Achselfalten.
- Vorerkrankungen, u. a. Diabetes mellitus, HIV, Lymphome, Leukämien oder andere immunsupprimierende Erkrankungen? Gelten als Risikofaktor für eine Candidose.
- Psychische Traumen? Sie lassen sich besonders häufig vor dem Auftreten des Lichen ruber planus beobachten.
- Medikamenteneinnahme, u. a. Antibiotika, inhalative Glukokortikoide? Gelten als Risikofaktor für eine Candidose.

Untersuchungsbefund

- Köbner-Phänomen (Isomorpher Reizeffekt): lokale Hautirritationen, z. B. Kratzen lösen die Entstehung neuer Herde aus.
- Histologische Untersuchung: u. a. Hyperkeratose (Verdickung der Hornschicht) und ein lymphohistiozytäres Infiltrat.

Krankheitsbild

Die **Wickham-Streifung** ist eines der Symptome bei **Lichen ruber planus**. Es handelt sich um eine chronisch-entzündliche, aber nicht-infektiöse Erkrankung der Haut und Schleimhäute. Die Ursachen sind unklar. Betroffen sind v. a. Menschen zwischen dem 30.–60. Lebensjahr. Die Hautveränderungen zeigen sich als polygonale, flache, scharf begrenzte Papeln v. a. an den Beugeseiten der Hand- und Kniegelenke, am Rücken und im Genitalbereich. Sie treten gruppiert auf und konfluieren zu Plaques, die schubweise stark jucken können. An der Oberfläche der Hauterscheinungen ist eine weiße Zeichnung sichtbar.

Im Bereich der Schleimhäute finden sich weiße netzartige Schleimhautzeichnungen. Diese netzartige Zeichnung wird auch als Wickham-Streifung genannt und ist v. a. nach Betupfen mit Wasser oder Öl besonders gut sichtbar. Die Schleimhautmanifestation wird als Präkanzerose gewertet.

Die **Therapie** kann topisch oder systemisch mit immunsuppressiven Substanzen erfolgen. Bei starkem Juckreiz kommen Antihistaminika zur Anwendung. Spontanremissionen sind häufig.

4.9 Lackzunge

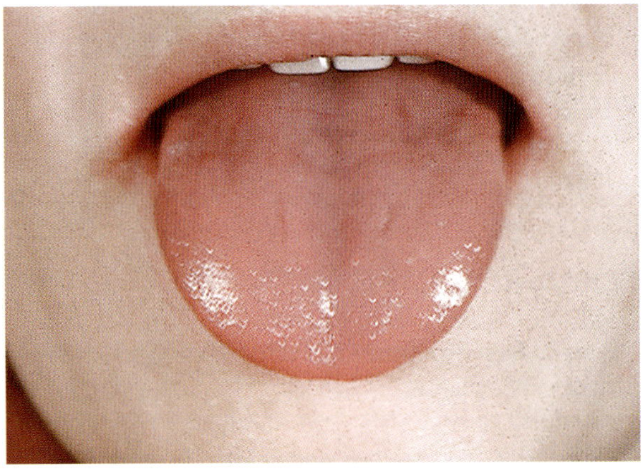

Abb. 4.9a [G837]

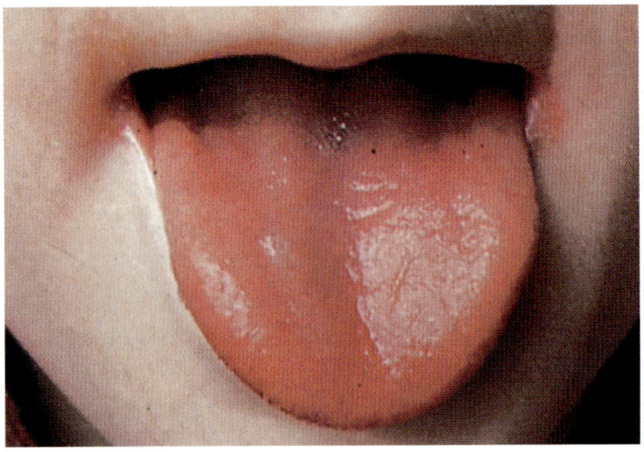

Abb. 4.9b [E288]

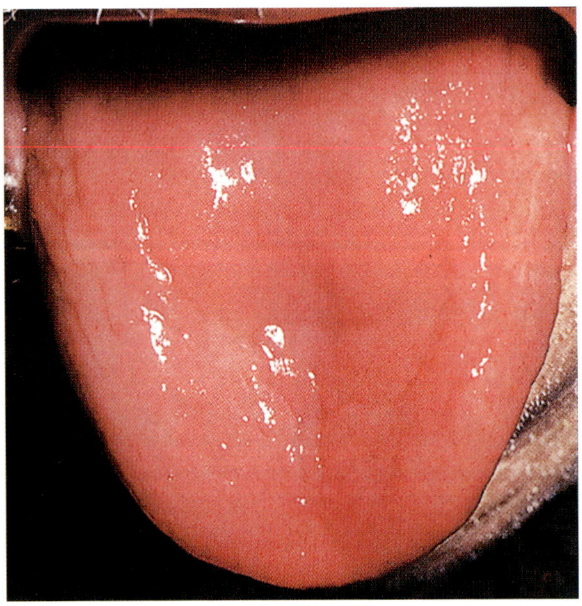

Abb. 4.9c [G218-001]

Bildbeschreibung

Auf der ➤ Abb. 4.9a und ➤ Abb. 4.9b ist eine ausgestreckte Zunge zu sehen. Auffällig ist die glatte, im vorderen Teil glänzende Oberfläche. Ein Belag ist nicht sichtbar. Die Zungenpapillen sind in diesem Bild nicht sicher beurteilbar. In beiden Abbildungen finden sich Rötungen und dezente Einrisse der Haut im Bereich der Mundwinkel. Die ➤ Abb. 4.9c zeigt eine glatt-rote Zunge. Die Schleimhaut scheint atroph zu sein.

Verdachtsdiagnose/Befund

Lackzunge.

Differenzialdiagnosen

- **Plummer-Vinson-Syndrom:** Bei Eisenmangel vorkommende Schleimhautatrophie im Verdauungstrakt, die sich mit Lackzunge, Zungenbrennen, Schluckbeschwerden, mikrozytärer, hypochromer Anämie und Nagelveränderungen manifestiert.
- **Hunter-Glossitis:** Entzündung der Zunge mit Brennen und Parästhesien bei Vitamin-B_{12}-Mangel.
- **Glossitis** anderer Genese, u. a. durch thermische oder chemische Einflüsse.

Anamnestische Fragen zur Sicherung der Diagnose

- Seit wann? Chronische Verläufe sind meist Hinweise auf einen Eisen- oder Vitamin-B_{12}-Mangel. Noxeneinflüsse führen meist zum raschen Beginn der Symptome.
- Lokale Symptome? Brennen? Parästhesien? Hinweise auf eine Hunter-Glossitis.
- Andere internistische Erkrankungen? Eine Typ A-Gastritis oder ein Morbus Crohn sind mit einem Vitamin-B_{12}-Mangel vereinbar. Eine Leberfunktionsstörung könnte ebenfalls Ursache einer Lackzunge sein.
- Hautsymptome? Nagelveränderungen, Haarausfall, trockene Haut mit Blässe können Hinweis auf Eisenmangel geben. Blasse Haut mit einem dezenten Sklerenikterus ist eher ein Hinweis auf einen Vitamin-B_{12}-Mangel.
- Neurologische Symptome? Polyneuropathie und Gedächtnisprobleme können beim ausgeprägten Vitamin-B_{12}-Mangel auftreten.

Untersuchungsbefunde

- Lackzunge durch Eisenmangel (Plummer-Vinson-Syndrom): Mundwinkelrhagaden, Löffelnägel, Onychoschisis, Onychorhexis, Anämie mit Blässe der Haut und Schleimhäute, Müdigkeit, Belastungsdyspnoe, systolischen Geräuschen, Hämatokrit ↓, Hämoglobin ↓, Erythrozyten ↓, MCV ↓, MCH ↓, Ferritin ↓, Transferrin ↑.
- Lackzunge durch Vitamin-B_{12}-Mangel: brennende Zunge (Hunter-Glossitis), Polyneuropathie (symmetrische distale Sensibilitätsstörungen, Reflexabschwächung oder Ausfall, eingeschränktes Vibrationsempfinden, kognitive Störungen), ggf. Symptome der Typ A-Gastritis mit epigastrischen Schmerzen, Anämie mit strohgelber Hautfarbe durch prähepatischen Ikterus, Hämatokrit ↓, Hämoglobin ↓, Erythrozyten ↓, MCV ↑, MCH ↑, unkonjugiertes Bilirubin ↑.

Krankheitsbild

Die **Lackzunge** ist durch eine glatt-glänzende Oberfläche der Zungenschleimhaut mit gleichzeitiger Papillen- und Schleimhautatrophie gekennzeichnet. Als Ursachen kommen ein Eisen- oder Vitamin-B_{12}-Mangel oder eine Lebererkrankung in Betracht.

Die **Hunter-Glossitis** ist eine Entzündung der Zunge, die mit einem Vitamin-B_{12}-Mangel vergesellschaftet ist. Ursachen können eine verminderte Zufuhr oder Resorption von Vitamin B_{12} sein oder eine Typ A-Gastritis, die mit einem Mangel an Intrinsic-Faktor einhergeht. Als Folge atrophieren Mukosa und Papillen der Zunge. Begleitend treten brennende Schmerzen und Parästhesien der Zunge auf. Eine makrozytäre, hyperchrome Anämie kann ebenfalls vorkommen. Die Therapie besteht in der Substitution von Vitamin B_{12}, bei der Typ A-Gastritis zusätzlich in regelmäßigen Gastroskopien.

Das **Plummer-Vinson-Syndrom** geht neben der Lackzunge mit Schluckbeschwerden, Haut- und Haarveränderungen und einer mikrozytären, hypochromen Anämie einher. Die Therapie besteht in der Substitution von Eisen.

4.10 Orale Candidose

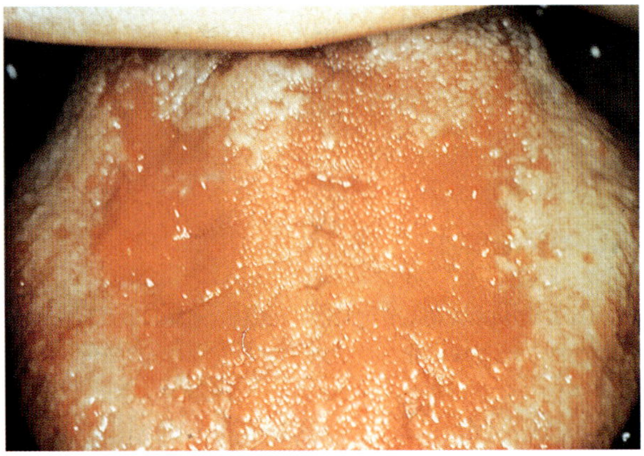

Abb. 4.10a [E273]

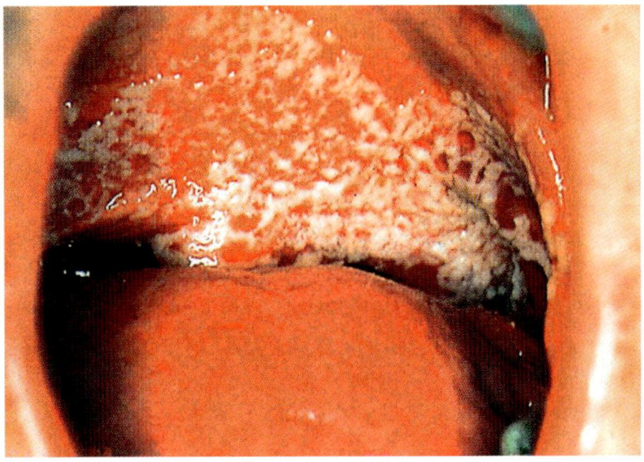

Abb. 4.10b [G290-003]

Bildbeschreibung

Auf der ➤ Abb. 4.10a ist eine Zunge sichtbar. Auffallend sind der weiße Belag der Zunge und die z. T. stark geschwollenen und entzündlich veränderten Zungenpapillen. Die ➤ Abb. 4.10b zeigt Teile der Zunge und des Gaumens. Am Gaumen findet sich ein weißer Belag, der Grund scheint entzündlich verändert zu sein. Die Zunge ist glatt rot.

Verdachtsdiagnose/Befund

Orale Candidose.

Differenzialdiagnosen

- **Leukoplakie** (➤ 4.7): Nicht abwischbare weiße Plaques.
- **Wickham-Streifung** bei **Lichen ruber planus:** Entzündliche Erkrankung der Haut und Schleimhäute mit juckenden Papeln. Durchzogen sind die Effloreszenzen mit weißlichen Streifen. Lokalisation sind die Backentaschen, selten die Zunge (➤ 4.8).
- **Orale Haarleukoplakie:** Durch EBV hervorgerufene Infektion der Schleimhaut. Typisch sind weißliche, nicht abwischbare Beläge meist am seitlichen Zungenrand und an der Zungenunterfläche. Die orale Haarleukoplakie entwickelt sich bevorzugt bei Immunsuppression, v. a. bei HIV oder nach Transplantationen.

Anamnestische Fragen zur Sicherung der Diagnose

- Seit wann? Eine Candidose entwickelt sich über Wochen.
- Abwischbare Beläge? Die Candidabeläge sind abwischbar, Leukoplakie und Wickam-Streifung nicht.
- Andere Hauterscheinungen? Eine Candidabesiedlung kann an Haut und Schleimhäuten auftreten. Prädilektionsstellen sind Genitalbereich, intertriginöse Räume, Zehenzwischenraum und Achselfalten.
- Vorerkrankungen, u. a. Diabetes mellitus, HIV, Lymphome, Leukämien oder andere immunsupprimierende Erkrankungen (Risikofaktor für Candidose).
- Medikamenteneinnahme, u. a. Antibiotika, inhalative Glukokortikoide? Gelten als Risikofaktor für eine Candidose.

Untersuchungsbefund

Mykologische Kultur zur Diagnosesicherung.

Krankheitsbild

Die **orale Candidose** wird durch Candidapilze (*Hefepilze*) hervorgerufen. Mundhöhle, gesamter Gastrointestinaltrakt, Haut und Nägel können befallen sein. Selten sind invasive Candidosen u. a. der Lunge. Symptome sind **weißliche, abwischbare Beläge, gerötete** (entzündlich veränderte) **Schleimhäute,** Schluckschwierigkeiten. Prädisponierende Faktoren sind:

- Säuglinge und alte Menschen
- Antibiotische Therapie in der Vorgeschichte
- Mechanische Faktoren wie schlecht durchlüftete Kleidung, Adipositas
- Starkes Schwitzen und feuchte Umgebung (Schwimmhallen, Duschbäder) durch pH-Steigerung
- Konsumierende Erkrankungen oder Immunsuppression
- Alkoholabusus
- Endokrine Störungen, inhalative Glukokortikoide
- Kontakt zu Tieren

Die **Symptome** der **Hautcandidose** sind **flächige Rötungen** mit kleinen Papeln am Rand (Satellitenherde), mazerierte (aufgeweichte und gerötete) Haut mit weißlichen, abstreifbaren Belägen und das Vorkommen im „feuchten" Milieu, v. a. in den Hautfalten, inguinal und axillär.

Die **Therapie** besteht in der Gabe von Antimykotika. Zu den begleitenden Maßnahmen zählen bei der oralen Candidose u. a. ein regelmäßiger Wechsel von Zahnbürsten und Spülungen mit antiseptischen Substanzen, bei der Hautcandidose das Trockenhalten der betroffenen Areale und das Tragen von gut waschbarer Baumwollwäsche.

4.11 Aphthen

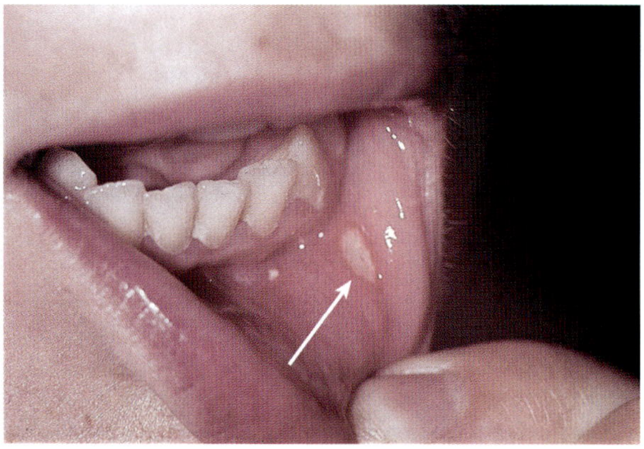

Abb. 4.11a [E992]

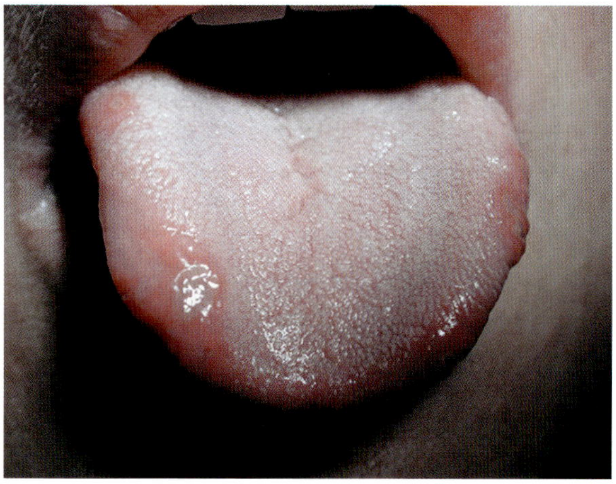

Abb. 4.11b [G1266]

Bildbeschreibung

Die ➤ Abb. 4.11a zeigt die Innenseite der Lippe. Sichtbar ist eine linsengroße Erosion mit einem gelblichen Belag und entzündlichen Hof. Auf der ➤ Abb. 4.11b ist eine Zunge mit einer linsengroßen Erosion mit gelblichem Belag zu sehen. Der Zungenrand scheint entzündlich irritiert zu sein.

Verdachtsdiagnose/Befund

Aphthen.

Differenzialdiagnosen

- **Habituelle** (*chronisch rezidivierende*) **Aphthen:** Treten rezidivierend auf, die Ursache ist unbekannt.
- **Morbus Behçet:** Systemische Vaskulitis mit Beteiligung von arteriellen und venösen Gefäßen. Betroffen sind v. a. Haut, Schleimhaut und Augen.
- **Stomatitis aphthosa** (➤ 13.12): Infektion mit Herpes simplex-Viren. Die Symptome sind multiple, schmerzhafte aphthenähnliche Erscheinungen an der Mundschleimhaut. An der Haut sind neben Erosionen auch schmerzhafte Bläschen zu sehen.
- **Infektion mit Coxsackie-Viren:** Kann mit schmerzhaften Erosionen der Mundschleimhaut und der Tonsillen einhergehen. An den Lippen finden sich neben Erosionen auch Bläschen.
- **Pemphigus vulgaris** (➤ 12.1): Autoimmunerkrankung mit Bildung schlaffer und schmerzhafter Blasen an Haut und Schleimhäuten.

Anamnestische Fragen zur Sicherung der Diagnose

- Seit wann? Meist schnelle Entwicklung der Schleimhauterscheinungen.
- Rezidive? Rezidive sprechen für habituelle Aphthen oder Begleiterscheinungen bei chronisch-entzündlichen Darmerkrankungen oder Morbus Behçet.
- Begleitende internistische Erkrankungen? Hinweis auf Ursache der Aphthen.
- Zeichen einer Infektion: Fieber, Halsschmerzen, Tonsillenvergrößerung? Hinweis auf akute infektiöse Erkrankung, z. B. mit Coxsackie-Viren.

Untersuchungsbefunde

Je nach Ursache können folgende Befunde erhoben werden:

- Coxsackie-Infektion, Stomatitis aphthosa: Beteiligung der Haut als schmerzhafte Bläschenbildung.
- Pemphigus vulgaris: Bildung schmerzhafter schlaffer Hautblasen auf entzündlichem Grund. Prädilektionsstellen sind der behaarte Kopf, Gesicht, Axilla, Mundhöhle, Leisten und Brust. Die Blasenbildung kann durch Reiben am Blasenrand (Nikolski-II-Phänomen) oder auf gesunder Haut (Nikolski-I-Phänomen) provoziert werden.
- Morbus Behçet: Schmerzhafte Aphthen im hinteren Mund- und Genitalbereich, die narbig abheilen. Augenschmerzen, lokale entzündliche Symptome und Visuseinschränkungen durch Iritis oder Uveitis anterior können vorkommen. Die Symptome der Haut können als Erythema nodosum, polymorphe Hauterscheinungen (papulöse, papulopustulöse Exantheme) in Erscheinung treten, entzündliche Gelenkschwellungen durch eine Oligoarthritis. Nach Hautpunktionen entwickelt sich an der Einstichstelle eine Papel oder Pustel (Pathergie-Phänomen).

Krankheitsbild

Aphthen sind schmerzhafte, meist linsengroße mit gelblichem Fibrinbelag durchzogene Schleimhauterosionen. Umgeben sind sie von einem entzündlichen Hof. Sie entwickeln sich aus einem Bläschen.

Solitäre Aphthen rezidivieren nicht, können akute Infekte begleiten oder traumatisch nach Verletzungen der Schleimhaut auftreten. **Chronisch rezidivierende** (habituelle) Aphthen treten gehäuft bei Morbus Crohn, Colitis ulcerosa, Magenerkrankungen oder zyklusbedingt vor der Periodenblutung auf. Meist sind dann multiple Herde in der Mundschleimhaut vorhanden. Beim **Morbus Behçet** finden sich neben Mundaphten (häufig im hinteren Drittel der Mundhöhle) auch genitale Aphthen bzw. Ulzera, Iritis und Vaskulitis der Haut. Andere Manifestationen sind Polyarthritis, Enterokolitis, Nierenfunktionsstörungen und Meningoenzephalitis.

Die **Therapie** der Aphthen kann äußerlich mit Salbei-, Kamillenspülungen erfolgen, innerlich mit Kortikosteroiden.

Herpes- und Coxsackie-Infektionen bilden ähnliche Erscheinungen an den Schleimhäuten, werden aber nach der gängigen dermatologischen Nomenklatur nicht zu den Aphthen gezählt.

KAPITEL

5 Hände

5.1 Veränderungen bei rheumatoider Arthritis

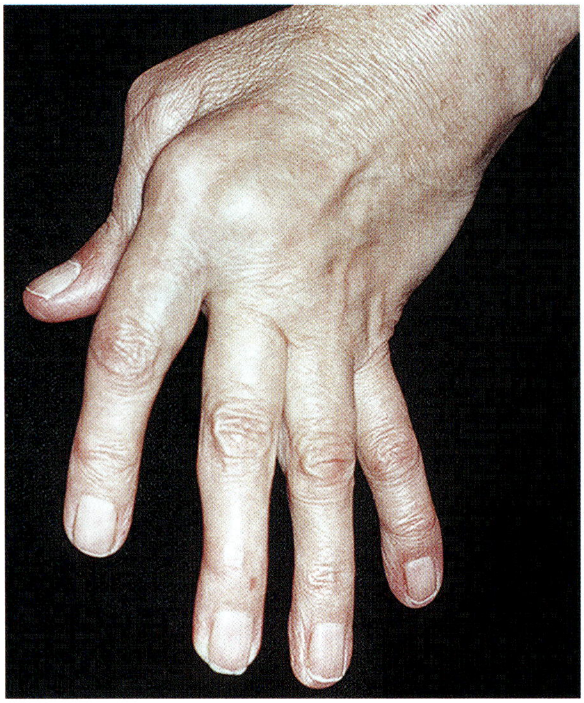

Abb. 5.1a [E543]

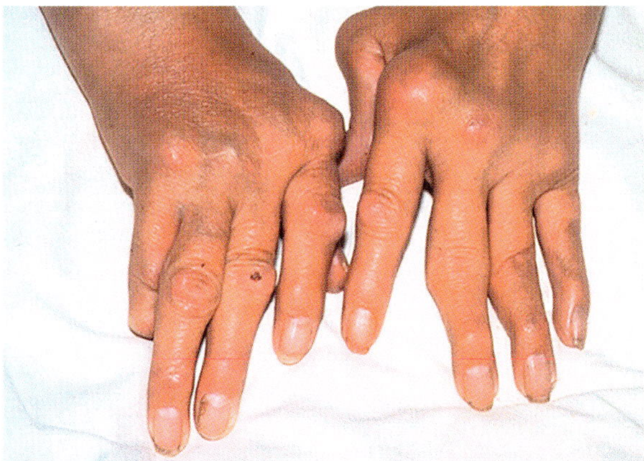

Abb. 5.1b [T127]

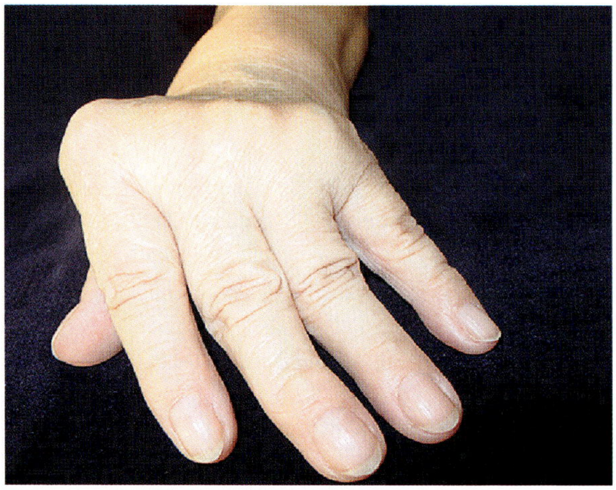

Abb. 5.1c [M614]

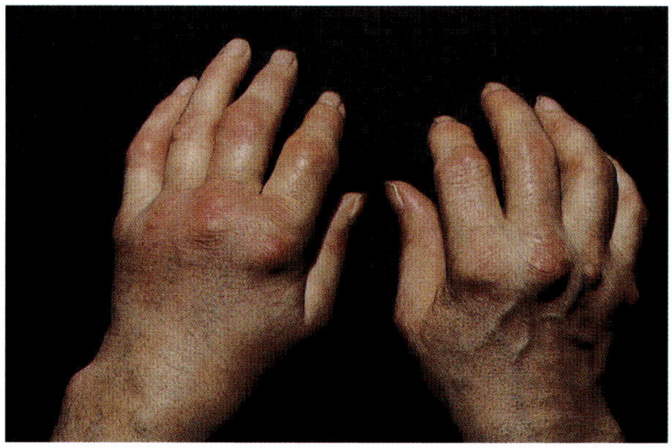

Abb. 5.1d [R240]

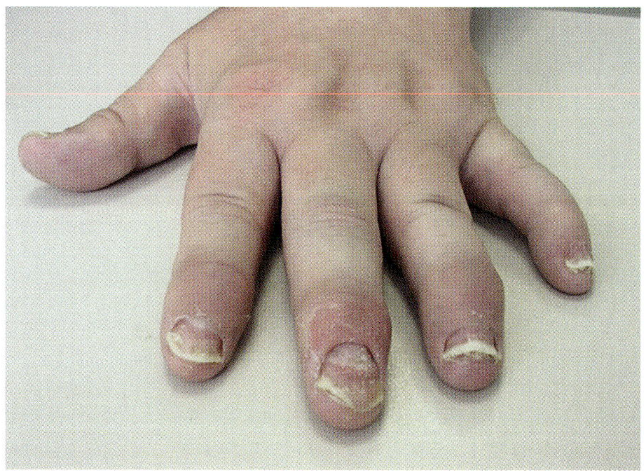

Abb. 5.1e [T568]

Bildbeschreibung

Die ➤ Abb. 5.1a zeigt eine Verdickung der Grundgelenke, ulnare Deviation, Atrophie der Muskulatur und Z-Deformität des Daumens. Die Mittelgelenke weisen eine dezente Schwellung, die Endgelenke des II. und III. Fingers kleine Knötchen auf.

Auf der ➤ Abb. 5.1b sind an beiden Händen Schwellungen und Verdickungen über den Grund- und Mittelgelenken sichtbar, ebenso eine ulnare Deviation und am kleinen Finger links eine Schwanenhalsdeformität. Die Interossalmuskulatur scheint atroph zu sein. Beide Daumen zeigen eine Z-Deformität, links besser erkennbar als rechts. Die ➤ Abb. 5.1c zeigt eine Hand mit Ulnardeviation. Die Finger II–V sind in den Mittelgelenken überstreckt und in den Endgelenken leicht gebeugt (Schwanenhalsdeformität).

Verdachtsdiagnose/Befund

Rheumatoide Arthritis.

Differenzialdiagnosen

- **Gichtarthritis** (➤ 3.3): Meist asymmetrischer Befall, Gichttophi vorhanden, unterschiedlicher Schwellungsgrad über den betroffenen Gelenken (➤ Abb. 5.1d).
- **Psoriasis-Arthritis** (➤ 5.8): Ein symmetrischer Befall ist möglich, häufiger kommt es jedoch zum Befall im Strahl mit Beteiligung von Grund-, Mittel- und Endgelenken (Wurstfinger). Zusätzlich sind meist psoriatische Effloreszenzen sichtbar (➤ Abb. 5.1e).
- **Heberden-Arthrose** (➤ 5.3): Degenerative Veränderung der Endgelenke mit u. a. radialer Deviation.

Anamnestische Fragen zur Sicherung der Diagnose

- Seit wann? Meist langsamer Beginn und chronischer Verlauf in Schüben.
- Allgemeinsymptome? Fieber, Gelenkschmerzen, Muskelschmerzen, Morgensteifigkeit, allgemeines Krankheitsgefühl? Typische Symptome der rheumatoiden Arthritis.
- Andere Hauterscheinungen? Rheumagranulome sprechen für eine rheumatoide Arthritis, psoriatische Plaques für eine Psoriasis-Arthritis, Gichttophi für die Gichtarthritis.
- Vorerkrankungen? Eine Hyperurikämie kann Hinweise auf eine Gichtarthritis geben. Nierenfunktionsstörungen, Pleuritis oder Perikarditis deuten eher auf eine rheumatoide Arthritis.
- Laborbefunde? Bei Gichtarthritis Harnsäure ↑, bei rheumatoider Arthritis Rheumafaktoren positiv, Anti-CCP-Ak positiv, ggf. ANA positiv, Leukozytose, CRP ↑, sekundäre hypochrome, mikrozytäre Anämie.

Untersuchungsbefunde

- Gelenke: Schwellung v. a. der kleinen Gelenke begleitet von Schmerzen und Steifigkeit, Druckschmerzhaftigkeit über den betroffenen Gelenken.
- Lunge: thorakale Schmerzen, Dyspnoe und atemabhängige schabende Reibegeräusche bei trockener Pleuritis, Stimmfremitus ↓, Klopfschalldämpfung, reduziertes Atemgeräusch, ggf. Dyspnoe bei Ausbildung eines Pleuraergusses.
- Herz: thorakale Schmerzen, atemunabhängige schabende Geräusche bei trockener Perikarditis, vergrößerte Herzdämpfung, Jugularvenenstauung, Hypotonie bei Ausbildung eines Perikardergusses, arterielle Hypertonie.
- Lymphknoten: ggf. generalisierte Lymphknotenschwellung, Lymphknoten sind weich, verschieblich und können schmerzhaft sein.
- Urin: bei Beteiligung der Niere und Ausbildung einer Glomerulonephritis Erythrozyten, Eiweiß positiv.
- Labor: BSG ↑, CRP ↑, ANA positiv, RF positiv, CCP-AK ↑, evtl. Kreatinin ↑, sekundäre hypochrome, mikrozytäre Anämie (Anämie bei chronischen Erkrankungen).

Krankheitsbild

Die **rheumatoide Arthritis** ist eine chronische Entzündung der Synovia von Gelenken und serösen Häuten. Es erkranken bevorzugt Frauen, der Erkrankungsbeginn liegt häufig im 4.–5. Lebensjahrzehnt, die Prävalenz steigt mit zunehmendem Alter. Häufige Symptome sind:

- Fieber, Abgeschlagenheit, Gewichtsverlust
- **Symmetrische Arthritis der kleinen Gelenke** (Finger-, Zehen-, Mittelgelenke)
- **Morgensteifigkeit,** Schwellung, eingeschränkte Funktion der Gelenke
- **Begrüßungsschmerz** (*Gaensslen-Zeichen*)
- Muskelschmerzen und Muskelatrophie
- **Gelenkdestruktionen, Knopflochdeformität, Schwanenhalsdeformität, ulnare Deviation**
- HWS-Beteiligung mit Sub- bzw. Luxation
- Evtl. Rheumaknoten
- **Beteiligung innerer Organe:** Glomerulonephritis, Pleuritis, Karditis, Keratokonjunktivitis sicca
- Hohes Arterioskleroserisiko

Die **Therapie** erfolgt medikamentös mit NSAR, Immunsuppressiva, Basistherapeutika. Zusätzlich ist Physiotherapie von großer Bedeutung.

5.2 Morbus Dupuytren

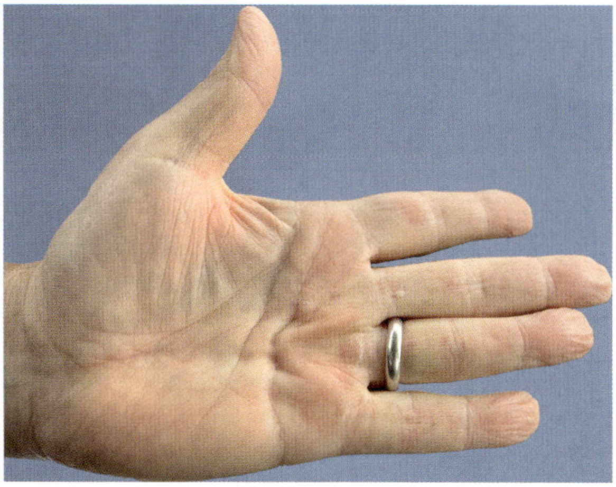

Abb. 5.2a [G1267]

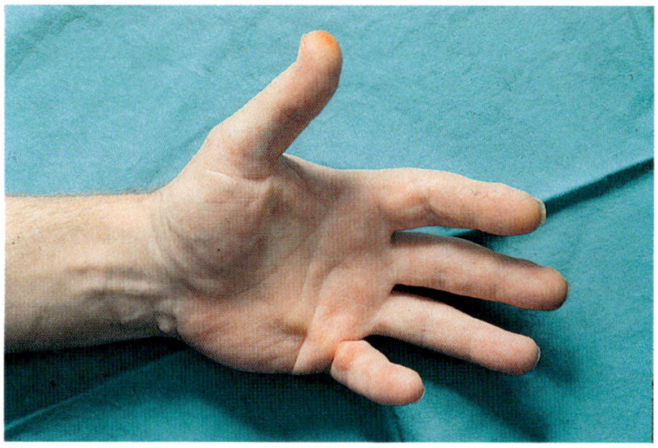

Abb. 5.2b [E751]

Bildbeschreibung

Die ➤ Abb. 5.2a und ➤ Abb. 5.2b zeigen jeweils die palmare Seite einer linken Hand. In der Hohlhand sind eine Knötchen- und Strangbildung im Verlauf der Beugesehne des IV. (➤ Abb. 5.2a) und des V. Fingers (➤ Abb. 5.2b) zu sehen. Der Ringfinger kann noch fast vollständig gestreckt werden (➤ Abb. 5.2a), während der kleine Finger (➤ Abb. 5.2b) in einer Beugestellung mit Streckhemmung steht.

Verdachtsdiagnose/Befund

Dupuytren-Kontraktur.

Differenzialdiagnosen

Karpaltunnelsyndrom (➤ 5.5): Ist auf die Kompression des N. medianus zurückzuführen und durch nächtliche Schmerzen, Thenaratrophie und die reduzierte Fähigkeit, die Faust zu schließen, gekennzeichnet. Eine Veränderung der Palmaraponeurose tritt nicht auf. Bei der Dupuytren-Kontraktur haben die Menschen Schwierigkeiten, die Hand zu strecken.

Anamnestische Fragen zur Sicherung der Diagnose

- Seit wann? Die Dupuytren-Kontraktur entwickelt sich langsam.
- Streckhemmung? Typisches Symptom des Morbus Dupuytren. Bei proximalen Medianusläsionen können Daumen, Zeige- und Mittelfinger nicht gebeugt werden und es entsteht eine Schwurhand.
- Schmerzhaftigkeit? Der Morbus Dupuytren ist meist nicht schmerzhaft, das Karpaltunnelsyndrom geht häufig mit nächtlichen Schmerzen einher.
- Kraftlosigkeit? Typisches Symptom beim Morbus Dupuytren und Karpaltunnelsyndrom.
- Vorerkrankungen, u. a. Diabetes mellitus, Lebererkrankungen? Können Hinweise auf Morbus Dupuytren und Karpaltunnelsyndrom geben.
- Familiäre Disposition? Können Hinweise auf Morbus Dupuytren und Karpaltunnelsyndrom geben.

Untersuchungsbefunde

Hand: Beugekontraktur und Streckhemmung der Finger sowie Knötchenbildung in der Hohlhand.

Krankheitsbild

Morbus Dupuytren ist ein Krankheitsbild, das sich infolge einer **Schrumpfung der Palmaraponeurose** entwickelt. Die Muskulatur ist nicht betroffen. Die Ursachen sind unbekannt.

Betroffen sind die Finger II–V, aber nicht der Daumen, weil die Sehnen der Daumenmuskulatur nicht in der Palmaraponeurose liegen. Sie beginnt mit einer **Knötchenbildung** im Bereich der Hohlhand und führt später zu einer **Beugekontraktur** und **Streckhemmung der Finger.** Eine Lähmung oder sensible Störungen kommen nicht vor.

Gehäuft findet sich die Dupuytren-Kontraktur bei Leberleiden und Diabetes mellitus. Die Therapie besteht in einer Operation.

5.3 Heberden- und Bouchard-Arthrose

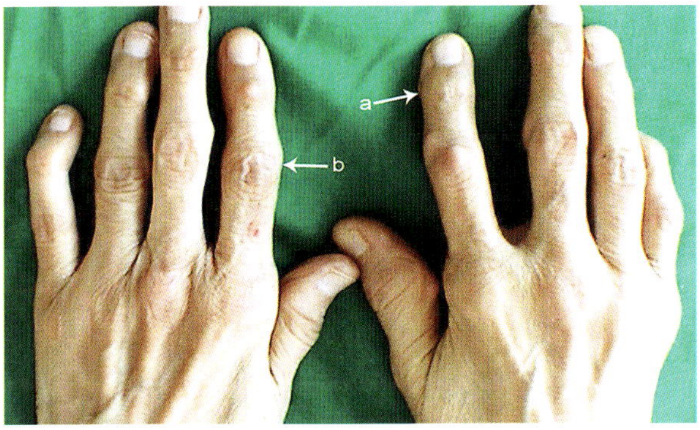

Abb. 5.3a [G559]

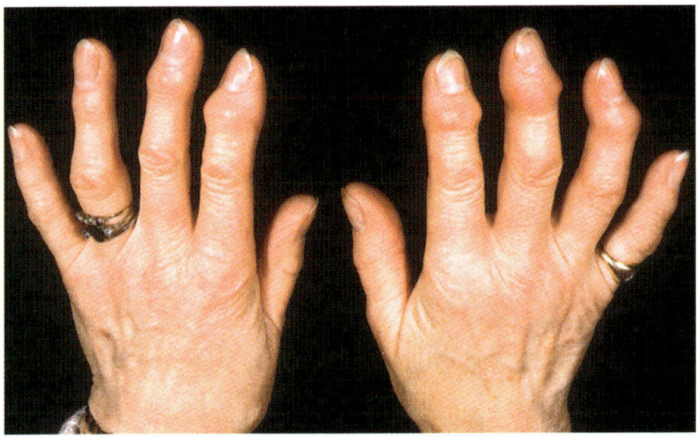

Abb. 5.3b [G184]

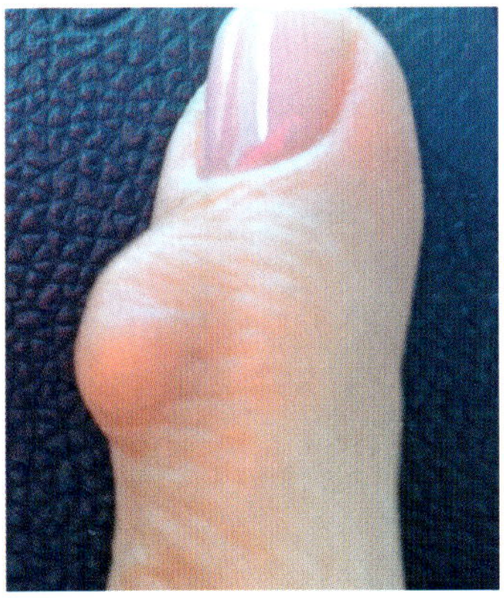

Abb. 5.3c [E375-001]

Bildbeschreibung, Verdachtsdiagnose/Befund

Auf der ➤ Abb. 5.3a sind knötchenartige Verdickungen über den Endgelenken und Mittelgelenken zu sehen. Am kleinen Finger der linken Hand ist eine radiale Deviation deutlich sichtbar. Entzündliche Symptome in Form einer Rötung oder Schwellung sind nicht erkennbar. Die Befunde sprechen für eine Heberden (a)- und Bouchard (b)-Arthrose. Die Grundgelenke scheinen verdickt, aber ohne entzündliche Symptomatik. Auf der ➤ Abb. 5.3b steht die Deformierung in den Endgelenken mit radialer Deviation und Knötchenbildung im Vordergrund. Die ➤ Abb. 5.3c zeigt einen solitären Heberden-Knoten über dem Endgelenk.

Die Verdachtsdiagnose lautet Heberden- und Bouchard-Arthrose.

Differenzialdiagnosen

- **Rheumatoide Arthritis** (➤ 5.1): Entzündliche Erkrankung mit symmetrischem Befall der Grund- und Mittelgelenke. Endgelenke sind nicht betroffen.
- **Gichttophi** (➤ 3.3): Manifestation der chronischen Gicht, die alle Fingergelenke betreffen kann.

Anamnestische Fragen zur Sicherung der Diagnose

- Seit wann? Typisch für die Heberden- und Bouchard-Arthrose ist eine chronische Entwicklung.
- Schmerzhaftigkeit? In der Regel nicht schmerzhaft, außer bei aktivierter Arthrose.
- Allgemeinsymptome? Keine Veränderung des Allgemeinzustands.
- Vorerkrankungen, u. a. Gichtanfälle? Hinweis auf eine Entwicklung von Gichttophi.
- Familiäre Häufung? Zur Klärung einer genetischen Disposition.

Untersuchungsbefunde

Labor: keine Hinweise auf entzündliche oder rheumatische Geschehen.

Krankheitsbild

Die **Heberden- und Bouchard-Arthrose** sind auf **degenerative Veränderungen** mit Osteophytenbildung, Kapselschwellung und Ödembildung der Endgelenke (Heberden-Arthrose) und Mittelgelenke (Bouchard-Arthrose) zurückzuführen, wobei eine genetische Disposition und das weibliche Geschlecht eine große Rolle spielen.

Es bestehen eine **knötchenartige Schwellung** und in der Regel eine dezente Schmerzsymptomatik. Die Beweglichkeit der Gelenke ist herabgesetzt. Entzündliche Schübe können sich als aktivierte Arthrose bemerkbar machen, die dann mit Rötung und Schmerzen einhergeht. Die Heberden- und Bouchard-Arthrose können einzeln oder häufiger gemeinsam vorkommen.

5

5.4 Karpaltunnelsyndrom

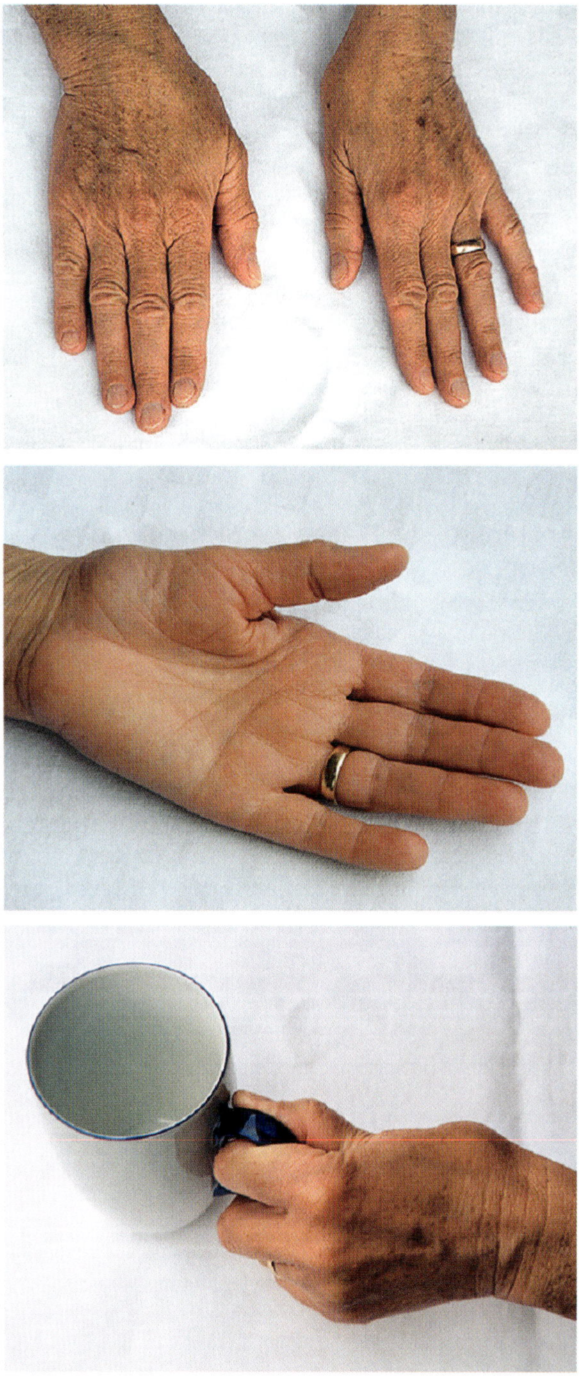

Abb. 5.4a [O179]

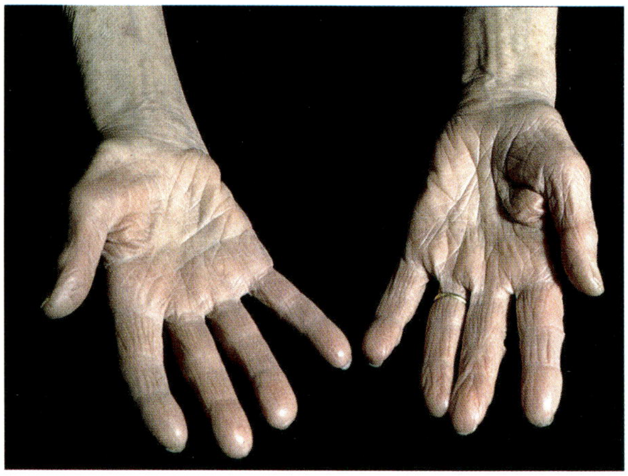

Abb. 5.4b [G435]

Bildbeschreibung

Auf der ➤ Abb. 5.4a sind in der oberen Abbildung Hände von dorsal zu sehen. Auffällig ist der Größenunterschied der beiden Hände, wobei die linke Hand schmäler ist als die rechte. Die Daumenmuskulatur ist atroph. Die mittlere Abbildung zeigt die linke Hand von palmar mit einer deutlich erkennbaren Daumenballenatrophie (Thenaratrophie). Die untere Abbildung lässt die eingeschränkte Greiffunktion erkennen.

Die ➤ Abb. 5.4b zeigt beide Hände eines älteren Menschen von palmar. Deutlich erkennbar ist die Daumenballenatrophie beidseits.

Verdachtsdiagnose/Befund

Karpaltunnelsyndrom.

Differenzialdiagnosen

Dupuytren-Kontraktur (➤ 5.2): Erkrankung der Hohlhand, die durch Schrumpfung der Palmaraponeurose entsteht. Die Muskulatur ist nicht betroffen. Typisch sind eine Knötchenbildung in der Hohlhand und eine Beugekontraktur der Finger. Lähmungen oder sensible Störungen kommen nicht vor.

Anamnestische Fragen zur Sicherung der Diagnose

- Seit wann? Meist langsamer Beginn und chronischer Verlauf.
- Schmerzen im betroffenen Gebiet? Typisch sind nächtliche Schmerzen und Sensibilitätsstörungen im Daumen, Zeigefinger und Mittelfinger. Die Schmerzen können bis zu den Oberarmen ausstrahlen.
- Motorische Störungen, Krafteinbuße? In fortgeschrittenen Stadien entwickelt sich eine Thenaratrophie, die motorische Störungen nach sich zieht.
- Vorerkrankungen? Das Karpaltunnelsyndrom kommt gehäuft u. a. bei Hypothyreose, Diabetes mellitus, Gicht, Akromegalie oder Amyloidose vor.

Untersuchungsbefunde

- Hoffmann-Tinel-Zeichen: bei Beklopfen des Bereiches über dem Lig. carpi transversum Parästhesien im Versorgungsgebiet des N. medianus.
- Karpalkompressionstest: Druck im Bereich des Karpaltunnels löst Schmerzen im Versorgungsgebiet des N. medianus aus.

Krankheitsbild

Das **Karpaltunnelsyndrom** entsteht durch **Kompression des N. medianus** im Bereich der Handwurzel. Dabei wird der Nerv, der unter dem Lig. carpi transversum (im Karpaltunnel) verläuft, mechanisch oder durch eine Stoffwechseldysregulation komprimiert. Eine **Schädigung des N. medianus** kann außerdem durch eine **Oberarmfraktur, Fehlpunktion** in der Ellenbeuge, durch **Druck** oder offene **Verletzungen** hervorgerufen werden.

Häufige **Ursachen** des Karpaltunnelsyndroms sind **Hypothyreose, Diabetes mellitus, Amyloidose**, Akromegalie, **Gicht, Urämie und Schwangerschaft.**

Symptome sind:

- **Parästhesien** im Daumen, Zeige- und Mittelfinger, die besonders in der Nacht auftreten und durch Händeschütteln gebessert werden
- **Positives Flaschenzeichen:** Unfähigkeit, einen runden Gegenstand zu umgreifen durch Ausfall eines Teils der Unterarm- und Fingerbeuger
- Unfähigkeit, die Daumenkuppe mit der Kleinfingerkuppe zusammenzuführen
- **Atrophie der Daumenballen-Muskulatur** (Thenaratrophie)

Die **Therapie** kann zu Beginn der Erkrankung häufig konservativ erfolgen, v. a. mit Ruhigstellung des Handgelenks zur Nacht. In fortgeschrittenen Stadien und bei Persistenz der Symptome ist eine operative Dekomprimierung des Nerven unabdingbar.

5.5 Palmarerythem

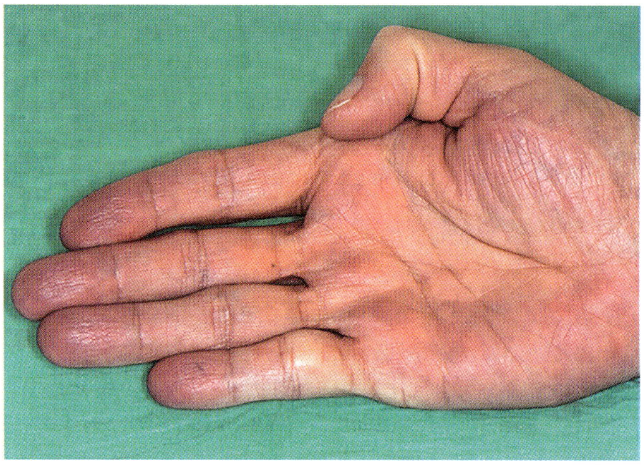

Abb. 5.5a [R132]

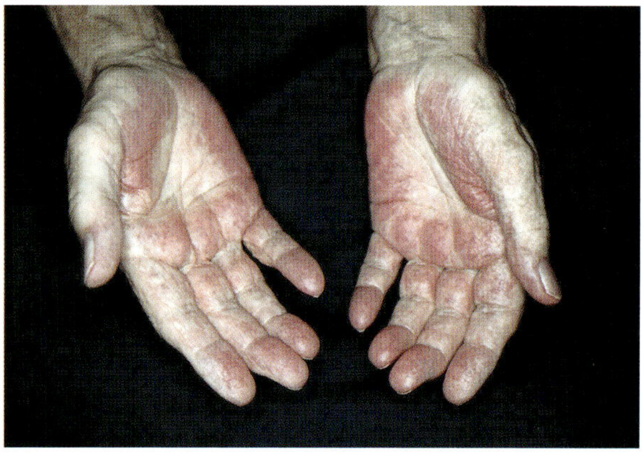

Abb. 5.5b [R246]

Bildbeschreibung

Die ➤ Abb. 5.5a und ➤ Abb. 5.5b zeigen Hände von palmar. Auffällig ist die Rötung der Handinnenflächen, v. a. über dem Thenar- und Hypothenarbereich sowie über den Grundgelenken. Die Fingerinnenflächen sind ebenfalls gerötet, die Fingerkuppen deutlicher.

Verdachtsdiagnose/Befund

Palmarerythem.

Differenzialdiagnosen

- **Toxisches Ekzem** (Toxische Dermatitis)**:** Charakteristisch ist die sog. Decrescendo-Reaktion mit Abnahme der Hauterscheinungen nach Entfernung des toxischen Agens.
- **Allergisches Ekzem:** Charakteristisch ist die sog. Crescendo-Reaktion mit Zunahme der Hauterscheinungen nach Zufuhr des allergischen Agens'.
- **Arzneimittelexanthem:** Medikamenteneinnahme in der Vorgeschichte.

5

Anamnestische Fragen zur Sicherung der Diagnose

- Seit wann? Das Palmarerythem kann sich langsam, z. B. bei Lebererkrankungen, oder schnell, z. B. nach Einwirkungen von Noxen, entwickeln.
- Lokale Symptome: Brennen, Schmerzen, Juckreiz? Lokale Symptome sprechen eher für eine toxische oder allergische Ursache.
- Kontakt mit ätzenden Stoffen? Hinweis auf Ursache des Palmarerythems.
- Internistische Vorerkrankungen? Das Palmarerythem kann u. a. Lebererkrankungen, rheumatische Erkrankungen oder Schilddrüsenerkrankungen (v. a. die Hyperthyreose) oder das Cushing-Syndrom begleiten.

Untersuchungsbefunde

Je nach Ursache zusätzliche Symptome, z. B.

- Leberzirrhose: u. a. Ikterus, Lackzunge, Lacklippen, Spider naevi, Plantarerythem
- Rheumatoide Arthritis: symmetrische entzündliche Schwellung der Fingergrund- und Mittelgelenke, Schwanenhals- und Knopflochdeformität, Z-Deformität des Daumens, ulnare Deviation, Rheumaknoten
- Cushing-Syndrom: Mondgesicht, Stiernacken, Stammfettsucht, dünne Extremitäten, Ödeme, petechiale Blutungen, Hautatrophie

Krankheitsbild

Das **Palmarerythem** ist definiert als Rötung der Handflächen, besonders über der Thenar- bzw. Hypothenarmuskulatur. Es tritt als Begleitsymptom bei internistischen Erkrankungen auf, u. a. bei Lebererkrankungen, rheumatoider Arthritis, Glukokortikoidtherapie, Hyperthyreose, Sepsis und bei Nikotinabusus. Es entwickelt sich meist schleichend und persistiert während der gesamten Dauer der Grunderkrankung oder auch darüber hinaus. Die Hautveränderung ist zumeist asymptomatisch.

5.6 Veränderungen bei Sklerodermie

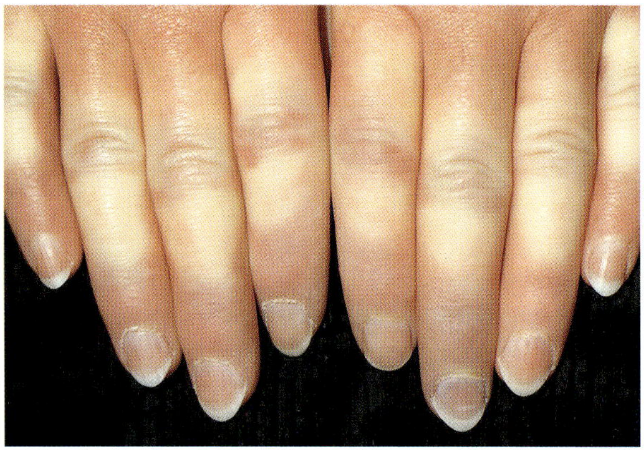

Abb. 5.6a [R240]

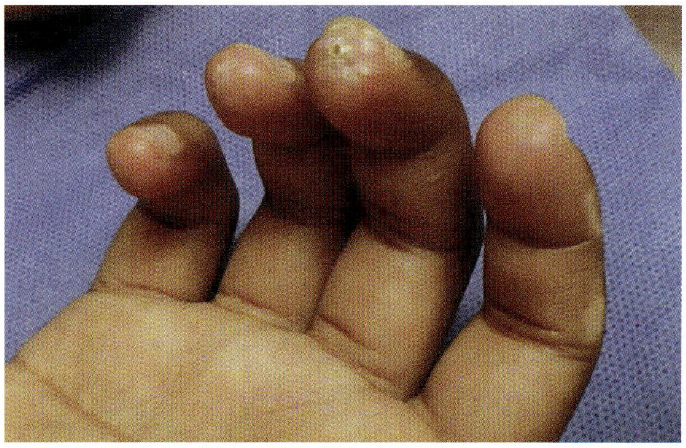

Abb. 5.6b [E387-002]

Bildbeschreibung

Die Abbildung (➤ Abb. 5.6a) zeigt beide Hände von dorsal. Auffallend sind die derbe Schwellung der Finger und umschriebene weiße Areale (vereinbar mit einem Raynaud-Syndrom). Die Finger befinden sich in einer leichten Beugestellung. Eine Faltenbildung über den Mittelgelenken ist gut erkennbar, das Nagelhäutchen ist an multiplen Fingern verdickt. Auf der ➤ Abb. 5.6b ist eine Hand mit Fingern in Beugestellung zu sehen. Die Finger scheinen aufgetrieben zu sein. An der Fingerkuppe des Mittelfingers sind nekrotische Areale zu sehen. Auf der ➤ Abb. 5.6c sind Fingerkuppen dargestellt, die mit zahlreichen Nekrosen versehen sind. Zudem zeigen die Fingerkuppen der linken Hand livide Verfärbungen, die Folge eines sekundären Raynaud-Syndroms sein können.

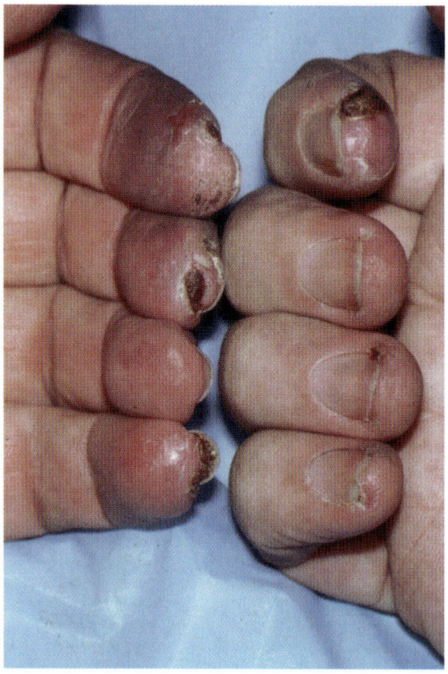

Abb. 5.6c [G1216]

Verdachtsdiagnose/Befund

Sklerodermie. Puffy hands, Raynaud-Syndrom (➤ Abb. 5.6a), Fingerkuppennekrosen (frühes Stadium) (➤ Abb. 5.6b), Fingerkuppennekrosen (spätes Stadium), Raynaud-Syndrom (➤ Abb. 5.6c).

Differenzialdiagnosen

- **Mischkollagenose** (*Sharp-Syndrom*): Erkrankung, die Symptome von systemischem Lupus erythematodes, Sklerodermie, rheumatoider Arthritis und Polymyositis beinhaltet. Das Raynaud-Syndrom ist bei dieser Erkrankung regelmäßig ausgeprägt.
- **Primäres Raynaud-Syndrom:** anfallsweise auftretende Gefäßspasmen der Finger- und Zehenarterien, die zunächst mit Blässe der Finger, später Zyanose und Hautrötung einhergehen (sog. Trikolore-Phänomen). Auslöser sind Kälte oder Stress, die Ausprägung ist in der Regel symmetrisch. Im Verlauf sind keine Nekrosen oder trophischen Hautveränderungen nachweisbar. Der Nachweis einer Grunderkrankung fehlt (➤ 5.7).

Anamnestische Fragen zur Sicherung der Diagnose

- Seit wann? In der Regel langsamer Beginn und chronischer Verlauf.
- Andere Veränderungen der Haut? Verhärtung, Verlust der Hautfältelung, Fingerkuppennekrosen (Rattenbissnekrosen) und Punktblutungen sind typische Symptome der Sklerodermie.
- Allgemeinsymptome: Fieber, Gelenkschmerzen? Typische Symptome der Sklerodermie.

Untersuchungsbefund

➤ 4.4.

Krankheitsbild

Die **Sklerodermie** ist eine Autoimmunerkrankung des Bindegewebes. Meist sind Frauen betroffen. Im Vordergrund der Erkrankungen steht eine überschießende Aktivierung der Fibroblasten mit vermehrter **Produktion von kollagenem Bindegewebe.** Daraus resultieren eine Hautverdickung und ein sehr schmerzhafter Verschluss von Gefäßen. Dieser Prozess kann sowohl die Haut als auch die inneren Organe betreffen.

Die **Symptome** können in Hautsymptome und extrakutane Symptome eingeteilt werden:

- **Hautveränderungen:**
  - **Schwellung der Finger** (Puffy hands)
  - **Kontrakturen**
  - **Nekrose der distalen Phalangen** (Fingerkunnennekrosen, Rattenbissnekrosen)
  - **Mikrostomie** (Verkleinerung der Mundöffnung ➤ 4.4) und **Tabaksbeutelmund**
  - Erweiterte Gefäße (Teleangiektasien)
  - **Reduzierte Mimik, gespannte Haut**
- **Raynaud-Symptomatik:** anfallsweise auftretende Gefäßspasmen der Fingerarterien, die zunächst mit Blässe der Finger, später Zyanose und Hautrötung einhergehen
- Arthritis
- Muskelschmerzen
- Beteiligung innerer Organe: Magen-Darm-Trakt (Sklerosierung des Zungenbändchens, Schluckbeschwerden), Lunge (Lungenfibrose), Herz (Myokarditis) und Nieren (renale Hypertonie)

Die medikamentöse **Therapie** erfolgt mit Immunsuppressiva und Analgetika. Darüber hinaus ist eine regelmäßige physiotherapeutische Therapie von Vorteil.

5.7 Raynaud-Syndrom

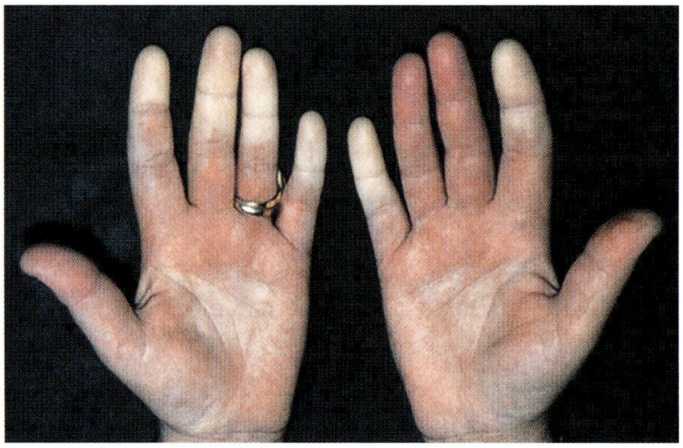

Abb. 5.7a [M180]

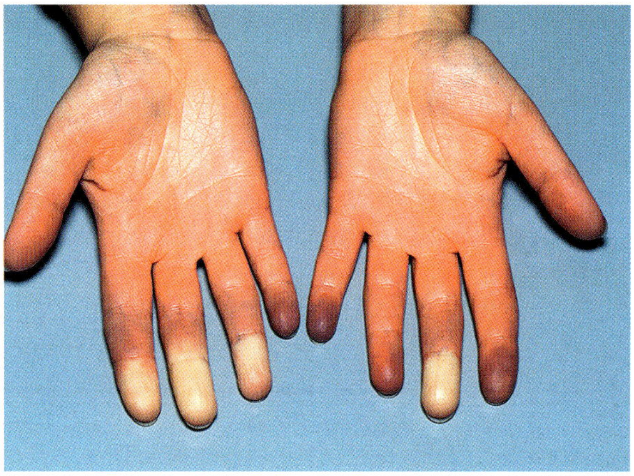

Abb. 5.7b [E757]

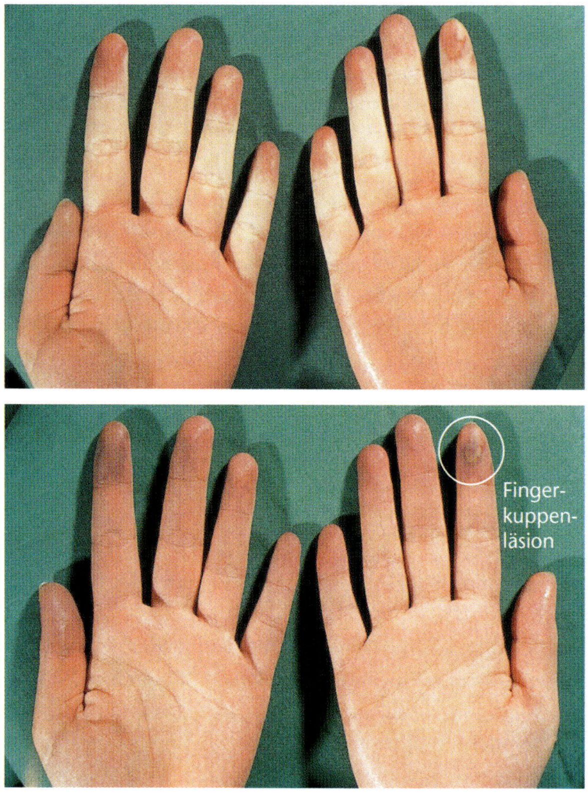

Abb. 5.7c [M180]

Bildbeschreibung

Die ➤ Abb. 5.7a zeigt Hände von palmar. Die Finger II–V links und II und V rechts sind distal blass verfärbt, die übrige Handfläche ist rötlich-livide.

Auf der ➤ Abb. 5.7b ist eine starke Abblassung der Fingerkuppen der Finger II–IV der rechten Hand und des Mittelfingers der linken Hand zu sehen. Die Fingerkuppen der kleinen Finger, der Ring- und der Zeigefinger der linken Hand sind stark livide verfärbt. Die übrige Handflächenhaut ist gerötet, die Daumen sind nicht betroffen. In beiden Abbildungen findet sich kein Anhalt auf entzündliche Veränderungen.

Auf der ➤ Abb. 5.7c im oberen Bild ist eine Abblassung der Finger unter einer Faustschlussprobe deutlich erkennbar. Die Fingerkuppen sowie die Handflächen sind gerötet. Im unteren Bild ist die reaktive Hyperämie nach Testende zu sehen. Am Zeigefinger der rechten Hand lässt sich eine Fingerkuppennekrose erkennen.

Verdachtsdiagnose/Befund

Raynaud-Syndrom.

Differenzialdiagnosen

Primäres **Raynaud-Syndrom** (➤ Abb. 5.7a, ➤ Abb. 5.7b), sekundäres Raynaud-Syndrom (➤ Abb. 5.7c).

Anamnestisches Fragen zur Sicherung der Diagnose

- Seit wann? Primäre Formen entstehen häufig in der Pubertät, sekundäre Formen nach dem 40. Lebensjahr und gehen einher mit anderen Erkrankungen – häufig rheumatischen oder hämatologischen Erkrankungen.
- Auslöser? Häufige Auslöser sind Kälte und Stress.
- Andere Veränderungen der Haut? Schwellungen der Hände, Hautverdickung, Mikrostomie können auf eine Sklerodermie hinweisen, ein Schmetterlingserythem kann ein Hinweis auf einen SLE sein.
- Andere internistische Erkrankungen? Erkrankungen aus dem rheumatischen Formenkreis (Sklerodermie, SLE, rheumatoide Arthritis, CREST-Syndrom, Vaskulitiden) oder hämatologische Erkrankungen (Multiples Myelom, Polycythämia vera) können mit dem sekundären Raynaud-Syndrom einhergehen.
- Einnahme von Pharmaka oder Exposition gegenüber Giftstoffen? Einnahme von β-Blockern, einigen Antidepressiva, Amphetaminen oder Zytostatika sowie Exposition gegenüber Chemikalien wie Arsen oder Vinylchlorid können die Entstehung des Raynaud-Syndroms begünstigen.

Untersuchungsbefund

Bei Exposition gegenüber Kälte, bei Durchführung der Faustschlussprobe oder des Allen-Tests tritt das typische Tricolore-Phänomen auf: anfallsartige Abblassung der Finger mit nachfolgender Zyanose, im Anschluss Rötung des betroffenen Bereichs.

Krankheitsbild

Das Raynaud-Syndrom ist eine Erkrankung der Arterien, die mit **schmerzhaften Vasospasmen** der Fingerarterien einhergeht. Die wichtigsten Auslöser sind Kälte und Stress. Frauen sind deutlich häufiger betroffen als Männer. Das Raynaud-Syndrom wird in eine primäre und sekundäre Form eingeteilt. Die primäre Form betrifft v. a. junge Frauen, tritt ohne Begleiterkrankungen auf. Die sekundäre Form tritt als Begleiterscheinung bei anderen Erkrankungen auf, v. a. rheumatischen und hämatologischen Erkrankungen.

Die typischen **Symptome** des Raynaud-Syndroms sind: **Blässe** (als Folge eines Vasospasmus), dann **Zyanose** (durch eine Vasodilatation der Venolen), und anschließend **Rötung** (durch reaktive Hyperämie). Bei der primären Form ist der Befall symmetrisch, ohne Beteiligung des Daumens. Bei der **sekundären Form** kann das Auftreten asymmetrisch sein, Gewebenekrosen sind möglich, die reaktive Hyperämie kann fehlen. Begleitend können sich Schmerzen und Sensibilitätsstörungen entwickeln.

Therapeutisch ist das Meiden von Kälte, besonders in Verbindung mit Feuchtigkeit von entscheidender Bedeutung. Nikotinkarenz ist ebenfalls empfohlen. Fingertraining und Entspannungstechniken wie Yoga haben einen günstigen Einfluss auf den Verlauf. Bei der sekundären Form steht die Behandlung der Grunderkrankung im Vordergrund.

5.8 Veränderungen bei Psoriasis

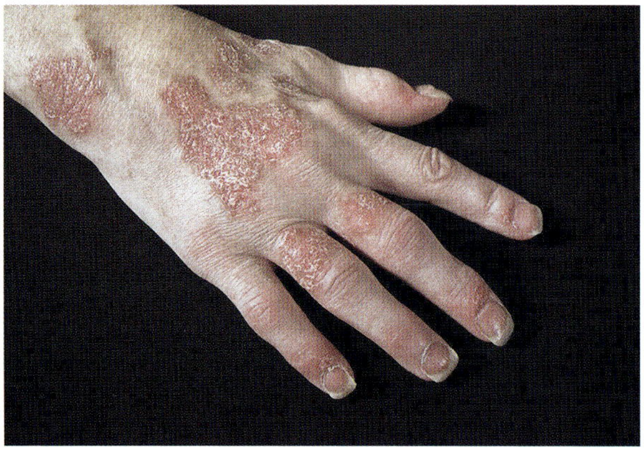

Abb. 5.8a [R490]

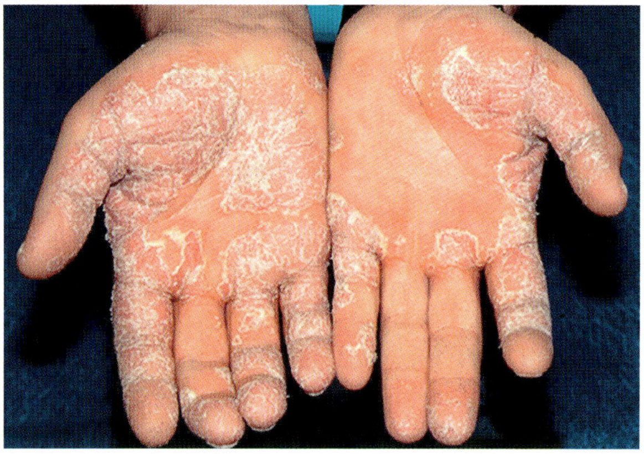

Abb. 5.8b [E422]

Bildbeschreibung

Auf der ➤ Abb. 5.8a finden sich über den Streckseiten des Handgelenks, am Handrücken und an den Streckseiten der Finger scharf begrenzte Erytheme mit einer silbrig-weißen Schuppung. Die Nägel sind im Sinne von Uhrglasnägeln verändert, an den Nagelfalzen der Finger II-V finden sich entzündliche Auftreibungen. Die Mittelgelenke scheinen geschwollen und dezent gerötet. Auf der ➤ Abb. 5.8b sind Handteller zu sehen. Erkennbar sind unscharf begrenzte, gerötete Herde mit zusammenfließenden Pusteln und Schuppenkrusten.

Verdachtsdiagnose/Befund

Psoriasis vulgaris (➤ Abb. 5.8a), Psoriasis pustulosa (➤ Abb. 5.8b).

Differenzialdiagnosen

- **Pilzinfektion** mit Dermatophyten (➤ 12.15): Scharf begrenzte Herde mit zentrifugaler Ausbreitung und randständiger Schuppung.
- **Arzneimittelexanthem:** Kann unterschiedlichste Hauterscheinungen hervorrufen.

Anamnestische Fragen zur Sicherung der Diagnose

- Seit wann? Beginn der Psoriasis ist meist subakut.
- Lokal Juckreiz, Schmerzen? Juckreiz kann auftreten, ist allerdings typischer für Pilzbefall.
- Medikamenteneinnahme, besonders β-Blocker? Hinweis auf Ursache, bzw. Triggerfaktor.
- Beteiligung der Gelenke? Hinweis auf Psoriasis arthropatica.
- Vorerkrankungen? Triggerfaktoren der Psoriasis sind u. a. Infekte mit β-hämolysierenden Streptokokken, Alkohol, Rauchen, Stress.
- Modalitäten: Sonnenbestrahlung, mechanische, chemische Irritationen der Haut? Die psoriatischen Hauterscheinungen lassen sich durch unterschiedliche externe Reize triggern.

Untersuchungsbefunde

Neben den Symptomen der Haut, Nägel und ggf. Gelenke lassen sich folgende Phänomene auslösen:

- **Kerzenwachsphänomen:** Abgekratzte Schuppen sehen aus wie Kerzenwachs. Die Schuppen lösen sich meist großblättrig von der Unterlage.
- **Phänomen des letzten Häutchens:** Nach Abkratzen der Schuppe bleibt ein dünnes, trockenes Häutchen. Dieses entspricht der untersten Epidermisschicht und der Basalmembran.
- **Auspitz-Phänomen:** Nach Entfernen des letzten Häutchens entstehen punktförmige Blutungen, indem erweiterte Kapillarschlingen im Stratum papillare eröffnet werden.
- **Köbner-Phänomen** *(isomorpher Reizeffekt):* Unterschiedliche Reize an der Haut, z. B. Druck, Bestrahlung, Kälte, führen zur Entwicklung psoriatischer Herde.

Krankheitsbild

Die **Psoriasis** geht mit Entzündung, Schuppung und Hyperproliferation der Epidermis einher.

Symptome sind:

- **Scharf begrenzte, entzündliche Rötung mit silbrig glänzender Schuppung** *(erythemato-squamöse Herde)*: die Größe der Herde variiert, Prädilektionsstellen sind die Streckseiten, okzipitaler Haaransatz, Sakrum und Gesäßfalte
- Nagelveränderungen: Ölflecke, Tüpfel-, Krümelnägel

Sondervarianten der Psoriasis sind u. a.

- **Psoriasis arthropatica:** Typisch ist der Gelenkbefall im Strahl (Wurstfinger und -zehen).
- **Psoriasis pustulosa:** Mit Bildung von Pusteln (Leukozytenansammlung; sterile Pusteln).

Typische Phänomene sind auslösbar:

- Kerzenwachsphänomen: Abgekratzte Schuppen sehen aus wie Kerzenwachs.
- Phänomen des letzten Häutchens: Nach Abkratzen der Schuppe findet sich ein dünnes, trockenes Häutchen.
- Auspitz-Phänomen: Nach Entfernen des letzten Häutchens entstehen punktförmige Blutungen (erweiterte Kapillarschlingen).
- Köbner-Phänomen (isomorpher Reizeffekt): Unterschiedliche Reize an der Haut führen zur Entwicklung psoriatischer Herde.

Die **Therapie** ist langwierig und besteht aus rückfettender Hautpflege, Salzwasser, Steroiden, Teerpräparaten, Bestrahlungstherapie (UVA-Licht).

5.9 Polymorphe Lichtdermatose

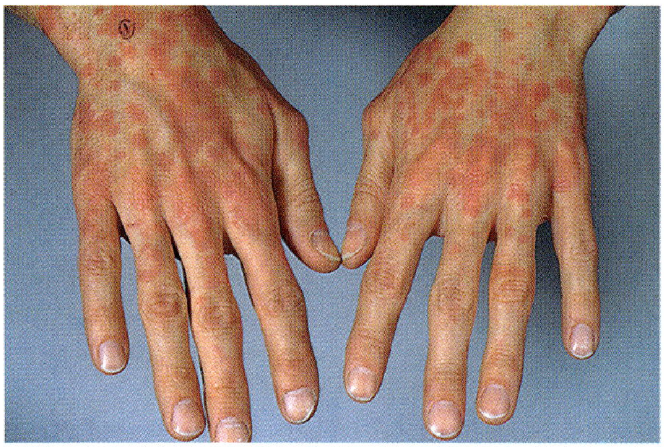

Abb. 5.9 [M174]

Bildbeschreibung

Die ➤ Abb. 5.9 zeigt Hände von dorsal. An beiden Handrücken und proximalen Fingergliedern sind makulo-papulöse, konfluierende Erytheme sichtbar.

Verdachtsdiagnose/Befund

Polymorphe Lichtdermatose.

Differenzialdiagnosen

- **Luetisches Exanthem**: Kann im Stadium II mit sehr unterschiedlicher Morphologie auftreten.
- **Systemischer Lupus erythematodes**: Kollagenose, die als systemische Erkrankung, über Beteiligung der Gefäße im Sinne einer Vaskulitis, des Bindegewebes und der Haut zahlreiche Symptome bietet.

Anamnestisches Fragen zur Sicherung der Diagnose

- Seit wann und jahreszeitliches Auftreten? Das Auftreten der polymorphen Lichtdermatose ist meist akut und tritt in den Frühjahrs- bzw. Frühsommermonaten nach Sonnenbestrahlung auf.
- Betroffene Hautbezirke: Die polymorphe Lichtdermatose produziert Symptome an den Körperstellen, die der Sonne exponiert waren.
- Andere Veränderungen der Haut? Die polymorphe Lichtdermatose kann an den Händen, am Dekolletee oder im Gesicht auftreten. Typische Veränderungen sind juckende, makulopapulöse Hauteffloreszenzen, die gelegentlich zur Bläschenbildung führen. Ein persistierendes Schmetterlingserythem kann auch nach Sonneneinstrahlung entstehen, häufig jedoch mit Zeitverzögerung. Das luetische Exanthem tritt im Stadium II der Erkrankung auf, vorab hat sich ein Ulcus durum entwickelt.
- Andere internistische Erkrankungen? Bekannte Kollagenosen oder andere rheumatische Erkrankungen sprechen eher gegen einen polymorphe Lichtdermatose.

Untersuchungsbefund

Haut: Makulopapulöse, konfluierende, sehr stark juckende Exantheme an Händen, Gesicht oder Dekolletee; heller Hauttyp.

Krankheitsbild

Die polymorphe Lichtdermatose (Sonnenallergie) ist eine sehr häufige, durch UV-Licht verursachte Hauterkrankung. Die Symptome treten, vermutlich durch immunologische Reaktionen, Stunden bis Tage nach Sonnenexposition auf und können unterschiedlich aussehen. Die Erkrankung betrifft junge Menschen, Frauen sind häufiger betroffen als Männer, es besteht eine familiäre Häufung.

Die **Symptome** sind:

- Unterschiedlich aussehende (polymorphe) makulopapulöse, urtikarielle, plaqueartige, **konfluierende, sehr stark juckende Erytheme,** gelegentlich mit Bläschenbildung
- Prädilektionsstellen: Gesicht, Hals und Dekolleté, Arme, Handrücken
- Rückgang der Symptome nach Stunden bis Tagen
- Im Verlauf des Sommers nimmt die Hautreaktion im Sinne einer Toleranzentwicklung ab

Therapeutisch ist konsequenter Sonnenschutz von großer Bedeutung. Medikamentös kommen Antihistaminika und Glukokortikoide in Betracht.

KAPITEL

6 Nägel

6.1 Trommelschlägelfinger

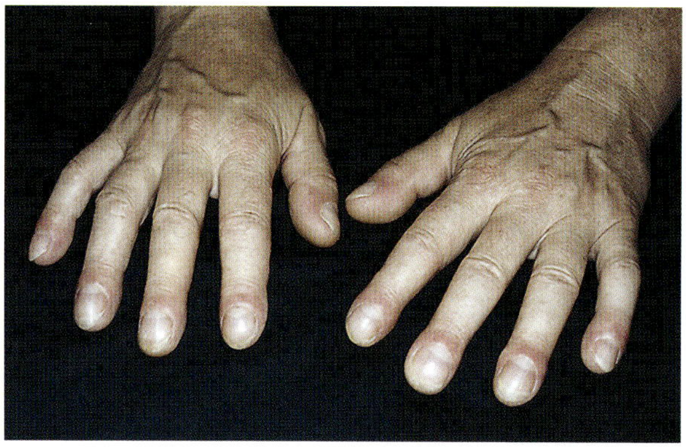

Abb. 6.1a [K183]

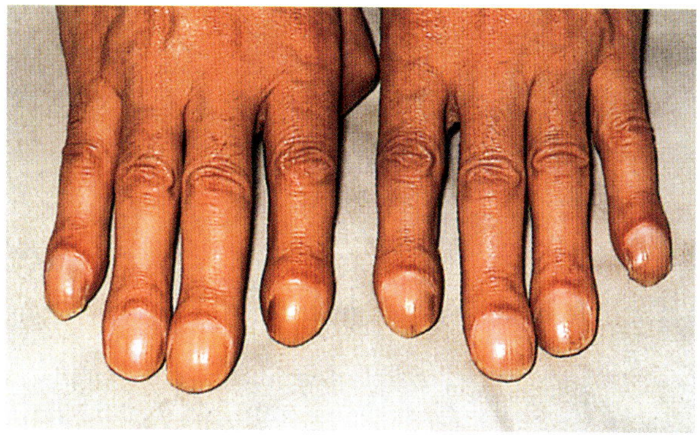

Abb. 6.1b [E922]

Bildbeschreibung

Die ➤ Abb. 6.1a und ➤ Abb. 6.1b zeigen Hände mit rundlich aufgetriebenen Endgliedern der Finger, Rötungen und Schwellungen des Nagelbetts sowie eine Weichteilverdickung, die auf der ➤ Abb. 6.1b deutlich stärker ausgeprägt ist. Die Nägel haben eine leichte Uhrglasform. Die Endgelenke sind von der Schwellung nicht betroffen. Eine Zyanose ist nicht sichtbar.

Verdachtsdiagnose/Befund

Trommelschlägelfinger.

Differenzialdiagnosen

- **Idiopathische Trommelschlägelfinger:** Sehr seltene autosomal dominant vererbte Veränderung der Finger. Begleitet wird das Krankheitsbild von Hyperostosen, generalisierter Haut- und Weichteilverdickung sowie Seborrhö.
- **Trommelschlägelfinger** bei **internistischen Erkrankungen,** z. B. kardiopulmonalen, chronisch-entzündlichen oder Lebererkrankungen.
- **Hypertrophe Osteoarthropathie** (Pierre-Marie-Bamberger-Syndrom): Paraneoplastisches Syndrom v. a. beim Bronchialkarzinom. Neben Trommelschlägelfingern treten Uhrglasnägel, Gelenkschmerzen und Symptome des Primärtumors auf.

Anamnestische Fragen zur Sicherung der Diagnose

- Seit wann? Meist langsame Entwicklung der Veränderungen (Ausnahme ist das paraneoplastische Syndrom), die innerhalb von wenigen Monaten auftreten können.
- Internistische Vorerkrankungen, insbesondere kardiopulmonale Vorerkrankungen, chronisch-entzündliche Darmerkrankungen und Lebererkrankungen? Trommelschlägelfinger treten bei diesen Erkrankungen gehäuft auf.
- B-Symptome? Können Hinweise auf ein Tumorgeschehen geben, v. a. Bronchialkarzinom. Trommelschlägelfinger gelten als Ausdruck eines paraneoplastischen Syndroms (Pierre-Marie-Bamberger-Syndrom).
- Andere Hautsymptome? Könnten Hinweise auf die sehr selten vorkommenden idiopathischen Trommelschlägelfinger geben.

Untersuchungsbefunde

Je nach Ursache zusätzliche Symptome, z. B. bei:

- Lungenerkrankungen: Dyspnoe, Husten, Auswurf, ggf. B-Symptome
- Herzerkrankungen: Dyspnoe, Husten, Leistungsknick, Herzrhythmusstörungen, Ödeme
- Chronisch-entzündlichen Darmerkrankungen: Bauchschmerzen, schleimig-eitrige oder blutige Diarrhö
- Lebererkrankungen: u. a. Ikterus, Aszites, Palmar- und Plantarerythem, Lackzunge, Lacklippen, Spider naevi

Krankheitsbild

Trommelschlägelfinger (*Kolbenfinger*) sind rundliche Auftreibungen der Endglieder der Finger, die mit Weichteilschwellung und Schwellung des Nagelbetts einhergehen. Häufig finden sich gleichzeitig Uhrglasnägel (➤ 6.2). Die Fingerdeformität entwickelt sich v. a. bei Erkrankungen, die mit **Sauerstoffmangel** einhergehen, v. a. Lungen- und Herzerkrankungen, aber auch bei chronisch-entzündlichen Darmerkrankungen (Morbus Crohn und Colitis ulcerosa) oder als paraneoplastisches Syndrom beim Bronchialkarzinom (Pierre-Marie-Bamberger-Syndrom).

Die Ursache ist unklar, die **Therapie** richtet sich nach der Grunderkrankung.

6.2 Uhrglasnägel

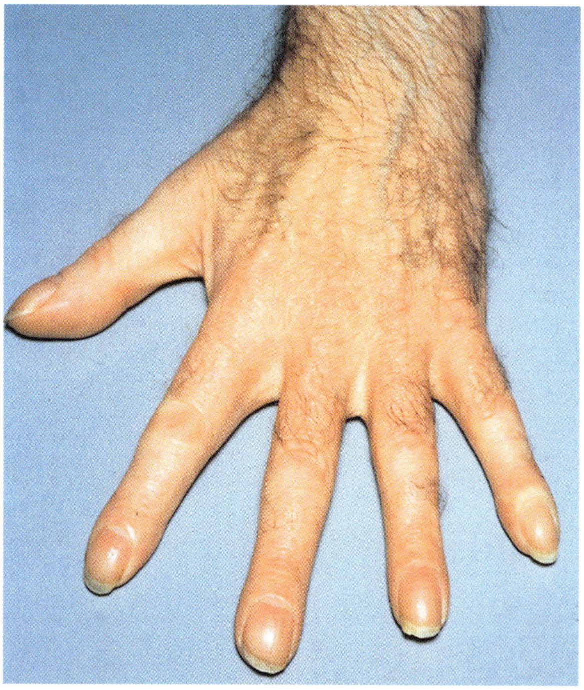

Abb. 6.2a [R490]

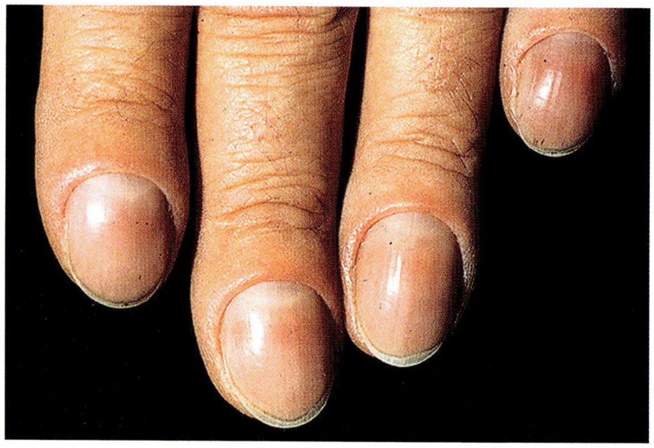

Abb. 6.2b [M174]

Bildbeschreibung

Die ➤ Abb. 6.2a zeigt eine Hand: Die Nägel weisen eine verstärkte Längs- und Querwölbung auf. Auf der ➤ Abb. 6.2b sind die Finger II–V sichtbar. Die Nägel zeigen eine uhrglasähnliche konvexe Verformung der Nagelplatten aller Finger. Eine Auftreibung der Fingerendglieder (im Sinne von Trommelschlägelfingern), ist besonders gut am Mittelfinger zu erkennen.

Verdachtsdiagnose/Befund

Trommelschlägelfinger mit Uhrglasnägeln.

Differenzialdiagnosen

- **Idiopathische Form:** Genetisch determinierte Formen der Trommelschlägelfinger und Uhrglasnägel.
- **Uhrglasnägel bei internistischen Erkrankungen:** z. B. bei kardiopulmonalen, chronisch-entzündlichen oder Lebererkrankungen, paraneoplastisch beim Bronchialkarzinom.

Anamnestische Fragen zur Sicherung der Diagnose

- Seit wann? Meist langsame Entwicklung der Veränderungen.
- Internistische Vorerkrankungen, insbesondere kardiopulmonale Vorerkrankungen, chronisch-entzündliche Darmerkrankungen und Lebererkrankungen? Uhrglasnägel treten bei diesen Erkrankungen gehäuft auf.
- B-Symptome? Können Hinweise auf ein Tumorgeschehen geben, v. a. auf ein Bronchialkarzinom. Trommelschlägelfinger gelten als Ausdruck eines paraneoplastischen Syndroms (Pierre-Marie-Bamberger-Syndrom). Uhrglasnägel können sich innerhalb weniger Wochen durch Gewebehypoxie entwickeln.

Untersuchungsbefunde

➤ 6.1.

Krankheitsbild

Typisch für **Uhrglasnägel** ist eine übermäßige Wölbung in Längs- und Querrichtung infolge einer Schwellung des Nagelbetts. Sie kommen häufig mit Trommelschlägelfingern (➤ 6.1) vor. Die Fingerdeformität entwickelt sich v. a. bei Erkrankungen, die mit **Sauerstoffmangel** einhergehen, v. a. Lungen- und Herzerkrankungen, aber auch bei chronisch-entzündlichen Darmerkrankungen (Morbus Crohn und Colitis ulcerosa) oder als paraneoplastisches Syndrom beim Bronchialkarzinom (Pierre-Marie-Bamberger-Syndrom).

Die Ursache ist unklar, die **Therapie** richtet sich nach der Grunderkrankung.

6.3 Koilonychie (Löffelnägel)

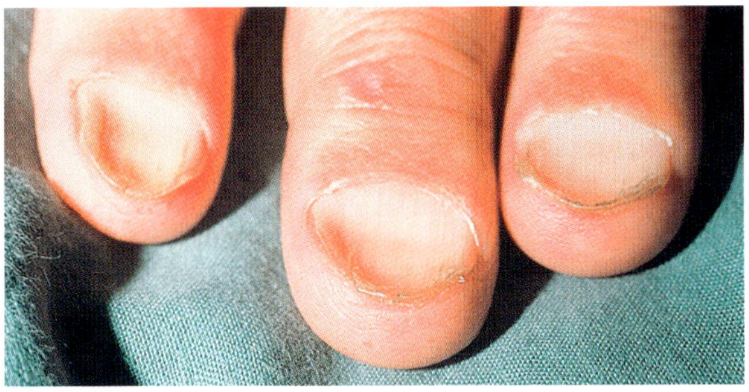

Abb. 6.3 [E948-001]

Bildbeschreibung

Die ➤ Abb. 6.3 zeigt die Endphalangen mit Nägeln. Die Nägel sind zentral eingesunken, die Ränder sind nach oben gehoben.

Verdachtsdiagnose/Befund

Koilonychie (Löffelnägel).

Differenzialdiagnosen

Keine.

Anamnestische Fragen zur Sicherung der Diagnose

- Seit wann? Wichtige Frage zur Unterscheidung zwischen einer genetisch determinierten und erworbenen Koilonychie.
- Bekannte Vorerkrankungen? Fahndung nach Ursachen, z. B. Eisenmangel oder Sprue.
- Lokale Traumen, Einwirkung von Chemikalien? Können eine Ursache darstellen.

Untersuchungsbefunde

Bei ursächlichem Eisenmangel: zusätzlich häufig Mundwinkelrhagaden, Onychoschisis, Onychorrhexis, Anämie mit Blässe der Haut und Schleimhäute, Müdigkeit, Belastungsdyspnoe, systolischen Geräuschen, Hämatokrit ↓, Hämoglobin ↓, Erythrozyten ↓, MCV ↓, MCH ↓, Ferritin ↓, Transferrin ↑.

Krankheitsbild

Löffelnägel (*Koilonychie*) sind durch eine zentrale (löffelähnliche) Einsenkung der Nagelplatte gekennzeichnet. Der freie Rand ist meist hervorgehoben und neigt zur Aufsplitterung. In der Regel finden sich Löffelnägel an den Fingernägeln, an den Fußnägeln kommen sie eher selten vor.

Die **Ursachen** sind unterschiedlich: Am häufigsten sind Löffelnägel eine Begleiterscheinung bei Eisenmangel. Gelegentlich werden sie vererbt oder begleiten das Raynaud-Syndrom. Andere Ursachen sind lokale Einwirkungen, wie Traumen, Chemikalien oder chronisch feucht-warmes Milieu, ferner Sprue, Vitamin C- und -B-Mangel.

Die **Therapie** besteht in der Korrektur der evtl. vorhandenen Mangelerscheinungen und sorgfältiger Pflege mit fettenden Stoffen.

6

6.4 Nagelveränderungen bei Psoriasis vulgaris

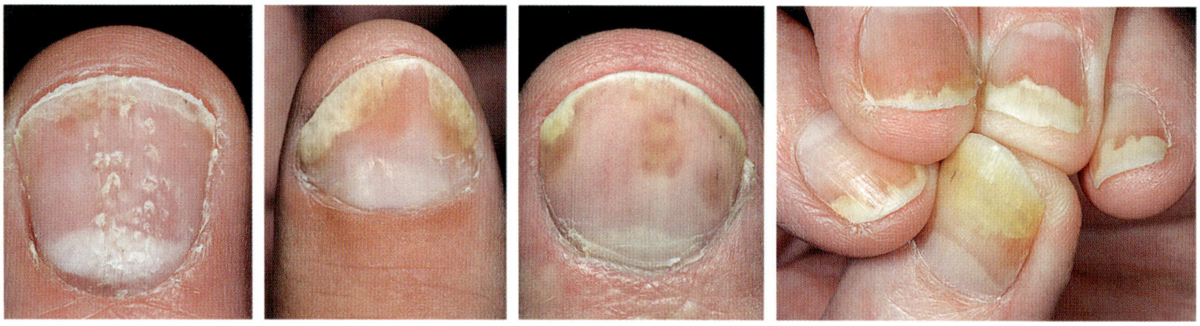

Abb. 6.4a [E939-001]

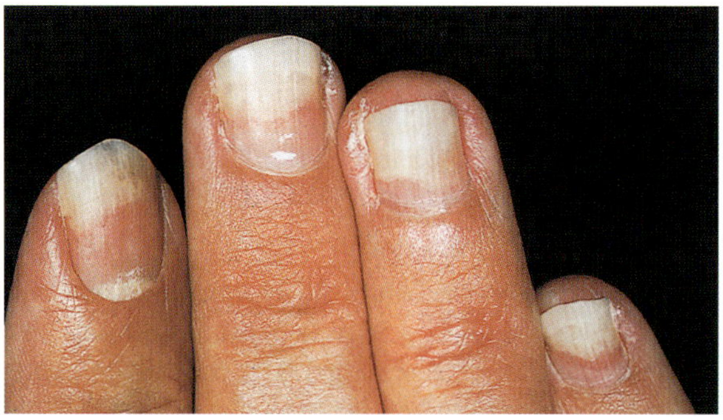

Onycholysis

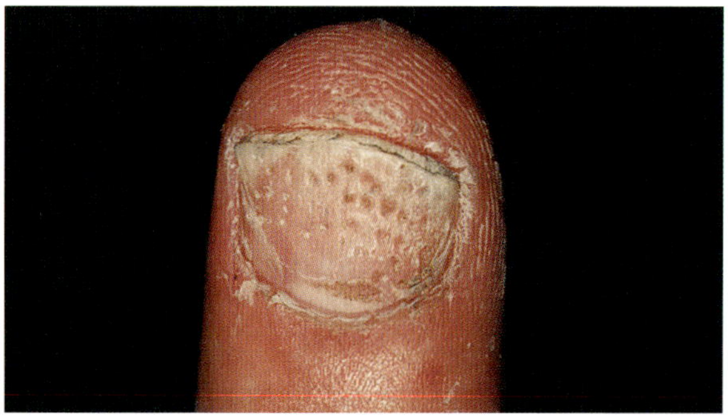

Pitting

Abb. 6.4b [E577]

Bildbeschreibung

Die ➤ Abb. 6.4a (ganz links) zeigt einen Nagel mit Substanzdefekten in der Nagelplatte (Tüpfelnagel). Sie sind entlang der Längslinien angeordnet. Der distale Nagelrand scheint leicht abgehoben zu sein. Die Nagelhaut ist hyperkeratotisch. Auf der ➤ Abb. 6.4a (2. Abb. von links) ist ein deformierter Nagel zu sehen. Der Nagel ist distal vom Nagelbett abgelöst (Onycholyse). Die auf der ➤ Abb. 6.4a (2. Abb. von links und 2. Abb. von rechts) sichtbaren bräunlichen Verfärbungen des Nagels werden auch als Ölflecke bezeichnet. Auf der ➤ Abb. 6.4 (Abb. ganz rechts) weisen alle Nägel Ablösungen vom Nagelbett auf.

Alle Nägel auf der oberen Abbildung der ➤ Abb. 6.4b zeigen eine deutliche Onycholyse. Zusätzlich sind auf der unteren Abbildung zahlreiche Substanzdefekte erkennbar. Die Nagelhaut ist hyperkeratotisch, der Nagel scheint am distalen Ende leicht abgehoben.

Verdachtsdiagnose/Befund

Tüpfelnägel, Ölflecke und Onycholyse.

Differenzialdiagnosen

- **Onychomykose** (➤ 6.5): Pilzinfektion des Nagels, meist von Dermatophyten verursacht, die zu einer Verdickung und Ablösung der Nagelplatte, Bildung von Krümelnägeln und ölfleckenartigen Veränderungen der Nagelplatte führt.
- **Lichen ruber:** Geht mit Veränderungen der Nägel einher. Typische Befunde sind Querstreifung, Längseinrisse in der Nagelplatte (Onychorrhexis) und Ausbildung eines Pterygiums (Nagelhäutchen, das über die Nagelplatte wächst).
- **Toxisches Ekzem:** Durch Einwirkung unterschiedlicher Allergene oder Toxine verursacht. Die Nägel können Rillen, Furchen, eine Verdickung der Nagelplatte und Splitterung aufweisen und durch Farbveränderungen gekennzeichnet sein.

Anamnestische Fragen zur Sicherung der Diagnose

- Bestehende Hauterkrankungen, besonders Psoriasis vulgaris, Lichen ruber? Diese Hauterkrankungen gehen häufig mit einer Nagelveränderung einher.
- Begünstigende lokale Faktoren, z. B. Traumen, chronische Feuchtigkeitseinwirkung? Können zu ähnlichen Befunden wie auf ➤ Abb. 6.4a (Abb. rechts außen) führen und geben Hinweis auf Ursache der Veränderung.
- Systemische Erkrankungen, z. B. Diabetes mellitus, pAVK oder Polyneuropathie? Hinweis auf Ursache der Nagelveränderung.

Untersuchungsbefunde

➤ 5.8.

Krankheitsbild

Die **Psoriasis** ist eine häufige Hautkrankheit (➤ 5.8), die häufig mit Nagelbeteiligung einhergeht. Typische Nagelveränderungen sind:

- **Ölflecke:** gelblich-bräunliche Veränderungen der Nagelplatte
- **Tüpfelnägel:** punktuelle Einsenkungen und Substanzdefekte der Nagelplatte
- **Krümelnägel:** Bildung parakeratotischer Krümelmassen
- **Onycholyse:** partielle oder totale Abhebung der Nagelplatte

6.5 Onychomykose

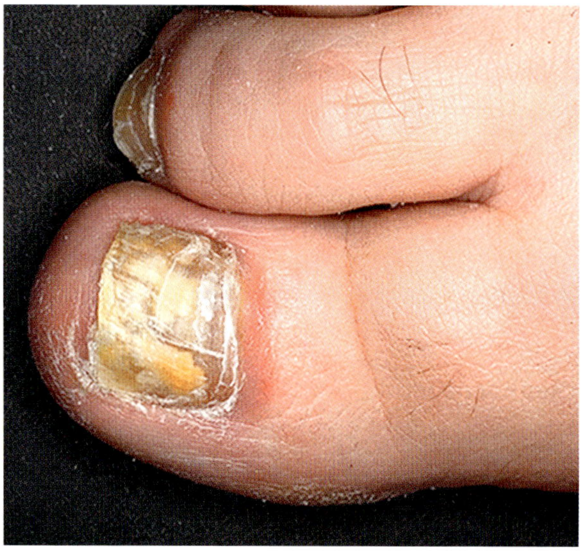

Abb. 6.5a [R299]

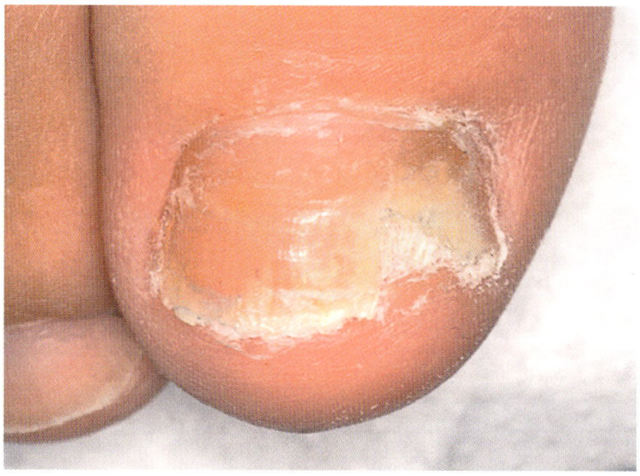

Abb. 6.5b [E5081]

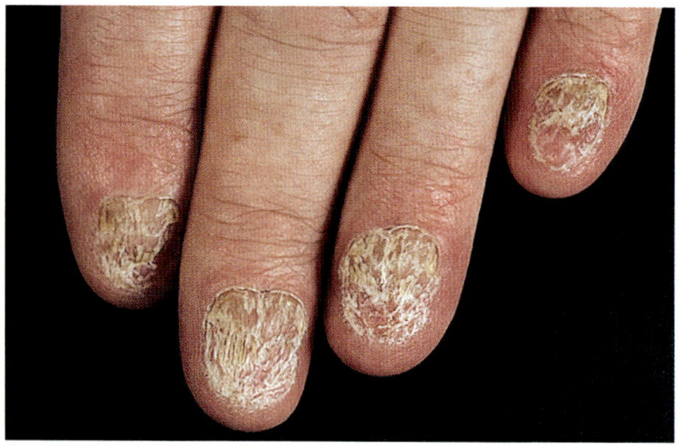

Abb. 6.5c [R190-003]

Bildbeschreibung

Die ➤ Abb. 6.5a zeigt die Großzehe und die zweite Zehe eines Fußes. Auffällig sind die Nagelveränderungen: Die Nagelplatte ist verdickt, die Oberfläche unregelmäßig und höckerig verändert mit gelblichen Verfärbungen. Das Nagelbett ist gerötet und verdickt, die übrige angrenzende Nagelhaut ist ebenfalls gerötet. Auf der ➤ Abb. 6.5b hat der Nagel der Großzehe weiß-gelbliche Verfärbungen infolge der Abhebung des Nagels von der Nagelplatte (Onycholyse). Der Nagelrand scheint ausgefranst zu dein durch die erhöhte Brüchigkeit. Unter dem Nagel findet sich eine krümelige Masse.

Verdachtsdiagnose/Befund

Onychomykose.

Differenzialdiagnosen

- **Psoriasis vulgaris** (➤ 5.8): Geht mit Nagelveränderungen wie Ölflecken, Tüpfelnägeln und Krümelnägeln einher.
- **Lichen ruber:** Geht mit Veränderungen der Nägel einher. Typische Befunde sind Querstreifung, Längseinrisse in der Nagelplatte (Onychorrhexis) und Ausbildung eines Pterygiums (Nagelhäutchen, das über die Nagelplatte wächst) bis hin zur völligen Zerstörung des Nagels (➤ Abb. 6.5c).
- **Toxisches Ekzem:** Durch Einwirkung unterschiedlicher Allergene oder Toxine. Die Nägel können durch Rillen, Furchen, eine Verdickung der Nagelplatte, Splitterung und Farbveränderungen gekennzeichnet sein.

Anamnestische Fragen zur Sicherung der Diagnose

- Begünstigende lokale Faktoren, z. B. Traumen, chronische Feuchtigkeitseinwirkung? Hinweis auf Ursache der Veränderung.
- Systemische Erkrankungen, z. B. Diabetes mellitus, pAVK oder Polyneuropathie? Bei diesen Erkrankungen ist das Risiko einer Nagelpilzerkrankung erhöht.
- Bestehende Hauterkrankungen, besonders Psoriasis vulgaris, Lichen ruber? Diese Hauterkrankungen gehen häufig mit einer Nagelveränderung einher.

Untersuchungsbefunde

Krankheitsbild.

Krankheitsbild

Eine **Onychomykose** ist eine Pilzerkrankung des Nagels. Sie wird v. a. durch Dermatophyten, v. a. Trichophyton rubrum, oder selten durch Hefepilze, v. a. Candidapilze, hervorgerufen. Prädisponierende Faktoren sind lokale Faktoren, eine chronische Schädigung des Nagels und der benachbarten Haut, z. B. durch Feuchtigkeit oder Chemikalien. Systemische Erkrankungen, z. B. Diabetes mellitus, Durchblutungsstörungen oder immunologische Erkrankungen, begünstigen ebenfalls die Entstehung einer Onychomykose. Der Erregereintritt erfolgt meist von der distalen und/oder lateralen Seite des Nagels.

Im Verlauf verdickt sich die Nagelplatte und bildet parakeratotische Massen unterhalb des Nagels, schließlich hebt sich die Nagelplatte vom Nagelbett ab. Begleitend verfärbt sich der Nagel gelblich-bräunlich.

Die **Therapie** mit Externa ist langwierig und kann Jahre dauern.

KAPITEL

7 Hals

7.1 Struma

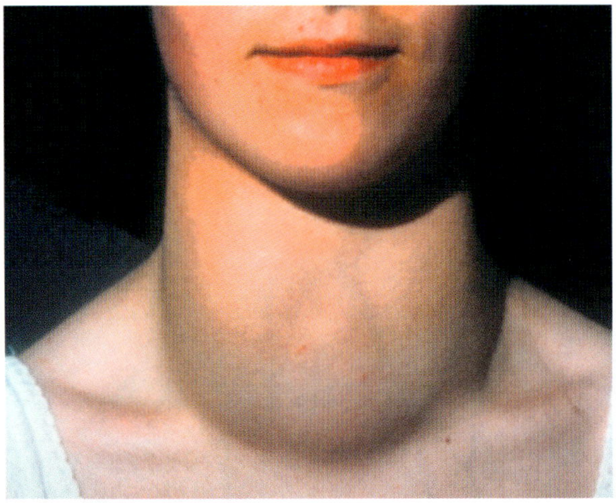

Abb. 7.1a [T127]

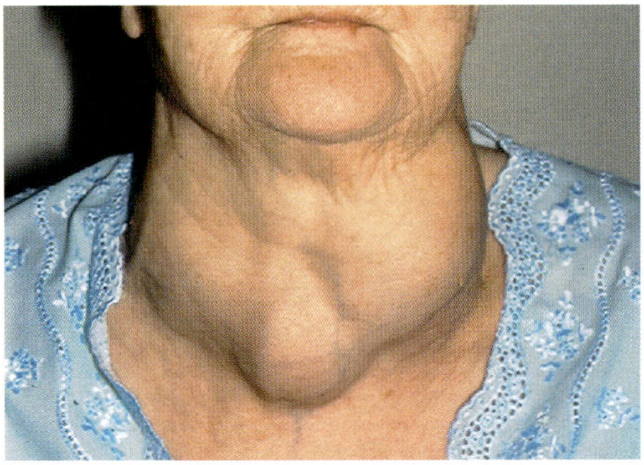

Abb. 7.1b [S700]

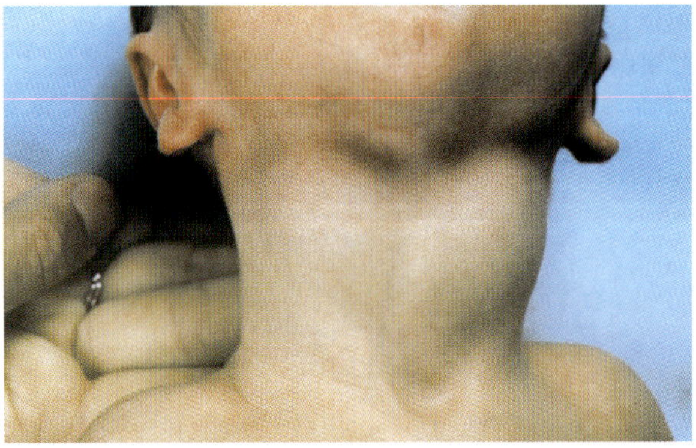

Abb. 7.1c [T409]

Bildbeschreibung

Die ➤ Abb. 7.1a zeigt eine annähernd symmetrische Schwellung des Halses, die sich bis in die Supraklavikulargruben zieht. Es lassen sich zwei Seitenlappen unterscheiden und ein Mittellappen, der mittig bis zum Jugulum zieht, das verstrichen ist. Auf der ➤ Abb. 7.1b lässt sich eine deutlich vergrößerte Schilddrüse erkennen, die links stärker ausgeprägt ist als rechts. Knotige Veränderungen im Sinne einer multinodulären Struma lassen sich allenfalls erahnen. Auf der ➤ Abb. 7.1c ist die Halspartie eines Neugeborenen mit einer Schilddrüsenvergrößerung zu sehen. Nebenbefundlich sind tiefsitzende Ohren auszumachen, die auf ein fetales Alkoholsyndrom hinweisen können.

Verdachtsdiagnose/Befund

Struma.

Differenzialdiagnosen

- **Struma maligna:** Meist schnelle Entwicklung und einseitiger Befund, B-Symptome vorhanden.
- **Lymphknotenvergrößerung** (➤ 7.2): Entweder reaktiv, z. B. bei Infektionserkrankungen, oder neoplastisch durch Lymphknotenmetastasen oder primäre Lymphome.
- **Mediane Halszyste:** Angeborene Störung, die durch einen unvollständigen Verschluss des Ductus thyreoglossus entsteht. Meist ist die Zyste asymptomatisch und als glatt begrenzte, zentral lokalisierte Wucherung sichtbar. Komplikationen können selten als Fistelbildung oder durch tracheale Kompression auftreten.

Anamnestische Fragen zur Sicherung der Diagnose

- Seit wann? Angeborene Zysten bestehen seit der Kindheit, Struma und Lymphknotenvergrößerungen jeder Dignität entwickeln sich im Laufe des Lebens.
- Kompressionserscheinungen, u. a. Stridor, Schluckbeschwerden, Heiserkeit? Mögliche Symptome bei der Struma nodosa und maligna, medianen Halszyste, seltener bei einer Lymphknotenschwellung.
- B-Symptome? Hinweis auf ein malignes Geschehen.
- Symptome der Hypo- oder Hyperthyreose? Beurteilung der Stoffwechsellage.

Untersuchungsbefunde

- Laborparameter zur Beurteilung der Stoffwechsellage: TSH, T_3 und T_4; die Struma kann euthyreot (TSH $\leftrightarrow$, $T_3 \leftrightarrow$, $T_4 \leftrightarrow$), hypothyreot (TSH $\uparrow$, $T_3 \downarrow$, $T_4 \downarrow$) oder hyperthyreot (TSH $\downarrow$, $T_3 \uparrow$, $T_4 \uparrow$) sein.
- Schilddrüsenpalpation: harte, nicht verschiebliche und häufig einseitige Struma Hinweis auf malignen Prozess; Knotenbildung bei Struma nodosa oder bei malignem Geschehen.
- Lymphknotenstatus: lokale Schwellungen der Lymphknoten bei Struma maligna, die in den meisten Fällen hart, schmerzlos und verbacken sind.
- Sonografie: zur Bestimmung von Lage, Form, Größe, Gewebehomogenität und möglicher Knotenbildung; zählt mit der Bestimmung des TSH zur Basisdiagnostik bei Schilddrüsenerkrankungen.
- Szintigrafie: zur Beurteilung des Speicherverhaltens der einzelnen Bezirke (Knoten) der Schilddrüse (Bezirke, die viel Testsubstanz [Technetium-Pertechnetat] aufnehmen, werden als heiße Knoten bezeichnet, Bezirke, die kein Speicherungsverhalten zeigen, als kalte Knoten); bei Verdacht auf ein malignes Geschehen können verdächtige Bezirke punktiert und dann histologisch untersucht werden.

Krankheitsbild

Die **Struma** ist eine **Vergrößerung der Schilddrüse.** Sie kann je nach Hormonlage in eine eu-, hypo- und hyperthyreote Struma eingeteilt werden. Ferner kann eine Struma entzündlich oder durch Tumorwachstum bedingt sein. Die häufigste Ursache in Deutschland ist **Jodmangel,** der über die vermehrte Ausschüttung von Wachstumshormonen zur Hypertrophie und -plasie der Schilddrüsenzellen führt. Anfangs ist die Schilddrüse diffus vergrößert (Struma diffusa), im Verlauf der Erkrankung können sich **knotige** Areale ausbilden *(Struma nodosa),* die Bindegewebe, Zysten, Verkalkungen und Funktionsgewebe enthalten. Als Komplikation können sich Gewebebezirke ausbilden, die sich vom physiologischen Regelkreis abkoppeln und autonom werden (autonomes Adenom oder heiße Knoten).

Die **Symptome** sind in fortgeschrittenen Stadien sicht- und tastbar. Die Beweglichkeit beim Schlucken ist erhalten. Selten findet sich das Schilddrüsengewebe retrosternal und führt zu einer Mediastinalverbreiterung, die mit exspiratorischem Stridor, Dyspnoe oder Dysphagie einhergehen kann.

Diagnostisch sind eine Sonografie, evtl. Szintigrafie und Laboruntersuchung durchzuführen (TSH, T_3 und T_4). Die **Therapie** erfolgt mit Jodid-Substitution, wenn kein autonomes Adenom vorliegt, oder Thyroxin.

7.2 Zervikale Lymphknotenschwellung

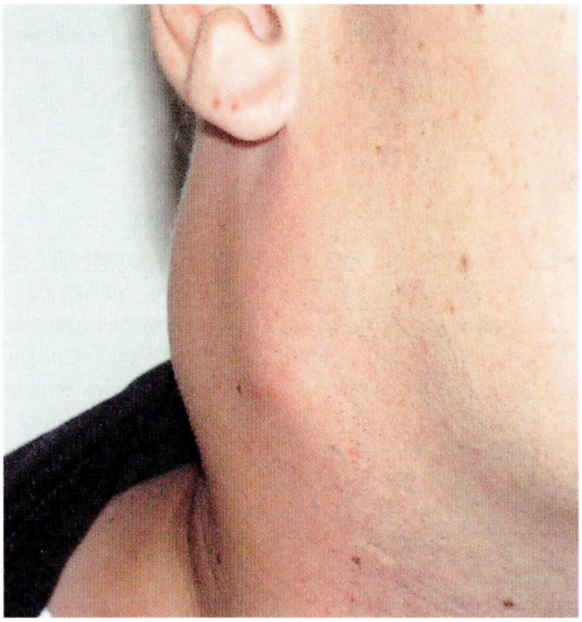

Abb. 7.2a [E413]

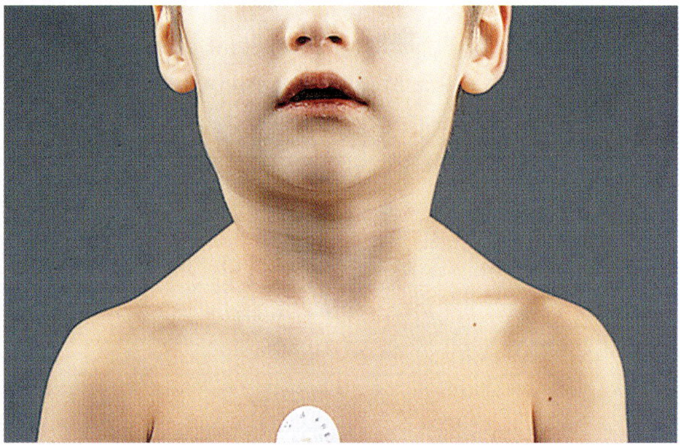

Abb. 7.2b [T701]

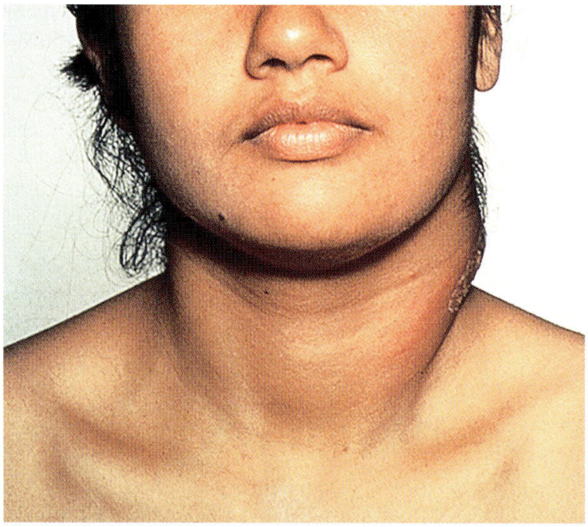

Abb. 7.2c [R230]

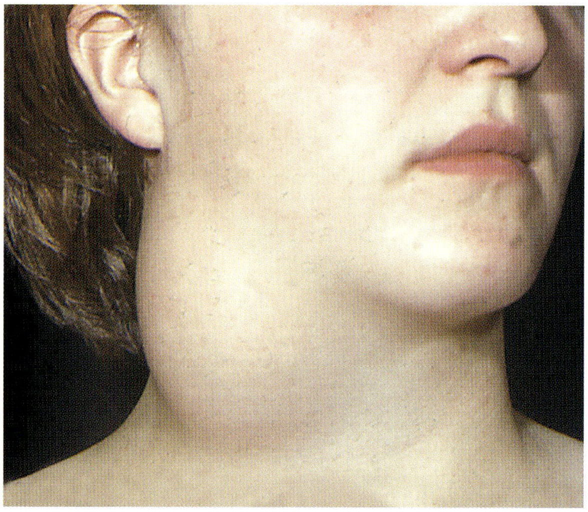

Abb. 7.2d [R391]

Bildbeschreibung

Die ➤ Abb. 7.2a zeigt eine zervikale Schwellung an der vorderen und hinteren Begrenzung des rechten M. sternocleidomastoideus ohne klare Entzündungszeichen. Auf der ➤ Abb. 7.2b sind ein kindlicher Hals und Teile des Gesichts mit rechtsbetonter zervikaler Lymphknotenschwellung sichtbar. Eine entzündliche Reaktion des umgebenden Gewebes lässt sich nicht feststellen. Die ➤ Abb. 7.2c lässt eine lokale zervikale Schwellung im Bereich des M. sternocleidomastoideus links erkennen.

Verdachtsdiagnose/Befund

Zervikale Lymphknotenschwellung.

Differenzialdiagnosen

- **Struma maligna:** Meist schnelles Wachstum im Bereich der Schilddrüse (die Lokalisation im Bild entspricht nicht der Anatomie der Schilddrüse, außer es ist ektopes Gewebe vorhanden), B-Symptome vorhanden und meist einseitiger Befund.
- **Laterale Halszyste** (*Kiemengangszyste*): Angeborene Störung, die durch unvollständige Rückbildung der 3. oder 4. Schlundtasche entsteht. Sie imponiert als glatt begrenzte Wucherung am vorderen Rand des M. sternocleidomastoideus (➤ Abb. 7.2d). Meist ist sie als derber Strang oder Tumor tastbar. Selten kann es zu entzündlichen oder tumorösen Veränderungen kommen.

Anamnestische Fragen zur Sicherung der Diagnose

- Seit wann? Eine Schwellung seit der Kindheit spricht eher für eine laterale Halszyste. Im Laufe des Lebens erworbene einseitige, schmerzlose Veränderungen, die keine entzündlichen Begleitsymptome sind, sind zunächst tumorverdächtig. Lymphknoten, die mit einer starken entzündlichen Reaktion einhergehen, können z. B. im Rahmen von Mykobakterien-Infektionen auftreten.
- Allgemeinsymptome: Juckreiz, Schmerzen? Eine Schmerzhaftigkeit kann reaktiv veränderte Lymphknoten begleiten, Juckreiz und ein reduzierter Allgemeinzustand können auf Lymphome oder Lymphknotenmetastasen hinweisen.
- B-Symptome? Hinweis auf malignes Geschehen.
- Vorerkrankungen? Vorangegangene oder bestehende Infektionskrankheiten können zur Lymphknotenschwellung führen.

Untersuchungsbefund

Krankheitsbild.

Krankheitsbild

Zervikale Lymphknotenschwellungen können **reaktiv,** durch einen **entzündlichen Prozess** oder durch ein **bösartiges Geschehen** (*Lymphom*) verursacht sein.

Bakterielle Erkrankungen, z. B. in der Mundhöhle, führen zu einer Mitbeteiligung der zervikalen Lymphknoten, wobei die Schwellung meist auf beiden Seiten auftritt und die Lymphknoten schmerzhaft und gut verschiebbar sind. Virale Erkrankungen und Autoimmunerkrankungen können ebenfalls mit einer Lymphknotenschwellung einhergehen, wobei meist auch eine Symmetrie, Schmerzhaftigkeit und Verschiebbarkeit der Lymphknotenstruktur gegeben sind. Entzündliche Prozesse innerhalb des Lymphknotens, etwa durch eine Mykobakterien-Infektion, können mit starken entzündlichen Symptomen, inkl. Eiterbildung einhergehen.

Neoplastische Geschehen, u. a. Lymphome oder Leukämien, führen in der Regel zunächst zu einem einseitigen Befall, die Lymphknoten sind meist nicht schmerzhaft, hart und lassen sich gegen die Haut nicht verschieben (Kartoffelsack).

7.3 Jugularvenenstauung

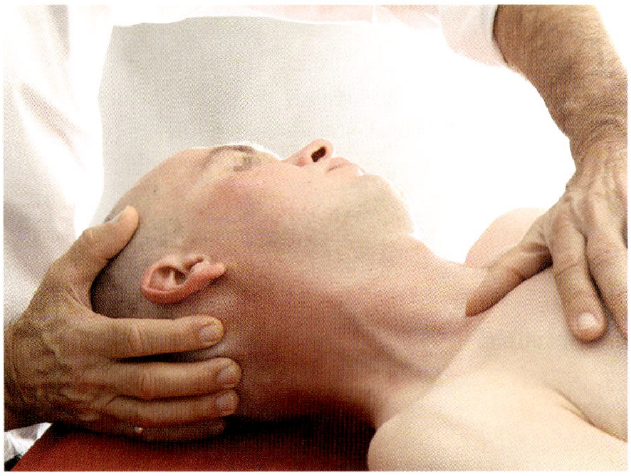

Abb. 7.3a [E1310]

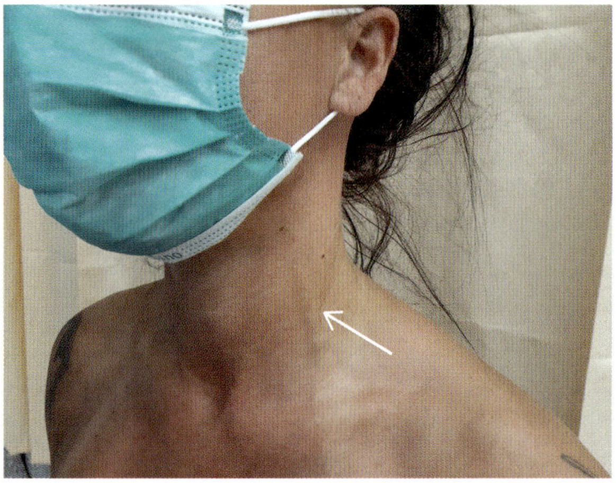

Abb. 7.3b [M1188]

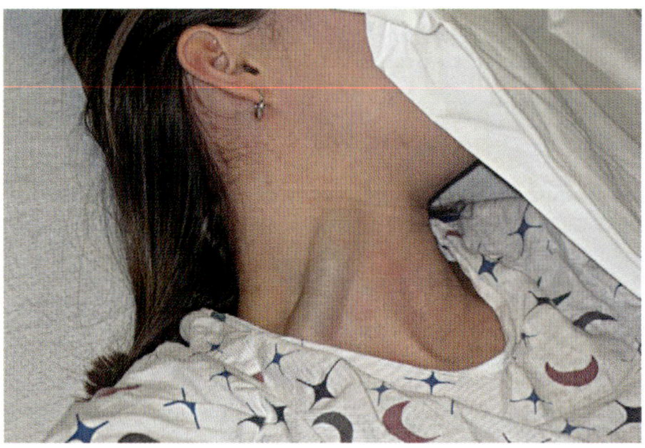

Abb. 7.3c [M1302]

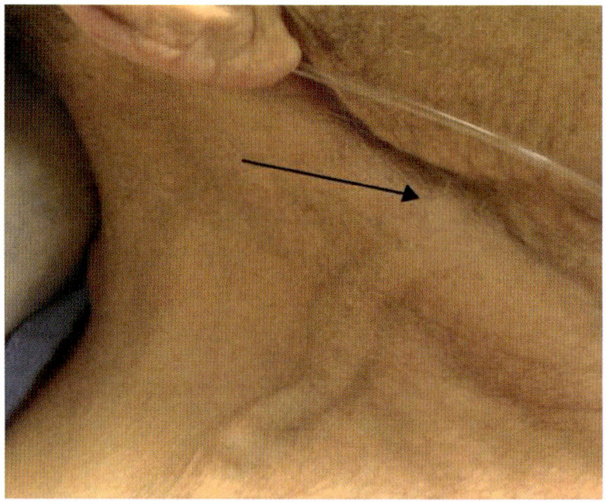

Abb. 7.3d [M1303]

Bildbeschreibung

Die ➤ Abb. 7.3a, ➤ Abb. 7.3b, ➤ Abb. 7.3c und die ➤ Abb. 7.3d zeigen Halspartien und z. T. Anteile von Thorax und Gesicht. Auffällig sind die unterschiedlich stark ausgeprägten Stauungen der V. jugularis externa, die auf der ➤ Abb. 7.3c besonders stark hervortritt. Auf der ➤ Abb. 7.3d kann nebenbefundlich ein Ikterus festgehalten werden.

Verdachtsdiagnose/Befund

Jugularvenenstauung.

Differenzialdiagnosen

Einseitige oder beidseitige Jugularvenenstauung.

Anamnestische Fragen zur Sicherung der Diagnose

- Seit wann? Meist langsamer Beginn bei einer Rechtsherzinsuffizienz. Bei Tumorgeschehen kann sich eine Jugularvenenstauung schneller im Laufe von Wochen entwickeln.
- Internistische Vorerkrankungen, insbesondere Rechtsherzinsuffizienz, mediastinale Geschehen, Tumorerkrankungen? Hinweise auf die Ursache.
- B-Symptome? Hinweis auf ein tumoröses Geschehen.
- Neu aufgetretene Augensymptome, v. a. das Horner-Syndrom? Hinweis auf ein infiltratives Wachstum im Bereich des 1. Rippenköpfchens.

Untersuchungsbefunde

- Einseitige Jugularvenenstauung:
  - Pancoast-Tumor: Dyspnoe, Husten, Auswurf (mitunter blutig), evtl. supraklavikuläre Schwellung, Heiserkeit durch Recurrens-Parese, Armschmerzen durch Infiltration in den Plexus brachialis, Horner-Syndrom, B-Symptome
  - Lymphome: lokale oder generalisierte Lymphknotenschwellung mit harten, verbackenen und nicht schmerzhaften Lymphknoten, B-Symptome
  - Schilddrüsenkarzinom: einseitige, harte Struma, evtl. lokale Lymphknotenbeteiligung, B-Symptome, evtl. hormonelle Verschiebungen
- Symmetrische Jugularvenenstauung: u. a. bei Rechtsherzinsuffizienz symmetrische Beinödeme bis hin zur Anasarka, Gewichtszunahme, Dyspnoe, evtl. Zyanose

Krankheitsbild

Die **Jugularvenenstauung** kann **einseitig** oder **beidseitig** auftreten. Von einer Stauung kann erst dann gesprochen werden, wenn die Jugularvenen in 30° Oberkörperhochlagerung prominent sind.

Als **Ursachen** der **beidseitigen** Jugularvenenstauung kommen eine Rechtsherzinsuffizienz, Globalinsuffizienz oder ein Cor pulmonale in Frage, ferner mediastinale Prozesse, u. a. eine retrosternale Struma oder Thymome, die zur Kompression der V. cava superior führen. Die **einseitige** Jugularvenenstauung entsteht durch lokale Wachstumsprozesse im supraklavikulären Raum, meist im Mündungsgebiet der V. jugularis externa (auf Höhe des Zusammenflusses von V. subclavia und V. jugularis interna zur V. brachiocephalica), ist zunächst tumorverdächtig und sollte dahingehend abgeklärt werden. Mögliche Neoplasien können ein Pancoast-Tumor, Lymphome oder ein Schilddrüsenkarzinom sein.

KAPITEL

8 Thorax

8.1 Gynäkomastie

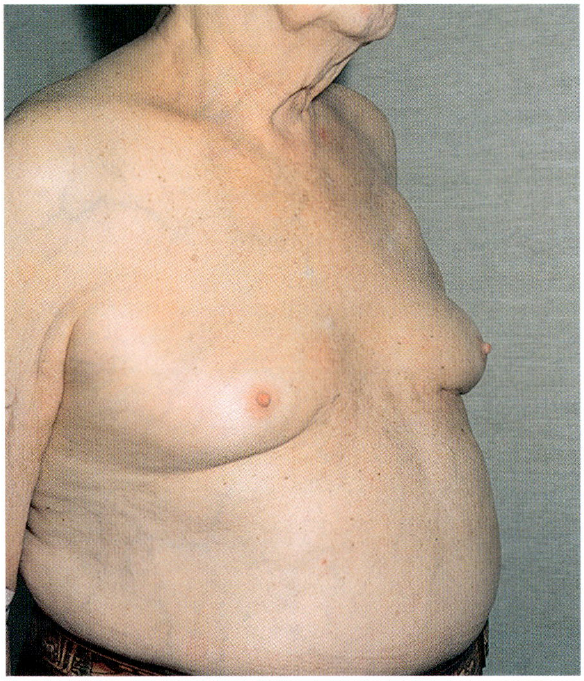

Abb. 8.1a [E415]

Bildbeschreibung

Die ➤ Abb. 8.1a zeigt einen männlichen Patienten mit einer beidseitigen Vergrößerung des Brustgewebes. Auf der ➤ Abb. 8.1b (linkes Bild) ist ein junger Mensch mit einer einseitigen Gynäkomastie dargestellt. Das rechte Bild zeigt ebenfalls einen jungen Menschen mit deutlich ausgeprägter beidseitiger Gynäkomastie.

Verdachtsdiagnose/Befund

Gynäkomastie.

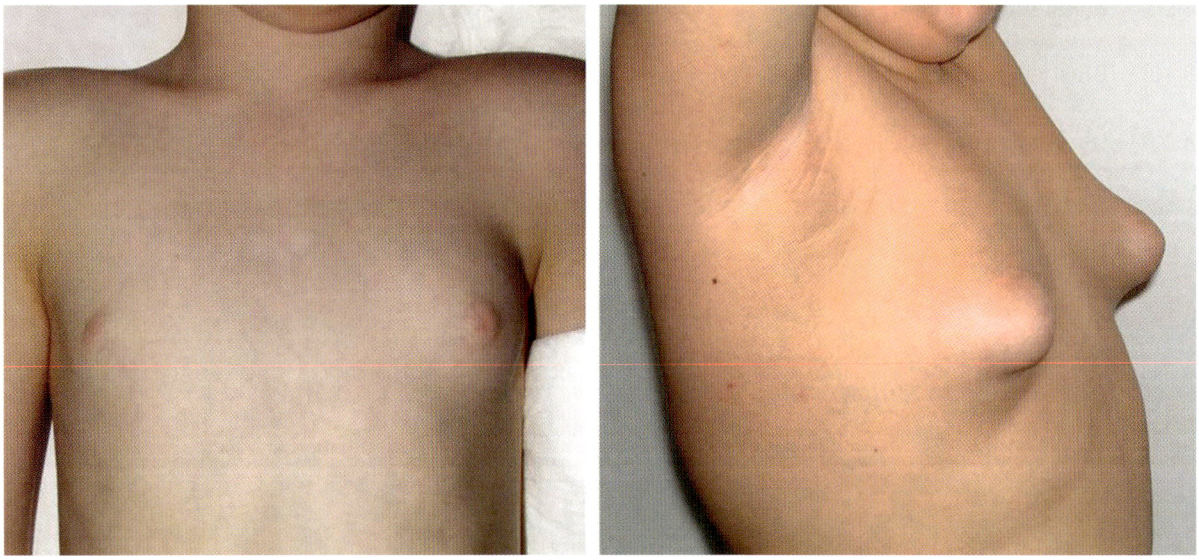

Abb. 8.1b [G879]

Differenzialdiagnosen

- **Mammakarzinom** mit Gynäkomastie: unilaterale Gynäkomastie häufiger als beidseitige Form; von 100 Karzinomen entfällt 1 Karzinom auf den Mann.
- **Prolaktinom:** prolaktinproduzierender, gutartiger Hypophysenvorderlappentumor, der mit Kopfschmerzen, bitemporaler Hemianopsie und Milchfluss einhergeht.
- **Hodentumor:** einige Hodentumoren zeigen erhöhte Östrogenspiegel und führen so zur Ausbildung einer Gynäkomastie.

Anamnestische Fragen zur Sicherung der Diagnose

- Seit wann? Eine Gynäkomastie entwickelt sich in der Regel langsam. Eine einseitige Vergrößerung des Gewebes, die schnell wächst, ist tumorverdächtig.
- Medikamenteneinnahme? Nebenwirkung von Medikamenten, u. a. Spironolacton, als mögliche Ursache einer Gynäkomastie.
- Internistische Vorerkrankungen? Eine Häufig findet sich u. a. bei Leberfunktionseinschränkungen.
- B-Symptome? Möglicher Hinweis auf malignes Geschehen.

Untersuchungsbefund

Mamma: keine äußeren Veränderungen wie v. a. Hauteinziehungen oder Orangenhaut, weiche Mamma ohne Knotenbildung, keine Vergrößerung der regionalen Lymphknoten, möglicher Sekretausfluss bei Prolaktinom.

Krankheitsbild

Eine **Gynäkomastie** ist eine **Brustvergrößerung beim Mann.** Sie kann einseitig oder beidseitig vorkommen. Die **Ursachen** sind mannigfaltig:

- **Physiologisch** tritt sie im Alter, in der Pubertät und im Neugeborenenalter auf.
- **Pathologisch** kommt eine Gynäkomastie beim Mann durch **hormonelle Schwankungen** zustande. Ursachen sind ein Mangel an männlichen Hormonen und/oder eine vermehrte Östrogenbildung, chronische Erkrankungen (z. B. Leberzirrhose, Niereninsuffizienz), Alkoholmissbrauch, Nebenwirkungen bestimmter Medikamente (z. B. Aldosteronantagonisten) und Tumorerkrankungen, u. a. prolaktinproduzierende Tumoren, Mammakarzinom oder Hodentumoren.

8.2 Spider naevi

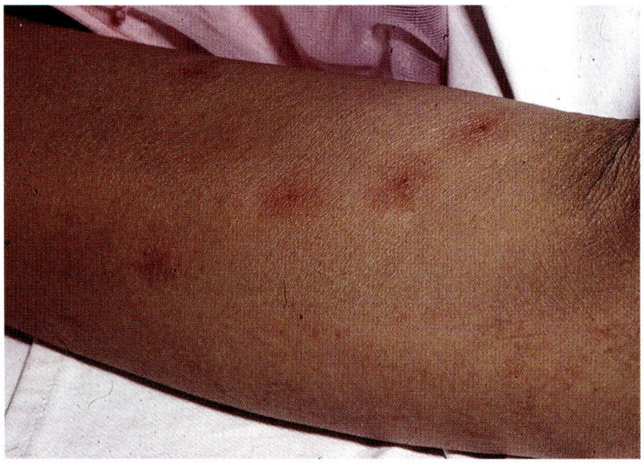

Abb. 8.2a [E305-001]

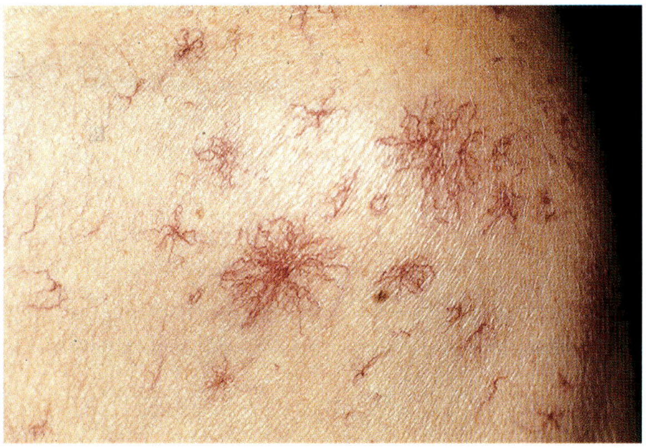

Abb. 8.2b [R490]

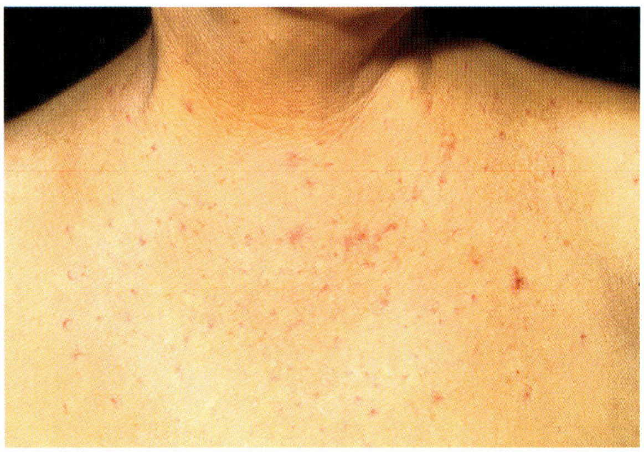

Abb. 8.2c [E305-001]

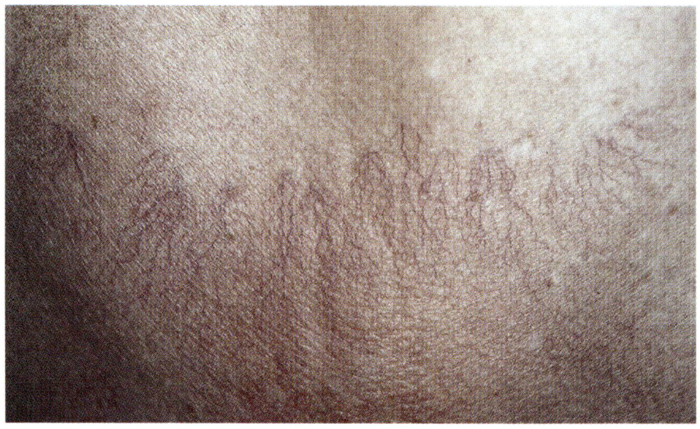

Abb. 8.2d [R246]

Bildbeschreibung

Auf der ➤ Abb. 8.2a sind Teile der oberen Extremität zu sehen. Auffallend sind mehrere Gefäßzeichnungen, die sternförmig angeordnet sind. Auf der ➤ Abb. 8.2b ist eine Vergrößerung der Gefäßzeichnung zu erkennen. Besonders gut erkennbar sind die vom Zentrum verlaufenden sternförmigen Gefäßausläufer. Auf der ➤ Abb. 8.2c sind die Spider naevi am Thorax lokalisiert. Die Haut ist leicht ikterisch. In allen drei Abbildungen gibt es keine Hinweise auf ein entzündliches Hautgeschehen.

Verdachtsdiagnose/Befund

Spider naevi.

Differenzialdiagnose

Teleangiektasien: irreversible Erweiterung kleiner, oberflächlicher, meist venöser Gefäße, die auf der ➤ Abb. 8.2d dargestellt sind. Auf dieser Abbildung sind diese Teleangiektasien entlang des unteren Rippenbogens beidseits vorhanden. Sie treten beim Lungenemphysem auf und werden auch als Sahli-Venenkranz bezeichnet.

Anamnestische Fragen zur Sicherung der Diagnose

- Seit wann? Spider naevi entstehen über längere Zeit.
- Lokalisation? Spider naevi finden sich v. a. im Gesicht, an den Oberarmen und am Stamm bis zur Mamillarlinie.
- Internistische Vorerkrankungen, v. a. Leberfunktionsstörungen? Häufiger Befund, v. a. bei Leberfunktionsstörungen oder systemischer Sklerodermie.

Untersuchungsbefunde

Je nach Ursache zusätzliche Befunde:

- Symptome der Leberzirrhose: v. a. Ikterus, Lackzunge, Lacklippen, Caput medusae, Gynäkomastie, Aszites, Palmar- und Plantarerythem, bei der Palpation kleine Leber
- Symptome der Sklerodermie ➤ 4.4

Krankheitsbild

Spider naevi sind erweiterte **arterielle Gefäße.** Sie sehen sternenförmig aus, vom Zentrum ragen in alle Richtungen Gefäßreiser. Sie zeigen bei Druck eine Abblassung mit nachfolgender Füllung der Gefäße.

Spider naevi können bei Kindern oder in der Schwangerschaft ohne Erkrankungshintergrund auftreten. Häufig finden sie sich bei Leberfunktionsstörungen, v. a. bei chronischer Hepatitis, Leberzirrhose oder der systemischen Sklerodermie (➤ 4.4). Sie sind im Gesicht, am Oberkörper und an den Oberarmen, typischerweise bis zur Mamillarlinie, lokalisiert.

8.3 Fassthorax

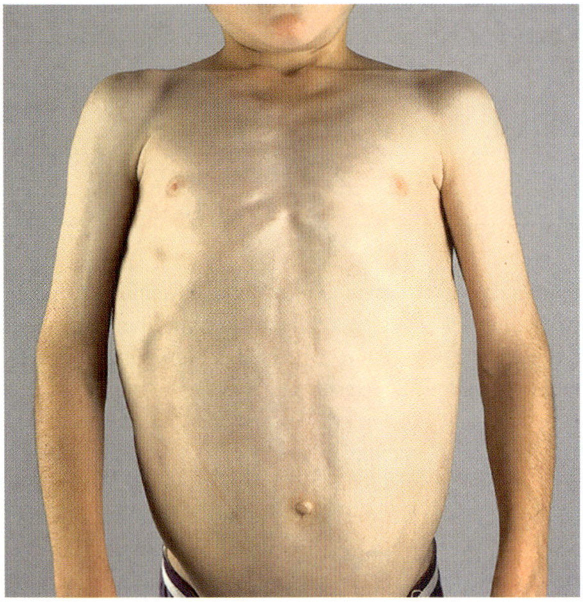

Abb. 8.3 [T409]

Bildbeschreibung

Die ➤ Abb. 8.3 zeigt den Stamm eines männlichen Patienten. Auffallend ist der breite Thorax, horizontal verlaufende Rippen, breite Interkostalräume (sternumnahe gut erkennbar) und einen breiten epigastrischen Winkel. Der Hals scheint kurz zu sein, die Arme beidseits hochgezogen. Das Abdomen ist vorgewölbt, der Nabel prominent.

Verdachtsdiagnose/Befund

Fassthorax.

Differenzialdiagnosen

Apathogene Normvariante.

Anamnestische Fragen zur Sicherung der Diagnose

- Seit wann? Ein Fassthorax entwickelt sich über Jahre, ist in der Regel erworben und tritt begleitend beim Lungenemphysem auf.
- Bekannte Lungenerkrankungen? Mögliche Hinweise auf die Ursache.
- Nikotinabusus, chronischer Husten und Auswurf, Dyspnoe, Zyanose? Mögliche Hinweise auf eine Lungenerkrankung.
- Andere Hautbefunde, z. B. Trommelschlägelfinger oder Uhrglasnägel? Mögliche Hinweise auf Sauerstoffmangel, v. a. bei Lungen- oder Herzerkrankungen.

Untersuchungsbefund

Befunde beim Lungenemphysem: horizontal verlaufende Rippen, geblähte Schlüsselbeingruben, verminderte Differenz zwischen in- und exspiratorischem Brustumfang, Trommelschlägelfinger, Uhrglasnägel, Atemexkursionen ↓, Stimmfremitus ↓, hypersonorer Klopfschall, tiefstehende wenig verschiebliche Atemgrenzen, leise Atemgeräusche, evtl. trockene Rasselgeräusche.

Krankheitsbild

Der **Fassthorax** ist eine typische Begleiterscheinung im Rahmen des **Lungenemphysems.** Das Lungenemphysem ist definiert als irreversible Erweiterung der Lufträume distal der Bronchioli terminales durch Zerstörung der Alveolen und Alveolarsepten. Die häufigsten **Ursachen** sind eine COPD durch chronischen Nikotinabusus, rezidivierende bronchopulmonale Infekte, Asthma bronchiale oder seltener ein angeborener α_1-Antitrypsinmangel.

Im Zuge der Emphysementwicklung entstehen aus Alveolarbläschen Blasen, die zur Reduktion der Atemaustauschfläche und dadurch zu einer Vergrößerung des Lungenvolumens führen. Die Fähigkeit, dem Körper Sauerstoff zuzuführen, geht sukzessive verloren. Gleichzeitig dehnt sich der knöcherne Thorax. Die **Symptome** des Emphysems resultieren zum einen aus dem Sauerstoffmangel, zum anderen aus der veränderten Blutzirkulation im kleinen Kreislauf.

In der älteren Klassifikation werden zwei Emphysemtypen unterschieden, die sich durch folgende Symptome auszeichnen:

- **Pink Puffer:** hagerer Habitus, geringe Zyanose, ausgeprägte Dyspnoe, trockener Husten
- **Blue Bloater:** adipöser Habitus, ausgeprägte Zyanose, geringe Dyspnoe, reichlich Husten und Sputum

Als **Komplikationen** können eine respiratorische Insuffizienz, pulmonale Hypertonie und ein Cor pulmonale oder Pneumothorax durch Ruptur einer Emphysemblase auftreten.

8

8.4 Trichterbrust

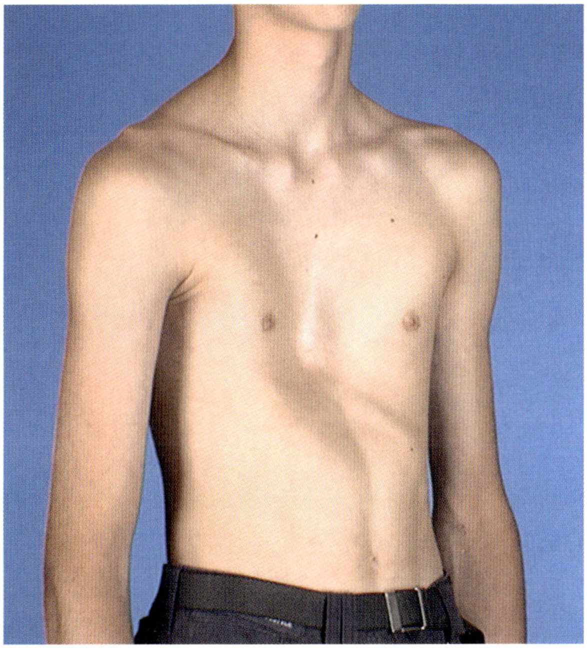

Abb. 8.4 [O624]

Bildbeschreibung

Die ➤ Abb. 8.4 zeigt einen jungen männlichen Patienten. Deutlich sichtbar ist die Einziehung des Sternums, v.a. im unteren Bereich und der angrenzenden Rippen.

Verdachtsdiagnose/Befund

Trichterbrust.

Differenzialdiagnosen

Schwerer **Rachitis**verlauf (➤ 8.7).

Anamnestische Fragen zur Sicherung der Diagnose

- Seit wann? Die Trichterbrust entwickelt sich langsam, meist im Kindes- und Jugendalter.
- Familiäre Belastung? Häufig genetische Veranlagung vorhanden.
- Lungensymptome? Bei schwerer Ausprägung Belastungsdyspnoe oder Ruhedyspnoe vorhanden.
- Kardiale Symptome? Herzklappenfehler und Herzrhythmusstörungen können begleitend auftreten.
- Rachitis in der Vorgeschichte? Möglicher Hinweis auf eine exogene Ursache. Meist ist ein rachitischer Rosenkranz ausgebildet.

Untersuchungsbefund

Krankheitsbild.

Krankheitsbild

Die **Trichterbrust** (*Pectus excavatum*) ist meist genetisch determiniert. Sie entwickelt sich im Laufe der knöchernen Entwicklung und wird in der Regel im Kindes- und Jugendalter sichtbar. Dabei ist v. a. die Entwicklung des Sternums und der angrenzenden knorpeligen Anteile der Rippen gehemmt und diese sind nach innen eingezogen. Leichtere Verläufe haben keine Auswirkung auf die Herz- und Lungenfunktion und sind allenfalls kosmetisch störend. Schwere Verläufe können mit **Belastungs- oder Ruhedyspnoe, Herzrhythmusstörungen und Klappenfehlern** einhergehen. Die Anomalie kann operativ korrigiert werden.

8.5 Hühnerbrust

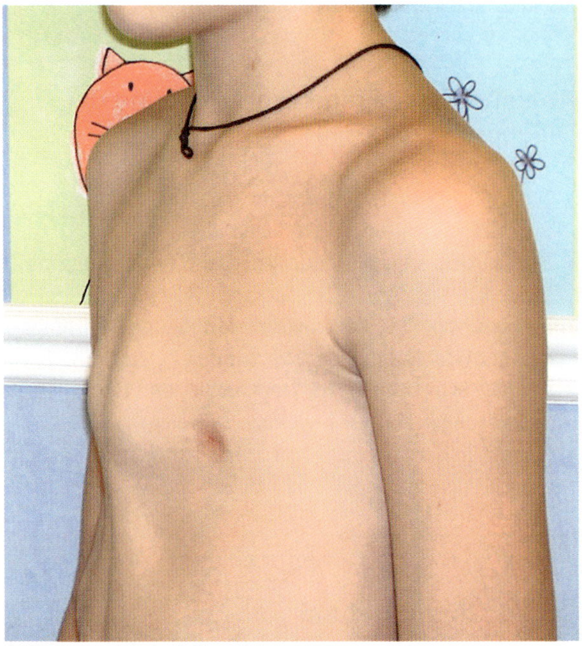

Abb. 8.5 [F965-001]

Bildbeschreibung

Auf ➤ Abb. 8.5 ist ein kindlicher Thorax sichtbar. Die Sternumregion ist kielartig nach vorne gezogen und überragt das Thoraxniveau. In der Mitte des Sternums ist eine muldenförmige Einsenkung zu erkennen.

Verdachtsdiagnose/Befund

Hühnerbrust.

Differenzialdiagnosen

Schwerer **Rachitis**verlauf (➤ 8.7).

Anamnestische Fragen zur Sicherung der Diagnose

- Seit wann? Die Hühnerbrust entwickelt sich langsam, meist im Kindes- und Jugendalter.
- Familiäre Belastung? Eine genetische Veranlagung kann bestehen.
- Kardiale Symptome? Klappenfehler, Septumdefekte und Herzrhythmusstörungen können begleitend auftreten.
- Rachitis in der Vorgeschichte? Möglicher Hinweis auf eine exogene Ursache. Meist ist ein rachitischer Rosenkranz ausgebildet.

Untersuchungsbefund

➤ Krankheitsbild.

Krankheitsbild

Die **Hühnerbrust** (*Pectus carinatum, Kielbrust*) ist auf eine **Entwicklungsstörung des Sternums** zurückzuführen. Sie kann durch einen Vitamin D-Mangel (Rachitis) im Kindesalter begünstigt werden oder seltener im Rahmen des Silverman-Syndroms auftreten. Dabei synostosiert das Sternum vorzeitig. Gleichzeitig finden sich gehäuft angeborene Herzfehlbildungen. Die Anomalie kann operativ korrigiert werden.

8

8.6 Opisthotonus

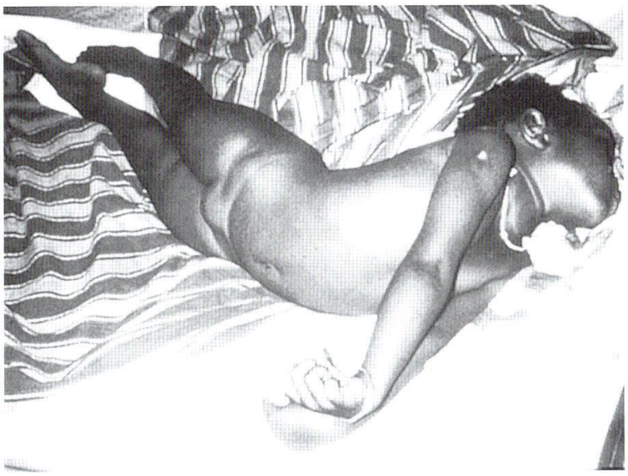

Abb. 8.6 [G037]

Bildbeschreibung

Die ➤ Abb. 8.6 zeigt ein Kind in einer überstreckten Haltung von Rumpf und Extremitäten. Die Finger sind gebeugt.

Verdachtsdiagnose/Befund

Opisthotonus.

Differenzialdiagnosen

Arc de cercle: Bogenbildung bei psychogenen Anfällen.

Anamnestische Fragen zur Sicherung der Diagnose

- Seit wann? Der Opisthotonus ist eine Begleiterscheinung bei Erkrankungen des ZNS und entwickelt sich schnell.
- Begleitende Erkrankungen? Typisch u. a. bei Meningitis, Tetanus, zerebraler Malaria, Hirnblutungen oder Stoffwechselkrankheiten.

Untersuchungsbefund

Je nach Ursache: Kopfschmerzen, positive Dehnungszeichen der Meningen, Vigilanzstörungen, verstärkte Eigenreflexe, Lähmungserscheinungen und andere neurologische Ausfälle, Übelkeit, ggf. Erbrechen, Fieber.

Krankheitsbild

Der **Opisthotonus** kann ein Begleitsymptom bei **ZNS-Erkrankungen** sein und wird durch einen schmerzhaften, tonischen Krampf der Rückenmuskulatur, des Halses und der Extremitäten hervorgerufen. Bei Kindern ist die Ausprägung des Opisthotonus meist deutlicher als bei Erwachsenen.

Ursachen können sein:

- Infektionserkrankungen, u. a. Meningitis, zerebrale Malaria, Tetanus oder Tollwut
- Blutungen, u. a. Subarachnoidalblutung oder intrazerebrale Blutungen
- Stoffwechselerkrankungen, u. a. Ahornsirupkrankheit

Das Auftreten ist ein Hinweis auf eine schwere Funktionsstörung des Gehirns, die Patienten sind vom Notarzt zu versorgen.

8

8.7 Rachitis

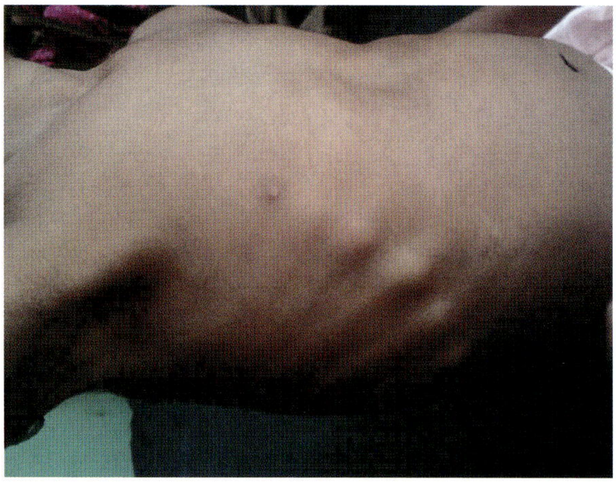

Abb. 8.7a [E1292]

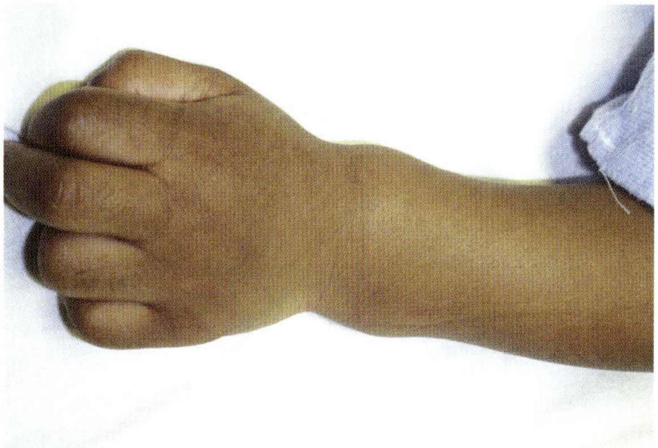

Abb. 8.7b [G550-003]

Bildbeschreibung

Die ➤ Abb. 8.7a zeigt Teile des Thorax eines jungen Menschen. Auffällig sind Auftreibungen an der Knorpel-Knochen-Grenze. Die darüber liegende Haut scheint keinerlei entzündliche Reizungen zu zeigen. Das Sternum ist, wie bei einer Trichterbrust, im unteren Bereich eingezogen. Auf der ➤ Abb. 8.7b sind der Unterarm und die Hand eines Kindes zu sehen. Auffallend ist eine Verdickung der distalen Unterarmknochen, Radius und Ulna, die in diesem Fall durch eine metaphysäre Auftreibung zustande kommt. Zudem ist das Handgelenk breiter als üblich.

Verdachtsdiagnose/Befund

Rachitischer Rosenkranz (➤ Abb. 8.7a), metaphysäre Auftreibung am distalen Radius und an der Ulna (➤ Abb. 8.7b).

Differenzialdiagnosen

Ossifikationsstörungen anderer Genese, z. B.

- Pseudomangelrachitis (autosomal-rezessive Form des Vitamin D-Mangels mit mangelnder Eigenproduktion von Vitamin D)
- Mütterliche Osteomalazie in der Schwangerschaft
- Angeborene Hypophosphatämie oder Hypophosphatasie

Anamnestische Fragen zur Sicherung der Diagnose

- Andere Skelettanomalien? Quadratischer Kopf, Beckendeformierungen, kyphotische Wirbelsäule, Glockenthorax, Deformierungen der inneren Fußknöchel (Marfan-Zeichen) sind typische Veränderungen bei Rachitis.
- Verlauf der motorischen Entwicklung? Typisch für die Rachitis ist eine verzögerte motorische Entwicklung, u. a. spätes Sitzen und Laufen.
- Mütterlicher Vitamin D-Mangel? Eine mütterliche Osteomalazie in der Schwangerschaft begünstigt die Entstehung einer Rachitis im Säuglingsalter.
- Substitution von Vitamin D im Säuglingsalter? Eine durchgeführte Prophylaxe senkt das Risiko der Rachitisentstehung.
- Bekannte Erbkrankheiten? Eine familiäre Häufung kann ein Hinweis auf eine Pseudomangelrachitis, erbliche Hypophosphatämie oder Hypophosphatasie sein.

Untersuchungsbefund

Labor: Kalzium ↓ oder normal, AP ↑, Parathormon ↑.

Krankheitsbild

Der rachitische Rosenkranz ist ein Symptom der manifesten **Rachitis,** die durch einen **Vitamin D-Mangel** am wachsenden Knochen entsteht. Die Erkrankung führt zu einer gestörten Mineralisierung und übermäßigen **Weichheit des Knochens.**
Ursachen können eine verminderte Sonnenexposition, Unreife bzw. Insuffizienz von Leber und Niere sein, die dann zum Mangel an aktivem Vitamin D führen, selten ist eine Rachitis Folge einer angeborenen Störung des Vitamin D- und Phosphatstoffwechsels.

Bei den **Symptomen** finden sich u. a. ein **quadratischer Kopf** mit eindrückbarem Okziput, **O-Beine, Bewegungsfaulheit** und **Schwäche der Muskulatur,** Schweißneigung am Kopf, schlechte Stimmung und in stark ausgeprägten Fällen eine Neigung zur **Tetanie** aufgrund der Hypokalzämie. Der rachitische Rosenkranz entsteht durch eine Auftreibung der Knorpel-Knochen-Grenze der Rippen und anschließenden Verknöcherung, die irreversibel ist. Ferner können Auftreibungen an distalen Röhrenknochen (Metaphyse) auftreten, die mit Deformitäten einhergehen.

Die **Therapie** besteht in der Vitamin-D-Substitution unter Kontrolle des Kalziumspiegels.

8.8 Turner-Syndrom

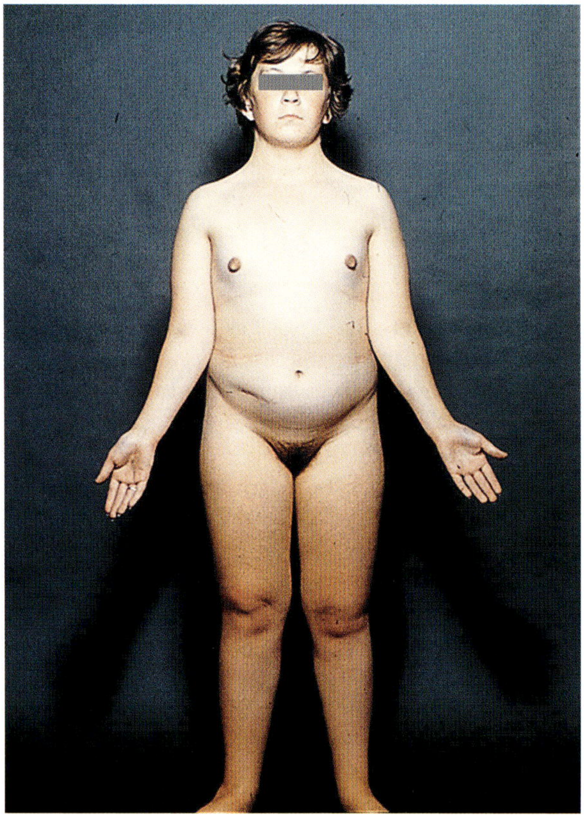

Abb. 8.8a [E288]

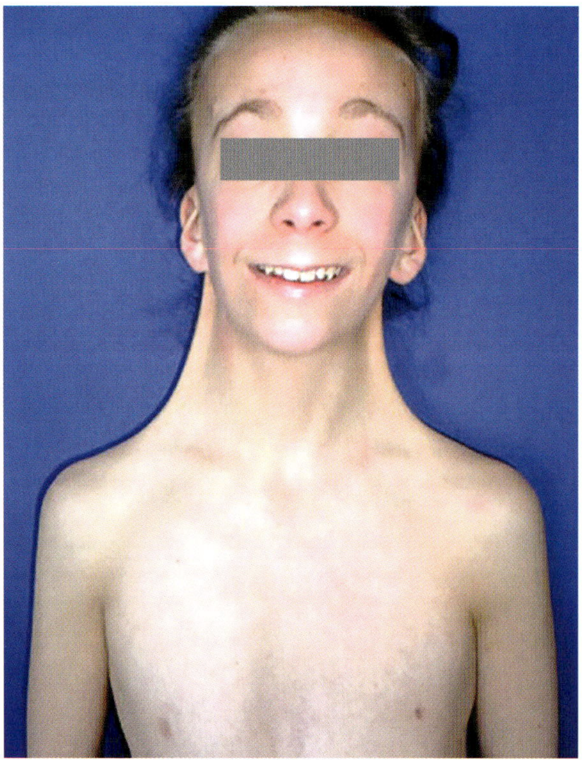

Abb. 8.8b [E1293]

8

Bildbeschreibung

Die ➤ Abb. 8.8a zeigt einen weiblichen Körper. Auffällig sind die Hautfalte am Hals (Pterygium colli oder Flügelfell), weit auseinander stehende Mamillen und unterentwickelte Brustdrüsen. Am Ellenbogengelenk ist ein vergrößerter Außenwinkel sichtbar (Cubitus valgus), am Stamm ist eine androide Fettansammlung. Die Schambehaarung ist weiblich. Auf der ➤ Abb. 8.8b ist ein stark ausgeprägtes Pterygium colli dargestellt. Darüber hinaus fehlt eine Brustentwicklung, die Mamillen sind in situ.

Verdachtsdiagnose/Befund

Turner-Syndrom.

Differenzialdiagnosen

Down-Syndrom (*Trisomie 21*) (➤ 1.6): Chromosomale Störung, die mit einem überzähligen Chromosom 21 einhergeht. Die Symptome sind meist bei der Geburt sichtbar. Typische Kennzeichen sind schräge (nach außen oben gerichtete) Lidspalten, Brachyzephalus, Epikanthus, eine kleine Nase und verdickte Zunge. Die Ohren sind klein und sitzen tief, der Nacken ist kurz. Eine androide Fettansammlung kann vorkommen. An den Händchen sind kleine Finger und eine Vierfingerfurche auffällig, an den Füßchen eine Sandalenlücke. Die Muskulatur ist hypoton, die Gelenke sind überbeweglich und überstreckbar. Die Entwicklung (geistig und motorisch) der Kinder ist meist verzögert.

Anamnestische Fragen zur Sicherung der Diagnose

- Verlauf der körperlichen und geistigen Entwicklung? Die geistige Entwicklung ist beim Turner-Syndrom meist nicht eingeschränkt, die somatische Entwicklung verzögert.
- Regelrechte Periodenblutung? Typisch für das Turner-Syndrom ist eine primäre Amenorrhö.

Untersuchungsbefund

Chromosomenanalyse: gonosomale Monosomie (XO; 45 X) oder Mosaikformen.

Krankheitsbild

Das **Ullrich-Turner-Syndrom** ist eine chromosomale Störung, die mit einer gonosomalen Monosomie **(XO)** einhergeht. Die Symptome manifestieren sich als **Kleinwuchs, Schildthorax** mit weit auseinander liegenden Mamillen und unterentwickelten Mammae, **Pterygium colli** (*Flügelfell*) und insgesamt einem kindlichen Aussehen. Gehäuft kommen Herzfehler, bindegewebig umgewandelte Gonaden und eine **primäre Amenorrhö** vor. Die geistige Entwicklung ist meist regelrecht.

Die **Therapie** besteht in einer Hormonsubstitution (Wachstumshormone, weibliche Geschlechtshormone) und ggf. einer operativen Behandlung des Flügelfells.

8.9 Klinefelter-Syndrom

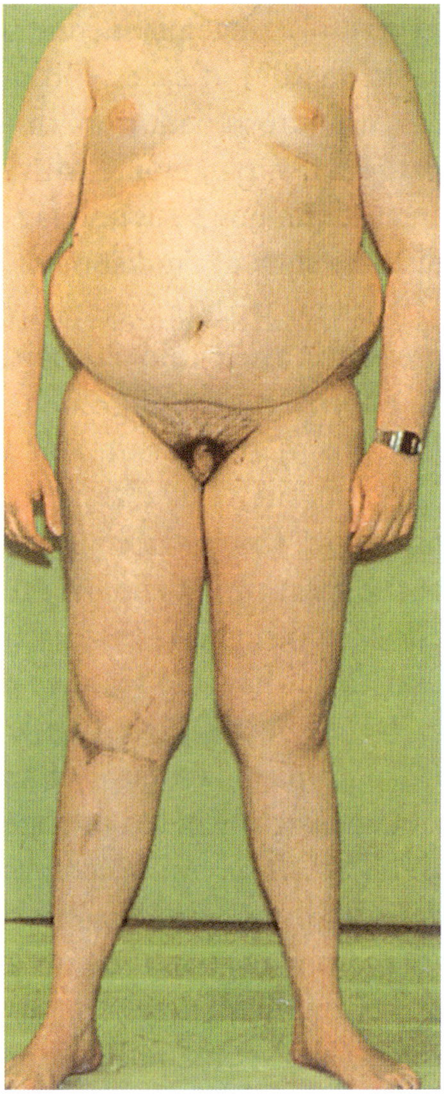

Abb. 8.9a

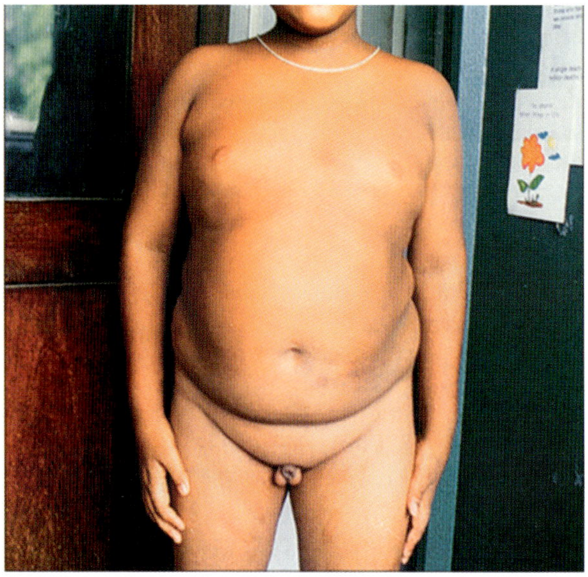

Abb. 8.9b

Bildbeschreibung

Die ➤ Abb. 8.9a zeigt eine erwachsene männliche Person. Auffallend sind die Gynäkomastie, die ausgeprägte androide Fettansammlung sowie die spärliche und weibliche Genitalbehaarung. Das Skrotum ist nicht einsehbar, der Penis scheint klein zu sein. Die gleichen Befunde finden sich auch auf der ➤ Abb. 8.9b bei einem Jungen. Die männliche Behaarung fehlt (noch), Skrotum und Penis erscheinen klein.

Verdachtsdiagnose/Befund

Klinefelter-Syndrom.

Differenzialdiagnosen

Östrogenproduzierende Tumoren: Treten beim Mann meist als Hodentumoren auf und können mit einer Gynäkomastie (➤ 8.1) und einem weiblichen Behaarungstypus einhergehen.

Anamnestische Fragen zur Sicherung der Diagnose

- Verlauf der körperlichen und geistigen Entwicklung? Beim Klinefelter-Syndrom ist die körperliche Entwicklung meist verzögert. Die geistige Entwicklung kann normal sein.
- Medikamenteneinnahme? Hinweis auf Ursache der Veränderungen.
- B-Symptome? Das Auftreten von Fieber, Nachtschweiß und Gewichtsabnahme kann ein Hinweis auf ein malignes Geschehen sein.
- Chromosomenanalyse? Untersuchung, die ein Klinefelter-Syndrom bestätigt.

Untersuchungsbefund

Chromosomenanalyse: Nachweis eines überzähligen X-Chromosoms (Gonosom) → 47, XXY.

Krankheitsbild

Das **Klinefelter-Syndrom** beruht auf einer gonosomalen Aberration, wobei die Männer meist ein überzähliges X-Chromosom besitzen **(XXY).**

Als **Symptome** kann im Kindesalter eine verzögerte motorische und/oder sprachliche Entwicklung auffallen. In der Pubertät ist die Entwicklung der Hoden nicht regelrecht. Meist bleiben sie klein, eine Spermienbildung bleibt meist aus. Als äußere Zeichen finden sich eine Gynäkomastie, ein weibliches Behaarungsmuster und ein Hochwuchs durch verzögerten Epiphysenschluss. Die körperliche und geistige Leistungsfähigkeit kann eingeschränkt sein.

Die **Therapie** besteht in einer Testosteronsubstitution.

8.10 Brustveränderungen bei Morbus Paget der Mamille

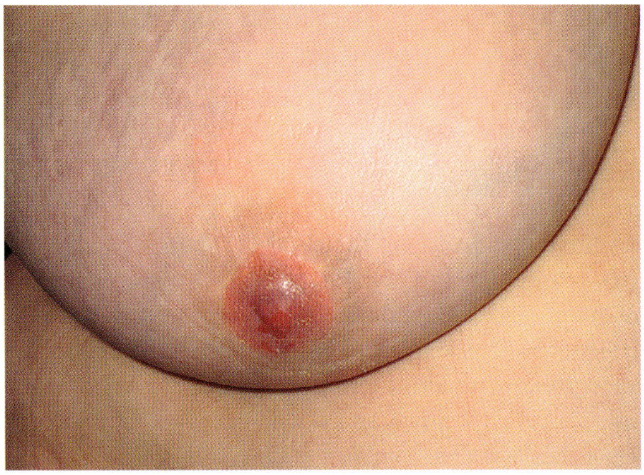

Abb. 8.10a [M453]

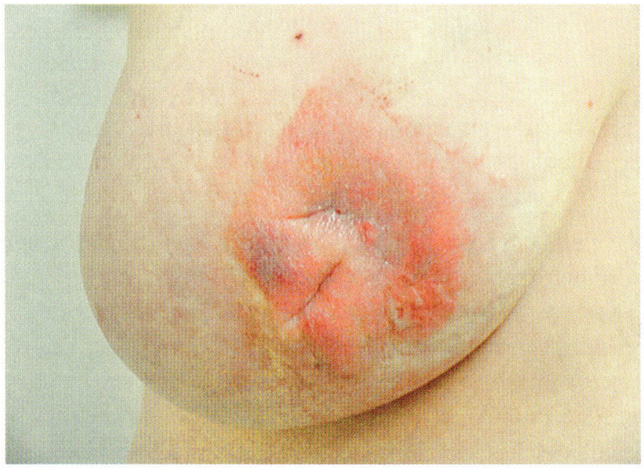

Abb. 8.10c [M438]

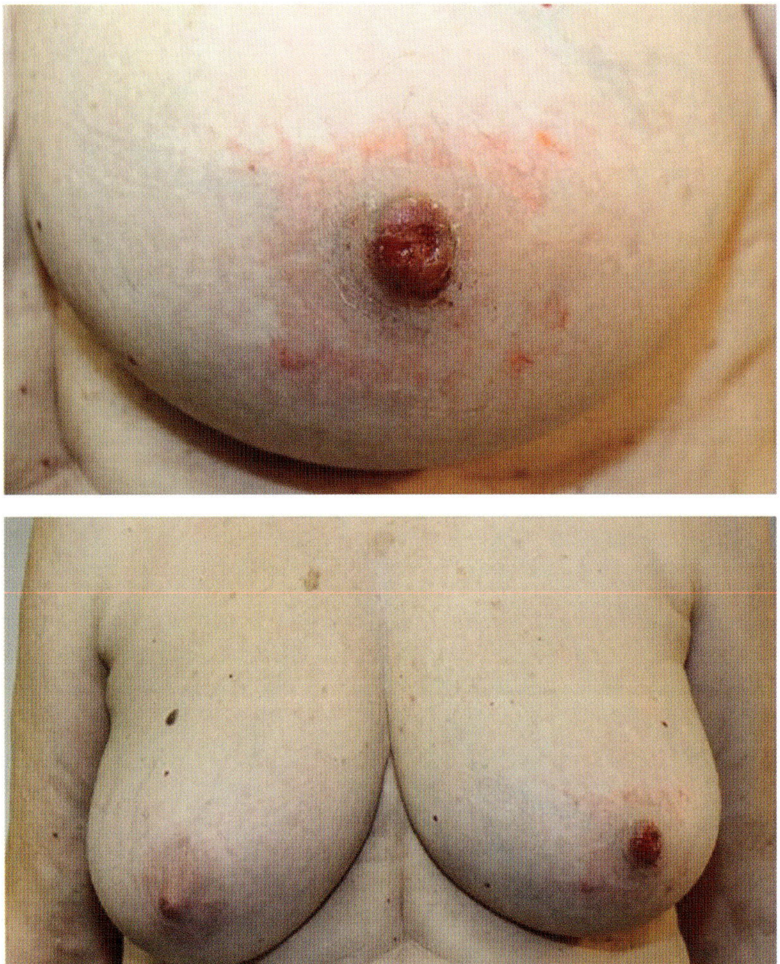

Abb. 8.10b

[P1193]

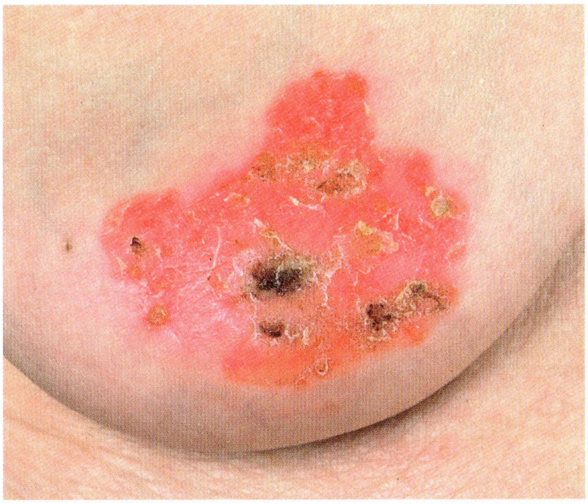

Abb. 8.10d [C105]

Bildbeschreibung

Die ➤ Abb. 8.10a zeigt eine Brustwarze, die gerötet ist und eine feine Schuppenbildung aufweist. Zentral kann eine Erosion gesehen werden. Die perimamilläre Haut scheint irritiert und leicht bräunlich verfärbt zu sein.

Auf der ➤ Abb. 8.10b (oben) lassen sich Veränderungen der Mamille erkennen: Sie ist gerötet und die Hautoberfläche versehrt. Das umgebende Gewebe ist unscharf begrenzt gerötet. Auf der 8.10b (unten) sind beide Mammae im Vergleich dargestellt. Die linke Brust scheint etwas voluminöser zu sein als die rechte.

Die ➤ Abb. 8.10c zeigt Teile der rechten Brust. Die Brustwarze ist eingezogen, ebenso das Gewebe, das an den medialen Brustwarzenanteil angrenzt. Die Haut weist zum Teil scharf begrenzte, zum Teil unscharf begrenzte, entzündliche und narbige Veränderungen auf. Am unteren Pol scheint die Haut verdickt und orangenartig zu sein.

Auf der ➤ Abb. 8.10d ist eine Brust zu sehen, die im Bereich der Mamille asymmetrisch gerötet ist und eine starke Krustenbildung aufweist. Die Mamillenkonturen können nicht klar abgegrenzt werden.

Verdachtsdiagnose/Befund

Morbus Paget der Mamille.

Fortsetzung

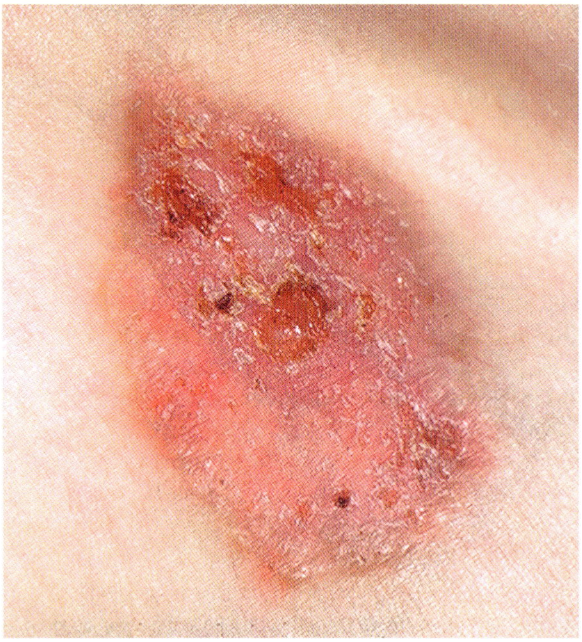

Abb. 8.10e [R299]

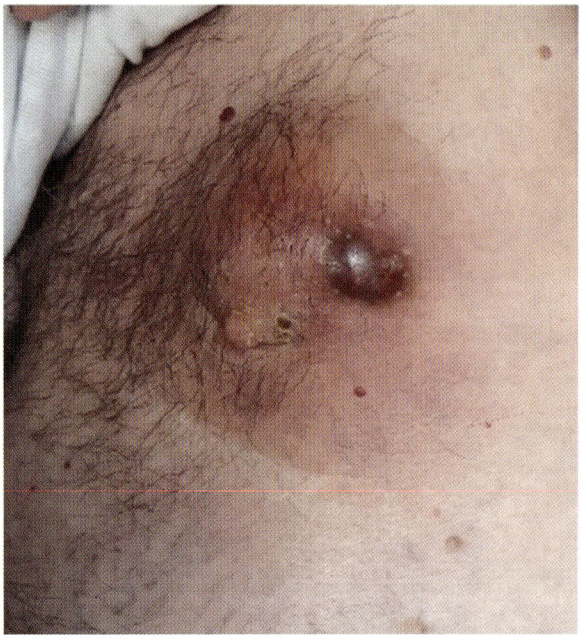

Abb. 8.10f [G054-004]

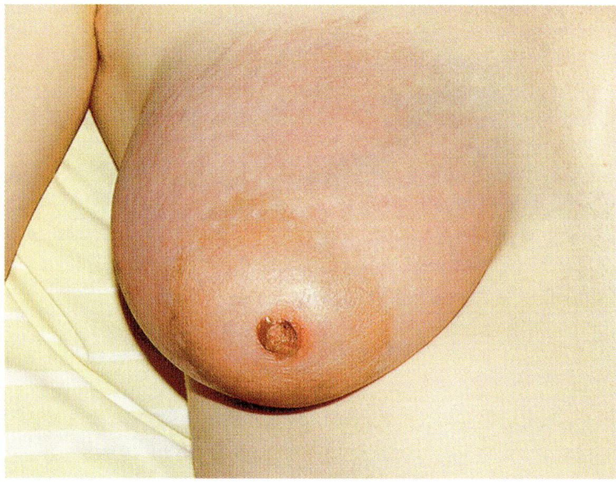

Abb. 8.10g [R194]

Differenzialdiagnosen

- **Kontaktekzem:** Kann sich als allergisches oder toxisches Kontaktekzem entwickeln. Allergische Ekzeme treten meist mit einer Zeitverzögerung nach der Einwirkung von Noxen auf, toxische Ekzeme meist unmittelbar nach Kontakt.
- **Morbus Bowen:** Carcinoma in situ der Epidermis, das durch eine meist scharf begrenzte, entzündliche Rötung mit Schuppung gekennzeichnet ist, wie auf der ➤ Abb. 8.10e dargestellt.
- **Inflammatorisches Mammakarzinom:** seltene Form des Mammakarzinoms, mit diffuser Rötung und Entzündungszeichen. In der Regel sind Knoten oder Ulzera sichtbar (➤ Abb. 8.10f), die ein schnelles Wachstum zeigen. Hier handelt es sich um einen männlichen Patienten. Die Mamille ist noch abgrenzbar, das umgebende Gewebe ist gerötet und zeigt eine Einsenkung am rechten oberen Pol der Mamillengrenze.
- **Mastitis** *(Entzündung der Brust):* Typisch sind akute oder subakute Entzündungssymptome wie (homogene) Rötung, Überwärmung, Schwellung und Schmerzen (➤ Abb. 8.10g). Die axillären Lymphknoten können betroffen sein. Systemische Entzündungszeichen können, v.a. bei Mastitis puerperalis auftreten. Der Erregereintritt erfolgt über die Mamille, die meist starke entzündliche Veränderungen zeigt.

Anamnestische Fragen zur Sicherung der Diagnose

- Seit wann? Die Entwicklung des Morbus Paget ist meist langsam. Allergische oder toxische Ekzeme sowie eine Mastitis treten in der Regel schnell auf.
- Sekretion aus der Mamille? Hinweis auf eine tumoröse Neubildung.
- Andere Veränderungen der Brust: Orangenhaut, Größenunterschied, Juckreiz? Sie können Hinweise auf ein malignes Geschehen an der Mamma sein. Isoliert vorhandener Juckreiz (ohne Orangenhaut oder neu aufgetretene Größenunterschiede) kann auf Skabies oder ein Kontaktekzem verweisen.
- Axilläre Lymphknotenschwellungen? Hinweis auf ein malignes oder entzündliches Geschehen, z.B. bei der Mastitis.
- Schmerzhaftigkeit der Brust? Kann auf entzündliche Ursachen hinweisen.

Untersuchungsbefund

- Mamma: je nach Stadium der Erkrankung unauffälliger palpatorischer Befund oder harte Knotenbildung der Brust, Einziehungen und Asymmetrien des Brustgewebes.
- Lymphknotenstatus: je nach Stadium der Erkrankung unauffälliger Befund oder tastbare regionale Lymphknoten (hart und schmerzlos), v. a. axillär, supra- und infraklavikulär.

Krankheitsbild

Der **Morbus Paget der Mamille** entsteht durch Metastasierung eines duktalen Mammakarzinoms. Die Erkrankung ist eher selten, tritt einseitig auf und macht sich mit ekzemartigen Veränderungen der Mamille bemerkbar. Meist zeigt sich die Veränderung durch folgende **Symptome:** als scharf begrenzte, aber asymmetrische Rötung der Mamille bzw. über die Mamillengrenze hinaus, die nässende, schuppende Areale beinhalten kann. Zunächst macht die Hautveränderung keine Beschwerden. Im Erkrankungsverlauf kann die Mamille – durch das Tumorwachstum bedingt – eingesunken sein und es kann ein Tumor getastet werden. Die Prognose ist etwas besser als beim klassischen Mammakarzinom.

Die **Therapie** besteht aus der operativen Entfernung der Tumormasse.

8.11 Dermatomyositis

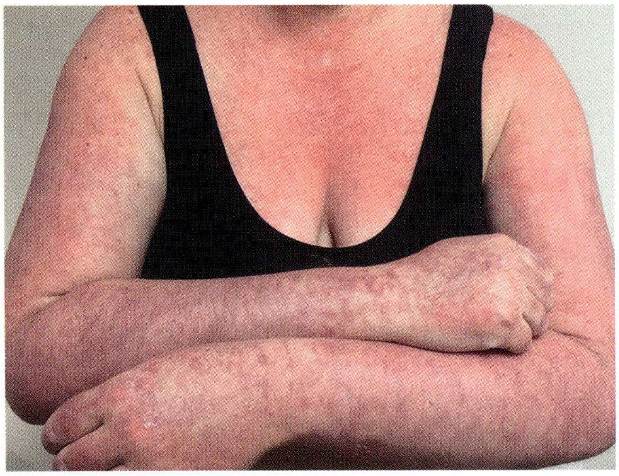

Abb. 8.11a [G1003-002]

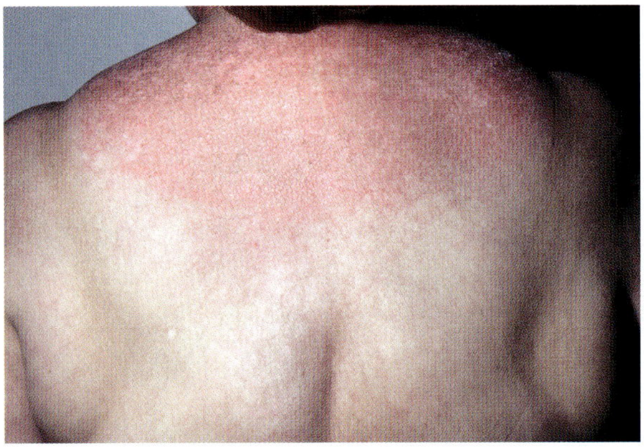

Abb. 8.11b [G1003-002]

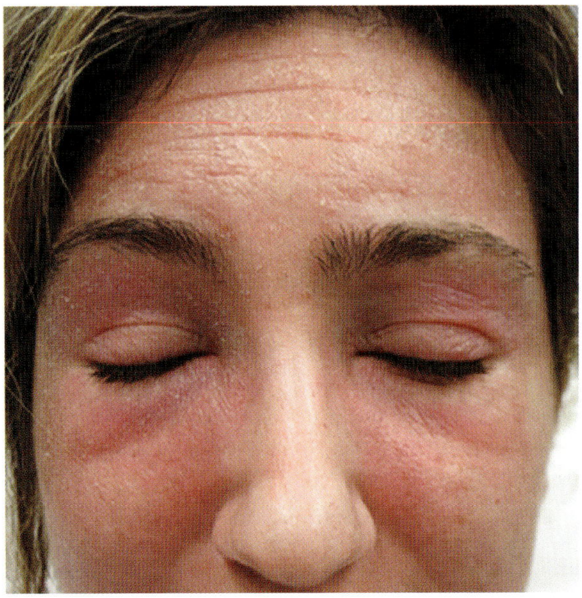

Abb. 8.11c [G1003-002]

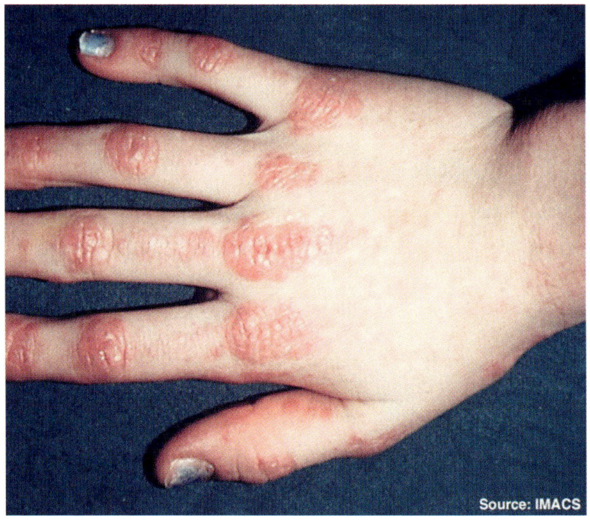

Abb. 8.11d [E1304]

Bildbeschreibung

Auf der ➤ Abb. 8.11a ist eine weibliche Person dargestellt mit einem diffusen Erythem im thorakalen Bereich, das sich über Ober- und Unterarme zieht. Die ➤ Abb. 8.11b zeigt ein Erythem am oberen Rücken. Auf der ➤ Abb. 8.11c lässt sich ein weibliches Gesicht erkennen, ebenfalls mit Rötungen und feiner Schuppenbildung an der Stirn und periokulär. Die Lider scheinen geschwollen zu sein. Die ➤ Abb. 8.11d zeigt eine Hand. Auffällig sind asymmetrische Erytheme und Plaques sowie eine Hautvergröberung über den Streckseiten der Grund- Mittel- und z. T. Endgelenke der Hand.

Verdachtsdiagnose/Befund

Dermatomyositis. Schal-Zeichen (➤ Abb. 8.11a, ➤ Abb. 8.11b): Dabei entspricht die Ausbreitung des Erythems einem umgebundenen Schal mit Beteiligung von Nacken, oberen Rücken, Thorax und Armen. Heliotropes Erythem (➤ Abb. 8.11c), Gottron-Papeln (➤ Abb. 8.11d).

8

Differenzialdiagnosen

- **Systemischer Lupus erythematodes**: Kollagenose, die als systemische Erkrankung, über Beteiligung der Gefäße im Sinne einer Vaskulitis, des Bindegewebes und der Haut zahlreiche Symptome zeigt und unter Umständen schwer differenziert werden kann.
- **Overlap-Syndrom**: Überlappungssyndrome, die Symptome zahlreicher rheumatologischer Erkrankungen aufweisen können. Dazu zählen v. a. die Mischkollagenose und das Antisynthetase-Syndrom. Overlap-Syndrome zeigen Symptome v.a. von SLE, systemischer Sklerodermie, Poly- und Dermatomyositis und rheumatoider Arthritis.
- **Psoriasis vulgaris**: Entzündliche Hauterkrankung, die mit Entzündung, Schuppung und Hyperproliferation der Epidermis einhergeht. Typische Symptome sind scharf begrenzte, entzündliche Rötung mit silbrig glänzender Schuppung (erythemato-squamöse Herde): Die Größe der Herde variiert, Prädilektionsstellen sind u. a. die Streckseiten der Gelenke.
- **Allergisches Ekzem**: Kann an unterschiedlichsten Körperstellen Rötungen und Quaddelbildungen mit Juckreiz hervorrufen

Anamnestische Fragen zur Sicherung der Diagnose

- Seit wann? Der Beginn und Verlauf können unterschiedliche sein, von akut bis chronisch.
- Andere Veränderungen der Haut? Neben den o. g. Veränderungen können druckschmerzhafte Hyperkeratosen der Nagelfalze auftreten (Keinig-Zeichen). Diese können jedoch auch beim SLE oder einem Overlap-Syndrom auftreten. Insgesamt gesehen, kann die Differenzierung zwischen den einzelnen Erkrankungen schwierig ausfallen.
- Allgemeinsymptome: Fieber, Gelenkschmerzen, Muskelschmerzen und Muskelschwäche, v. a. der proximalen Muskulatur? Typische Befunde bei der Dermatomyositis. Sie können bei SLE und dem Overlap-Syndrom ebenfalls vorhanden sein.
- Internistische Erkrankungen? Eine Beteiligung des Ösophagus mit Dysphagie, der Lunge mit Ausbildung einer Fibrose und des Herzens mit Ausbildung einer Myokarditis zählt zu den Symptomen der Dermatomyositis. Diese Symptome und Organbeteiligungen können auch bei SLE und bei Overlap-Syndrom auftreten.

Untersuchungsbefunde

- Hautveränderungen ➤ Krankheitsbild.
- Muskulatur: Probleme beim Aufstehen (von einer sitzenden Position) und bei Elevation der Arme durch entzündliche Beteiligung.
- Kardiopulmonales System: Tachykardie, Arrhythmie, EKG-Veränderungen, Zwerchfellhochstand, Entfaltungsknistern in der Auskultation der Lunge.
- Labor: systemische Entzündungszeichen erhöht (BSG ↑, CRP↑, Leukozytose), CK ↑, GOT, LDH, Aldolase und Myoglobin ↑ durch Freisetzung der Enzyme aus dem Muskel, ANA und Rheumafaktor positiv.

Krankheitsbild

Die Dermatomyositis ist eine **Autoimmunerkrankung** mit Beteiligung der Muskulatur und der Haut. Unterschieden werden die juvenile Form, die zwischen dem 8. und 10. Lebensjahr vorkommt, und die Erwachsenenform, die zwischen dem 40. und 60. Lebensjahr auftritt. Bei fehlender Hautsymptomatik spricht man von einer Polymyositis.

Die **Ursachen** der Dermatomyositis sind unklar. Eine mögliche vorausgegangene Infektion mit Viren und Bakterien wird vermutet, ebenso eine genetische Komponente. In einem Teil der Fälle tritt die Erkrankung als paraneoplastisches Syndrom v.a. bei älteren Menschen auf, u. a. beim Magen-, Bronchial-, Mamma- und Ovarialkarzinom. Im Zentrum der Erkrankung steht eine antikörper- und immunkomplexvermittelte Reaktion gegen Muskelfasern und Gefäßbestandteile.

Typische **Symptome** sind:

- **Muskelschwäche** und muskelkaterähnliche Schmerzen, besonders an der Schulter und Beckenmuskulatur, sodass die Patienten unfähig sind, die Arme über die Horizontale zu heben oder sich vom Stuhl zu erheben
- Krankheitsgefühl
- Fieber, Gelenkschmerzen mit Morgensteifigkeit
- **Beteiligung innerer Organe:** Symptome der Myokarditis, Lungenfibrose sowie Ösophagitis
- **Hautsymptome:** Heliotropes Erythem (livides Erythem mit Schwellung v. a. periorbital, was einen weinerlichen Eindruck vermittelt), entzündliches Erythem am Nacken, oberen Rücken, Dekolleté und Armen (Schal-Zeichen), erythematöse Papeln und Plaques über den Streckseiten der Fingergelenke (Gottron-Zeichen), schmerzhafte Nagelfalzhyperkeratosen (Keinig-Zeichen), Hautverdickung und Kalziumablagerungen in der Haut (Calcinosis cutis)

Die **Therapie** ist immunsuppressiver Natur (nach Ausschluss von Tumorerkrankungen).

KAPITEL

9 Rücken

9.1 Skoliose

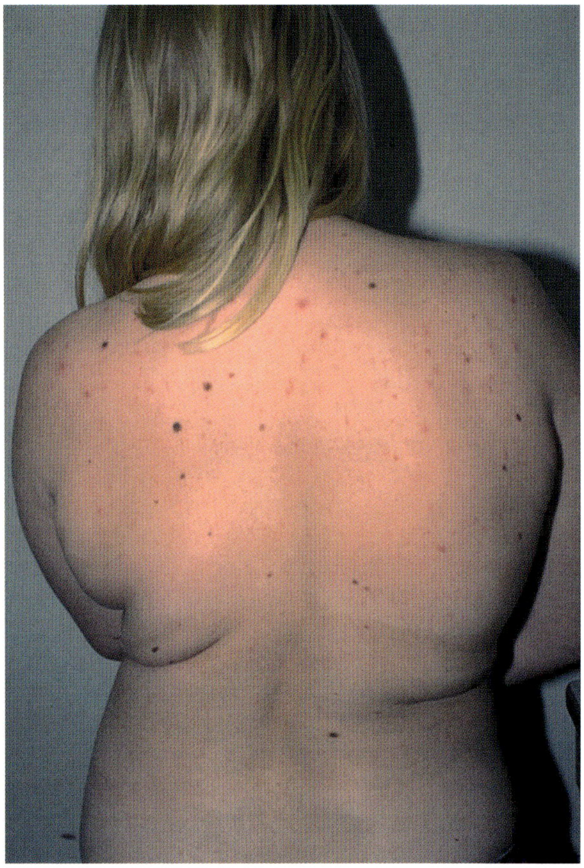

Abb. 9.1a [E425-001]

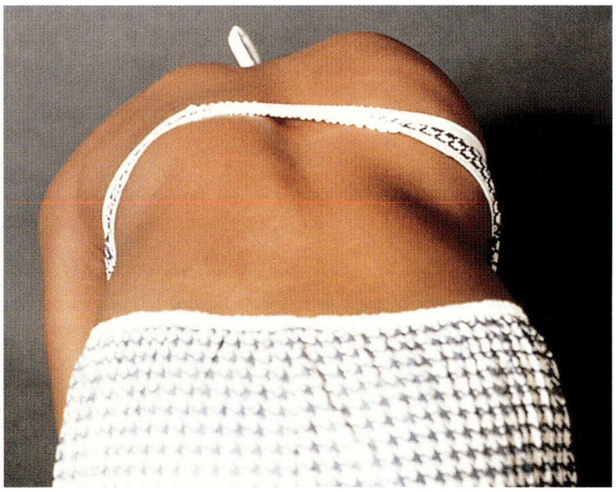

Abb. 9.1b [F654-003]

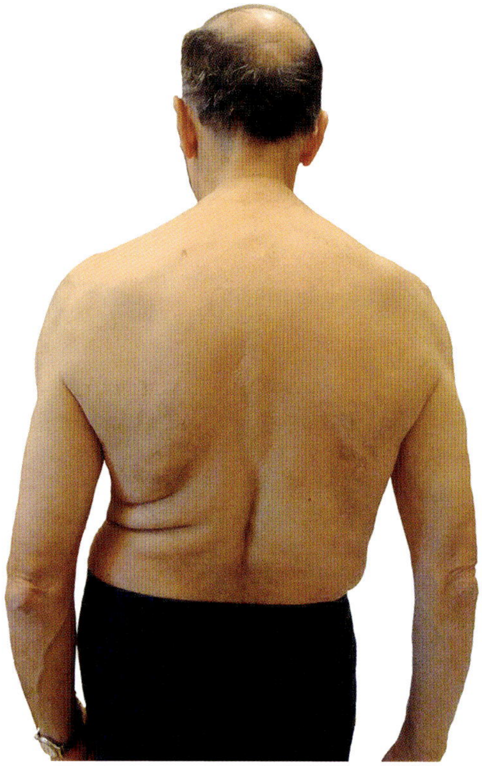

Abb. 9.1c [O570]

Bildbeschreibung

Auf ➤ Abb. 9.1a ist ein Rücken mit einer S-Krümmung im thorakolumbalen Bereich zu sehen. Auffällig sind der ungleiche Schulterstand und ungleiche Taillendreiecke. Ein Rippenbuckel rechts ist auch ohne Vorbeugetest sichtbar, das Becken scheint ebenfalls eine Schieflage zu haben. Nebenbefundlich sind an der Haut zahlreiche dunkle Flecke, wahrscheinlich Naevi, zu erkennen.

Bei der auf ➤ Abb. 9.1b gezeigten weiblichen vorgebeugten Person lässt sich der Rippenbuckel auf der rechten Seite und ein Lendenwulst auf der linken Seite erkennen. Die ➤ Abb. 9.1c zeigt einen älteren Menschen mit ungleichen Taillendreiecken und einseitiger Hautfaltenbildung. Die Schulterstände sind ungleich hoch, insgesamt ist der Stamm verzogen.

Verdachtsdiagnose/Befund

Skoliose.

Differenzialdiagnosen

- **Idiopathische Skoliose:** Häufigste Form der Skoliose.
- **Skoliose durch Vorerkrankungen** mit Beteiligung der Wirbelsäule, u. a. Osteosarkome, Rachitis oder Spondylitis.

Anamnestische Fragen zur Sicherung der Diagnose

- Seit wann? Angeborene Skoliosen sind im frühen Kindesalter sichtbar, idiopathische Skoliosen (80 % der Fälle) entwickeln sich meist zwischen dem 10. und 12. Lebensjahr.
- Trauma oder andere Vorerkrankungen der Wirbelsäule in der Vorgeschichte, u. a. Rachitis, Spondylitis oder Tumorerkrankungen? Mögliche Ursachen für eine Skoliose.
- Beinlängendifferenz? Kann ebenfalls Ursache einer Skoliose sein.
- Lokale Symptome, v. a. Schmerzen? Idiopathische Skoliosen sind in der Regel im Jugendalter nicht schmerzhaft. Mit zunehmendem Alter können Schmerzen durch arthrotische Prozesse entstehen.

Untersuchungsbefunde

Inspektion: sichtbare S-Krümmung der Wirbelsäule, ungleicher Schulterstand und ungleiche Taillendreiecke, Rippenbuckel bei aufrechter Haltung bzw. im Vorbeugetest und ggf. Lumbalwulst sichtbar, ungleicher Beckenstand sowie ungleiche Beinlängen.

Krankheitsbild

Die **Skoliose** ist eine **Seitverbiegung und Rotation der Wirbelsäule.** Es können idiopathische von sekundären Skoliosen unterschieden werden, wobei die idiopathischen 80 % der Fälle ausmachen und die häufigste orthopädische Erkrankung im Kindes- und Jugendalter darstellen.

Die **Symptome** sind von der Ausprägung der Skoliose anhängig und reichen von asymptomatischen Verläufen bis zu eingeschränkter Organfunktion, besonders der Lunge. Typisch sind der **Rippenbuckel,** der im Vorbeugetest sichtbar wird, ein **unterschiedliches Niveau von Schultern und Taillendreieck** sowie ein **Lumbalwulst** bei Skoliosen im Lumbalbereich.

Die **Therapie** ist vom Grad der Ausprägung abhängig. Bei gering ausgeprägten Skoliosen ist Physiotherapie die Methode der Wahl, bei stärker ausgeprägten Varianten kommen ein Korsett und ggf. eine Operation in Betracht.

9.2 Morbus Scheuermann

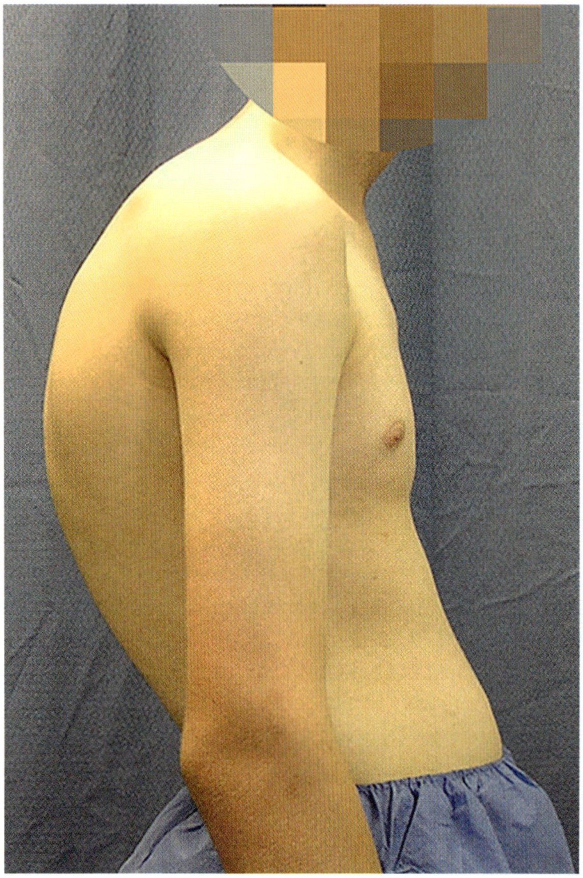

Abb. 9.2a [F966-001]

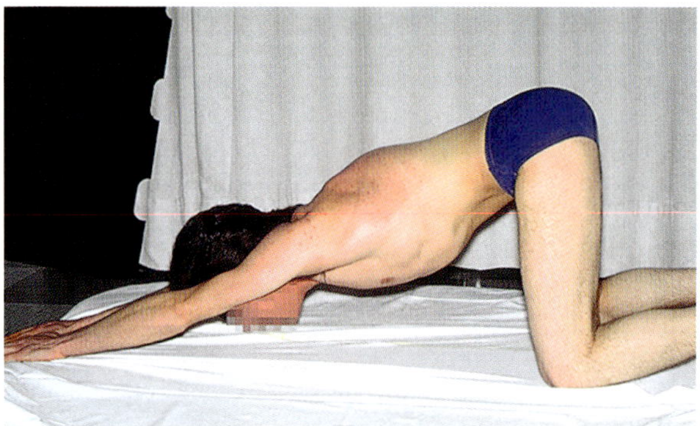

Abb. 9.2b [M158]

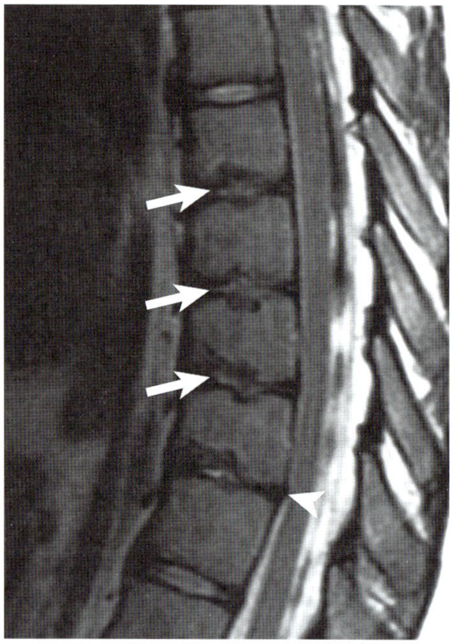

Abb. 9.2c [E1295]

Bildbeschreibung

Die ➢ Abb. 9.2a zeigt eine Ansicht von lateral auf den Stamm. Auffällig ist ein starker Rundrücken (*Kyphosierung*) der Brustwirbelsäule.

Auf der ➢ Abb. 9.2b ist ein Patient mit einer deutlichen Kyphosierung der Brustwirbelsäule zu sehen. Anzunehmen ist eine fixierte Kyphose, die bei Streckung der Wirbelsäule bestehen bleibt. Die Dehnungsfähigkeit der Wirbelsäule ist dabei eingeschränkt bzw. aufgehoben.

Die ➢ Abb. 9.2c zeigt eine MRT der Wirbelsäule eines 13-jährigen Jungen. Im Brustwirbelbereich finden sich Substanzdefekte der Grund- und Deckplatten (Pfeile), die auch als Schmorl-Knötchen bezeichnet werden. Die Wirbel lassen eine leichte Keilbildung erkennen, der dargestellte Abschnitt eine verstärkte Kyphosierung. Der auf den Spinalkanal gerichtete Pfeil deutet auf eine Bandscheibenprotrusion, die jedoch das Rückenmark nicht komprimiert.

9

Verdachtsdiagnose/Befund

Rundrückenbildung beim Morbus Scheuermann.

Differenzialdiagnosen

- **Morbus Bechterew** (➤ 9.3)
- Morbus Parkinson: Erkrankung des älteren Menschen, die mit einer verstärkten Kyphosierung der Brustwirbelsäule einhergehen kann, bei der jedoch häufiger eine vorgebeugte Haltung besteht. Andere typische Symptome sind u. a. Rigor, Akinese und Tremor (➤ 9.3).
- Erkrankungen, die zu den **seronegativen Spondylarthritiden** zählen:
  - Psoriasis-Arthritis (➤ 5.8)
  - Morbus Crohn, Colitis ulcerosa (enteropathische Arthritis)
  - Morbus Reiter

Anamnestische Fragen zur Sicherung der Diagnose

- Seit wann? Der Morbus Scheuermann beginnt meist langsam und asymptomatisch im Kindes- und Jugendalter.
- Schmerzhaftigkeit des betroffenen Areals? Schmerzhaftigkeit des ISG und peripherer Gelenke? Morgensteifigkeit? Die Symptome würden eher für eine seronegative Spondylarthritis sprechen.
- Allgemeinsymptome und Fieber? Reduzierter Allgemeinzustand und Fieberschübe sprechen eher für entzündliche Erkrankungen wie Morbus Bechterew oder andere Spondylarthritiden.
- Hauterscheinungen, Stuhlunregelmäßigkeiten, Augenbeteiligung? Die Symptome deuten eher auf eine seronegative Spondylarthritis hin.

Untersuchungsbefunde

Im Stadium der fixierten Kyphose ist das Ott-Zeichen reduziert; bei Streckung der Wirbelsäule bleibt eine sichtbare Kyphosierung erhalten.

Krankheitsbild

Der **Morbus Scheuermann** entsteht im Jugendalter durch eine **Wirbelkörperreifungsstörung** mit Ausbildung von Keilwirbeln. Am häufigsten ist der BWS-Bereich betroffen.

Die **Symptome** sind im jugendlichen Alter eher dezent bis gar nicht vorhanden. Meist werden die Kinder von den Eltern wegen ihrer schlechten Haltung vorgestellt. Mit zunehmendem Alter entstehen allerdings eine **fixierte Kyphose** und arthrotische Veränderungen, die Rückenschmerzen verursachen. Im Röntgenbild können **Schmorl-Knötchen** gesehen werden, Bandscheibeneinbrüche in den Deckplatten der Wirbelkörper, wie auf der ➤ Abb. 9.2c gut zu erkennen ist.

Die **Therapie** besteht aus Maßnahmen der Haltungsschule bzw. Rückenschule, wobei die besten Korrekturchancen im jugendlichen Alter bestehen.

9.3 Morbus Bechterew

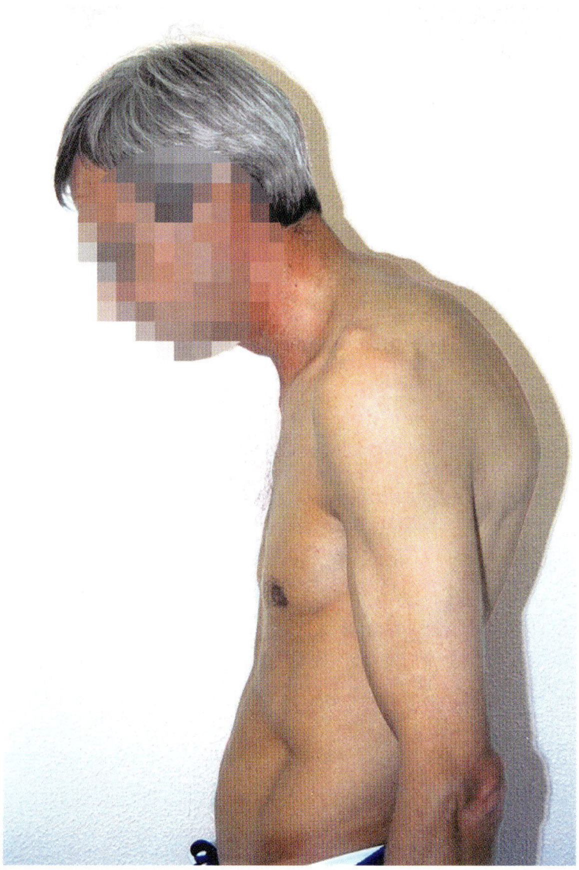

Abb. 9.3a [M114]

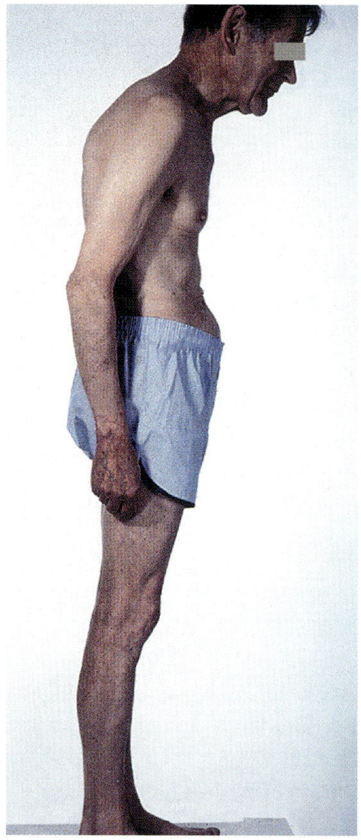

Abb. 9.3c [E1296]

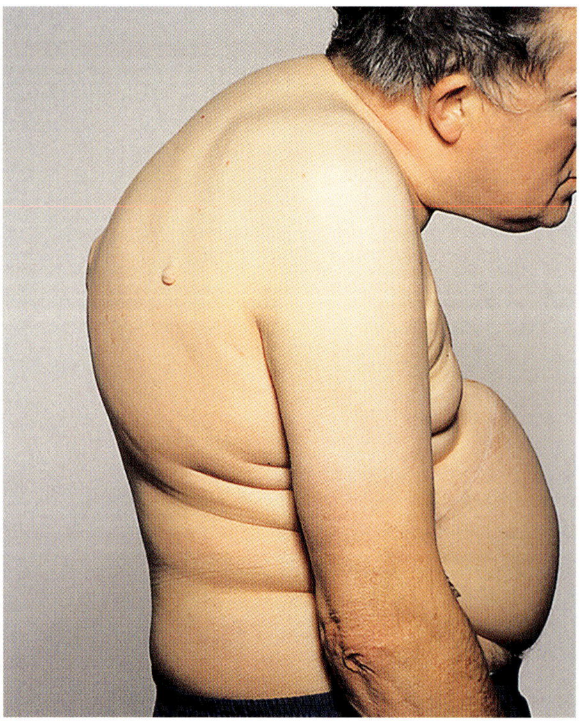

Abb. 9.3b [E273]

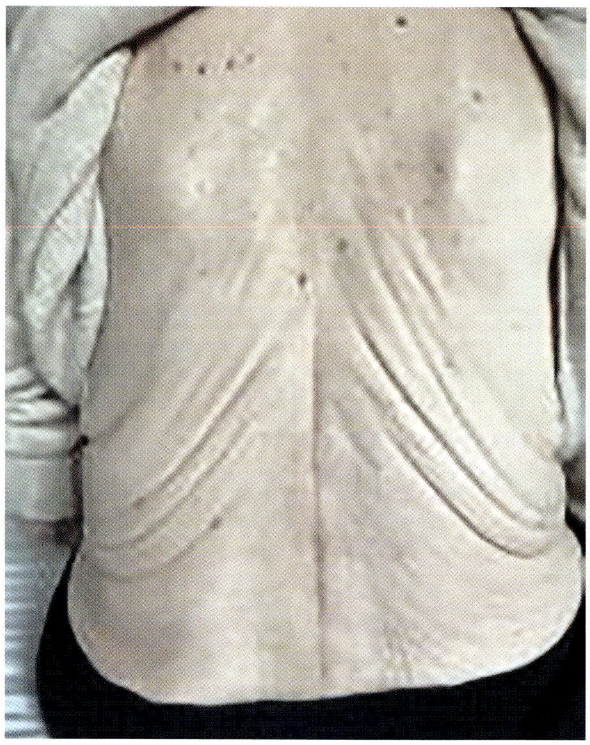

Abb. 9.3d [T1064]

Bildbeschreibung

Die ➤ Abb. 9.3a und ➤ Abb. 9.3b zeigen männliche Patienten von lateral. Auffällig in beiden Abbildungen sind der vorgeschobene Kopf und die Rundrückenbildung im BWS-Bereich, wobei diese Auffälligkeiten auf der ➤ Abb. 9.3b stärker ausgeprägt ist. Zudem fällt in dieser Abbildung das ausladende Abdomen auf, das sich mitunter aus der gebeugten Haltung ergibt.

Verdachtsdiagnose/Befund

Morbus Bechterew.

Differenzialdiagnosen

- **Morbus Scheuermann** (➤ 9.2): Kann auch mit Rundrückenbildung einhergehen, aber meist ist der Kopf nicht vorgeschoben.
- Andere Erkrankungen, die zu den **seronegativen Spondylarthritiden** zählen:
  - Psoriasis-Arthritis (➤ 5.8)
  - Morbus Crohn, Colitis ulcerosa (enteropathische Arthritis)
  - Morbus Reiter
- **Morbus Parkinson:** Charakteristisch ist eine vornübergebeugte Haltung (➤ Abb. 9.3c). Der Gang ist schlurfend. Zudem besteht die Trias: Rigor, Tremor und Akinese.
- **Osteoporose:** Verminderung der Knochendichte. Typische Symptome sind die Abnahme der Körpergröße durch Sinterung der Wirbelkörper, das Tannenbaumphänomen (➤ Abb. 9.3d), die Kyphosierung der Wirbelsäule (die in der Abbildung nicht gut erkennbar ist) und die Neigung zu Spontanfrakturen.

Anamnestische Fragen zur Sicherung der Diagnose

- Seit wann? Morbus Bechterew ist eine Krankheit, die chronisch verläuft. Beim Morbus Scheuermann kann von einem Erkrankungsbeginn in der Adoleszenz ausgegangen werden. Die Rundrückenbildung ist zunächst schmerzlos, Jahre oder Jahrzehnte später können Rückenschmerzen durch arthrotische Veränderungen auftreten.
- Schmerzhaftigkeit von betroffenem Areal, ISG und peripheren Gelenke? Fieber und Morgensteifigkeit? Typische Symptome der seronegativen Spondylarthritiden.
- Augen-, Hautbeteiligung? Eine Iritis kann begleitend bei Morbus Bechterew, Morbus Crohn oder Colitis ulcerosa auftreten. Eine Konjunktivitis ist für das Reiter-Syndrom typisch, eine Hautbeteiligung für die Psoriasis-Arthritis.
- Gastrointestinale Symptome? Hinweis auf Morbus Crohn oder Colitis ulcerosa.
- Abnahme der Körpergröße, Tannenbaumphänomen, Frakturneigung? Typisch für die Osteoporose.
- Familiäre Häufung? Seronegative Spondylarthritiden, besonders der Morbus Bechterew, zeigen eine familiäre Komponente (HLA-B27 positiv).
- Neurologische Symptome? Hinweise auf M. Parkinson.

Untersuchungsbefunde

- Schober-, Ott-Zeichen, Finger-Boden-, Kinn-Jugulum- und Okziput-Wand-Abstand eingeschränkt, Mennell-Zeichen schmerzhaft positiv.
- Entzündliche Schwellung der peripheren Gelenke und der Achillessehne.
- Entzündliche Veränderungen der Augen durch Iritis.
- Röntgen: verwaschenes ISG, Bambusstabwirbelsäule durch Bildung von Knochenspangen.
- MRT: Bestes Verfahren in frühen Stadien zur Diagnosestellung.
- Labor: im Schub BSG ↑, CRP ↑, HLA-B27 positiv, Rheumafaktor negativ.

Krankheitsbild

Morbus Bechterew (*Spondylitis ankylosans*) ist eine chronisch-entzündliche Erkrankung des Skeletts, die primär ISG, Wirbelsäule und große Gelenke betrifft. Meist sind junge Männerbetroffen. Die Erkrankung zählt zu den seronegativen Spondylarthritiden, zeigt eine deutliche **Tendenz zur Versteifung** und Fibrose von kaudal nach kranial.
Zu den **Symptomen** zählen:

- Schleichender Beginn mit nächtlicher und **frühmorgendlicher Steifheit**
- **Tiefsitzende Rückenschmerzen** (im Sakrumbereich), mit Ausstrahlung in Gesäß und Oberschenkel, die durch Bewegung gebessert werden
- **Arthritis** der großen Gelenke
- **Fersenschmerzen**
- Im Verlauf zunehmende Bewegungseinschränkung der Wirbelsäule mit Kyphosierung (Bambusstabwirbelsäule im Röntgen) und Versteifung
- Iritis
- Selten Organbeteiligung (Lungenfibrose, Aortitis)

Die **Therapie** besteht aus Atemtraining, physikalischer Therapie, regelmäßiger Physiotherapie, NSAR, Basistherapeutika, im Schub Glukokortikoiden.

9

9.4 Cafe-au-lait-Flecken und Neurofibrome bei Neurofibromatose von Recklinghausen

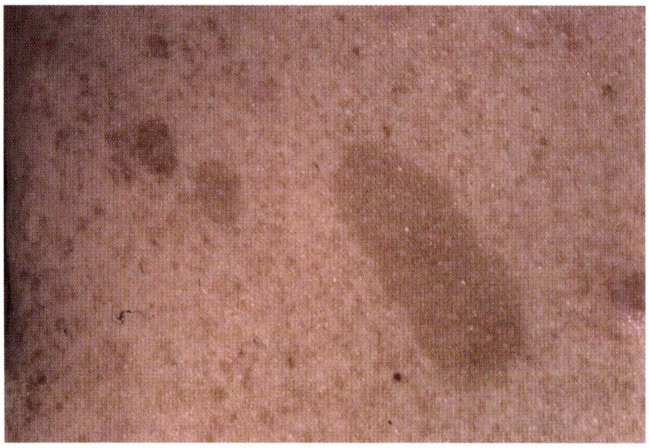

Abb. 9.4a [E1297]

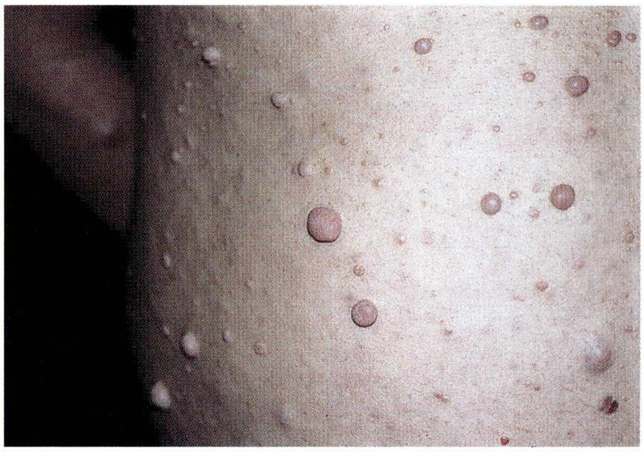

Abb. 9.4b [R246]

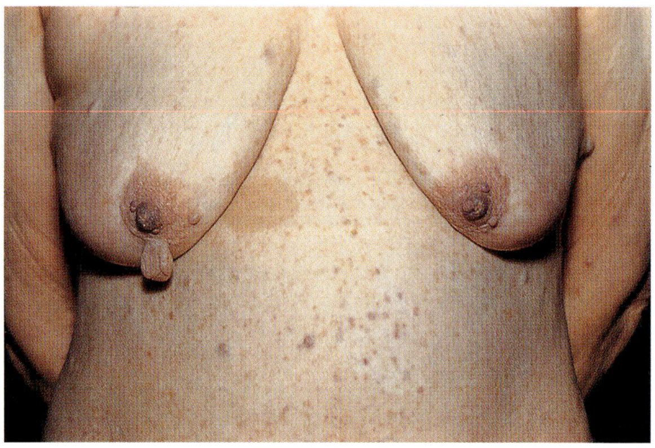

Abb. 9.4c [E288]

Bildbeschreibung

Auf der ➤ Abb. 9.4a ist ein Hautausschnitt mit zahlreichen sommersprossengroßen bräunlichen Makulae zu sehen, sowie zwei größere und ein großer Fleck im Hautniveau.

Die ➤ Abb. 9.4b zeigt Teile der Rückenregion. Auffällig sind zum einen braune, scharf und auch unscharf begrenzte Maculae und zum anderen zahlreiche helle, bläuliche und bräunliche Papeln und Knötchen.

Auf der ➤ Abb. 9.4c sind Teile eines weiblichen Oberkörpers zu erkennen. Am rechten Rippenbogen, xiphoidnah, findet sich ein bräunlicher Fleck, zudem lassen sich disseminiert zahlreiche sommersprossenähnliche Flecke und knötchenartige Wucherungen erkennen. Die rechte Mamille zeigt eine Neubildung, vereinbar mit einem Fibrom oder Neurofibrom.

Verdachtsdiagnose/Befund

Cafe-au-lait-Flecken und Neurofibrome bei der Neurofibromatose von Recklinghausen.

Differenzialdiagnosen

- **Nävi** (*Muttermale*): Können als bräunliche Maculae oder Papeln auftreten.
- **Fibrome:** Imponieren als hautfarbene Papeln oder gestielte Wucherungen unterschiedlicher Größe.

9

Anamnestische Fragen zur Sicherung der Diagnose

- Seit wann? Neurofibrome entwickeln sich ab dem Jugendalter, sommersprossenähnliche Hyperpigmentierungen und Iris-Hamartome bereits im Kindes- oder Jugendalter.
- Familiäre Häufung? Positive Familienanamnese stützt die Diagnose der Neurofibromatose von Recklinghausen.
- Gleichgewichtsprobleme, Höreinschränkungen? Sprechen für Neurofibromatose von Recklinghausen Typ II.
- Andere Hauterscheinungen? Sommersprossenähnliche Veränderungen stützen die Diagnose der Neurofibromatose von Recklinghausen.

Untersuchungsbefunde

- Akustikusneurinom: Schallempfindungsschwerhörigkeit, Schwindel, Gleichgewichtsstörungen
- Optikusgliome und Meningeome: neurologische Ausfälle, u. a. Visuseinbuße, Kopfschmerzen, Krampfanfälle

Krankheitsbild

Die **Neurofibromatose von Recklinghausen** ist eine autosomal-dominant vererbte Krankheit, die als Typ I und Typ II auftreten kann.

- Typ I: Ist durch **Café-au-Lait-Flecken,** schmerzhafte **multiple Neurofibrome** (gutartige, eindrückbare Wucherungen der Schwann-Zellen) und **sommersprossenähnliche Hyperpigmentierungen** in den Achseln und in den Leisten gekennzeichnet. Ferner sind bräunliche Iris-Knötchen (*Lisch-Knötchen*) sichtbar. Weitere Symptome können u. a. Lernbehinderung, Krampfanfälle oder ein Hydrozephalus sein.
- Typ II: Ist etwas seltener. Gekennzeichnet ist die Variante durch Café-au-Lait-Flecken und Neurofibrome. Lisch-Knötchen treten nicht auf. Typischerweise entwickeln die Patienten ein **Akustikusneurinom,** das mit Hörschwierigkeit und Gleichgewichtsproblemen einhergeht.

Die **Therapie** ist symptomatisch. Neurofibrome können operativ entfernt werden.

9.5 Lipom

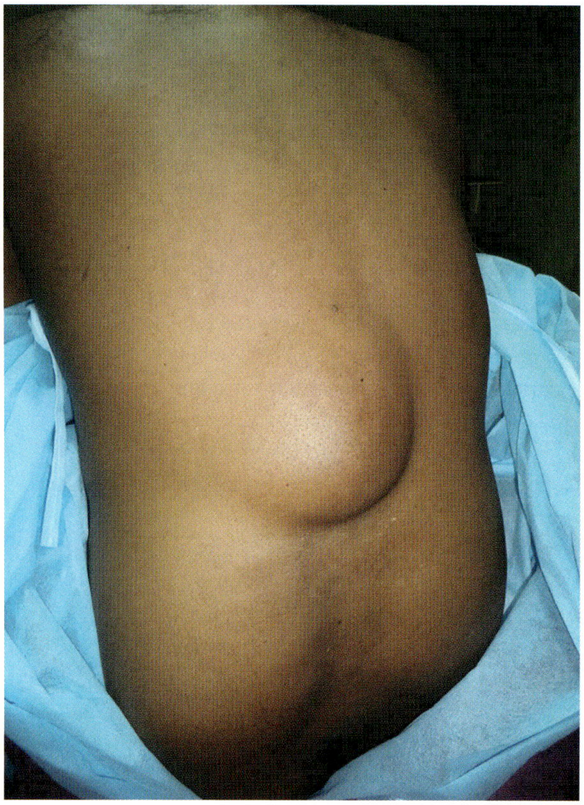

Abb. 9.5a [G1227]

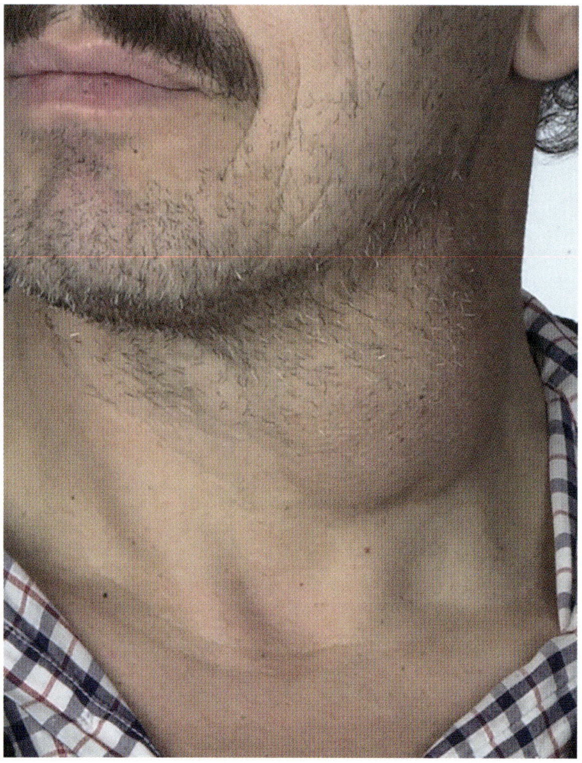

Abb. 9.5b [P1253]

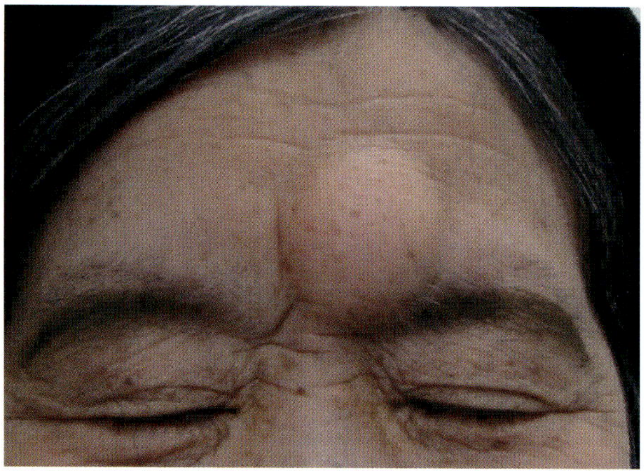

Abb. 9.5c [E1298]

Bildbeschreibung

Die ➤ Abb. 9.5a zeigt einen Tumor am Rücken, im unteren thorakalen Bereich links. Die Geschwulst ist von außen glatt begrenzt, die Haut zeigt keine entzündlichen Erscheinungen. Auf der ➤ Abb. 9.5b lässt sich ein glatt begrenzter Tumor zwischen dem vorderen Rand des M. sternocleidomastoideus und dem Mandibulabogen erkennen.

Die ➤ Abb. 9.5c zeigt einen glatt begrenzten Tumor an der Stirn. Die Haut ist frei von entzündlichen Erscheinungen.

Verdachtsdiagnose/Befund

Lipome.

Differenzialdiagnosen

- **Liposarkom:** Maligner Tumor des Fettgewebes. Er kann an jeder Stelle des Körpers entstehen. Makroskopisch fällt eine Tumorbildung auf, die Haut zeigt zur Achsel hin dezente Rötungen. Die Gefäßzeichnung der Haut ist prominent. Die Unterscheidung zwischen einem Lipom und einem Liposarkom erfolgt letztendlich in der histologischen Untersuchung.
- **Lipomatosis dolorosa:** Erblich bedingte Lipombildung am Stamm und den Extremitäten. Die Lipome sind multipel vorhanden und schmerzhaft.
- **Atherom** *(Grützbeutel):* Benigner Tumor (Hornzysten), der durch Sekretstau der Talgdrüsen durch Okklusion des Ausführungsgangs entsteht. Der Tumor ist prall-elastisch und nicht schmerzhaft.

Anamnestische Fragen zur Sicherung der Diagnose

- Seit wann? Meist langsame Entwicklung des Tumors. Schnelles Wachstum spricht eher für ein malignes Geschehen.
- Allgemeinsymptome, B-Symptome? Das Allgemeinbefinden ist bei solitär vorkommenden Lipomen nicht gestört, B-Symptome und schlechtes Allgemeinbefinden sprechen für ein malignes geschehen.
- Schmerzhaftigkeit? Solitäre Lipome sind meist schmerzlos. Schmerzhaftigkeit und multiples Vorkommen können ein Hinweis auf eine Lipomatosis dolorosa sein.

Untersuchungsbefunde

Palpation der Lipome: i. d. R. nicht schmerzhaft, gut abgrenzbar zur Umgebung, weich und in der Konsistenz prall-elastisch.

Krankheitsbild

Lipome sind **gutartige Tumoren,** die sich aus reifen Fettzellen entwickeln. Sie kommen im subkutanen Fettgewebe vor und können unterschiedliche Größen (von erbsengroß bis hühnereigroß oder noch größer) erreichen.

Prädilektionsstellen sind Extremitäten, Rücken und Kopf. Bei der Palpation sind sie in der Regel **nicht schmerzhaft, gut abgrenzbar** zur Umgebung, **weich** und in der Konsistenz prall-elastisch. In den meisten Fällen bilden sich Lipome nicht spontan zurück, sondern müssen operiert werden.

KAPITEL

10 Abdomen

10.1 Aszites

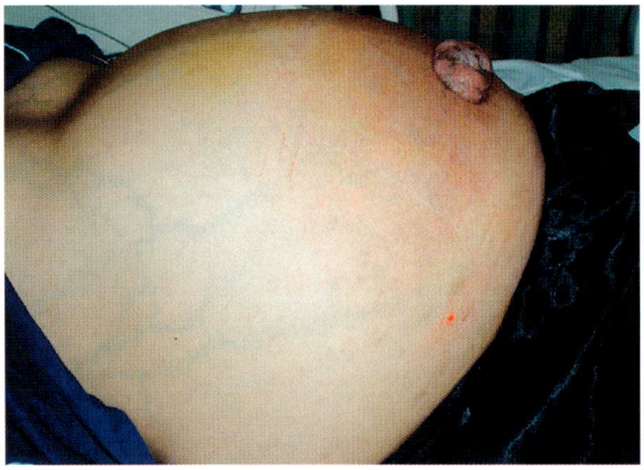

Abb. 10.1a [E355-026]

Bildbeschreibung

Die ➤ Abb. 10.1a zeigt eine Stammregion. Auffällig sind die deutliche abdominale Vorwölbung und die Gefäßzeichnung an der Bauchhaut, die Ausdruck eines Umgehungskreislaufs bei zirrhotischen Lebererkrankungen (Caput medusae ➤ 10.2) sein könnte. Der Nabel ist wie bei einer Nabelhernie stark vorgewölbt.

Verdachtsdiagnose/Befund

Aszites.

Differenzialdiagnosen

Schwangerschaft.

Anamnestische Fragen zur Sicherung der Diagnose

- Seit wann? Die Aszitesbildung entsteht meist langsam, außer bei einem malignen Aszites (z. B. beim Ovarialkarzinom), der innerhalb weniger Wochen auftreten kann.
- Internistische Vorerkrankungen, besonders Leber-, Nieren-, Darm-, Herzerkrankungen? Hinweis auf eine mögliche Ursache des Aszites.
- B-Symptome? Hinweis auf ein Tumorgeschehen.
- Bekannte Schwangerschaft? Geht mit Zunahme des Bauchumfangs einher.

Untersuchungsbefunde

- Vergrößertes Abdomen, ausladende Flanken, verstrichener Nabel (außer bei gleichzeitig vorhandenen Nabelhernie).
- Perkussion des Abdomens: Dämpfung über dem Aszitesbereich, in Rückenlage tympanitischer Klopfschall periumbilikal und Dämpfung in den Flanken, in Rechtsseitenlage Dämpfung (je nach Menge) vom Nabel bis zur rechten Flanke, tympanitischer Klopfschall vom Nabel zur linken Flanke.
- Palpation: Auslösung des Undulationsphänomens.
- Je nach Ursache zusätzliche Symptome:
  - Leberzirrhose: Ikterus, Lackzunge, Lacklippen, Spider naevi, Gynäkomastie, Caput medusae, Palmar- und Plantarerythem; bei der Palpation kleine Leber
  - Rechtsherzinsuffizienz: symmetrische Ödeme bis hin zur Anasarka, Lebervergrößerung (Stauungsleber), Dyspnoe, Zyanose, Gewichtszunahme, symmetrische Jugularvenenstauung
  - Tumoren der Bauchhöhle: Symptome der Grunderkrankung, B-Symptome
  - Nephrotisches Syndrom: periphere symmetrische Ödeme, Lidödeme, starke Proteinurie, Hypoalbuminämie, Hyperlipoproteinämie
  - Peritonitis: Fieber, bretthartes Abdomen mit stärksten Schmerzen, paralytischer Ileus

Krankheitsbild

Aszites ist die Ansammlung von **Flüssigkeit in der freien Peritonealhöhle.** Die Ursachen sind vielfältig:
- Leberzirrhose (portaler Aszites)
- Rechtsherzinsuffizienz (kardialer Aszites)
- Tumoren der Bauchhöhle (maligner Aszites)
- Nephrotisches Syndrom (hypalbuminämischer Aszites)
- Bakterielle Peritonitis (entzündlicher Aszites)

Die **Symptome** resultieren zum einen aus der Bauchumfangszunahme und können sich als Verdauungsbeschwerden und Belastungsdyspnoe bemerkbar machen, zum anderen treten die Symptome der Grunderkrankung auf.

10

10.2 Caput medusae

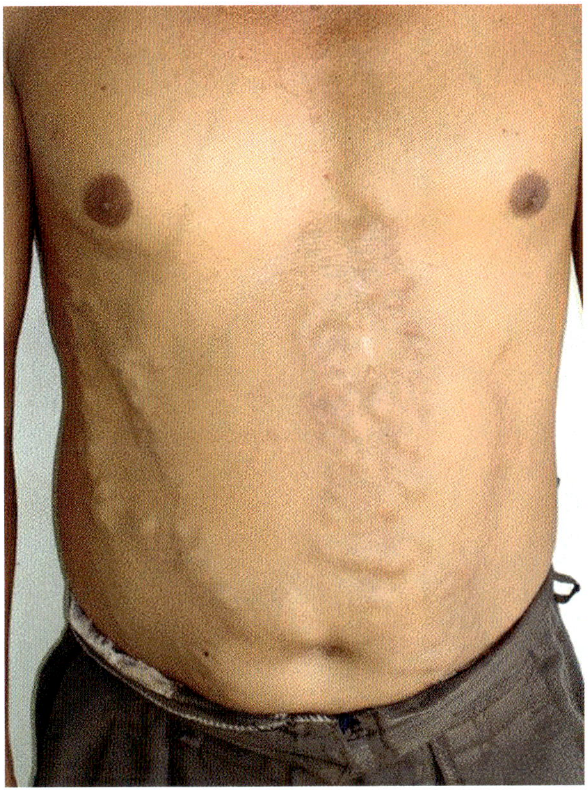

Abb. 10.2a [G852-002]

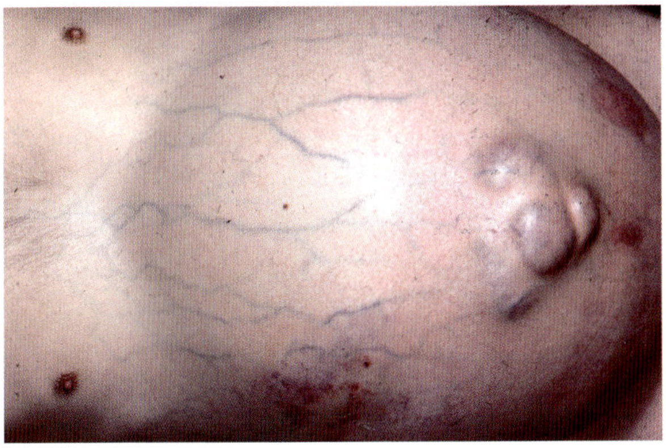

Abb. 10.2b [E1271]

Bildbeschreibung

Die ➤ Abb. 10.2a zeigt einen männlichen Stamm. Auffällig sind die dilatierten Venen an der Bauchhaut. Auf der ➤ Abb. 10.2b sind ebenfalls dilatierte Bauchhautvenen sichtbar bei gleichzeitigem Aszites und bestehender Nabelhernie. Zudem finden sich im rechten Ober- und Unterbauch multiple Einblutungen.

Verdachtsdiagnose/Befund

Caput medusae, Aszites mit Nabelhernie (➤ Abb. 10.2b).

Differenzialdiagnosen

- Caput medusae durch das **Budd-Chiari-Syndrom:** Thrombosierung der Vv. hepaticae, die eine portalen Hochdruck zur Folge haben.
- Caput medusae durch eine **Thrombosierung der V. portae:** Geht mit Ausbildung von Kollateralkreisläufen einher.
- **Vena-cava-inferior-Syndrom:** Thrombosierung der V. cava inferior mit Bildung von Kollateralkreisläufen.

Anamnestische Fragen zur Sicherung der Diagnose

- Seit wann? Meist langsame Entwicklung des Caput medusae bei Leberzirrhose (häufigste Ursache).
- Internistische Erkrankungen, v. a. Lebererkrankungen? Ein Caput medusae ist ein typischer Befund bei einer fortgeschrittenen Lebererkrankung.
- Bestehende Hämorrhoiden oder Ösophagusvarizen? Die Befunde wären vereinbar mit Bildung von Umgehungskreisläufen bei Lebererkrankungen.

Untersuchungsbefunde

Symptome der Leberzirrhose: v. a. Ikterus, Lackzunge, Lacklippen, Spider naevi, Gynäkomastie, Aszites, Palmar- und Plantarerythem, bei der Palpation kleine Leber.

Krankheitsbild

Das **Caput medusae** (*Medusenhaupt*) entsteht durch eine Erweiterung und meist auch Schlängelung der Bauchvenen. Häufig ist dies an der inneren Bauchdecke lokalisiert und nach außen nicht sichtbar. Sie entstehen bei einer **portalen Hypertonie** und stellen Umgehungskreisläufe von der V. portae zur V. cava inferior dar (portokavale Anastomose). Weitere Umgehungskreisläufe sind Ösophagusvarizen (als Verbindung zwischen V. portae und V. cava superior) und Hämorrhoiden (als Verbindung zwischen V. portae und V. cava inferior ➤ 10.10).

10.3 Cullen-Zeichen und Grey-Turner-Zeichen

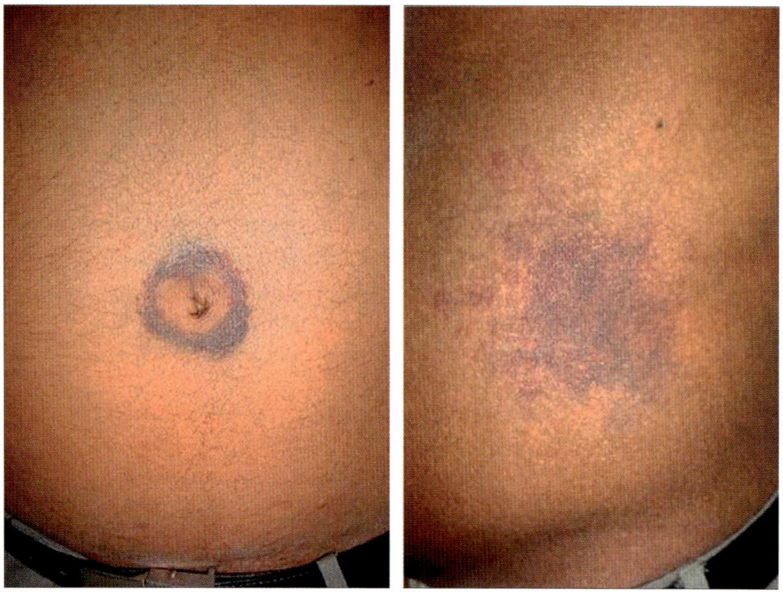

Abb. 10.3a [F210-045]

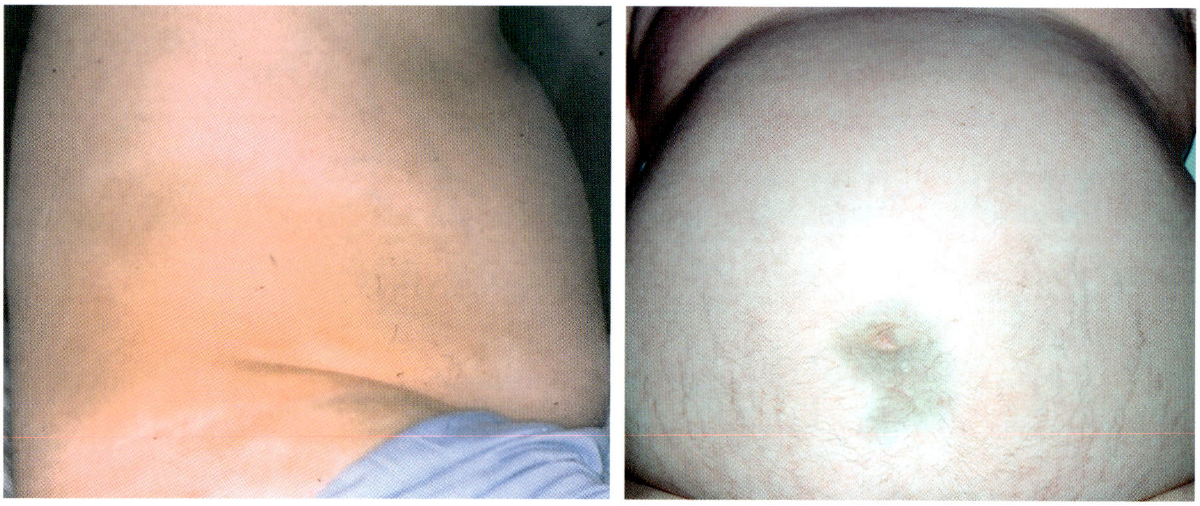

Abb. 10.3b [G645]

Bildbeschreibung

Die ➤ Abb. 10.3a zeigt Veränderungen an der Nabelregion (links) und in der Flankenregion (rechts). Die Hautveränderung am Nabel ist kreisrund, livide verfärbt, was mit einer Einblutung vereinbar ist. Die unscharf begrenzte livide Verfärbung spricht für eine Einblutung im Flankenbereich.

Auf der ➤ Abb. 10.3b ist auf der Abbildung links eine großflächige Rötung im Flankenbereich und auf der rechten Abbildung eine Einblutung in die Nabelregion zu erkennen. Das Abdomen ist ausladend.

Verdachtsdiagnose/Befund

Cullen-Zeichen (➤ Abb. 10.3a[links], ➤ Abb. 10.3b ([rechts]) und Grey-Turner-Zeichen (➤ Abb. 10.3a [rechts] ➤ Abb. 10.3a [links].

Differenzialdiagnosen

Hämatom anderer Genese, z. B. nach Verletzung.

Anamnestische Fragen zur Sicherung der Diagnose

- Seit wann? Meist rasche Ausbildung der Hautzeichen bei hämorrhagischer Pankreatitis.
- Vorbestehende Erkrankungen, v. a. Pankreatitis? Hinweis auf eine hämorrhagische Pankreatitis.
- Traumen in der Vorgeschichte? Hinweis auf die Ursache der Hautveränderungen.

Untersuchungsbefunde

- Abdomen: aufgetriebenes Abdomen, meist fehlende Darmgeräusche, tympanitischer Klopfschall bei gleichzeitiger Aszitesbildung, Undulationsphänomen, in der Palpation prall elastische Bauchdecke.
- Lunge: links basal Stimmfremitus ↓, hyposonorer Klopfschall und reduzierte bis aufgehobene Atemgeräusche durch Pleuraergussbildung.
- Labor: bei hämorrhagischer Pankreatitis Entzündungsparameter ↑, Lipase ↑, Amylase ↑, pankreatische Elastase 1 ↑, Serumkalzium ↓, LDH ↑, evtl. Kreatinin ↑, GFR ↓.

Krankheitsbild

Das **Cullen-Zeichen** ist ein Hautzeichen, das einem **periumbilikalen Hämatom** entspricht und bei einer **hämorrhagischen Pankreatitis** (nicht ödematösen Pankreatitis) auftreten kann. Dabei erfolgt die Blutung ins Retroperitoneum und tritt dann vorne am Nabel auf. Gleichzeitig ist häufig das **Grey-Turner-Zeichen** als Einblutung in die Flanken sichtbar.

Die **akute Entzündung** der **Bauchspeicheldrüse** geht mit Selbstverdauung, Entzündung und Vernarbung einher. Sie kann als ödematöse oder hämorrhagische Entzündung ablaufen. Die häufigsten Ursachen sind Alkoholabusus und Gallensteine (biliäre Pankreatitis), seltenere ein erhöhter Kalziumspiegel im Blut und hohe Triglyzeridkonzentrationen. Eine entscheidende Rolle spielt die vorzeitige Aktivierung der Pankreasenzyme, die zur Selbstverdauung der Drüse und Entzündungsreaktion führt. Die Entzündungsmediatoren rufen eine Störung der Mikrozirkulation mit erhöhter Gefäßdurchlässigkeit hervor. Lokal entsteht ein retroperitoneales Ödem, das auch eine Blutung zur Folge haben kann. Systemisch kann sich ein hypovolämischer Schock mit all seinen Komplikationen entwickeln.

Die **Symptome** sind:

- Gürtelförmige, starke Oberbauchschmerzen
- Übelkeit und Erbrechen
- Gerötetes Gesicht (durch Wirkung von vasoaktiven Substanzen)
- Prallelastische Abwehrspannung (Gummibauch)
- Paralytischer Ileus
- Tachykardie, Hypotonie, Fieber
- Starkes Krankheitsgefühl
- Gegebenenfalls Ikterus

Als **Komplikationen** können auftreten:

- Sepsis
- Hypovolämischer Schock
- Akutes Nieren- und Lungenversagen
- Milzvenenthrombose
- Linksseitiger Pleuraerguss

Die akute Pankreatitis stellt einen Notfall dar. Eine unverzügliche Vorstellung in der Klinik ist notwendig.

10.4 Striae

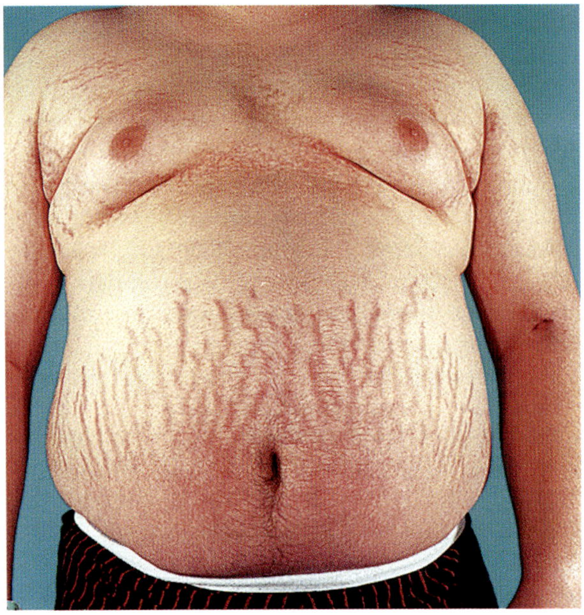

Abb. 10.4a [E985]

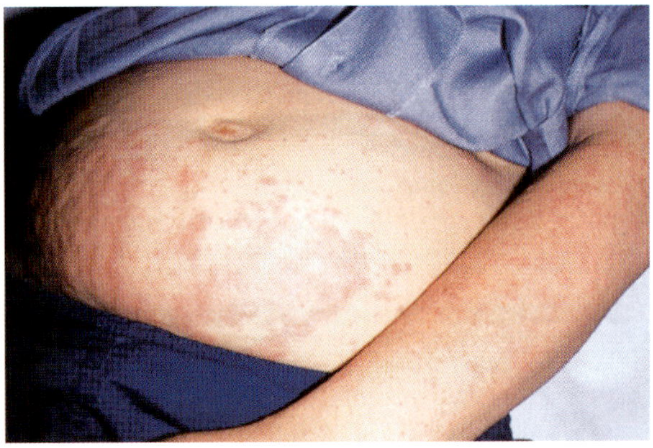

Abb. 10.4b [E1287]

Bildbeschreibung

Die ➤ Abb. 10.4a zeigt eine männliche abdominale und thorakale Region. Auffallend sind zahlreiche rote vertikal verlaufende Streifen, die beidseits lateral und kranial vom Nabel lokalisiert sind. Der Bauch ist adipös, die männliche Behaarung spärlich. Es kann eine Gynäkomastie festgehalten werden. Im Bereich der vorderen Axillarlinie, an Oberarmen sowie infraclavikulär sind ebenfalls rote Streifen erkennbar.

Auf der ➤ Abb. 10.4b sind multiple rot-livide vertikal verlaufende Streifen bis etwa zur Nabelregion reichend, zu erkennen. Es handelt sich bei dieser Abbildung um eine schwangere Patientin.

Verdachtsdiagnose/Befund

Striae distensae (➤ Abb. 10.4a), Striae gravidarum (➤ Abb. 10.4b).

Differenzialdiagnosen

Keine.

Anamnestische Fragen zur Sicherung der Diagnose

- Seit wann? Meist langsame Entwicklung der Striae distensae.
- Internistische Vorerkrankungen, v. a. Cushing-Syndrom oder starke Gewichtsschwankungen? Ein Cushing-Syndrom, Fettumverteilung oder schnelle Gewichtszunahme begünstigen das Auftreten von Striae.
- Schwangerschaft: Hinweis auf Ursache.
- Medikamenteneinnahme, v. a. Glukokortikoide? Möglicher Hinweis auf die Ursache.

Untersuchungsbefunde

Je nach Ursache zusätzliche Symptome. Adipositas: meist symmetrische Fettverteilung, hoher BMI. Cushing-Syndrom ➤ 1.4.

Krankheitsbild

Striae distensae entstehen durch **Hautüberdehnung** und **Einrisse im Hautbindegewebe.** Zunächst sind die Striae tiefrot oder livide, blassen aber mit der Zeit ab und zeigen bei Dehnung eine Glanzbildung, wobei die Haut über den betroffenen Stellen atroph ist. Prädilektionsstellen sind die abdominale, lumbosakrale und gluteale Region, Oberschenkel, Oberarme und Brüste (in der Schwangerschaft).

Die **Ursachen** sind unterschiedlich:

- Pubertät (Pubertätsstriae)
- Schwangerschaft (Striae gravidarum)
- Adipositas, insbesondere wenn die Gewichtszunahme schnell erfolgt ist
- Hyperkortisolismus (Steroidstriae)

Eine **Therapie** ist nicht bekannt.

10.5 Hernie

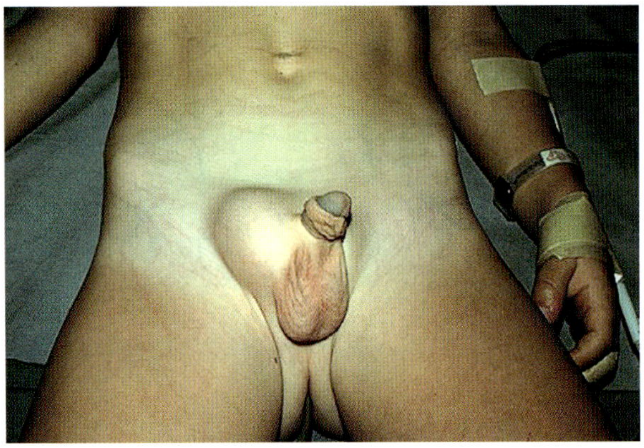

Abb. 10.5a [F384-003]

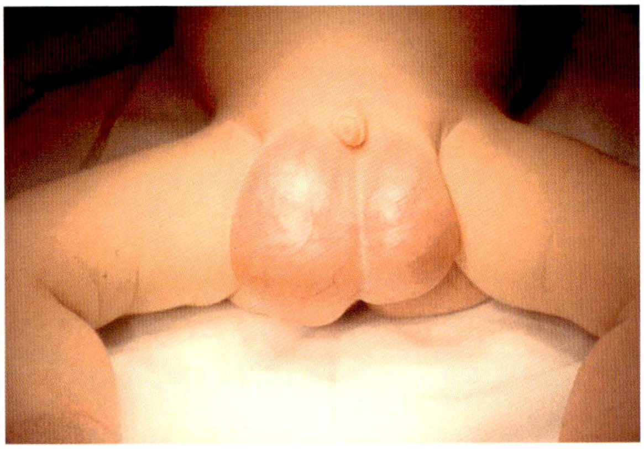

Abb. 10.5b [G628]

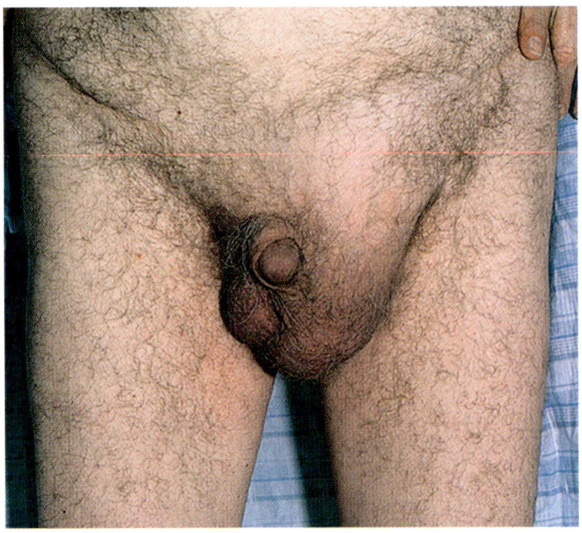

Abb. 10.5c [E508]

Bildbeschreibung

Die ➤ Abb. 10.5a zeigt eine männliche Genitalregion. Auffällig ist ein glatt begrenzter Tumor oberhalb des Skrotums rechts, es bestehen keine Entzündungszeichen.

Auf der ➤ Abb. 10.5b ist eine Genitalregion beim Säugling zu sehen. Das skrotale Volumen ist stark vergrößert, rechts mehr als links, und es ist eine dezente Rötung sichtbar. Die skrotalen Gefäße sind dilatiert.

Die ➤ Abb. 10.5c zeigt eine starke Volumenzunahme, die im linken Unterbauch lokalisiert ist und bis ins linke Skrotum zieht.

Verdachtsdiagnose/Befund

Leistenhernie.

Differenzialdiagnosen

- **Abdominale Tumoren:** Können im Zuge des Wachstums zur Bildung von Tumormassen führen.
- **Maligner Hodentumor:** Für den häufig einseitig vorkommenden Tumor sind folgende Symptome typisch: schmerzlose, einseitige Hodenschwellung und Schweregefühl im Skrotum. Eine Begleithydrozele um den Tumor und eine Gynäkomastie (➤ 8.1) können zusätzlich auftreten.
- **Hydrozele:** Ansammlung von Flüssigkeit im Skrotum zwischen den beiden Blättern der Tunica vaginalis testis. Die Diaphanoskopie (*Durchleuchtung des Skrotums mit einer Lichtquelle*) ist positiv.

Anamnestische Fragen zur Sicherung der Diagnose

- Seit wann? Eine Vergrößerung des Skrotums zum Zeitpunkt der Geburt spricht für eine angeborene Hernie. Bei erworbenen Hernien ist die Entwicklung langsam.
- Vergrößerung der Tumormasse beim Pressen oder Husten? Typisches Symptom bei Hernienbildung.
- Schmerzhaftigkeit? Schmerzen im betroffenen Gebiet können auf eine Inkarzeration hinweisen.

Untersuchungsbefunde

- Bei der körperlichen Untersuchung fallen auskultatorisch hörbare Darmgeräusche über dem Bruchsack auf. Bei der Palpation stellt sich der Bruchsack weich dar.
- Hernieninkarzeration: stärkste kolikartige abdominale Schmerzen, veränderte Darmgeräusche von hochgestellt (mechanischer Ileus) bis hin zur erloschenen Darmgeräuschen (paralytischer Ileus).

Krankheitsbild

Hernien sind definiert als Austreten von Baucheingeweiden (Bruchinhalt) mit parietalem Peritoneum durch eine Bauchwandlücke (Bruchpforte) in einen Bruchsack.

Leistenhernien werden unterschieden in:

- **Angeborene Hernie:** fehlende Verklebung embryonal bestehender Peritonealausstülpungen (indirekter Leistenbruch)
- **Erworbene Hernie:** anlagebedingte Schwäche der Bauchdecken in Regionen verminderter Festigkeit (Muskel-, Faszienlücke)

In Abhängigkeit zur Beziehung zum Leistenkanal können Leistenhernien unterschieden werden in:

- **Indirekte Leistenhernie:** häufig angeboren, tritt von lateral durch den inneren Leistenring in den Leistenkanal zum äußeren Leistenring und kann bis zum Skrotum reichen (Skrotalhernie).
- **Direkte Leistenhernie:** immer erworben, wölbt sich unabhängig vom Leistenkanal durch eine mediale Schwachstelle der Bauchwand.

Die **Symptome** der Leistenhernie sind:

- Sichtbarwerden des Bruchs
- Schmerzen
- Schweregefühl im Skrotum
- Volumenzunahme des Skrotums
- Hörbare Darmgeräusche im Skrotum

Komplikationen sind eine Inkarzeration oder Hodenatrophie mit nachfolgender Sterilität. Die **Therapie** besteht in einem operativen Verschluss der Bruchpforte.

10.6 Hodentorsion

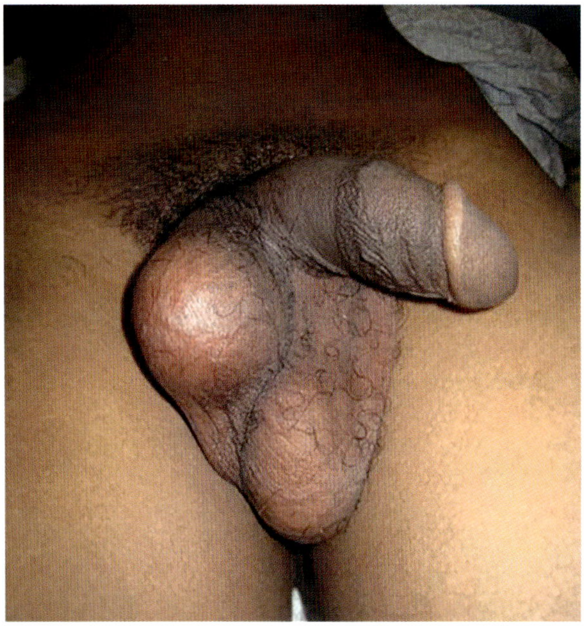

Abb. 10.6a [E452]

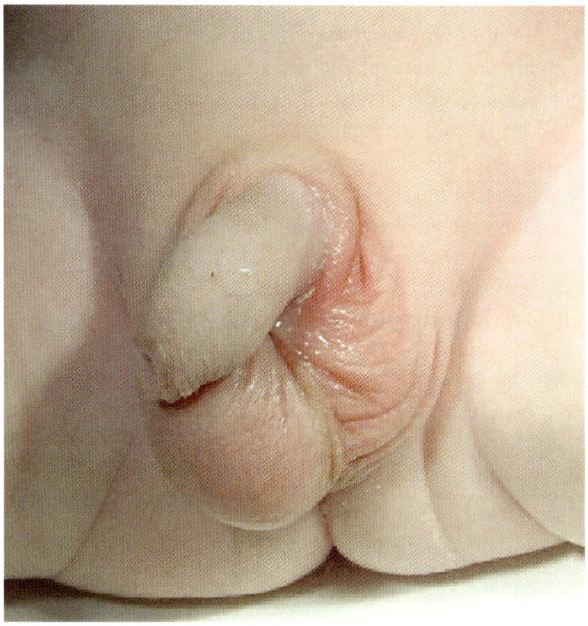

Abb. 10.6c [F296-004]

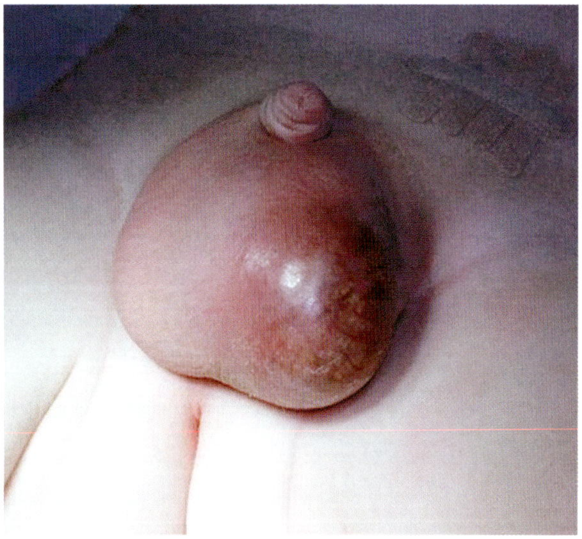

Abb. 10.6b [R232]

Bildbeschreibung

Die ➤ Abb. 10.6a zeigt eine männliche Genitalregion. Auffällig ist die Lage des rechten Hodens, der einen deutlichen Hochzug zeigt. Entzündliche Symptome sind nicht erkennbar, allenfalls eine dezente Rötung des rechten Skrotums.

Die ➤ Abb. 10.6b zeigt die Genitalregion eines Kleinkindes. Das Skrotum ist geschwollen. Auf der linken Seite ist die Haut wie bei einer Einblutung rötlich-livide verfärbt. Eine klare Hodenkontur ist nicht erkennbar. Auf der ➤ Abb. 10.6c ist das Skrotum auf der linken Seite hochgezogen, die Haut ist gerötet. Eine klare Hodenkontur ist hier nicht erkennbar.

Verdachtsdiagnose/Befund

Hodentorsion.

Differenzialdiagnosen

- **Maldescensus testis** (*Hodenhochstand*): Nicht im Skrotum tastbarer Hoden durch verzögerten Abstieg durch den Leistenkanal. Es können unterschiedliche Formen differenziert werden: Pendelhoden, Gleithoden, Leistenhoden oder ein Kryptorchismus, beim dem die Hoden intraabdominal liegen. Eine Rötung des Skrotums oder entzündliche Symptomatik findet sich nicht.
- **Maligner Hodentumor:** Bei dem häufig einseitig vorkommenden Tumor sind folgende Symptome typisch: schmerzlose, einseitige Hodenschwellung und Schweregefühl im Skrotum. Eine Begleithydrozele um den Tumor und eine Gynäkomastie (➤ 8.1) können zusätzlich auftreten.
- **Orchitis und Epididymitis:** Typisch sind akute, heftige skrotale Schmerzen mit Ausstrahlung in Leiste und/oder Rücken, Schwellung, Rötung, Überwärmung und Fieber. Das Prehn-Zeichen ist im Gegensatz zur Hodentorsion positiv.

Anamnestische Fragen zur Sicherung der Diagnose

- Seit wann? Meist plötzlicher Beginn mit starken skrotalen und abdominalen Schmerzen.
- Auslöser? Eine Hodentorsion kann aus völliger Ruhe, bei sportlichen Aktivitäten oder selten als Folge eines Traumas auftreten.
- Palpatorischer Befund? Starke Schmerzhaftigkeit des Skrotums spricht für eine Hodentorsion oder eine Orchitis bzw. Epididymitis, ein leeres Skrotum für einen Leistenhoden oder Bauchhoden.
- Sonografischer Befund? Die Sonografie kann Aufschluss über die Lage des Hodens geben.

Untersuchungsbefund

Krankheitsbild.

Krankheitsbild

Die **Hodentorsion** ist durch eine **Drehung des Hodens** um seine Längsachse mit Drosselung der Durchblutung gekennzeichnet. Die Hodentorsion betrifft in der Regel Kinder und heranwachsende Jugendliche. Ursachen sind eine abnorme Hodenbeweglichkeit innerhalb seiner Hüllen und eine mangelhafte Fixierung. Die Hodentorsion kann spontan, aus völliger Ruhe oder unter körperlicher Belastung auftreten.

Die **Symptome** sind:

- **Plötzlicher skrotaler Schmerz** (auch nachts einsetzend) im betroffenen Hoden, der in die Leiste und in den Unterbauch zieht
- Übelkeit, Erbrechen
- Schocksymptome
- **Schwellung, Rötung und Hodenhochstand**
- **Prehn-Zeichen negativ** (keine Schmerzlinderung beim Anheben des Hodens)
- Symptome des akuten Abdomens

Neben akuten Hodentorsionen können chronische Verläufe vorkommen und Hodentorsionen prä- oder perinatal. Die Hodentorsion stellt einen **Notfall** dar; eine zeitnahe Vorstellung in der Klinik zur operativen Korrektur ist unabdingbar. Eine zu späte Intervention führt zur Hodenatrophie und nachfolgenden Infertilität.

10.7 Phimose

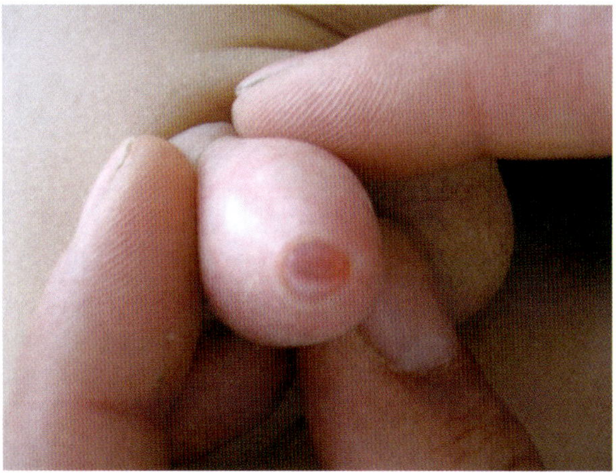

Abb. 10.7a [R232]

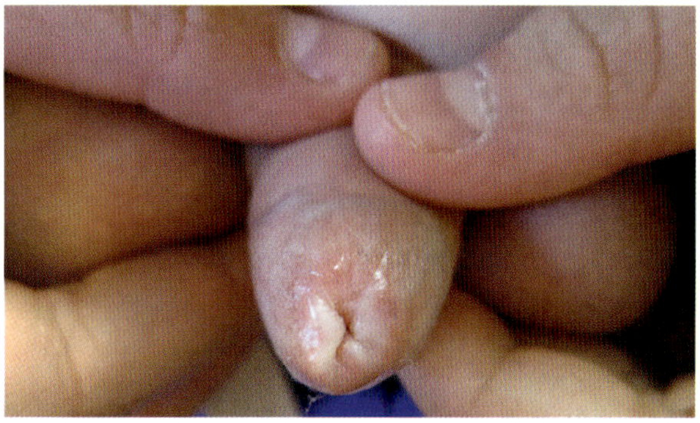

Abb. 10.7b [P294]

Bildbeschreibung

Die ➤ Abb. 10.7a und ➤ Abb. 10.7b zeigen jeweils den Penis eines Kindes. In beiden Fällen ist eine deutliche Vorhautverengung zu sehen. Auf der ➤ Abb. 10.7b zeigt sich die Haut sklerotisch, wie dies bei einer Narbenbildung vorkommt.

Verdachtsdiagnose/Befund

Phimose.

Differenzialdiagnosen

- Phimose beim **Lichen sclerosus:** Seltene, chronisch-entzündliche Erkrankung, die mit fleckförmigen, vernarbenden Herden einhergeht. In den meisten Fällen ist die Erkrankung im Genitalbereich lokalisiert und kann eine Phimose verursachen, wie auf ➤ Abb. 10.7b dargestellt.
- Phimose nach **Traumen** oder **entzündlichen Erkrankungen:** Durch Bildung einer Vernarbung.

Anamnestische Fragen zur Sicherung der Diagnose

- Seit wann? Im Kindesalter ist die Phimose physiologisch. Phimosen im Erwachsenenalter entwickeln sich in der Regel langsam.
- Lokale Traumen? Gelten als Risikofaktor für die Entstehung einer Phimose.
- Vorausgegangene Infektionen? Gelten als Risikofaktor für die Entstehung einer Phimose.
- Andere Hauterscheinungen? Vorkommen von atrophen, vernarbenden oder hypertrophen Hautarealen kann ein Hinweis auf Lichen sclerosus sein.

Untersuchungsbefunde

- Vorhaut stark verengt, lässt sich nicht zurückschieben.
- Gelegentlich lokale entzündliche Symptome im Sinne einer Balanitis.
- Beim Wasserlassen ggf. Ballonbildung an der Vorhaut, abgeschwächter Harnstrahl, Harnverhalt durch enge Vorhaut.

Krankheitsbild

Die **Phimose** ist eine **Verengung der Vorhaut** des Penis. Bis zum 3. Lebensjahr ist die Verklebung der Glans penis mit der Vorhaut physiologisch. Eine Phimose kann angeboren oder erworben durch entzündliche Reaktionen und anschließende Vernarbung oder traumatische Schädigung sein. Symptome sind u. a. eine **rezidivierende Balanitis, Retention von Smegma** und **Miktionsstörungen** bei Verengung oder Okklusion der Harnröhre. Die Therapie kann entweder konservativ mit östrogen- und kortisonhaltigen Externa oder operativ durch eine Zirkumzision erfolgen.

10.8 Paraphimose

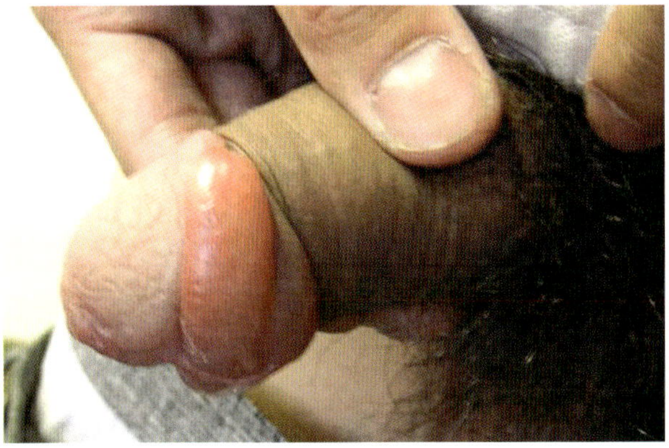

Abb. 10.8a [G154]

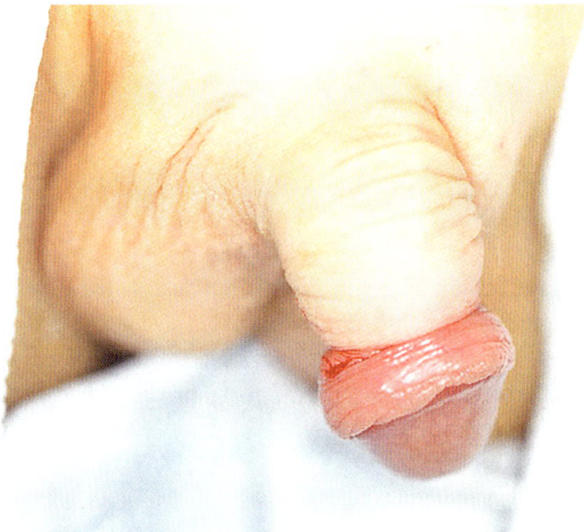

Abb. 10.8b [F432]

Bildbeschreibung

Die ➤ Abb. 10.8a und ➤ Abb. 10.8b zeigen Penisse mit hinter dem Eichelkranz zurückgeschobenem Präputium und mechanischer Einschnürung. An der Glans penis ist ein fleischfarbener Wulst (spanischer Kragen) zu erkennen, der durch eine Ödembildung entsteht und die Glans zum Teil (➤ Abb. 10.8a) bzw. in der gesamten Zirkumferenz (➤ Abb. 10.8b) stranguliert.

Verdachtsdiagnose/Befund

Paraphimose.

Differenzialdiagnosen

Phimose (➤ 10.7): Vorhautverengung ohne Ödembildung an der Glans penis.

Anamnestische Fragen zur Sicherung der Diagnose

- Seit wann? Meist schnelle und schmerzhafte Entwicklung der Symptome nach dem Zurückschieben der Vorhaut hinter die Glans penis.
- Lokale Traumen? Können eine Phimoseentstehung begünstigen.
- Vorausgegangene Infektionen? Können eine Phimoseentstehung begünstigen.

Untersuchungsbefunde

➤ Krankheitsbild, ➤ Bildbeschreibung.

Krankheitsbild

Die **Paraphimose** (*Spanischer Kragen*) entsteht durch **Einklemmung der zu engen Vorhaut hinter dem Eichelkranz.** Durch die Verengung werden die venösen Gefäße komprimiert, Eichel und Präputium können ödematös anschwellen. Eine Nekrose der Eichel ist bei zu später Dekomprimierung möglich. Eine andere Komplikation ist die Balanitis. Die Paraphimose stellt einen urologischen Notfall dar und muss zeitnah konservativ (durch Vorhautreposition) oder operativ (durch Zirkumzision) behandelt werden.

10

10.9 Perianale Fisteln

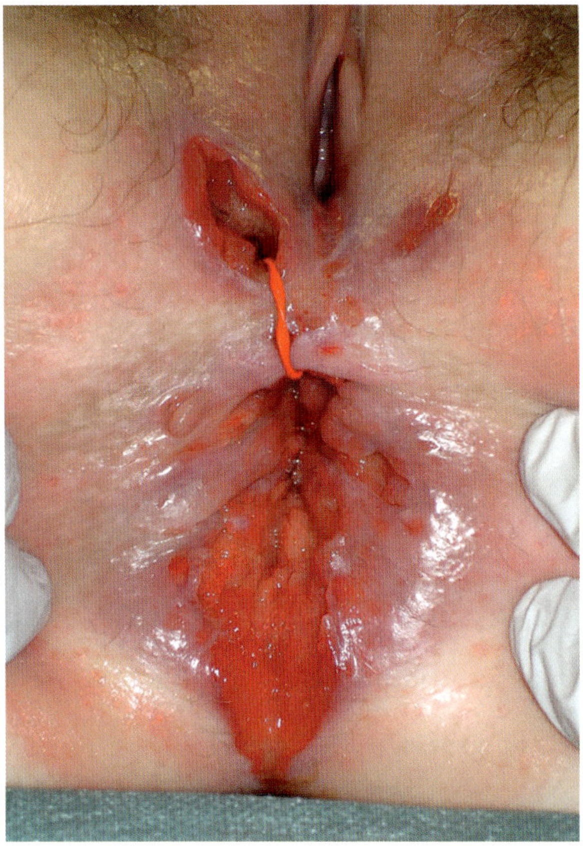

Abb. 10.9a [E1205]

Bildbeschreibung

Die ➤ Abb. 10.9a zeigt eine perianale Region. Der Anus ist deutlich gerötet, perianal sind kleinere, am Perineum beidseits zwei größere Fistelöffnungen zu erkennen. Zudem sind größerflächige Erosionen zu sehen.

Verdachtsdiagnose/Befund

Perianale Fisteln.

Differenzialdiagnosen

- Perianale Fisteln bei **Morbus Crohn**
- Perianale Fistel durch **perianale Abszesse**

Anamnestische Fragen zur Sicherung der Diagnose

- Seit wann? Die Entwicklung der Fistelbildung ist langsam.
- Lokale Symptome, u. a. Schmerzhaftigkeit, Nässen, Blutungen, Eiteraustritt? Starke Schmerzhaftigkeit, Blutungen und Eiteraustritt spricht eher für eine Abszessbildung, chronisches Nässen ohne starke Schmerzen für eine primäre Fistelbildung.
- Allgemeinsymptome? Reduzierter Allgemeinzustand, Fieberschübe und Krankheitsgefühl sprechen eher für eine Morbus Crohn.
- Abdominale Symptome, u. a. Diarrhö, abdominale Schmerzen? Typische Symptome bei Morbus Crohn.
- Gelenkschmerzen? Typische Begleiterscheinungen bei Morbus Crohn.

Untersuchungsbefunde

➤ Krankheitsbild.

Krankheitsbild

Perianale Fisteln sich charakteristisch für **Morbus Crohn** und können als **Frühsymptom** auftreten. Dabei bilden sich durch den transmuralen, entzündlichen Prozess Gänge von einem Lumen zum anderen oder nach außen. Neben perianalen Fisteln können z. B. enterovesikale oder enteroenterale Fisteln vorkommen.

Andere **Symptome** des Morbus Crohn sind u. a. **schleimig-eitrige Durchfälle, abdominale Schmerzen, Fieber und reduziertes Allgemeinbefinden.** Durch die Beteiligung des Dünndarms tritt häufig ein Malassimilationssyndrom auf. Extraintestinale Symptome sind:

- Hautbeteiligung als **Erythema nodosum** (➤ 11.15)
- Augenbeteiligung als **Iritis, Uveitis**
- Gelenkbeteiligung wie beim Morbus Bechterew
- Eisenmangelanämie

Als Komplikation können sich Darmstenosen bis hin zum mechanischen Ileus, Abszesse oder eine Darmperforation entwickeln.

Die **Therapie** besteht in der Gabe von Immunsuppressiva, evtl. ist auch eine chirurgische Therapie angezeigt. Eine Supplementierung von Nährstoffen ist meist notwendig.

10.10 Hämorrhoiden

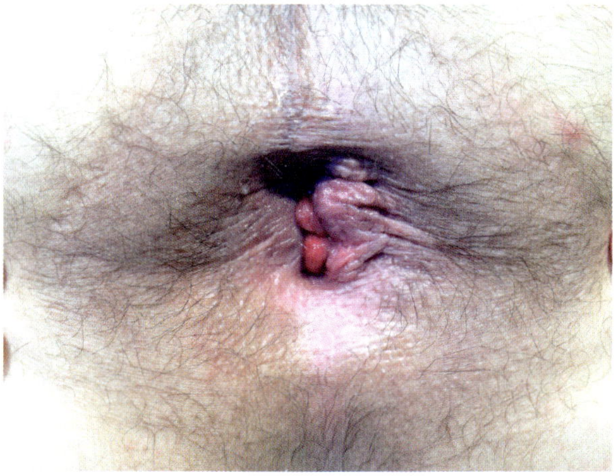

Abb. 10.10 [M1345]

Bildbeschreibung

Auf der ➤ Abb. 10.10 ist eine perianale Region zu sehen. Auffallend sind knotenartige hautfarbene und leuchtendrote Auftreibungen am unteren Pol des Anus. Die übrige Haut scheint nicht gereizt zu sein.

Verdachtsdiagnose/Befund

Hämorrhoiden (prolabiert).

Differenzialdiagnosen

- **Analkarzinom:** Ein (seltenes) Plattenepithelkarzinom, das ein Hämorrhoidalleiden imitieren kann.
- **Kolonkarzinom:** häufiger Tumor des Darmes (Adenokarzinom), das sich meist aus Adenomen entwickelt und ebenfalls ein Hämorrhoidalleiden imitieren kann. Beide Tumorarten sollten ausgeschlossen werden.

Anamnestische Fragen zur Sicherung der Diagnose

- Seit wann? Meist langsame Entwicklung der Symptome bei Hämorrhoiden.
- Lokale Symptome, u. a. Nässen, Blutungen, Juckreiz? Typische Symptome des Hämorrhoidalleidens. Akute Schmerzhaftigkeit bei bestehenden Hämorrhoiden kann auf eine Analvenenthrombose hinweisen.
- Allgemeinsymptome? Das Allgemeinbefinden ist beim Hämorrhoidalleiden nicht gestört. Reduzierter Allgemeinzustand und B-Symptome können ein Hinweis auf ein tumoröses Geschehen sein.
- Internistische Erkrankungen: Lebererkrankungen, Obstipation? Hinweise auf Ursache der Hämorrhoiden.
- Vorausgegangene Schwangerschaften? Risikofaktor für die Entwicklung von Hämorrhoiden.

Untersuchungsbefunde

- Hämorrhoiden Grad I: nur durch endoskopische Spiegelung des Enddarms feststellbar, als geschwollene Gefäßpolster erkennbar.
- Hämorrhoiden Grad II und III: lassen sich reponieren.
- Hämorrhoiden Grad VI: lassen sich nicht reponieren.

Krankheitsbild

Hämorrhoiden entstehen durch **Hyperplasie des Analplexus** (arterio-venöses Gefäßpolster) des Mastdarmschwellkörpers. Es sind zahlreiche Risikofaktoren bekannt, u. a.
- Chronische Obstipation
- Sitzende Tätigkeit
- Starkes Pressen beim Stuhlgang
- Schwangerschaft, Adipositas (intraabdominaler Druck ↑)
- Lebererkrankungen mit Ausbildung von Umgehungskreisläufen
- Konstitutionsbedingte bzw. altersbedingte Bindegewebsschwäche

Die **Symptome** machen sich als z. B. **analer Juckreiz oder Brennen** bemerkbar. Der Stuhl hat häufig **helle Blutauflagerungen, Schmerzen bei der Defäkation** kommen ebenfalls vor. Bei äußeren Hämorrhoiden sind die hervorgetretenen Gefäße sichtbar. Bei blutigem Stuhlgang trotz sichtbarer Hämorrhoiden (mögliche Ursache) sollte eine Koloskopie zum Ausschluss eines Karzinoms durchgeführt werden. Als Komplikationen können ein Analprolaps, Analekzem, Analfissuren und bei chronischem Blutverlust eine Blutungsanämie auftreten.

Die **Therapie** besteht in der Stuhlregulierung (ballaststoffreiche Ernährung), evtl. Gabe von milden Laxanzien und entzündungshemmende Salben. Eine chirurgische Therapie ist ebenfalls möglich.

KAPITEL

11 Beine, Füße

11.1 Varikosis

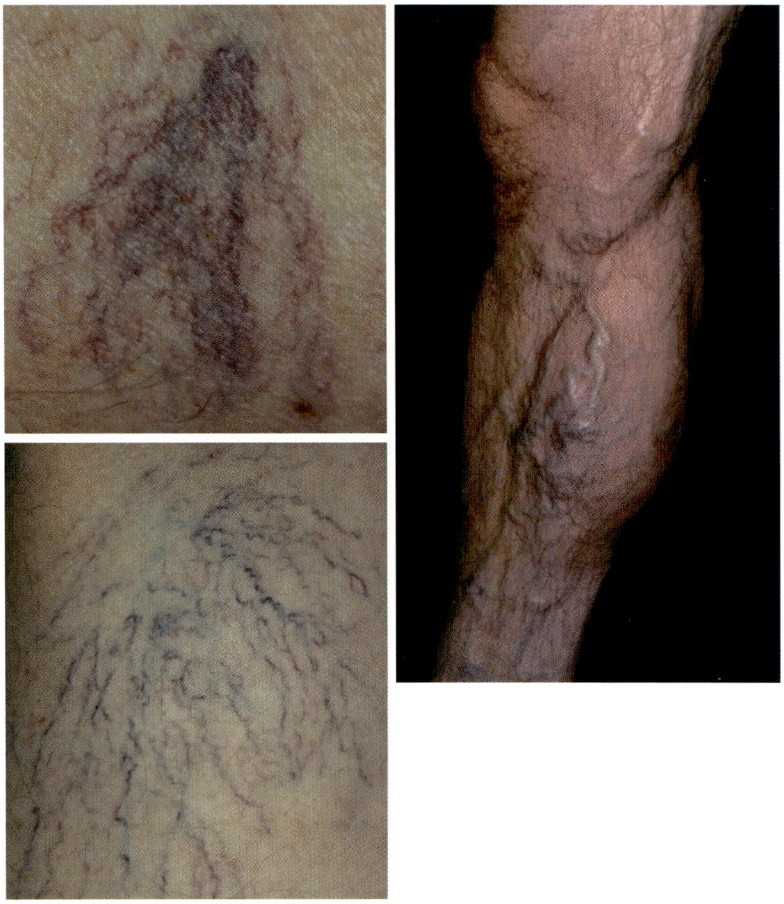

Abb. 11.1a [G1159]

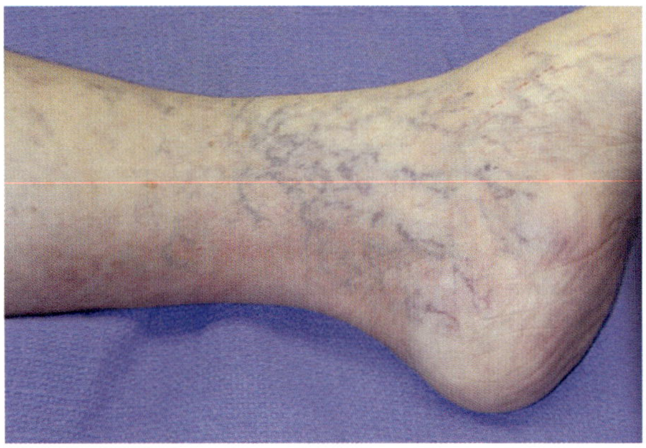

Abb. 11.1b [E730-004]

Bildbeschreibung

Die ➤ Abb. 11.1a (links oben) zeigt eine Venenzeichnung von kleinen Venen, die eine netzartige Struktur haben. Auf der ➤ Abb. 11.1a (links unten) und ➤ Abb. 11.1b sind die dilatierten Venen größerkalibrig, sie haben eine bläulich-grünliche Farbe und werden retikuläre Varizen genannt. Zusätzlich ist auf der ➤ Abb. 11.1b die Knöchelregion aufgetrieben, vereinbar mit einem Ödem. Die Innenknöchelkonturen sind verstrichen. Die ➤ Abb. 11.1a (rechts) gibt eine ausgeprägte venöse Erweiterung und Schlängelung der V. saphena magna wieder.

Verdachtsdiagnose/Befund

Varikosis. Besenreiservarizen (➤ Abb. 11.1a, links oben), retikuläre Varizen (➤ Abb. 11.1a, links unten und ➤ Abb. 11.1b), Stammvarizen (➤ Abb. 11.1a, rechts).

Differenzialdiagnosen

- **Primäre Varikosis:** Bindegewebsschwäche oder langes Stehen (z. B. stehende Berufe) begünstigen die Entwicklung.
- **Sekundäre Varikosis:** Sie entsteht durch eine Erkrankung der tiefen Beinvenen, z. B. chronisch venöse Insuffizienz oder postthrombotisches Syndrom. Die oberflächlichen Venen sind dann erweitert.

Wichtige anamnestische Fragen zur Sicherung der Diagnose

- Seit wann? Meist langsame Entwicklung der Veränderungen.
- Vorangegangene venöse Erkrankungen, v. a. tiefe Beinvenenthrombose? Hinweis auf sekundäre Ursache der Varikosis.

Untersuchungsbefunde

- Perthes-Test: Dient der Beurteilung der Vv. perforantes und der oberflächlichen Venen. Bei defekten Vv. perforantes (und defekten tiefen Venen) füllen sich die Varizen bereits schon im Liegen, im Stehen oder bei Aktivierung der Muskulatur.
- Trendelenburg-Test: Dient der Beurteilung der oberflächlichen Venen, der Vv. perforantes und der Mündungsklappe in die V. femoralis. Bei defekten Vv. perforantes füllen sich die Varizen meist schon im Liegen oder Stehen, bei insuffizienter Mündungsklappe füllt sich die Varize retrograd nach Lösen der Stauung.

Krankheitsbild

Die **Varikosis** (*Krampfaderleiden*) ist eine häufige Erkrankung der oberflächlichen Venen, die mit Erweiterung, Schlängelung und Knotenbildung der Venen einhergeht. Die Entwicklung der Varikosis wird durch folgende Faktoren begünstigt: genetische Disposition für die Wandschwäche der oberflächlichen Beinvenen, durch Bindegewebsschwäche, stehende Berufe oder vorangegangene Erkrankungen der tiefen Beinvenen.

Je nach Größe des Venenkalibers können folgende **Formen** unterschieden werden:

- **Besenreiservarizen**: Feine, netzartig angeordnete, oberflächliche Erweiterung der Hautvenen mit einem Durchmesser < 1 mm.
- **Retikuläre Varizen**: Wie bei Besenreiservarizen, die Gefäße sind größerkalibriger, Durchmesser 2–4 mm.
- **Stammvarizen**/Seitenastvarizen: Häufigster Typ. Sie treten entlang der Vena saphena magna bzw. Vena saphena parva am Stamm oder in den Seitenästen dieser Venen auf.
  Bei schlanken Extremitäten sichtbare Schlängelung und Erweiterung der Venen. Die Symptome sind Schweregefühl, Schmerzen und Brennen in den Beinen sowie Ödembildung. Komplizierend können eine Thrombophlebitis und/oder eine chronisch-venöse Insuffizienz auftreten.

Die wichtigste **Therapie** ist die konsequente Kompression der Beine. Eine operative Therapie kann in Erwägung gezogen werden.

11.2 Tiefe Beinvenenthrombose

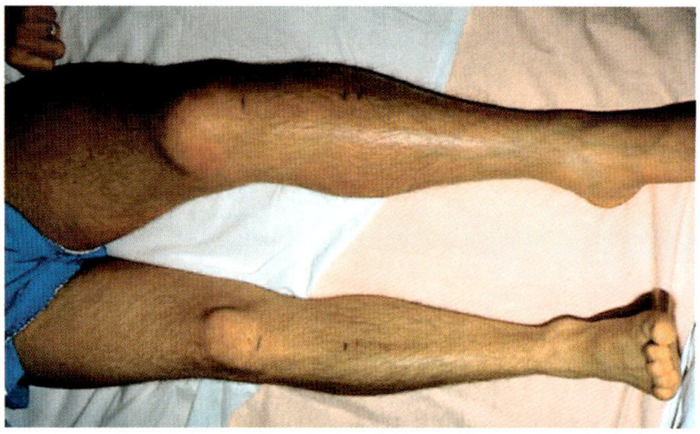

Abb. 11.2a [E789]

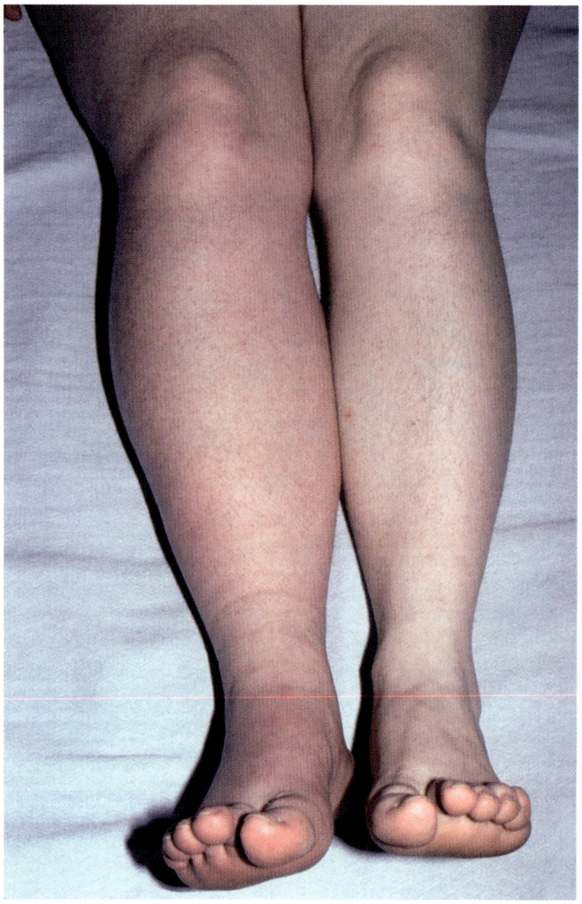

Abb. 11.2b [E1237]

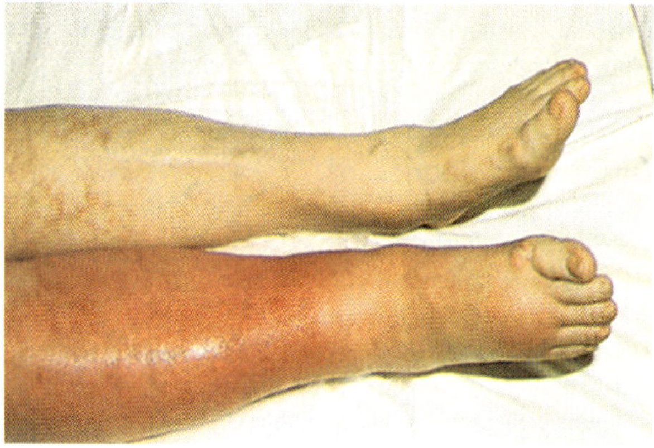

Abb. 11.2c [E425-002]

Bildbeschreibung

Auf der ➤ Abb. 11.2a ist das linke Bein im Vergleich zum rechten vom Fuß bis zum proximalen Oberschenkel geschwollen und gerötet, wobei die Rötung unscharf begrenzt ist. Ferner sind am geschwollenen Bein prätibial oberflächliche Venen sichtbar. Auf der ➤ Abb. 11.2b ist der gleiche Befund am rechten Bein zu sehen. Prätibiale Venen sind hier nicht zu erkennen. Die ➤ Abb. 11.2c zeigt eine Rötung und Schwellung des rechten Unterschenkels und Fußes. Die Pigmentierungsstörungen des linken Unterschenkels können auf ein chronisch venöses Geschehen hinweisen.

Verdachtsdiagnose/Befund

Tiefe Beinvenenthrombose (Phlebothrombose).

Differenzialdiagnosen

- **Phlegmone** (➢ 12.18): flächenhafte, infiltrative Entzündung des interstitiellen Raums des Bindegewebes durch u. a. Strepto- oder Staphylokokken. Typisch sind lokale Entzündungssymptome mit meist starker Schwellung und systemischer Mitreaktion.
- **Erysipel** (➢ 13.8): flächenhafte Entzündung der dermalen Lymphgefäße durch β-hämolysierende Streptokokken der Gruppe A, die mit lokalen und systemischen Entzündungszeichen einhergeht. Die Schwellung ist meist nicht so stark ausgeprägt wie bei der Phlegmone.
- **Stauungsdermatitis**: Entzündung der Haut durch chronische Ödembildung. Typisch sind Symptome wie Rötung, Schwellung der Haut, besonders über Varizen, verbunden mit Juckreiz. Ferner treten Schwere- und Spannungsgefühl oder Schmerzen nach längerem Stehen oder Gehen.

Anamnestische Fragen zur Sicherung der Diagnose

- Seit wann? Rasche Entwicklung der Symptome bei Thrombose, Phlegmone und Erysipel. Die Symptome der Stauungsdermatitis entwickeln sich eher langsam.
- Vorerkrankungen, Bettlägerigkeit, lange Flugreisen? Hinweise auf eine mögliche Thromboseentstehung.
- Systemische Entzündungszeichen? Hohes Fieber mit Schüttelfrost, Leukozytose mit Linksverschiebung sowie eine starke CRP-Erhöhung sind Hinweise auf eine Phlegmone oder ein Erysipel. Subfebrile Temperaturen, mäßige Leukozytose und CRP-Erhöhung sprechen eher für eine TVT (sofern ein klinischer Befund vorhanden). Die Stauungsdermatitis geht meist nicht mit systemischen Entzündungszeichen einher, es sei denn, es liegt ein sekundärer bakterieller Infekt vor.

Untersuchungsbefunde

- Untersuchung des Beins:
  - Schwellung, Rötung der Extremität, sichtbare oberflächliche Venen (Pratt-Warnvenen), Überwärmung und Berührungsempfindlichkeit
  - Umfangsdifferenz zwischen beiden Beinen
  - Subfebrile Temperatur
  - Meyer-, Payr-, Homanns- und Rielander-Zeichen positiv
- Labor: mäßige Leukozytose, CRP ↑, D-Dimere↑

Krankheitsbild

Die **tiefe Beinvenenthrombose** (TVT, Phlebothrombose) entsteht durch die Verlegung der tiefen Beinvenen durch einen Thrombus. Sie tritt v. a. bei verlangsamter Strömungsgeschwindigkeit, veränderter Blutzusammensetzung und/oder Endothelschäden (*Virchow-Trias*) auf.

Als **Risikofaktoren** gelten:

- Adipositas
- Immobilisation, lange Reisen (Economy-Class-Syndrom)
- Operationen, insbesondere am Kniegelenk, Hüftgelenk und Becken
- Östrogenzufuhr
- Nikotinabusus
- Tumorerkrankungen wie Polycythämia vera, Pankreaskarzinom (paraneoplastisch), Prostatakarzinom und andere internistische Erkrankungen

Die klassischen **Symptome** sind:

- Fieber, **Schmerzen** (besonders beim Gehen und Stehen)
- **Schwellung,** Spannungs-, Schweregefühl im betroffenen Bein
- **Überwärmung** des Beines
- **Rötlich-livide Verfärbung des Beines**
- **Sichtbare oberflächliche Venen** *(Pratt-Warnvenen)*

Zu den Komplikationen zählen **Lungenembolie,** das postthrombotische Syndrom und ein Thromboserezidiv. Bei 50% der Fälle liegt bei Diagnosestellung auch eine Lungenembolie vor: Beckenvenenthrombosen embolisieren eher als Bein- oder Armvenenthrombosen.

11.3 Thrombophlebitis

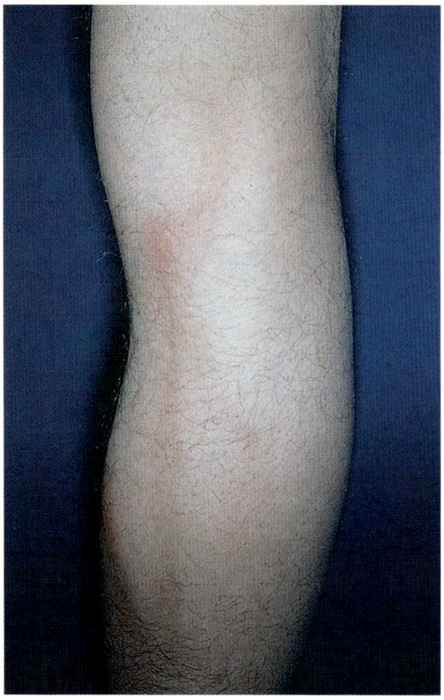

Abb. 11.3a [E948-003]

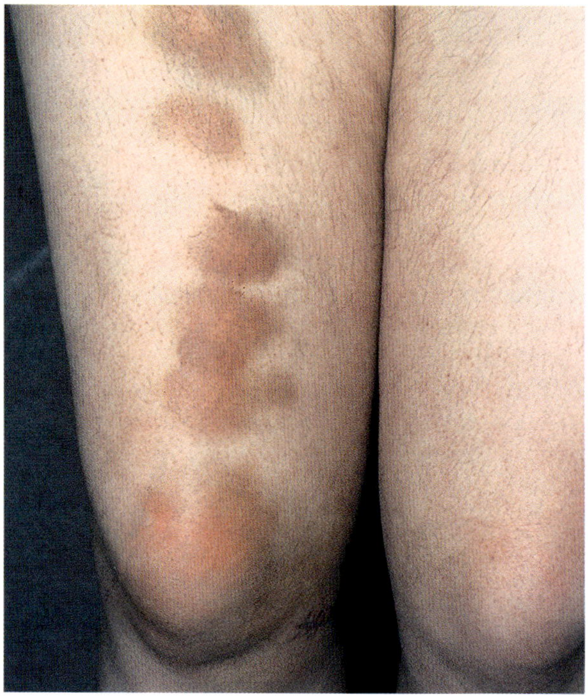

Abb. 11.3c [M180]

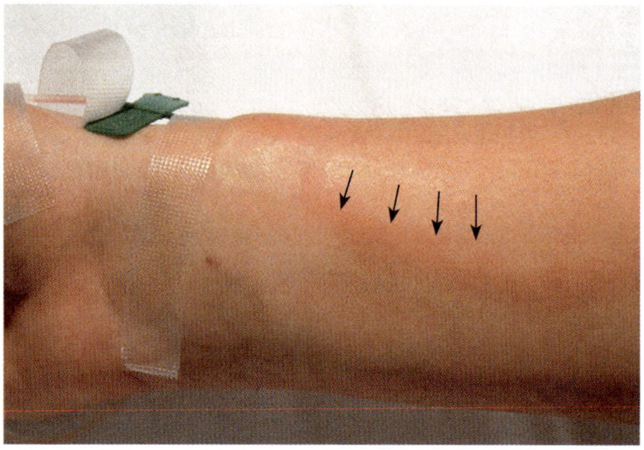

Abb. 11.3b [M180]

Bildbeschreibung

Die ➤ Abb. 11.3a zeigt Teile des Ober- und Unterarms. Auffällig ist eine streifenförmige, entzündliche Rötung entlang der oberflächlichen Venen. Auf der ➤ Abb. 11.3b sind ein Handgelenk und Teile des Unterarms mit einer unsachgemäß (unsteril) fixierten Butterfly-Kanüle zu sehen. Im Verlauf der Vene ist eine strangförmige, lokale Rötung erkennbar.

Verdachtsdiagnose/Befund

Thrombophlebitis.

Differenzialdiagnosen

- **Lymphangitis:** Streifenförmige Entzündung der Lymphgefäße, die von distal nach proximal entlang der Lymphgefäße zieht (➤ 11.6).
- **Tiefe Beinvenenthrombose** (➤ 11.2): Thrombotischer Verschluss der tiefen Beinvenen, der mit Schwellung, livider Verfärbung und sichtbaren dilatierten oberflächlichen Venen einhergeht.
- **Thrombophlebitis migrans/Throbophlebitis saltans:** Bei der Thrombophlebitis migrans breitet sich die Entzündungsreaktion orthograd oder retrograd in Bezug auf die Blutfließrichtung auf. Bei der Thrombophlebitis saltans zeigen sich in der Regel gleichzeitig mehrere Foci oder die Venenentzündung „springt“ von einer Stelle zu anderen, wie in ➤ Abb. 11.3c dargestellt.

11

Anamnestische Fragen zur Sicherung der Diagnose

- Seit wann? Die Symptome der Thrombophlebitis entwickeln sich akut bis subakut.
- Lokale Verletzung der Haut? Risikofaktor für eine Thrombophlebitis.
- Internistische Vorerkrankungen, insbesondere Diabetes mellitus? Risikofaktor für eine Thrombophlebitis.
- Lokale Symptome, z. B. Schmerzen, Überwärmung, lokale Schwellung entlang des Venenstrangs? Typische Symptome der Thrombophlebitis.

Untersuchungsbefunde

Bei starker Ausprägung: evtl. systemische Entzündungszeichen wie Fieber und Krankheitsgefühl, Leukozytose, BSG ↑, CRP↑.

Krankheitsbild

Die **Thrombophlebitis** ist eine entzündliche Erkrankung der **peripheren oberflächlichen Venen** mit **Thrombenbildung.** Sie ist meist auf kleinste Verletzungen zurückzuführen und betrifft v. a. die untere Extremität. An der oberen Extremität kommt sie meist durch eine unsachgemäße Injektion oder reizende Medikamente zustande.

Sondervarianten sind die Thrombophlebitis migrans, die sich entlang eines Venenverlaufs ausbreitet und die Throbophlebitis saltans, die häufig an mehreren Stellen auftritt und von Stelle zu Stelle springt. Diese beiden Formen können z. B. auch im Rahmen eines paraneoplastischen Syndroms oder im Zuge von Morbus Behcet auftreten.

Zu erkennen ist die Thrombophlebitis am **schmerzhaft tastbaren Venenstrang** mit Überwärmung, Rötung und lokaler Schwellung. Die gesamte Extremität ist nicht ödematös geschwollen. Zu den Komplikationen zählen Abszessbildung und Sepsis und die Entwicklung einer tiefen Beinvenenthrombose.

Kühlende Umschläge, Heparin-Salbenverbände und Kompressionsverbände sind **therapeutische Maßnahmen.** Wichtig ist die Mobilisierung der Patienten; dadurch wird das Risiko der tiefen Beinvenenthrombose gesenkt.

11.4 Hämatom bei Gerinnungsfaktormangel

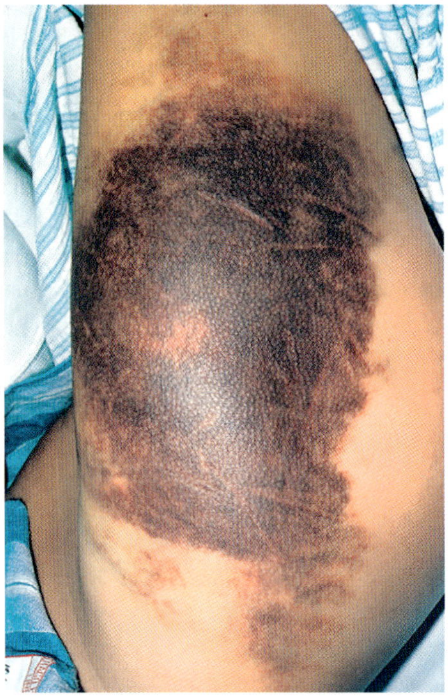

Abb. 11.4a [E367]

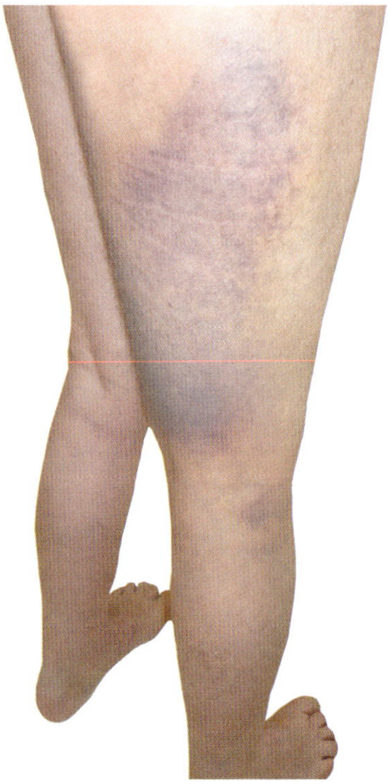

Abb. 11.4b [O570]

Bildbeschreibung

Die ➤ Abb. 11.4a zeigt eine laterale Becken- und Oberschenkelregion. Sichtbar ist eine flächige, unscharf begrenzte livide Verfärbung, die sich von der Glutealmuskulatur bis zum oberen Drittel des Oberschenkels zieht. Die ➤ Abb. 11.4b gibt die Rückseite der Beine wieder. Am rechten Oberschenkel lässt sich eine ausgedehnte unhomogen livide, unscharf begrenzte Verfärbung erkennen.

Verdachtsdiagnose/Befund

Hämatom.

Differenzialdiagnosen

Keine.

Anamnestische Fragen zur Sicherung der Diagnose

- Trauma in der Vorgeschichte? Prellungen, intramuskuläre Injektionen (mit Verletzung von größeren Gefäßen) oder sonstige Traumen können die Ursache des Hämatoms sein.
- Internistische Vorerkrankungen, v. a. Lebererkrankungen oder Hämophilie? Ein Gerinnungsfaktormangel, z. B. bei Leberzirrhose oder Hämophilie, kann unkontrollierte Blutungen zur Folge haben.
- Medikamenteneinnahme, insbesondere Antikoagulanzien? Eine Marcumar-Therapie kann unkontrollierte Blutungen verursachen.

Untersuchungsbefunde

Je nach Ursache zusätzliche Symptome:

- Hämophilie: Die genetisch bedingte Erkrankung kann bereits im Neugeborenen- und Säuglingsalter lebensbedrohliche Blutungen durch einen Mangel der Gerinnungsfaktoren VIII und/oder IX hervorrufen. Typisch sind großflächige Blutungen und Einblutungen in Gelenke und Muskeln. Labor: Blutungszeit normal, Gerinnungszeit (v. a. PTT) verlängert, Quick-Wert im Normbereich.
- Lebererkrankungen: Symptome der Leberzirrhose. Labor: GOT ↑, GPT ↑, γ-GT ↑, Bilirubin ↑, AP ↑, Quick-Wert ↓ (INR ↑), Thrombozyten ↓ durch Splenomegalie.
- Verbrauchskoagulopathie: Symptome der Grunderkrankung, z. B. Schock, Infektionskrankheiten wie u. a. Malaria. Labor: Thrombozyten ↓, PTT ↑, Quick-Wert ↓ (INR ↑), AT III ↓, Fibrinogen ↓, D-Dimere ↑.

Krankheitsbild

Hämatome (*Blutergüsse*) sind Einblutungen ins Gewebe, die entweder **traumatisch** z. B. nach Operationen, Prellungen oder intramuskulären Injektionen oder **spontan** im Rahmen der hämorrhagischen Diathesen auftreten. Die Ursache der Spontanblutungen liegt an der mangelnden plasmatischen Gerinnung, die entweder bei Lebererkrankungen, Hämophilie, nach Medikamenteneinnahme, u. a. Marcumar und Heparin, oder durch vorzeitigen Verbrauch, etwa im Rahmen der Verbrauchskoagulopathie, auftritt.

Kleine Hämatome werden vom Körper resorbiert. Dabei verändert sich die livide Farbe des Hämatoms in zunächst grünlich-gelbliche Töne, die bis zur vollständigen Resorption abblasst. Größere Hämatome können zur Nekrosenbildung im betroffenen Gebiet, in diesem Fall zur Muskelnekrose führen.

11.5 Petechien

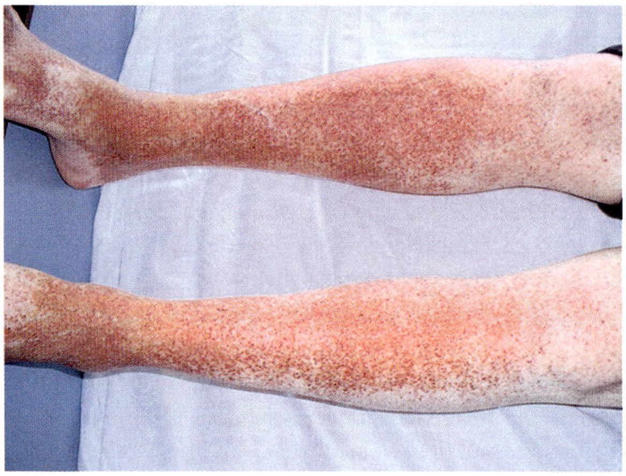

Abb. 11.5a [R495]

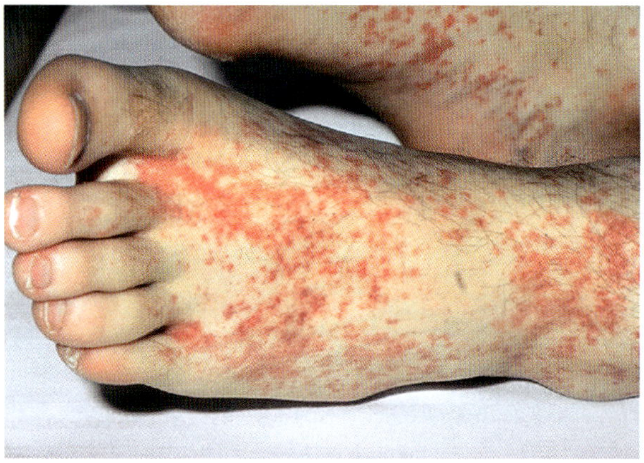

Abb. 11.5b [T127]

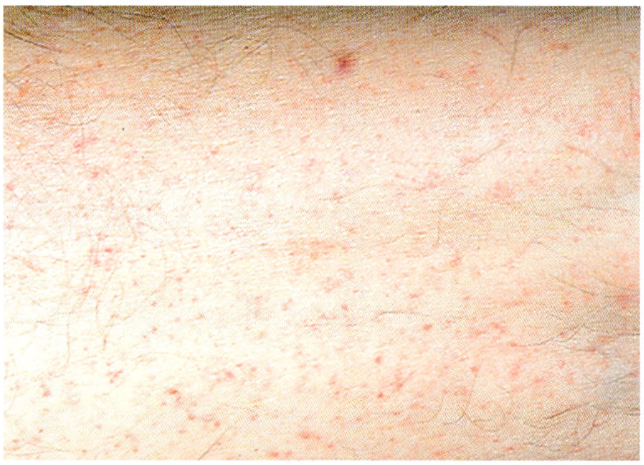

Abb. 11.5c [E341]

Bildbeschreibung

Die ➤ Abb. 11.5a zeigt Unterschenkel und proximale Fußanteile mit symmetrischen petechialen Blutungen. Auf der ➤ Abb. 11.5b – zu sehen sind Teile beider Füße – sind multiple petechiale Blutungen erkennbar, die am linken Fußrücken konfluieren. Die ➤ Abb. 11.5c gibt einen Hautabschnitt wieder. Auf 12 Uhr ist eine größere punktförmige Blutung zu sehen, im unteren Bildabschnitt sind zahlreiche kleinere Einblutungen zu erkennen.

Verdachtsdiagnose/Befund

Petechiale Blutungen.

Differenzialdiagnosen

- Petechiale Blutungen bei **Gefäßerkrankungen**
- Petechiale Blutungen bei **Thrombozytenmangel bzw. -funktionsstörung**
- Punktförmige Erytheme: Sie können bei unterschiedlichen Infektionserkrankungen als Exanthem auftreten. Sie sind mit einem Glasspatel wegdrückbar, während petechiale Blutungen nicht wegdrückbar sind.

Anamnestische Fragen zur Sicherung der Diagnose

- Andere Blutungssymptome: häufiges, spontanes Nasenbluten, Zahnfleischbluten, starke Periodenblutungen? Beide Befunde stützen die Diagnose einer hämorrhagischen Diathese.
- Medikamenteneinnahme, z. B. Aspirin? Möglicher Hinweis auf die Ursache der Blutungen.
- Andere internistische Erkrankungen, u. a. bekannte Vaskulitiden, lymphatische Erkrankungen, die mit einer Splenomegalie einhergehen? Hinweis auf Ursache der Blutungen.

Untersuchungsbefunde

Labor: Blutungszeit verlängert, Gerinnungszeit, Quick-Wert (INR) und PTT im Normbereich

Krankheitsbild

Petechien sind kleine, stecknadelkopfgroße Blutungen der Haut. Sie können entweder bei **Gefäßerkrankungen,** u. a. im Rahmen einer Kortikosteroidtherapie, Vaskulitis oder eines Vitamin C-Mangels, auftreten oder infolge eines **Thrombozytenmangels** oder einer **Thrombozytenfunktionsstörung** entstehen. Der Thrombozytenmangel kann durch reduzierte Bildung bedingt sein, z. B. durch einen Vitamin-B_{12}-Mangel, oder durch vorzeitigen Verbrauch, z. B. im Rahmen einer Verbrauchskoagulopathie, bei einer Splenomegalie oder durch Autoimmunprozesse (Morbus Werlhof).

Morbus Werlhof ist eine Autoimmunerkrankung, die mit Bildung von Autoantikörpern gegen Thrombozyten einhergeht und die Lebenszeit der Thrombozyten deutlich verkürzt. Leitsymptom ist die Blutungsneigung, die sich als petechiale Blutung, v. a. an den Unterschenkeln, Nasenbluten oder verlängerte Blutungsdauer zeigt.

11.6 Lymphangitis

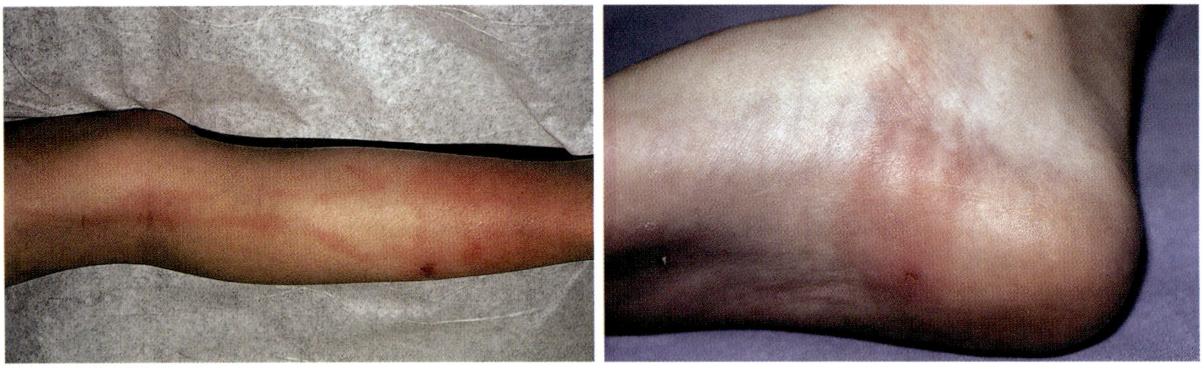

Abb. 11.6a [E387-002]

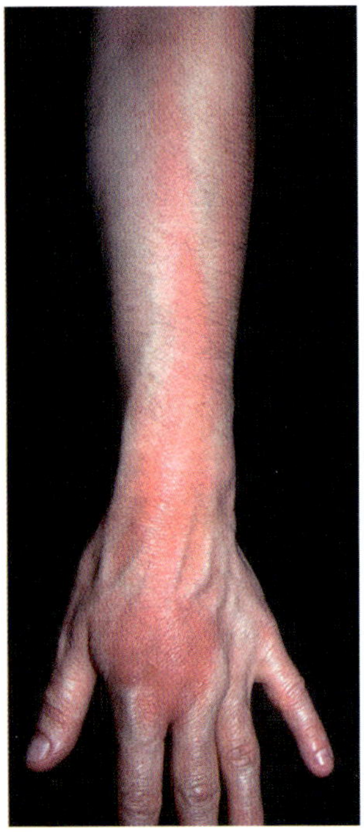

Abb. 11.6b [T1358]

Bildbeschreibung

Die ➤ Abb. 11.6a (linke Abbildung) zeigt Teile des Ober- und Unterschenkels. Distal ist eine flächige, relativ scharf begrenzte intensive Rötung und etwas Schwellung zu sehen. Von diesem Bereich gehen nach proximal bis über die Kniekehle strichartige Rötungen.

Auf der ➤ Abb. 11.6a (rechte Abbildung) sind Anteile der Fußsohle zu erkennen. An der Ferse, im Übergang zum Längsgewölbe ist ein lochähnlicher Substanzdefekt sichtbar. Dieser Bereich ist von einer Rötung umgeben, die sich strichartig nach proximal in Richtung Innenknöchel zieht.

Die ➤ Abb. 11.6b gibt Teile der Hand und einen Unterarm wieder. Der Bereich der Grundgelenke der Hand ist flächig gerötet, im Zentrum lässt sich ein Substanzdefekt erkennen. Nach proximal ziehen strichartige Rötungen.

Verdachtsdiagnose/Befund

Lymphangitis.

Differenzialdiagnosen

Thrombophlebitis: Entzündung der peripheren oberflächlichen Venen mit Thrombenbildung. Charakteristisch ist ein schmerzhaft tastbarer Venenstrang mit lokalen Infektionszeichen.

Anamnestische Fragen zur Sicherung der Diagnose

- Seit wann? Die Symptome der Lymphangitis entwickeln sich akut bis subakut.
- Lokale Verletzung der Haut, v. a. durch Insektenstiche? Dies ist ein Risikofaktor für eine Lymphangitis, wie in den oberen Abbildungen dargestellt (➤ Abb. 11.6a rechtes und linkes Bild).
- Lokale Symptome, z. B. Schmerzen, Überwärmung, lokale Schwellung entlang der Lymphgefäße? Dies sind typische Symptome der Lymphangitis.

Untersuchungsbefunde

Bei starker Ausprägung: evtl. systemische Entzündungszeichen wie Lymphknotenschwellungen im Abflussgebiet, Fieber und Krankheitsgefühl, Leukozytose, BSG ↑, CRP↑.

Krankheitsbild

Eine **Lymphangitis** ist eine Entzündung der Lymphgefäße, die mit einer Vernarbung einhergeht und durch infizierte Wunden, Insektenstiche (➤ Abb. 11.6a) oder Entzündung des Nagelwalls. Haupterreger sind Strepto- und Staphylokokken, die sich entlang der Lymphbahnen ausbreiten, wobei sich an der Eintrittspforte und entlang der Lymphgefäße als klassisches Entzündungszeichen eine lokale, streifenförmige Rötung entwickelt. Eine Beteiligung der Lymphknoten im Abflussgebiet ist möglich. Als Komplikation kann eine Sepsis auftreten. Durch die Vernarbung der Lymphgefäße kann lokal ein Lymphödem entstehen.

11.7 Kniegelenkschwellung

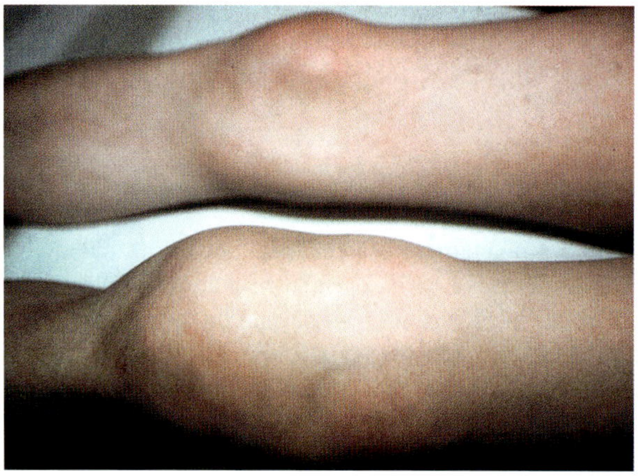

Abb. 11.7a [G523]

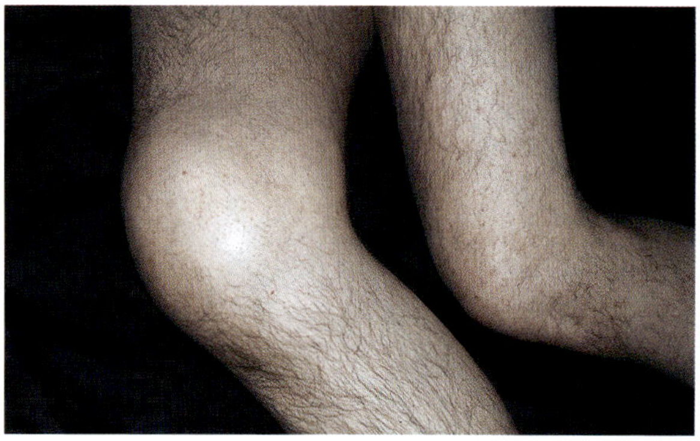

Abb. 11.7b [R186]

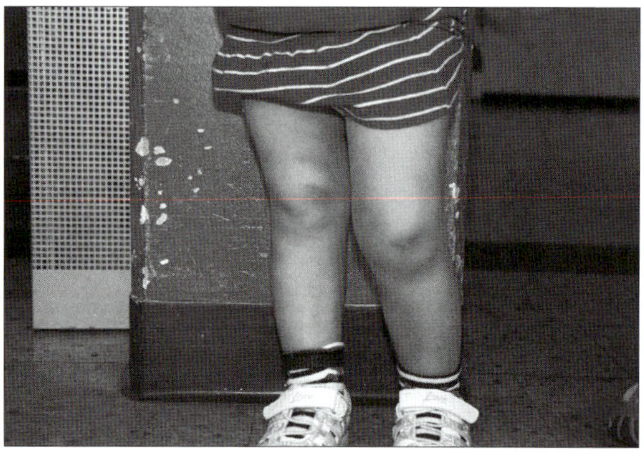

Abb. 11.7c [G864]

Bildbeschreibung

Die ➤ Abb. 11.7a zeigt beide Knie, wobei das linke Knie eine starke Schwellung aufweist. Die Gelenkkonturen sind verstrichen, die Haut zeigt keine entzündlichen Prozesse. Auf der ➤ Abb. 11.7b ist das rechte Knie stark geschwollen, sodass Gelenkkonturen gar nicht erkennbar sind. Die ➤ Abb. 11.7c gibt eine Kniegelenkschwellung links bei einem Kleinkind wieder. Erkennen lässt sich auch die Schonhaltung.

Verdachtsdiagnose/Befund

Kniegelenksschwellung.

Differenzialdiagnosen

- **Trauma:** mit Schwellung der Weichteile und/oder Einblutung. Wegweisend ist der anamnestische Befund.
- **Infektiöse Geschehen:** Es kann z. B. eine septische Arthritis durch Gonokokken, Staphylokokken oder Borrelien vorliegen. Charakteristisch sind lokale und systemische Entzündungszeichen.
- **Entzündliche Erkrankungen:** Gelenkschwellungen kommen z. B. auch bei Morbus Bechterew, Morbus Reiter, rheumatoider Arthritis oder juveniler Arthritis vor.
- **Gelenkeinblutung** bei Hämophilie, Antikoagulanzienttherapie oder Tumorgeschehen.

Anamnestische Fragen zur Sicherung der Diagnose

- Trauma? Hinweis auf Ursache.
- Internistische bzw. infektiöse Vorerkrankungen? Hinweis auf Ursache der Kniegelenkschwellung.
- Erbkrankheiten, v. a. Hämophilie? Hinweis auf eine Schwellung des Gelenks durch eine Einblutung.
- B-Symptome? Hinweis auf tumoröse Erkrankung.

Untersuchungsbefunde

Je nach Ursache zusätzliche Symptome:
- Trauma: ggf. mit Verletzungen der Binnenstrukturen des Kniegelenks, positives Schubladenphänomen bei Verletzung der Kreuzbänder, positive Steinman-I-, Steinmann-II- und Payr-Zeichen bei Schädigung des Meniskus', positiver Varus- bzw. Valgusstress bei Schädigung der Seitenbänder.
- Rheumatische Erkrankungen, u. a. Morbus Bechterew, Morbus Reiter (Arthritis, Konjunktivitis, Urethritis), reaktive Arthritis (Arthritis nach abgelaufener Infektion des Darms oder Urogenitaltrakts), rheumatoide Arthritis oder juvenile Arthritis.
- Infektionen: Symptome der Grunderkrankung, bei Borrelien u. a. Erythema migrans, bei Gonokokken eitriger Ausfluss aus der Urethra bzw. vaginaler Ausfluss; schnelle Ausprägung der Gelenkschwellung, begleitet von starken lokalen und systemischen Krankheitszeichen.
- Einblutungen: bei Hämophilie (➤ 11.4) oder Leberzirrhose (➤ 10.1).
- Arthrose: im frühen Stadium Anlauf-, Ermüdungs-, Belastungsschmerzen, im späten Stadium Dauer- und nächtliche Schmerzen, Muskelschmerzen.

Krankheitsbild

Kniegelenkschwellungen können auf ganz unterschiedliche **Ursachen** zurückzuführen sein:
- **Trauma:** Mit Frakturen benachbarter (gelenknaher) Knochenanteile oder Verletzung der Binnenstrukturen des Kniegelenks.
- **Gelenkentzündung:** Durch immunologische Prozesse, z. B. Morbus Bechterew, Morbus Reiter, reaktive Arthritis, rheumatoide Arthritis, juvenile Arthritis.
- **Gelenkinfektion:** durch systemische, vorwiegend bakterielle Streuung, u. a. mit Borrelien, Staphylokokken oder Gonokokken.
- **Einblutungen:** bei Hämophilie, Therapie mit Antikoagulanzien oder Leberparenchymschädigungen.
- **Degenerativ:** bei einer Arthrose.

Die **Therapie** richtet sich nach der jeweiligen Ursache.

11.8 Prätibiales Myxödem

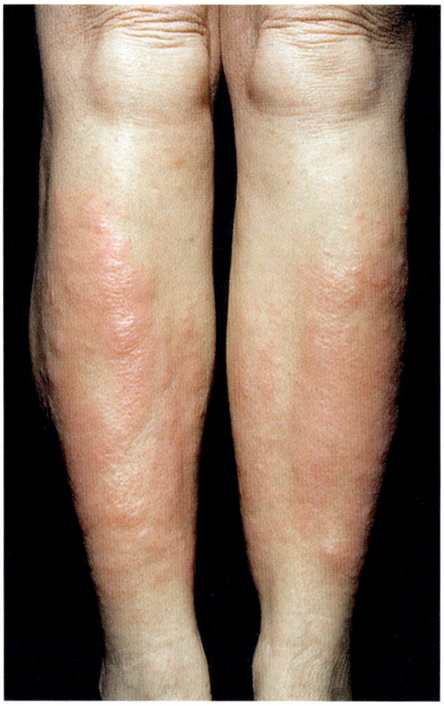

Abb. 11.8a [E385-001]

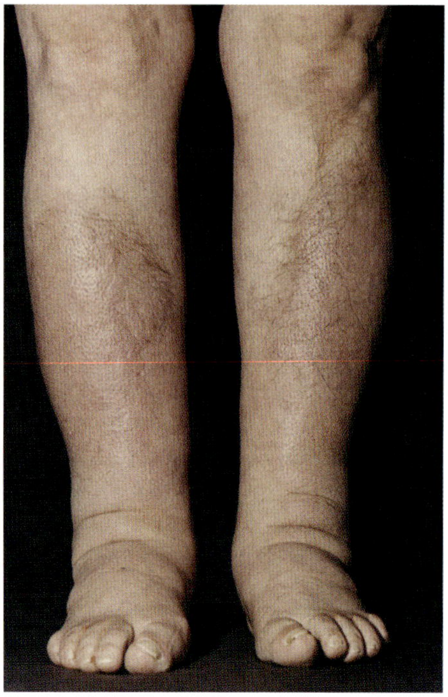

Abb. 11.8b [R240]

Bildbeschreibung

Auf der ➤ Abb. 11.8a sind Unterschenkel sichtbar. Prätibial findet sich eine annähernd symmetrische knötchen- bis plaqueartige erythematöse Schwellung. Die Haut über den auffälligen Arealen ist grobporig und scheint verdickt zu sein. Die Knieregionen zeigen keine Veränderungen. Die ➤ Abb. 11.8b lässt Unterschenkel und Füße erkennen: An beiden Unterschenkelvorderseiten sind gelb-bräunliche Hautverfärbungen zu sehen, die auf den Fußrücken übergreifen. Die betroffenen Hautstellen scheinen geschwollen zu sein, die Haut selbst grobporig und höckrig. Auffallend ist eine Hypertrichose.

Verdachtsdiagnose/Befund

Prätibiales Myxödem.

Differenzialdiagnosen

- **Generalisiertes Myxödem:** generalisiertes, nicht eindrückbares Ödem bei Hypothyreose, das sich durch die verstärkte Einlagerung von Glykosaminoglykanen entwickelt.
- **Fixes Arzneimittelexanthem** nach Medikamenteneinnahme: Imponiert als runder, unterschiedlich großer, geröteter und ggf. erhabener Plaque. Bei wiederholter Medikamentenapplikation finden sich fixe Arzneimittelexantheme in Regel an derselben Körperstelle.
- **Allergische Reaktion**: Kann an unterschiedlichsten Körperstellen Rötungen und Quaddelbildungen mit Juckreiz hervorrufen.
- **Toxische Reaktion:** Geht nach Noxeneinwirkung mit Rötung, Schwellung, Nässen, Verkrustung und Schuppung im betroffenen Areal einher.

Anamnestische Fragen zur Sicherung der Diagnose

- Seit wann? Ein prätibiales Myxödem, aber auch das generalisierte Myxödem entwickelt sich in der Regel langsam, fixe Arzneimittelexantheme, allergische oder toxische Hautreaktionen hingegen rasch.
- Schmerzhaftigkeit? Hinweis auf eine entzündliche Genese.
- Internistische Vorerkrankungen, insbesondere Schilddrüsenerkrankungen (Morbus Basedow)? Hinweise auf die Ursache der Hauterscheinungen.
- Ophthalmologische Symptome, Exophthalmus? Augensymptome sprechen für einen Morbus Basedow.

Untersuchungsbefunde

➢ 2.1.

Krankheitsbild

Das **prätibiale Myxödem** ist ein Symptom des **Morbus Basedow.** Die entzündliche Schwellung ist vorzugsweise an den Streckseiten der Unterschenkel lokalisiert, seltener am Fußrücken. Oberhalb der Kniegelenke tritt sie nie auf. Die Hauterscheinungen treten bei der endokrinen Orbitopathie mit Exophthalmus auf, ebenso die gleichzeitig vorkommende Struma. Andere **Symptome** entsprechen denen der Hyperthyreose und machen sich als u. a. als Tachykardie, Hypertonie, Schweißneigung, Schlafstörungen, Nervosität, Haarausfall, Diarrhö und Gewichtsabnahme bemerkbar.

Die **Therapie** des Morbus Basedow erfolgt u. a. mit Thyreostatika oder operativ.

11.9 Necrobiosis lipoidica

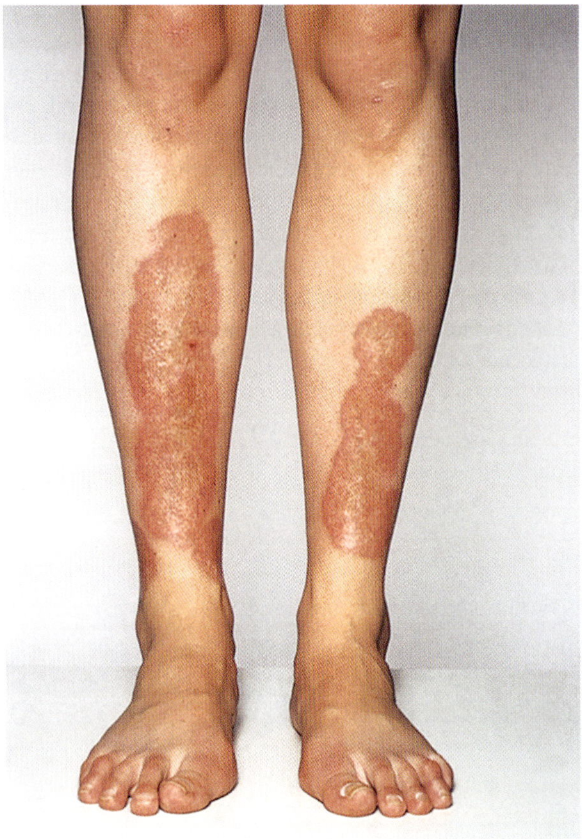

Abb. 11.9a [E273]

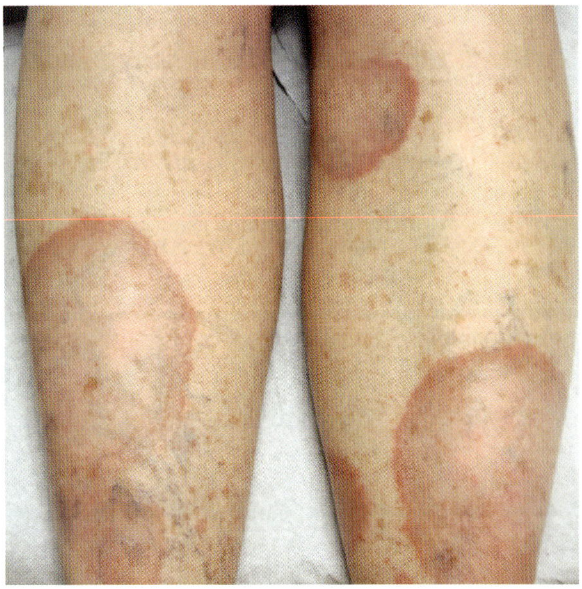

Abb. 11.9b [G1003-002]

Bildbeschreibung

Die ➤ Abb. 11.9a und ➤ Abb. 11.9b zeigen scharf begrenzte, entzündlich-gerötete Plaques, die sich über die Schienbeinvorderkanten ausdehnen. Die Rötung ist randbetont, zentral ist eine Abblassung sichtbar. Eine Ulkusbildung ist nicht sichtbar.

Verdachtsdiagnose/Befund

Necrobiosis lipoidica.

Differenzialdiagnosen

- **Erythema nodosum** (➤ 11.15): knotenartige, schmerzhafte Veränderungen an der Vorderseite des Schienbeins. Tritt meist als immunologische Reaktion u. a. im Rahmen von Streptokokkeninfekten, Tuberkulose, Yersinien-Infektionen oder beim Morbus Crohn auf.
- **Lupus erythematodes** (➤ 1.10): systemische Erkrankung, die mit einer Vaskulitis einhergeht. Die Hauterscheinungen können als rötlich-livide entzündliche, später atrophe Plaques in Erscheinung treten.
- **Fixes Arzneimittelexanthem:** imponiert als runder, unterschiedlich großer, geröteter und ggf. erhabener Plaque nach Arzneimittelgabe. Bei wiederholter Medikamentenapplikation finden sich fixe Arzneimittelexantheme in der Regel an derselben Körperstelle.
- **Kontaktekzem:** kann als allergisches oder toxisches Kontaktekzem auftreten. Allergische Ekzeme treten meist mit einer Zeitverzögerung nach Noxeneinwirkung auf, toxische Ekzeme meist unmittelbar nach Kontakt.
- **Tinea corporis**: Dermatophyteninfektion der Haut, die sich durch zentrifugal wachsende, randbetonte Erytheme mit häufig zentraler Abblassung auszeichnet. Häufig ist feine Schuppung vorhanden. Die Differenzierung kann rein makroskopisch schwierig sein, weil sich die Befunde sehr ähnlich darstellen.

Anamnestische Fragen zur Sicherung der Diagnose

- Seit wann? Meist langsame Entwicklung der Necrobiosis lipoidica.
- Internistische Erkrankungen, v. a. Diabetes mellitus? Gehäuftes Vorkommen bei Diabetes mellitus.
- Medikamenteneinnahme? Hinweis auf Ursache der Veränderungen.
- Noxenexposition? Hinweis auf Ursache der Veränderungen.

Untersuchungsbefunde

Neben der Necrobiosis lipoidica treten andere Symptome des Diabetes mellitus auf:

- Hauterscheinungen: Gesichtsröte, rezidivierende Hordeola, rezidivierende Candidainfektionen der Haut und Schleimhaut, Follikulitis, verstärkte Neigung zu Furunkeln
- Herz-Kreislauf-System: durch vorzeitige Arteriosklerose Nachweis einer arteriellen Hypertonie, Symptome der pAVK (trockene, kühle, schmale Extremitäten durch Muskelatrophie, Pulse nicht tastbar, Ulkusbildung am lateralen Knöchel und an den Zehen), ggf. Symptome von KHK und Apoplex
- Verdauungstrakt: vergrößerte Leber (Fettleber)
- Niere und Urogenitalsystem: Mikroalbuminurie, Proteinurie je nach Stadium der Nierenschädigung, Inkontinenz
- Nervensystem:
  - Symmetrische, distale Sensibilitätsstörungen, reduziertes Vibrationsempfinden, Abschwächung der Eigenreflexe als Zeichen der Polyneuropathie, diabetisches Ulkus an druckbelasteten Stellen (➤ 11.18) mit schlechter Wundheilung
  - Starre Herzfrequenz und fehlende Anpassung an körperliche Belastung
  - Orthostatische Hypotonie, pathologischer Schellong-Test
  - Verstärktes Schwitzen oder reduzierte Schweißbildung
- Augen: Veränderungen des Augenhintergrunds mit Gefäßneubildung und Netzhautblutungen (diabetische Retinopathie), grauer Star (Katarakt)
- Labor: Glukose im Serum ↑, HbA_{1c} ↑, Glukose im Urin ↑

Krankheitsbild

Die **Necrobiosis lipoidica** ist eine Hautveränderung, die bevorzugt beim **Diabetes mellitus** vorkommt, wobei die Pathogenese nicht vollständig geklärt ist. Sie tritt häufig symmetrisch über den Streckseiten der Unterschenkel und an den Fußrücken auf. Selten sind Oberschenkel oder andere Körperregionen betroffen. Die Stellen sind scharf begrenzt, gerötet und zeigen eine Randbetonung. Im Krankheitsverlauf lassen sich zentral sklerotische Herde und Teleangiektasien erkennen. Häufig entwickeln sich schlecht heilende Ulzera.

Die **Therapie** besteht in der optimalen Behandlung der Grundkrankheit. Die Necrobiosis lipoidica kann u. a. mit lokalen Glukokortikoidapplikationen, Kompressionsverbänden und ggf. auch chirurgisch behandelt werden.

11.10 Fraktur

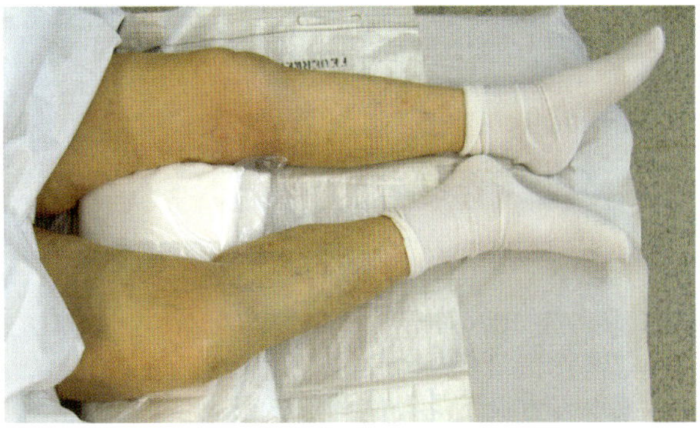

Abb. 11.10a [M332]

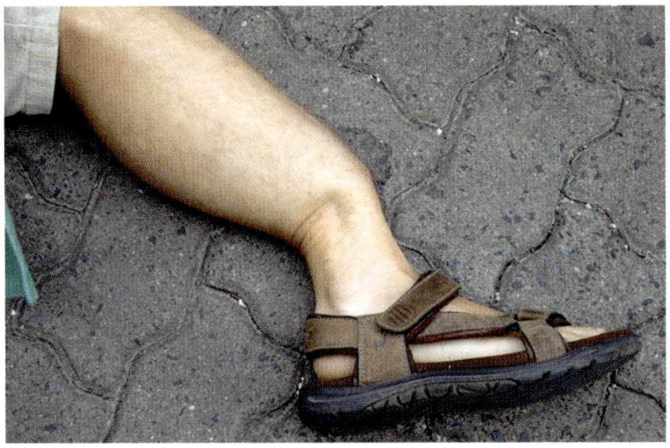

Abb. 11.10b [M332]

Bildbeschreibung

Auf der ➤ Abb. 11.10a sind Beine sichtbar, die mithilfe einer Knierolle gelagert sind. Das rechte Bein ist verkürzt und ist nach außen rotiert. Der Oberschenkel des rechten Beins scheint geschwollen zu sein. Auf der ➤ Abb. 11.10a ist ein Unterschenkel sichtbar. Auffällig ist die Achsenabweichung mit einer Knickbildung am distalen Unterschenkel. Knochenfragmente, eine Schwellung oder Einblutungen sind nicht sichtbar.

Verdachtsdiagnose/Befund

Fraktur; Oberschenkelhalsfraktur (➤ Abb. 11.10a), Unterschenkelfraktur (➤ Abb. 11.10b).

Differenzialdiagnosen

- **Osteomalazie** mit Knochenverformung: Vitamin D-Mangelerkrankung des Erwachsenen, die mit einer übermäßigen Knochenweichheit einhergeht.
- **Morbus Paget:** Erkrankung mit verstärktem Knochenumbau und knöchernen Verformungen und Frakturen. Gelegentlich kann sich der Morbus Paget im Gesicht bemerkbar machen und führt zur (evtl. schmerzhaften) ossären Verdickung einzelner Knochenpartien. Weitere Symptome können sein: Zunahme des Kopfumfangs, prominente Augenbrauenbögen und eine Kinnvergrößerung. Hinweisend ist der Laborbefund mit AP ↑.

Anamnestische Fragen zur Sicherung der Diagnose

- Seit wann? Plötzliches Auftreten kann ein Hinweis auf eine Fraktur sein, eine langsame Knochenveränderung kann metabolisch (Osteomalazie) bedingt sein oder einen Morbus Paget als Ursache haben.
- Trauma in der Vorgeschichte? Hinweis auf Ursache.
- Lokale Symptome, u. a. Schmerz, abnorme Beweglichkeit, Krepitation, Achsenabweichung? Hinweis auf eine Fraktur.

Untersuchungsbefunde

Röntgen: Nachweis und Lokalisation der Fraktur.

Krankheitsbild

Frakturen (*Knochenbrüche*) sind durch eine Kontinuitätsunterbrechung unter Bildung von Fragmenten gekennzeichnet.

Frakturen werden eingeteilt in:

- Traumatische Fraktur: Auftreten nach einem adäquaten Trauma
- Spontanfraktur: entsteht ohne adäquates Trauma als
  - Ermüdungsfraktur (z. B. Marschfraktur)
  - Pathologische Fraktur (z. B. durch Knochentumoren, Metastasen oder im Zuge der Osteoporose)
- Grünholzfraktur (bei Kindern): Bruch der Kortikalis bei erhaltenem Periostschlauch

Zu den **sicheren Frakturzeichen** zählen Fehlstellung, Achsenabweichung, Stufenbildung, abnorme Beweglichkeit, Krepitation und sichtbare Knochenfragmente beim offenen Bruch. Zu den **unsicheren Frakturzeichen** gehören Schwellung, Schmerzen und Hämatom.

Es gibt zahlreiche **Komplikationen** bei Frakturen: z. B. Verletzung von Gefäßen, Nerven und umliegenden Organen, das Kompartmentsyndrom, Infektionen, komplexe regionale Schmerzsyndrom (früher Sudeck-Dystrophie oder Algodystrophie) und Pseudarthrosen. Bei Kindern können Wachstumsstörungen bei Verletzung der Epiphysenfuge auftreten. Jede Fraktur stellt einen Notfall dar. Eine zügige Vorstellung beim Arzt ist unabdingbar.

11.11 Komplexes regionales Schmerzsyndrom (Sudeck-Dystrophie)

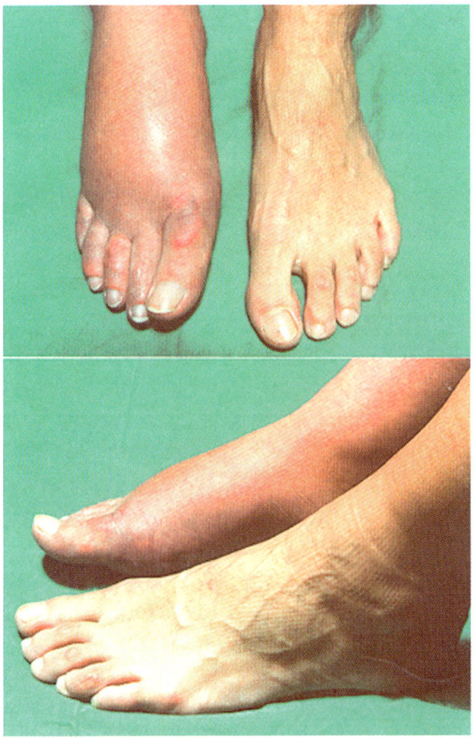

Abb. 11.11 [E486-002]

Bildbeschreibung, Verdachtsdiagnose/Befund

Die ➤ Abb. 11.11 zeigt die Füße: Der rechte Fuß ist glänzend, bläulich-livide verfärbt und deutlich geschwollen. Über dem rechten Großzehengrundgelenk scheint die Haut noch etwas akzentuierter gerötet zu sein. Eine Hautverletzung ist nicht sichtbar. Die Behaarung kann in dieser Aufnahme nicht beurteilt werden, die Nägel zeigen keine trophischen Störungen. Die Verdachtsdiagnose lautet CRPS.

Differenzialdiagnosen

- **Tiefe Beinvenenthrombose** (➤ 11.2): gekennzeichnet durch Schwellung, livide Verfärbung, Schmerzen.
- **Phlegmone:** eitrige Infektion der Weichteile (Kutis, Subkutis, Muskeln, Sehnen oder Körperhöhlen) durch v. a. Staphylokokken mit diffuser Ausbreitung im Gewebe. Typische Symptome sind starke Schwellung, Schmerzen, unscharf begrenzter Rötung, Fieber und starkes Krankheitsgefühl.
- **Podagra:** akute stärkste Schmerzen, Rötung, Schwellung, Überwärmung, Funktionseinschränkung des betroffenen Gelenks (v. a. Grundgelenk). Die Schwellung und Rötung des gesamten Fußes sind nicht typisch.

Anamnestische Fragen zur Sicherung der Diagnose

- Seit wann? Die Entwicklung des CRPS ist subakut.
- Vorausgegangenes Trauma? Frakturen, Operationen und sonstige Traumen in der Vorgeschichte stützen die Verdachtsdiagnose des CRPS. Die Entstehung einer Thrombose wird ebenfalls begünstigt.
- Lokale Symptome: Schmerzhaftigkeit, Spannungsgefühl? Typische Symptome des CRPS, aber auch der tiefen Beinvenenthrombose sowie des Gichtanfalls.

Untersuchungsbefunde

- Frühes Stadium: (➤ Krankheitsbild), Überwärmung, verstärkte Schweißneigung, Haarausfall oder verstärktes Haarwachstum, Nagelwachstumsstörungen, Tremor.
- Spätes Stadium: kühle Extremität, deutlich eingeschränkte Beweglichkeit.
- Röntgen: Nachweis einer lokalen Osteoporose.

Krankheitsbild

Das **komplexe regionale Schmerzsyndrom** (Sudeck-Dystrophie, Algodystrophie, CRPS = Complex Regional Pain Syndrome) ist durch Dystrophie und Atrophie von Weichteilen und Knochen gekennzeichnet. Die Ursache ist nicht vollständig geklärt, von einer multifaktoriellen Genese ist auszugehen.

Im Vordergrund der **Symptome** stehen Störungen der vegetativen Innervation, zudem sind psychosomatische Störungen von Bedeutung. Ein komplexes regionales Schmerzsyndrom entwickelt sich meist an distal gelegenen Körperteilen, Kinder sind sehr selten betroffen. Zu den Auslösern zählen Traumen, Operationen, Nervenschädigungen und vegetative Störungen.

Eingeteilt wird das CRPS in:

- Typ I (früher Algodystrophie oder Morbus Sudeck): ohne Nervenläsion
  - Stadium I (Stadium der Entzündung): Ruheschmerzen, Überempfindlichkeit, livide Verfärbung, teigiges Ödem, verändertes Schweißverhalten, verändertes Wachstum von Nägeln und Haaren
  - Stadium II (Stadium der Dystrophie): Schmerzrückgang, beginnende Atrophie und Entkalkung der Knochen, Kraftverlust
  - Stadium III (Stadium der Atrophie): Atrophie der Haut, der Weichteile und des Skeletts
- Typ II (früher Kausalgie): mit Nervenläsion

Die multimodale **Therapie** ist langwierig und besteht u. a. aus der Gabe von Analgetika, Antidepressiva, Glukokortikoiden sowie Maßnahmen der Physiotherapie und supportiver Psychotherapie.

11.12 Muskelatrophie nach Polio

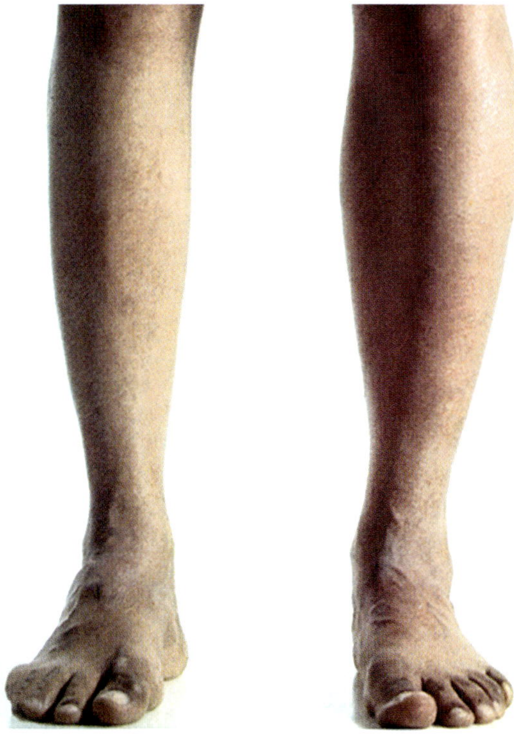

Abb. 11.12 [EG435]

Bildbeschreibung

Auf der ➤ Abb. 11.12 sind Unterschenkel und Füße sichtbar. Der rechte Unterschenkel zeigt eine deutliche Muskelatrophie, der rechte Fuß scheint schmäler zu sein als der linke. Eine Beinverkürzung kann nicht beurteilt werden.

Verdachtsdiagnose/Befund

Muskelatrophie.

Differenzialdiagnosen

- **Muskelerkrankung** (*Myopathie*): Häufig angeborene Erkrankung mit Muskelschwäche und Muskelatrophie. Die Progredienz ist sehr unterschiedlich, ein symmetrischer Befall häufig.
- **Neurologische Erkrankung:** Zum Beispiel die spinale Muskelatrophie mit Degeneration der Vorderhornzellen des Rückenmarks. Meist findet sich ein symmetrischer Befall.
- **Trauma:** Kann mit Läsion der Nerven einhergehen; Folgen sind eine Atrophie und Schwäche der Muskulatur.

Anamnestische Fragen zur Sicherung der Diagnose

- Seit wann? Langsame Entwicklung der Muskelatrophie nach Polio.
- Vorausgegangene Traumen? Hinweis auf traumatische Schädigung der peripheren Nerven.
- Bekannte neurologische, muskuläre oder erbliche Erkrankungen? Hinweis auf mögliche Ursache.
- Infektionserkrankungen? Hinweis auf mögliche Komplikation nach Polio.

Untersuchungsbefund

Je nach betroffenem Körperareal: Muskelatrophie, reduzierter Muskeltonus, verminderte Muskelkraft, reduzierte oder erloschene Eigenreflexe, vegetative Störungen wie Ödembildung, kühle und atrophe Haut, evtl. Zyanose, evtl. Bildung von Kontrakturen, evtl. Extremitätenverkürzung.

Krankheitsbild

Eine Muskelatrophie kann unterschiedliche Ursachen haben u. a. die Spätkomplikation nach einer Polioerkrankung. **Polio** (*Kinderlähmung*) wird durch das Polio-Virus hervorgerufen. Die Übertragung erfolgt fäkal-oral, die Inkubationszeit beträgt 1–4 Wochen. Das Virus ist primär **enterotrop,** infiziert nur selten das ZNS und vermehrt sich in den Zellen der Rachen- und Darmschleimhaut, den Tonsillen und Payer-Plaques. Beim Einbruch in die Blutbahn werden viele Viren inaktiviert, einige gelangen in das Fettgewebe und in die Lymphknoten, wo sie sich weiter vermehren. Bei der sekundären Aussaat können Viren über die Blut-Liquor-Schranke ins Gehirn und Rückenmark gelangen, wo sie motorische Vorderhornzellen befallen und schädigen. Die Folge kann eine schlaffe Lähmung sein.

In den meisten Fällen verläuft Polio asymptomatisch, ansonsten mit grippalen Symptomen oder Zeichen der Gastroenteritis.

Komplikationen sind:

- **Meningitis** mit Fieber, Rückenschmerzen
- **Paralytische Form** mit schlaffen Lähmungen bis zur Para- oder Tetraplegie und Atemlähmung (dadurch letal)
- **Post-Polio-Syndrom:** Verstärkung der Lähmungserscheinungen und Muskelatrophie nach Jahren und Jahrzehnten (selten)

Die **Therapie** ist symptomatisch, eine Totimpfung steht zur Verfügung. Die Behandlung der Polio ist dem Heilpraktiker nach §§ 6, 7, 24, 34 IfSG nicht gestattet. Verdacht, Erkrankung und Tod müssen nach § 6 IfSG innerhalb von 24 Stunden gemeldet werden.

11.13 Lymphödem

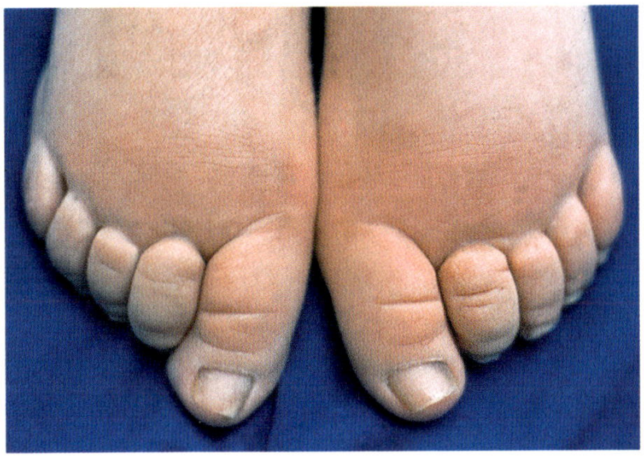

Abb. 11.13 [M180]

Bildbeschreibung

Die ➤ Abb. 11.13 zeigt die unteren Extremitäten mit einer wulstartigen Vermehrung des Gewebes. Die Zehen sind betroffen, an den Füßen und über dem Sprunggelenk ist eine horizontale Faltenbildung sichtbar. Die Haut am Unterschenkel ist bräunlich verfärbt, die Hauttextur ist grob und erscheint derb.

Verdachtsdiagnose/Befund

Lymphödem.

Differenzialdiagnosen

- **Myxödem:** bei Hypothyreose (➤ 1.5) vorkommende Schwellung durch Vermehrung des Bindegewebes.
- **Lipödem:** symmetrische Fettablagerung an Unterschenkeln, Oberschenkeln und Gesäß. Die Füße sind vom Lipödem nicht betroffen. Das Ödem ist nicht eindrückbar.
- **Wasserödem** (➤ 11.14) durch erhöhten hydrostatischen Druck und/oder erniedrigten kolloidalen Druck, u. a. bei chronisch-venöser Insuffizienz, Herzinsuffizienz oder nephrotischem Syndrom.

Anamnestische Fragen zur Sicherung der Diagnose

- Seit wann? Zur Differenzierung eines angeborenen und erworbenen Lymphödems.
- Vorangegangene lokale Erkrankungen, v. a. Z. n. Ablatio mammae und Lymphknotenentfernung in der Axilla (bei Lokalisation an der oberen Extremität), Z. n. Hysterektomie oder rezidivierendes Erysipel? Risikofaktor für die Entstehung eines Lymphödems

Untersuchungsbefunde

➤ Krankheitsbild, ➤ Bildbeschreibung.

Krankheitsbild

Das Lymphödem ist durch Stauung und Schwellung der Subkutis gekennzeichnet, die sich infolge einer angeborenen Entwicklungsstörung, durch Einengung (der Lymphgefäße) oder erworbene Zerstörung der Lymphbahnen entwickeln.

Die Symptome machen sich als Schwellung der betroffenen Region mit zunächst **eindrückbarem,** dann nicht mehr eindrückbarem **Ödem** bemerkbar. Die Zehen sind immer betroffen. Ein positives **Stemmer-Zeichen** (fehlende Abhebbarkeit der Haut zwischen und an Zehen und Vorfüßen) ist charakteristisch. Die Maximalvariante wird als **Elephantiasis** bezeichnet.

Die **Therapie** besteht in der Behandlung der Grunderkrankung und in der physikalischen Entstauungstherapie. Ein neu aufgetretenes, einseitiges Lymphödem nach dem 18. Lebensjahr kann Hinweis auf eine bösartige Neubildung im Abflussgebiet sein und muss dahingehend untersucht werden.

11.14 Ödem

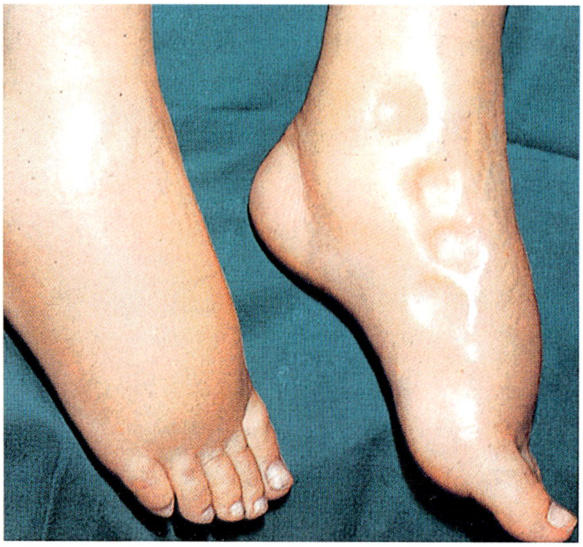

Abb. 11.14a [G476]

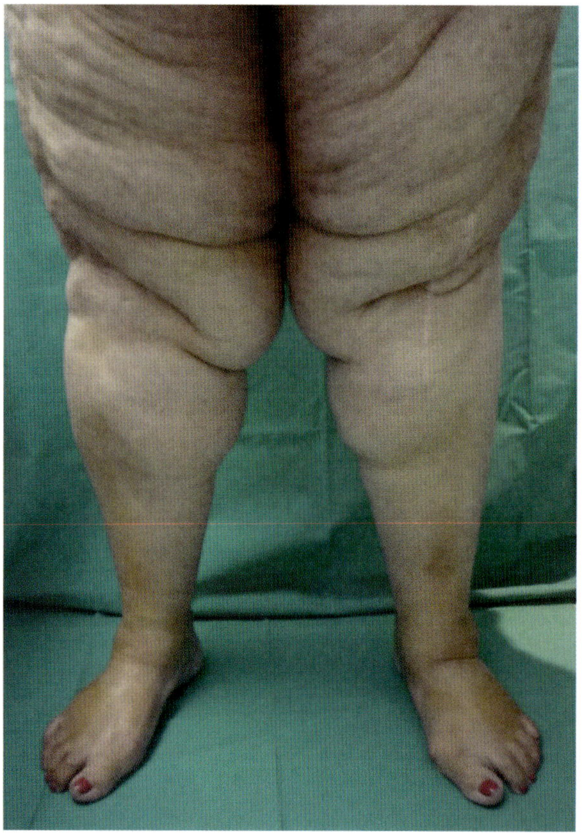

Abb. 11.14b [M180]

Bildbeschreibung

Die ➤ Abb. 11.14a zeigt symmetrisch geschwollene Füße. Am linken Fußrücken sind Eindellungen nach Druck sichtbar. Die Kontur der Knöchelregion ist aufgehoben. Die Haut ist gespannt und besonders am linken Fußrücken glänzend.

Verdachtsdiagnose/Befund

Ödem durch Wasseransammlung im interstitiellen Gewebe.

Differenzialdiagnosen

- **Myxödem:** Bei Hypothyreose (➤ 1.5) vorkommende Schwellung durch Vermehrung des Bindegewebes.
- **Lipödem:** Symmetrische Fettablagerung an Unter-, proximalen Oberschenkeln und Gesäß. Die Füße sind nicht betroffen, wie ➤ Abb. 11.14b zeigt. Das Ödem ist nicht eindrückbar.
- **Lymphödem:** Entsteht durch eine Abflussbehinderung und kann angeboren oder erworben sein. Es ist häufig einseitig (v. a. bei sekundären Formen), zunächst eindrückbar und in späteren Stadien derb und nicht mehr eindrückbar. Die Zehen sind immer betroffen (Stemmer-Zeichen positiv).

Anamnestische Fragen zur Sicherung der Diagnose

- Seit wann? In der Regel entstehen Ödeme subakut bis chronisch.
- Internistische Vorerkrankungen, z. B. Herzinsuffizienz, Nieren-, Schilddrüsen-, lymphatische Erkrankungen? Hinweis auf Ursache der Schwellung.
- Lokale Symptome, u. a. Schmerzen, Schweregefühl? Schmerzhaftigkeit ist eher ein Hinweis auf einen entzündlichen Prozess, Schweregefühl kann begleitend bei allen Ödemarten auftreten.
- Lokalisation der Ödeme, symmetrisch oder einseitig, Eindrückbarkeit? Symmetrische Ödeme sprechen für eine systemische Ursache, einseitige für lokale Ursachen.

Untersuchungsbefunde

- Wasserödeme: Schwellung der Knöchelregion, später der Unterschenkel und auch des Stamms (Anasarka), ggf. Lidödeme, Einschnürungen durch Socken bzw. Strümpfe, Dellenbildung bei Druck, Gewichtszunahme.
- Lipödem: symmetrisches Ödem, v. a. an Oberschenkel, Gesäß und Hüfte, Innenseite der Kniegelenke und der Unterschenkel, Füße sind nicht betroffen. Weitere Symptome sind Orangenhaut, kühle Haut, Neigung zu Hämatomen, starke Berührungsempfindlichkeit.
- Myxödem ➢ 1.5
- Lymphödem ➢ 11.13

Krankheitsbild

Ödeme sind **Schwellungen,** die durch **Wasseransammlungen** oder **Substanzvermehrung** des interstitiellen Raums zustande kommen. Ursachen können sein:

- **Erhöhung des hydrostatischen Drucks,** z. B. bei Herzinsuffizienz, chronisch-venöser Insuffizienz, Nierenerkrankungen (v. a. Niereninsuffizienz).
- **Erniedrigung des kolloidalen Drucks,** z. B. durch Eiweißverlust beim nephrotischen Syndrom oder bei Unterernährung.
- **Erhöhung der Kapillardurchlässigkeit,** z. B. durch allergische Ursachen.
- **Metabolische Dysbalance,** z. B. Lipödem durch eine vermehrte Fetteinlagerung.
- **Hormonelle Störungen,** z. B. bei Cushing-Syndrom, Schwangerschaft oder als Myxödem (Ödem derb und nicht eindrückbar).
- Lymphatische Abflussstörungen: Führen zur Retention der Lymphe und Ausbildung eines Lymphödems.

Symmetrische Ödeme entstehen durch systemische Ursachen (u. a. Herzinsuffizienz, nephrotisches Syndrom, Hypothyreose), einseitige Ödeme sind meist auf lokale Erkrankungen zurückzuführen (u. a. Lymphödem, Ödeme nach tiefer Beinvenenthrombose). Die **Therapie** richtet sich nach der Ursache des Ödems.

11.15 Erythema nodosum

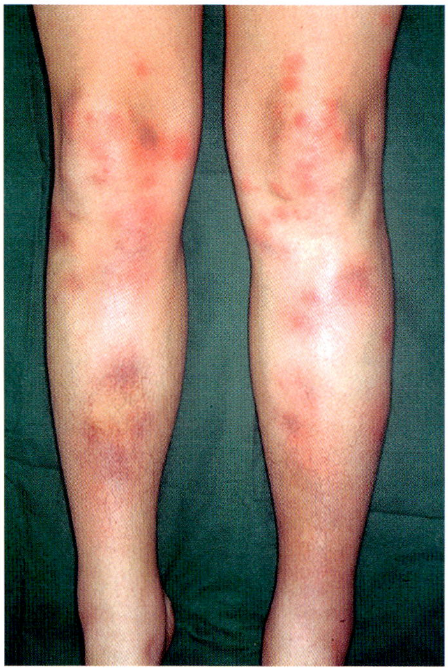

Abb. 11.15a [R299]

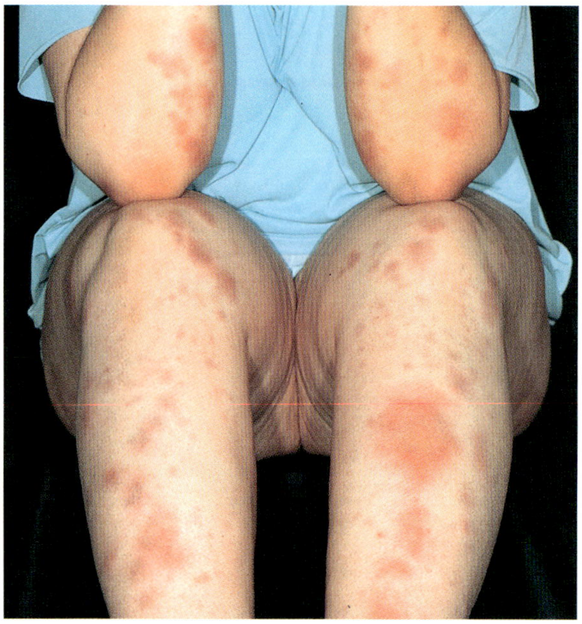

Abb. 11.15b [E577]

Bildbeschreibung

Auf der ➤ Abb. 11.15a sind beide Unterschenkel, die Knieregion und distale Anteile des Oberschenkels zu sehen. An beiden Streckseiten der Unterschenkel, an den Knien und suprapatellar sind annähernd symmetrische, rötlich-livide entzündliche Maculae, Papeln und Knoten erkennbar.

Die ➤ Abb. 11.15b zeigt Teile der oberen und unteren Extremitäten. Über den Streckseiten sind multiple, unterschiedlich große unscharf begrenzte entzündliche Herde zu sehen, die ebenfalls in Form von Makulae, Papeln und Knoten auftreten.

Verdachtsdiagnose/Befund

Erythema nodosum.

Differenzialdiagnosen

- **Gummenbildung** bei tertiärer Syphilis (➤ 13.14): Tritt meist asymmetrisch auf und neigt im Gegensatz zum Erythema nodosum zur Ulzeration.
- **Vaskulitis:** Kann knotige Hauterscheinungen an unterschiedlichsten Körperstellen hervorrufen.
- **Flohstiche:** Können schmerzhafte Knotenbildung hervorrufen. In den meisten Fällen ist ein Einstich zu sehen.

Anamnestische Fragen zur Sicherung der Diagnose

- Seit wann? Die Entwicklung eines Erythema nodosum erfolgt über Tage.
- Bekannte Grunderkrankungen, z. B. Streptokokkeninfekte, Tuberkulose, Darmerkrankungen oder Sarkoidose? Hinweis auf mögliche Ursache.
- Lokale Symptome, v. a. Überwärmung, Schmerzen? Typische Symptome des Erythema nodosum.

Untersuchungsbefunde

Je nach Ursache zusätzliche Befunde:

- Scharlach: stippchenartige, abwischbare Beläge auf der Zunge, Himbeer- und Erdbeerzunge, fein makulöses Exanthem mit Beginn in den Achseln und Leisten, Ausbreitung nach kranial und Aussparung des Munddreiecks (periorale Blässe)
- Tuberkulose: Husten, Auswurf, Lymphknotenschwellungen, Kavernenbildung mit amphorischer Atmung
- Chronisch-entzündliche Darmerkrankungen (CED): schleimig-eitrige Diarrhö, Fistelbildung, positive Appendizitiszeichen bei Morbus Crohn; blutig-schleimige Diarrhö bei Colitis ulcerosa
- Sarkoidose: Lymphknotenschwellungen (mediastinal), entzündliche Gelenkschwellung v. a. der Sprunggelenke, Lungenfibrose (hochstehende Lungengrenzen, reduzierte Lungenverschieblichkeit, hyposonorer Klopfschall, verstärkter Stimmfremitus, Knistergeräusche bei der Auskultation)

Krankheitsbild

Das **Erythema nodosum** ist durch eine schmerzhafte Bildung von entzündlichen Knoten bevorzugt an den **Streckseiten der Schienbeine** gekennzeichnet und sehr wahrscheinlich einen immunologischen Hintergrund. Frauen sind häufiger betroffen als Männer.

Es tritt als Begleiterscheinung bei zahlreichen Erkrankungen auf, z. B.

- **Bakterielle Erkrankungen:** v. a. Streptokokkeninfekt, Tuberkulose, Yersinieninfektion, Psittakose
- **Chronisch-entzündliche Darmerkrankungen:** Morbus Crohn, Colitis ulcerosa
- **Akute Sarkoidose** (*Löfgren-Syndrom*): Mit Arthritis, Erythema nodosum und Lymphknotenschwellungen an den Lungenhili.
- **Morbus Behcet:** Systemische Vaskulitis mit Beteiligung von Arterien und Venen. Betroffen ist u. a. die Haut, wie in ➤ Abb. 11.15b dargestellt.

Begleitend zu den nodulären, entzündlichen Hauterscheinungen tritt Fieber auf und das Allgemeinbefinden ist reduziert. Eine Einschmelzung findet nicht statt, die Abheilung erfolgt ohne Narbe und hinterlässt regelmäßig eine Hyperpigmentierung im betroffenen Bereich. Die Therapie richtet sich nach der Grunderkrankung.

11.16 Periphere arterielle Verschlusskrankheit (pAVK)

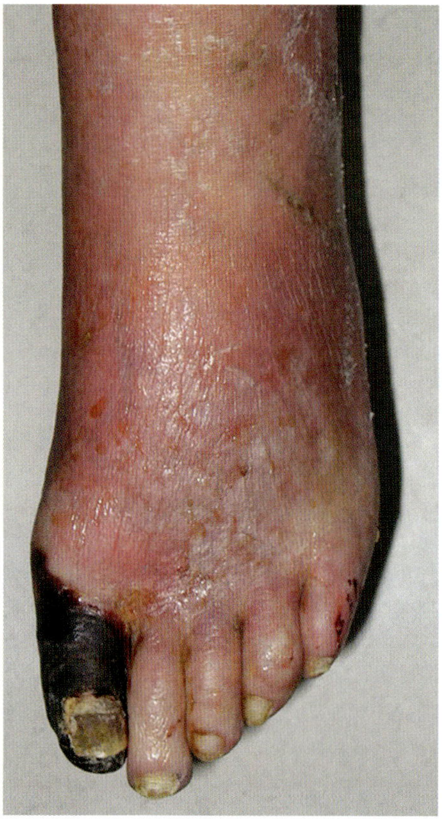

Abb. 11.16a [F276-011]

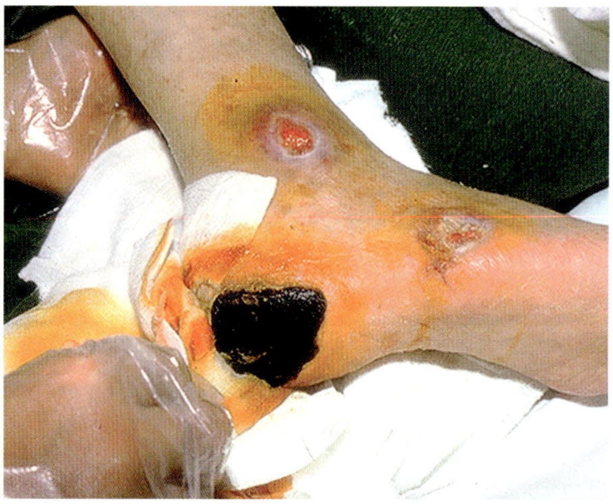

Abb. 11.16b [T195]

Bildbeschreibung

Die ➤ Abb. 11.16a zeigt einen linken Fuß. An der Großzehe ist ein Nekroseareal sichtbar, das scharf abgegrenzt ist. Ein kleiner Substanzdefekt ist über der kleinen Zehe erkennbar. Der Fuß ist geschwollen und rötlich-livide verfärbt. Die Zehen II–V sind im Vergleich zur Farbe des Vorfußes blass, die Nägel gelblich. Eine Behaarung ist nicht erkennbar (➤ Abb. 11.16a). Die Haut scheint atroph.

Die ➤ Abb. 11.16b zeigt einen distalen Unterschenkel und Teile des Fußes. Am lateralen Knöchel und an der lateralen Fußkante sind Ulzera erkennbar, an der Ferse ein Ulkus, das mit nekrotischem Material bedeckt ist. Der Unterschenkel ist schmal, es sind keine Anzeichen eines Ödems zu sehen.

Verdachtsdiagnose/Befund

Zehengangrän aufgrund einer Durchblutungsstörung (➤ Abb. 11.16a) sowie arterielle Ulzera ➤ Abb. 11.16b).

Differenzialdiagnosen

- **Diabetisches (neuropathisches) Ulkus** (➤ 11.18): Typische Lokalisation sind druckbelastete Stellen am Fuß. Der Unterschenkel ist in der Regel dünn, warm und rosig, die Haut atroph und haarlos.
- **Venöses Ulkus** (➤ 11.17): Diese manifestiert sich bevorzugt am medialen Knöchel. Die Extremität ist meist ödematös geschwollen, die Unterschenkel zeigen pigmentierte und depigmentierte Areale.
- **Pyoderma gangraenosum:** Rasch progrediente Entstehung mit zentraler Nekrose und schmerzhafter, wallartiger, livider Randzone.
- **Ulzera durch bakterielle Erkrankungen:** Akuter Beginn, lokale Entzündungszeichen, evtl. systemische Entzündungszeichen und Eiterbildung.

Anamnestische Fragen zur Sicherung der Diagnose

- Seit wann? Langsame Entwicklung der Symptome bei der pAVK, schnelle Entwicklung bei bakteriellen Ursachen, subakute Entwicklung beim Pyoderma gangraenosum.
- Lokale Symptome: Schmerzhaftigkeit, Stauungsgefühl, Beinödeme in der Vorgeschichte, trophische Störungen? Schmerzhaftigkeit und trophische Störungen sprechen für ein arterielles Geschehen, Stauungsgefühl und Ödembildung für eine venöse Ursache. Starke Schmerzhaftigkeit v. a. am Rand, zentrifugales Wachstum, livide Verfärbung beim Pyoderma gangraenosum. Schmerzhaftigkeit mit Entzündungszeichen und Eiterbildung bei bakteriellen Ursachen.
- Neurologische Störungen? Diese zeigen eher ein neuropathisches Ulkus an.
- Vorbestehende vaskuläre Erkrankungen? Stützen die Diagnose der pAVK und des arteriellen Ulkus.
- Internistische Erkrankungen, u. a. CED, rheumatische und myeloproliferative Erkrankungen oder Bagatelltraumen? Können Hinweise auf ein Pyoderma gangraenosum geben.

Untersuchungsbefunde

- Palpation: Fußpulse ab einer Lumeneinengung von über 90 % nicht tastbar
- Funktionsprüfung: eingeschränkte Gehstrecke, Ratschow-Test positiv (mit Schmerzhaftigkeit bei gehobenen Beinen und verzögerter reaktiven Hyperämie), Knöchel-Arm-Index vermindert (je kleiner der Quotient, desto schwerer die pAVK)

Krankheitsbild

Die **Zehennekrose** ist meist die Folge einer chronischen Lumeneinengung der Arterien infolge einer **Arteriosklerose** (pAVK). Andere Ursache könnte ein **embolischer Prozess** sein, u. a. durch eine Cholesterinembolie oder eine Embolusstreuung aus dem linken Vorhof.

Bei einer **pAVK** sind Nekrosen und Ulzera Symptome des Stadiums IV. In den vorherigen Stadien treten belastungsabhängige Schmerzen (Claudicatio intermittens) oder Ruheschmerzen (Stadium III) auf. Die Haut ist kühl, dünn, trocken und unbehaart (trophische Störung). Meist ist eine Atrophie der Waden- und Interossalmuskulatur sichtbar. Die Therapie besteht in der chirurgischen Sanierung der Nekrosen. Gleichzeitig sollten Risikofaktoren der Arteriosklerose minimiert werden. Die sorgfältige Fußpflege ist Bestandteil der Therapie.

Bei einem **embolischen Geschehen** muss keine arteriosklerotische Veränderung der Gefäße vorliegen. Die betroffene Extremität zeigt keine trophischen Störungen, die Pulse sind tastbar, die Haut ist rosig und trocken. Die embolisierten Bezirke sind nekrotisch. Die Therapie besteht in der Behandlung der Grunderkrankung und der chirurgischen Sanierung der Nekrosen.

11.17 Venöses Ulkus

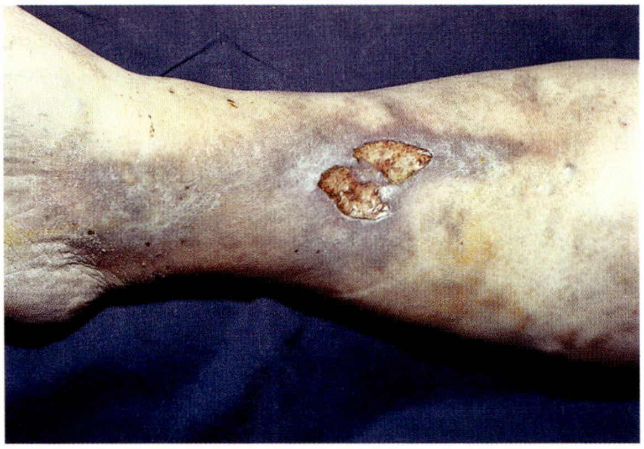

Abb. 11.17a [R490]

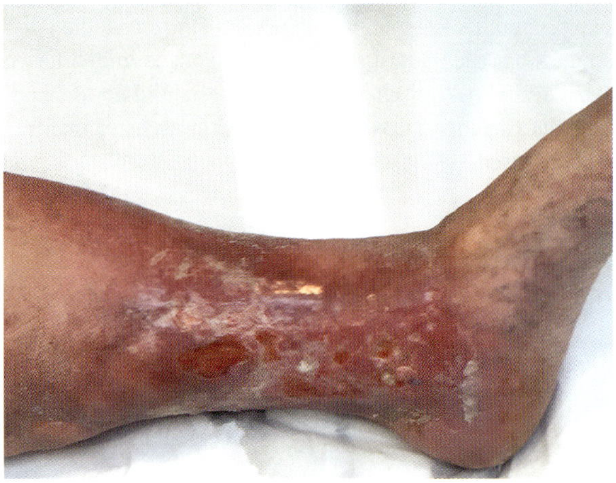

Abb. 11.17b [T500]

Bildbeschreibung

Auf der ➤ Abb. 11.17a und ➤ Abb. 11.17b sind jeweils Unterschenkel mit Ulzera zu sehen. Auf der ➤ Abb. 11.17a sind die Wundränder glatt, die umgebende Haut ist livide und geschwollen. Auf der ➤ Abb. 11.17b sind neben dem Ulkus multiple kleinere Substanzdefekte zu erkennen, die Haut ist rötlich livide und zeigt stellenweise Vernarbungen (Hautsklerose) und Hyperpigmentierungen. Am Fuß sind prominente oberflächliche Venen sichtbar.

Verdachtsdiagnose/Befund

Venöses Ulkus (Ulcus cruris venosum).

Differenzialdiagnosen

- **Diabetisches (neuropathisches) Ulkus** (➤ 11.18): Typische Lokalisation sind druckbelastete Stellen am Fuß. Der Unterschenkel ist in der Regel dünn, warm und rosig, die Haut atroph und haarlos.
- **Arterielles Ulkus** (➤ 11.16): Typische Lokalisation sind Zehen und die Region am lateralen Knöchel. Die Extremität ist dünn, blass oder zyanotisch und unterernährt.
- **Pyoderma gangraenosum:** Rasch progrediente Entstehung mit zentraler Nekrose und schmerzhafter, wallartiger, livider Randzone.
- **Ulzera durch bakterielle Erkrankungen:** Akuter Beginn, lokale Entzündungszeichen, evtl. systemische Entzündungszeichen und Eiterbildung.

Anamnestische Fragen zur Sicherung der Diagnose

- Seit wann? Das venöse Ulkus entwickelt sich langsam und ist Folge einer jahrelangen Venenerkrankung.
- Lokale Symptome: Schmerzhaftigkeit, Stauungsgefühl, Beinödeme in der Vorgeschichte? Schmerzhaftigkeit der unteren Extremität spricht eher für eine arterielle Genese, während Stauungsgefühle und Ödeme eine venöse Genese anzeigen.
- Neurologische Störungen? Begleitende neurologische Störungen sprechen eher für ein neuropathisches Ulkus, die Lokalisation am medialen Knöchel ist allerdings untypisch.
- Vorbestehende vaskuläre Erkrankungen? Venöse Erkrankungen, v. a. eine chronisch-venöse Insuffizienz, stützen die Diagnose.

Untersuchungsbefunde

- Palpation: warme Extremitäten, tastbare Fußpulse
- Funktionsprüfung: Perthes- und Trendelenburg-Test positiv

Krankheitsbild

Das **Ulcus cruris venosum** entsteht durch eine **Insuffizienz der Venenklappen** im tiefen Venensystem, die zum Rückstau von venösem Blut führt und mit einer intraluminalen Druckerhöhung einhergeht. Die Insuffizienz der Venenklappen kann u. a. Folge einer Phlebothrombose (postthrombotisches Syndrom) oder genetisch determiniert sein. Die Klappeninsuffizienz der Venen bewirkt eine Druckerhöhung im venösen System, die sich bis in die Kapillargefäße fortsetzt und zu einer Erweiterung und Deformierung der kleinsten Gefäße führt. Als Folge treten Proteine und Wasser ins Interstitium, die zunächst durch das Lymphsystem drainiert, bei großen Mengen aber im Gewebe eingelagert werden und zur lokalen Sauerstoffminderversorgung führen. Dadurch kommt es zur lokalen Fibrose und später zur Ulzeration der betroffenen Region.

Zu den **Symptomen** zählen:

- Stadium I: **Ödembildung** am Knöchel (v. a. abends), **Zyanose,** prominente oberflächliche Venen am lateralen und medialen Knöchel
- Stadium II: Dauerödem, **Hyper- und Depigmentierung, Hautsklerose,** Zyanose
- Stadium III: **Ulcus cruris venosum,** v. a. in Innenknöchelbereich

Die **Therapie** besteht in der Behandlung der Ursachen, suffizienten Wundbehandlung und Kompressionstherapie.

11

11.18 Neuropathisches Ulkus

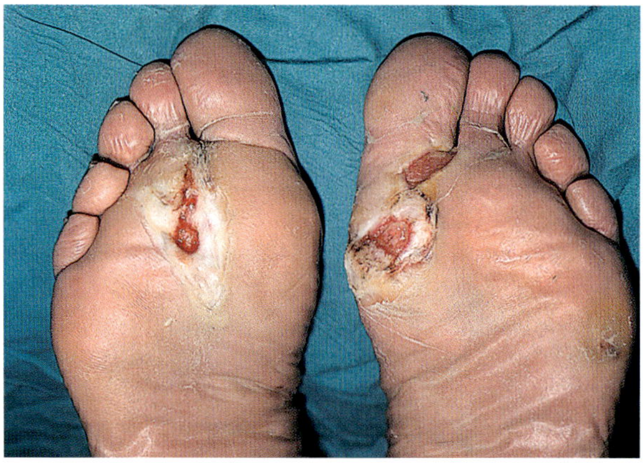

Abb. 11.18 [E508]

Bildbeschreibung

Die ➤ Abb. 11.18 zeigt die plantaren Seiten der Füße mit Substanzdefekten. An der rechten Fußsohle ist ein **tiefes Ulkus** über den Köpfchen der Metatarsalia II und III sichtbar. Die Ränder sind scharf begrenzt. In der gesamten Zirkumferenz lassen sich **Schwielen** erkennen. Die übrige Haut ist trocken mit hyperkeratotischen Anteilen, die sich bis in den Zehenraum hinziehen.

Die linke Fußsohle zeigt ein Ulkus über dem Köpfchen des Os metatarsale I, das sich bis zum Zehenzwischenraum des großen Zehs erstreckt. Die Schwielenbildung ist deutlich stärker ausgeprägt als an der rechten Fußsohle. Über dem V. Metatarsalköpfchen ist ebenfalls eine Schwielenbildung mit einem Substanzdefekt zu sehen. Die Haut ist trocken. Die **Haut** imponiert über beiden Fußsohlen rosig, im Endstromgebiet (Zehen) sind keine Defekte sichtbar.

Verdachtsdiagnose/Befund

Neuropathisches Ulkus.

Differenzialdiagnosen

- **Arterielles Ulkus** (➤ 11.16): Typische Lokalisation sind die Zehen und die Region am lateralen Knöchel. Die Extremität ist dünn, blass oder zyanotisch und unterernährt.
- **Venöses Ulkus** (➤ 11.17): Dies ist bevorzugt am medialen Knöchel lokalisiert. Die Extremität ist meist ödematös geschwollen, die Unterschenkel zeigen pigmentierte und depigmentierte Areale.

Anamnestische Fragen zur Sicherung der Diagnose

- Seit wann? Das neuropathische Ulkus entwickelt sich langsam.
- Schmerzhaftigkeit? In der Regel bestehen kaum Schmerzen.
- Neurologische Störungen, trophische Störungen? Typische Begleitsymptome beim neuropathischen Ulkus sind Sensibilitätsstörungen, muskuläre Schwäche, Haarausfall und Hautatrophie. Die Füße sind trocken und rosig.
- Vorbestehende internistische oder neurologische Erkrankungen? Ein Diabetes mellitus mit Polyneuropathie als Spätkomplikation stützt die Diagnose.

Untersuchungsbefunde

➤ 11.9.

Krankheitsbild

Das **neuropathische Ulkus** stellt eine Spätkomplikation bei Diabetes mellitus dar und entwickelt sich im Rahmen des **diabetischen Fußsyndroms.** Kennzeichnend ist die Ulkuslokalisation an druckbelasteten Stellen, die zum einen durch Mikrotraumen, falsche Fußpflege, enges Schuhwerk und zum anderen durch polyneuropathische Veränderungen mit eingeschränkter oder gar fehlender Sensibilität und aufgehobenem Schmerzempfinden entsteht. Die Füße sind typischerweise warm, rosig, die Fußpulse sind gut tastbar. Schweiß- und Talgsekretion sind reduziert bis aufgehoben, die Haut ist atroph und haarlos. Bei Beteiligung des motorischen Astes finden sich eine Muskelatrophie und Muskelschwäche.

Die **Therapie** besteht in der suffizienten Wundbehandlung sowie in der optimalen Blutzuckereinstellung.

11.19 Trommelschlägelzehen

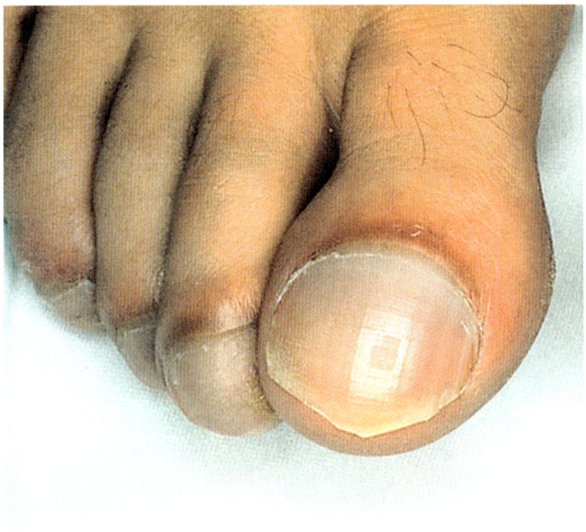

Abb. 11.19 [E437]

Bildbeschreibung

Die ➤ Abb. 11.19 zeigt eine Zehenpartie mit rundlich aufgetriebenen Endgliedern der Zehen, Rötung und Schwellung des Nagelbetts und einer Weichteilverdickung. Die Nägel haben eine leichte Uhrglasform. Die Endgelenke sind von der Schwellung nicht betroffen. Ferner ist an den Engliedern eine dezente Zyanose zu sehen, was auf eine Sauerstoffunterversorgung des betroffenen Areals verweist.

Verdachtsdiagnose/Befund

Trommelschlägelzehen.

Differenzialdiagnosen

Idiopathische Trommelschlägelfinger und -zehen: Sehr seltene autosomal dominant vererbte Veränderung der Finger, selten der Zehen. Begleitet wird das Krankheitsbild von Hyperostosen, generalisierter Haut- und Weichteilverdickung und Seborrhö.

Anamnestische Fragen zur Sicherung der Diagnose

- Seit wann? Meist langsame Entwicklung.
- Internistische Vorerkrankungen, insbesondere kardiopulmonale Vorerkrankungen, vaskuläre Erkrankungen, chronisch-entzündliche Darmerkrankungen und Lebererkrankungen? Trommelschlägelfinger treten bei diesen Erkrankungen gehäuft auf, insgesamt sind sie aber selten zu beobachten.
- B-Symptome? Können Hinweis auf ein Tumorgeschehen geben, v. a. Bronchialkarzinom. Trommelschlägelfinger gelten als Ausdruck eines paraneoplastischen Syndroms (Pierre-Marie-Bamberger-Syndrom).

Untersuchungsbefunde

➤ 6.1.

Krankheitsbild

Trommelschlägelzehen sind ein eher seltener Befund und charakterisiert durch rundliche Auftreibungen der Endglieder der Zehen, die mit einer Weichteilschwellung und Schwellung des Nagelbetts einhergehen. Häufig finden sich gleichzeitig Uhrglasnägel (➤ 6.2).

Die Fingerdeformität entwickelt sich v. a. bei Erkrankungen, die mit **Sauerstoffmangel** einhergehen, v. a. Lungen- und Herzerkrankungen, der peripheren arteriellen Verschlusskrankheit, aber auch bei chronisch-entzündlichen Darmerkrankungen (Morbus Crohn und Colitis ulcerosa) oder als paraneoplastisches Syndrom im Rahmen des Bronchialkarzinoms (Pierre-Marie-Bamberger-Syndrom).

Die **Ursache** ist unklar, die **Therapie** besteht in der Behandlung der Grundkrankheit.

11.20 Podagra

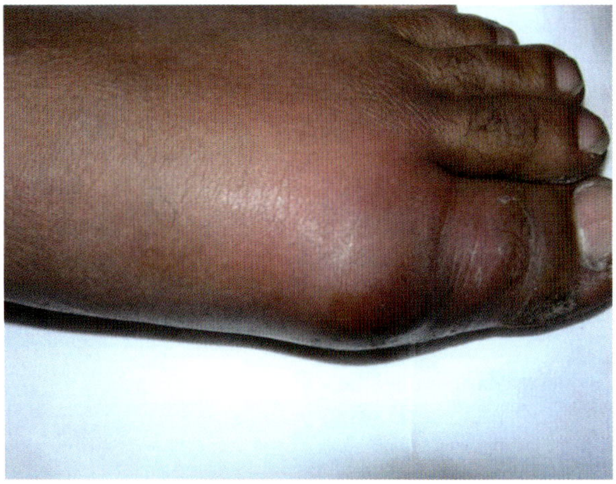

Abb. 11.20a [G056]

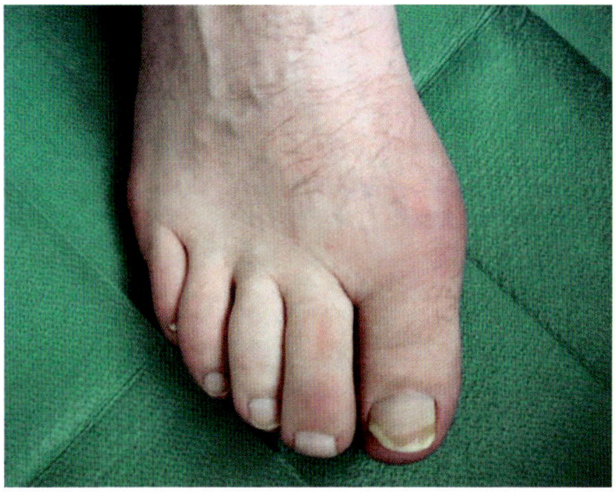

Abb. 11.20b [M114]

Bildbeschreibung

Die ➤ Abb. 11.20a zeigt ein rötlich-livide verfärbtes und geschwollenes Großzehengrundgelenk mit Ausbreitung der Schwellung über den Vorfuß. Auf der ➤ Abb. 11.20b sind die gleichen Veränderungen dargestellt, die jedoch deutlich weniger ausgeprägt sind.

Verdachtsdiagnose/Befund

Akuter Gichtanfall.

Differenzialdiagnosen

Arthritis anderer Genese, u. a. im Rahmen der rheumatoiden Arthritis, Psoriasis-Arthritis, Lyme-Arthritis.

Anamnestische Fragen zur Sicherung der Diagnose

- Seit wann? In der Regel plötzlicher Beginn in den frühen Morgenstunden.
- Ähnliche Symptome in der Vorgeschichte? Sprechen für das Vorliegen eines Rezidivs.
- Fastenkuren, üppiges Essen, hoher Alkoholkonsum in der jüngsten Vorgeschichte? Hinweise auf Auslösefaktoren eines akuten Gichtanfalls.
- Andere Hautveränderungen, besonders der Ohrmuschel? Hinweise auf chronische Gicht mit Tophibildung.

Untersuchungsbefunde

- Chronische Formen: ggf. Nachweis von Gichttophi (➤ 3.3)
- Labor: Entzündungswerte ↑, Harnsäure ↑, normal oder ↓, ggf. Kreatinin ↑, ggf. Nachweis von Uratkristallen im Urin

Krankheitsbild

Der **akute Gichtanfall** (*Podagra*) ist die Manifestation der Hyperurikämie (*Erhöhung der Harnsäure im Blut*). Harnsäure (Urat) ist das Endprodukt des Purinabbaus. Steigt die Uratkonzentration über die Norm, bewirkt eine pH-Verschiebung die Ausfällung von Natriumuratkristallen in Gelenken und Nieren. Diese erfolgt bevorzugt in Geweben mit einem niedrigem pH-Wert bzw. mit einem hohen Gehalt an Glykoproteinen (Gelenkflüssigkeit, Bindegewebe, Ohrknorpel, Niere). Die Uratkristalle werden von Makrophagen phagozytiert. Weil diese die Kristalle nicht verdauen können, platzen sie und lösen dadurch eine Entzündungsreaktion aus. Als Auslöser gelten purinreiche Mahlzeiten, übermäßiger Alkoholkonsum, Fastenkuren (erhöhter Fettabbau und hohe Ketonproduktion) sowie Tumorzerfall.

Symptome des **akuten Gichtanfalls** sind:

- Stärkste Schmerzen, Rötung, Schwellung, Überwärmung, Funktionseinschränkung des betroffenen Gelenks, wobei bevorzugt das Großzehengrundgelenk (*Podagra*) betroffen ist. Seltener sind Finger oder das Handgelenk (*Chiragra*) betroffen.
- Gegebenenfalls Fieber, Krankheitsgefühl
- 1–2 Tage massive Beschwerden, die nach ca. 8 Tagen oft ohne Medikamente nachlassen

Die **chronische Gicht** ist charakterisiert durch Granulombildung mit Entstehung von Gichttophi an Ohren, Händen, Füßen (➤ 3.3) und Gelenkzerstörung durch anhaltende entzündliche Aktivität. Die Nierenfunktion kann durch Bildung von Uratsteinen eingeschränkt sein. Die Therapie besteht aus lokaler Kühlung und Ernährungsumstellung (purinarme Kost, viel trinken, kein Alkohol) und Senkung der Risikofaktoren (Übergewicht, Hypertonie, Cholesterin, Diabetes mellitus).

11.21 Dekubitus

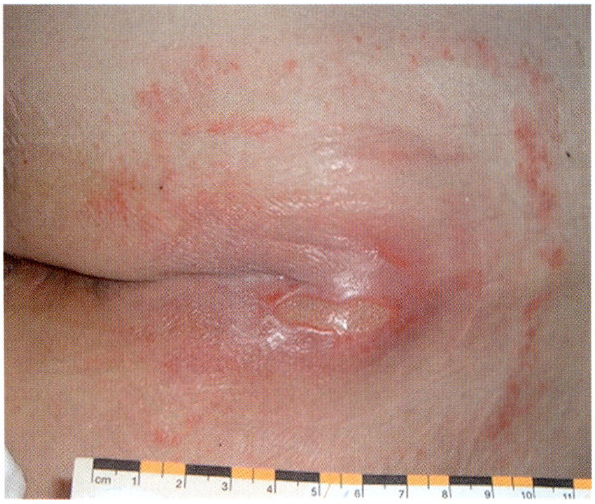

Abb. 11.21a [M114]

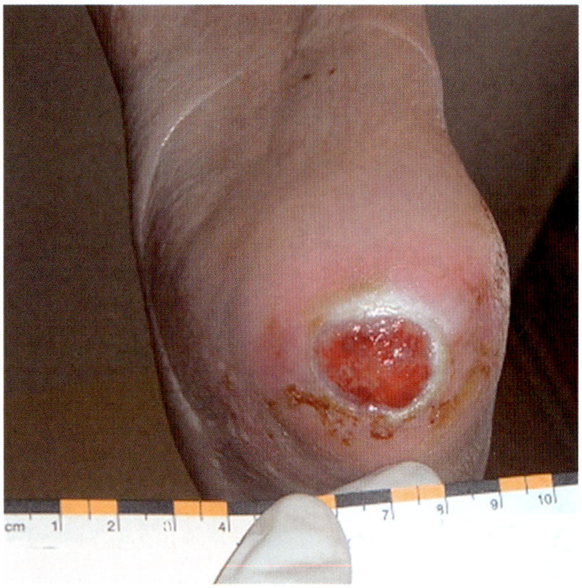

Abb. 11.21b [M114]

Bildbeschreibung

Auf der ➤ Abb. 11.21a ist eine Steißregion sichtbar. Die Haut ist unterschiedlich stark gerötet, zentral ist ein länglicher Substanzdefekt sichtbar. Der äußere Rand der Rötung ist quadratisch konfiguriert. Auf der ➤ Abb. 11.21b ist eine Ferse mit einem runden Substanzdefekt zu sehen. Die Farbveränderungen um das Ulkus stammen am ehesten von einer Wundauflage.

Verdachtsdiagnose/Befund

Dekubitus durch zu lange Druckeinwirkung und zusätzlich Reaktion auf Kleberand der Wundauflage (MARSI - Medical adhesive related skin injury) (➤ Abb. 11.21a), durch zu lange Druckeinwirkung an der Ferse bei immobilen Patienten (➤ Abb. 11.21b).

Differenzialdiagnose

- **Arterielles Ulkus**: Typische Lokalisation sind die Zehen und die Region am lateralen Knöchel. Die Extremität ist dünn, blass oder zyanotisch und unterernährt.
- **Mechanische Verletzung**: Hinweise ergeben sich aus der Anamnese.

Anamnestische Fragen zur Sicherung der Diagnose

- Seit wann? Ein Dekubitus kann schnell oder auch langsam entstehen, in Abhängigkeit von Begleiterkrankungen und individueller Voraussetzungen, wie z. B. Kachexie, Mangelernährung, Diabetes mellitus.
- Lokalisation? Ein Dekubitus entwickelt sich v. a. über Knochenvorsprüngen, u. a. Sakrum und Steiß, Ferse, Dornfortsätze bei schlanken Menschen.
- Begleiterkrankungen, die mit Immobilität einhergehen? Sie stellen ein hohes Risiko für die Entstehung eines Dekubitalgeschwürs dar.
- Vorausgegangene Verletzungen: Geben Hinweise auf die die Ulkusgenese.

Untersuchungsbefunde

➢ Krankheitsbild.

Krankheitsbild

Ein **Dekubitus** ist eine Hautläsion und später ein Hautgeschwür, das sich durch längere Druckeinwirkung, Ischämie und Nekrosebildung entwickelt. Betroffen sind v. a. alte Patienten mit schweren Grunderkrankungen, die immobil und bettlägerig sind. Zusätzlich begünstigen Hautmazerationen (Aufweichung) die Dekubitusentstehung, v. a. bei gleichzeitig vorhandener Urin- und Stuhlinkontinenz. Eine vorbestehende Kachexie, Polyneuropathie, Anämie, Diabetes mellitus und Erkrankungen, die mit Durchblutungsstörungen einhergehen, erhöhen das Risiko zusätzlich.

Prädilektionsstellen sind v. a. Hautbereiche über Knochenvorsprüngen, z. B. Sakrum und Steißbein, Fersen, Trochanteren, Schulterblätter, Dornfortsätze (v. a. bei kachektischen Patienten), Fußknöchel, Ellenbogen.

Je nach Tiefe des Geschwürs können folgende Stadien unterschieden werden:

- Grad I: lokale Rötung, die **nicht wegdrückbar** ist; Haut ist intakt
- Grad II: tiefer Substanzdefekt, der das subkutane Gewebe freilegt
- Grad III: Weichteilschaden mit sichtbaren Muskeln, Sehnen und Bändern
- Gran IV: Weichteilschaden, der den Knochen freilegt

Die wichtigste **Therapie** ist ein konsequenter Lagerungswechsel und Druckentlastung. Darüber hinaus ist eine Wundbehandlung notwendig.

11.22 Pyoderma gangraenosum

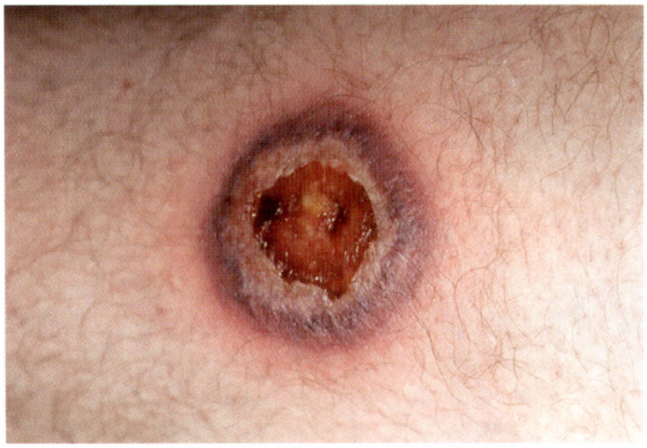

Abb. 11.22 [M114]

Bildbeschreibung

Auf der ➤ Abb. 11.22 ist ein Ulkus zu sehen, das in der gesamten Zirkumferenz von einer lividen Rötung begrenzt und umgeben ist. Die ringförmige Rötung scheint erhaben zu sein.

Verdachtsdiagnose/Befund

Pyoderma gangraenosum, spätes Stadium (➤ Abb. 11.22).

Differenzialdiagnose

- Ulzera anderer Genese: arterielles, venöses, diabetisches Ulcus (➤ 11.16, ➤ 11.17, ➤ 11.18). Eine Differenzierung kann v. a. bei arteriellem Ulkus schwierig sein. Typisch bei der Pyoderma gangränosum ist der livide Rand, der sich bei arteriellen Ulzera meist nicht findet.
- Dekubitus: Druckgeschwür, das v. a. über Knochenvorsprüngen entsteht (➤ 11.21)

Anamnestische Fragen zur Sicherung der Diagnose

- Seit wann? Die Pyoderma gangraenosum entwickelt sich subakut bis chronisch.
- Entwicklung der Hauterscheinung? Die Pyoderma gangraenosum entwickelt sich aus meist mehreren Papeln und Pusteln, die konfluieren und dann eine zentrale Nekrose bilden. Die Umrandung ist livide und wallartig aufgeworfen. Die Pyoderma entsteht meist auf gesunder Haut. Bestehen arterielle Erkrankungen, liegt meist ein arterielles Ulkus vor. Lange Bettlägerigkeit verbunden mit Ulkusbildung an Prädilektionsstellen sprechen für ein Dekubitalgeschwür.
- Andere internistische Erkrankungen? Die Pyoderma gangränosum geht einher mit Erkrankungen aus dem rheumatischen Formenkreis oder chronisch entzündlichen Darmerkrankungen. Vorbestehende arterielle Erkrankungen sprechen eher für das Vorliegen eines arteriellen Ulcus.

Untersuchungsbefunde

- ➤ Krankheitsbild.
- Hautbiopsie und histologische Untersuchung: in einem Teil der Fälle ist eine Vaskulitis mit Anreicherung von neutrophilen Granulozyten nachweisbar.

Krankheitsbild

Die Pyoderma gangraenosum ist eine chronische Erkrankung, die mit Bildung von schmerzhaften Ulzera einhergeht. Die **Ursache** ist nicht geklärt, angenommen wird eine immunologische Ursache. Ein gehäuftes Auftreten wird bei systemischen Erkrankungen, u. a. der rheumatoiden Arthritis, chronisch entzündlichen Darmerkrankungen und malignen Neubildungen beobachtet.

Die Symptome sind **entzündliche Papeln** und Pusteln, die im Verlauf konfluieren und später ulzerieren. Das **Ulkus** ist, im Übergang zur intakten Haut von einem lividen Ring umgeben, der aufgeworfen ist. Systemisch können Fieber und Krankheitsgefühl auftreten.

Die **Therapie** ist symptomatisch (Wundversorgung) und systemisch mit Immunsuppressiva oder immunmodulierenden Substanzen.

KAPITEL

12 Haut

12.1 Pemphigus vulgaris

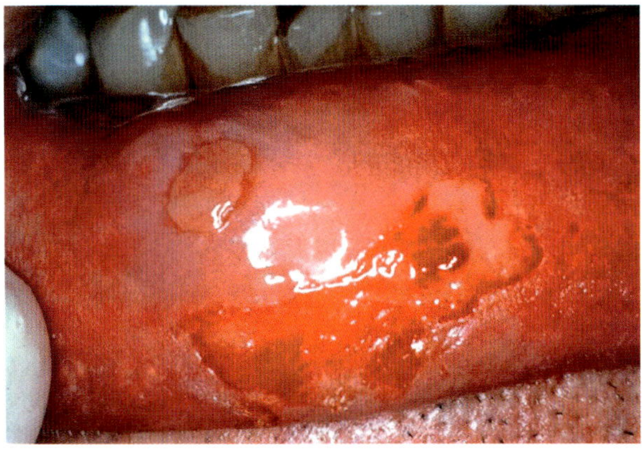

Abb. 12.1a [E948-002]

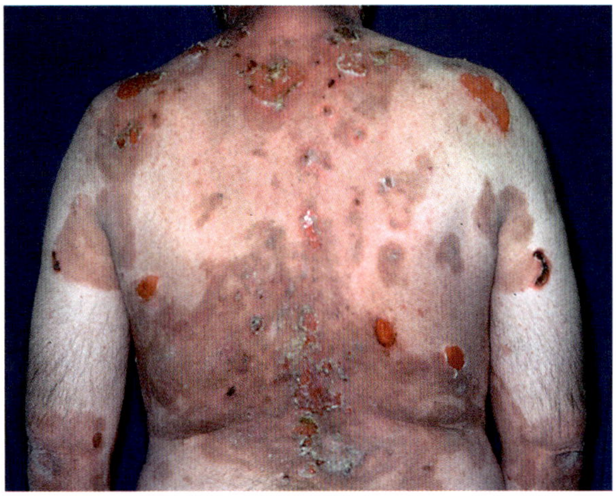

Abb. 12.1b [G1003-002]

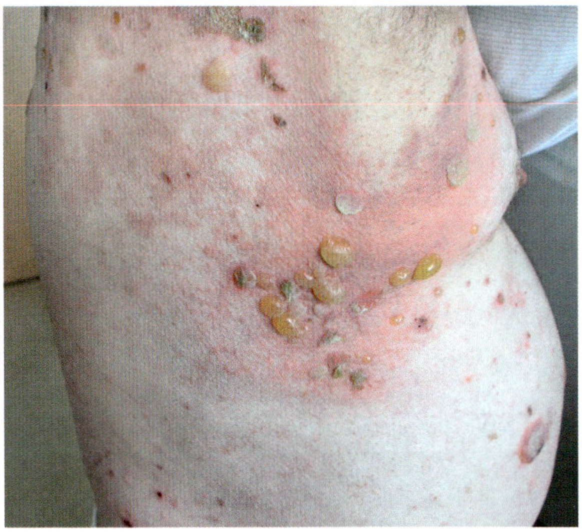

Abb. 12.1c [M591]

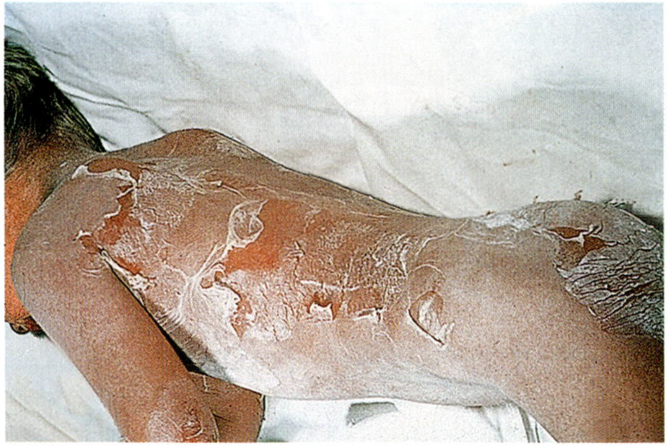

Abb. 12.1d [M174]

Bildbeschreibung

Auf der ➢ Abb. 12.1a sind Teile der Unterlippe zu erkennen. Auffallend ist die flächige, entzündliche Erosion im unteren Teil und die kleinere kreisrunde Erosion. Die umliegende Haut ist stark entzündlich gerötet. Auf der ➢ Abb. 12.1b ist die obere Rückenpartie sichtbar. Die Haut zeigt entzündliche Veränderungen, multiple Erosionen, Krustenbildungen v.a. im Nackenbereich und am lumbosakralen Übergang, zu sehen sind auch Hyperpigmentierungen.

Verdachtsdiagnose/Befund

Pemphigus vulgaris.

Differenzialdiagnosen

- **Bullöses Pemphigoid:** chronische blasenbildende Erkrankung mit straffen Blasen. Die umliegende Haut kann normal oder entzündlich verändert sein (➤ Abb. 12.1c).
- **Dermatitis herpetiformis Duhring:** Hauterkrankung, die mit Bildung von herpetiform angeordneten Bläschen, Urtikae und Papeln mit Schmerzen und Juckreiz einhergeht. Kommt insbesondere bei glutensensitiver Enteropathie vor (➤ 12.2).
- **Lyell-Syndrom:** Erkrankung, die mit generalisierter Blasenbildung, großflächiger Hautablösung (➤ Abb. 12.1d) und Beteiligung der inneren Organe einhergeht.
- **Toxisches Ekzem:** Kann zu Blasenbildung und entzündlicher Symptomatik führen.
- **Verbrennung, Verbrühung, Erfrierung:** Können mit Rötung, Blasenbildung, Nekrose in Erscheinung treten.

Anamnestische Fragen zur Sicherung der Diagnose

- Seit wann? Der Beginn des Pemphigus vulgaris beginnt subakut mit Blasenbildung in der Mundhöhle und am Stamm.
- Medikamenteneinnahme? Hinweis auf Ursache.
- Exposition gegenüber toxischen Substanzen oder thermischen Einflüssen? Hinweis auf Ursache.
- Bestehende internistische Erkrankungen? Eine Zöliakie kann einen Hinweis auf die Dermatitis herpetiformis Duhring geben, das bullöse Pemphigoid kann als paraneoplastisches Syndrom auftreten.

Untersuchungsbefunde

Nikolski-Phänomen positiv: Blasenbildung kann durch Reiben am Blasenrand (Nikolski-II-Phänomen) oder auf gesunder Haut provoziert werden (Nikolski-I-Phänomen).

Krankheitsbild

Der **Pemphigus vulgaris** ist eine Autoimmunerkrankung, die sich durch Blasenbildung in der Epidermis an den Haut- und Schleimhäuten manifestiert. Die Antikörper sind gegen die Desmosomen der Keratinozyten gerichtet. Selten entsteht ein Pemphigus vulgaris medikamenteninduziert.

Die Symptome machen sich in Form von **schlaffen Blasen** auf gesunder oder geröteter Haut bemerkbar, die **schmerzhaft, nässend, und gelegentlich juckend** sind. Später bildet sich eine Kruste. Der Beginn ist in der Regel an der Mundschleimhaut mit erheblicher Beeinträchtigung der Nahrungsaufnahme. Die Abheilung erfolgt ohne Narbenbildung.

Als **diagnostisches Phänomen** kann eine Blasenbildung durch Reiben am Blasenrand oder auf gesunder Haut provoziert werden (*Nikolsky-Phänomen*).

Die **Therapie** erfolgt mit Immunsuppressiva.

12.2 Dermatitis herpetiformis Duhring

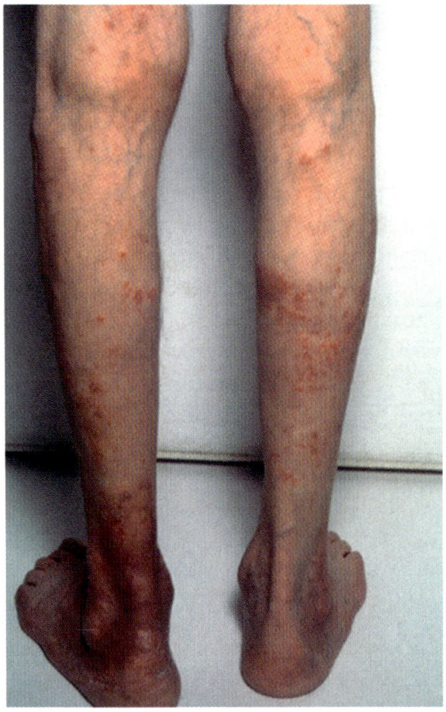

Abb. 12.2 [F1180]

Bildbeschreibung

Die ➤ Abb. 12.2 zeigt Unterschenkel und Füße von dorsal. An beiden Unterschenkeln finden sich multiple Bläschen und entzündliche Erscheinungen. Am linken distalen Unterschenkel, der Knöchelregion und dem Fuß ist ein ausgedehntes, entzündliches Erythem zu erkennen, das v.a. im oberen Abschnitt mit gruppierten Bläschen durchsetzt ist.

Verdachtsdiagnose/Befund

Dermatitis herpetiformis Duhring.

Differenzialdiagnosen

- **Bullöses Pemphigoid**: Chronische blasenbildende Erkrankung mit straffen Blasen. Die umliegende Haut kann normal oder entzündlich verändert sein (➤ Abb. 12.1c).
- **Erythema exsudativum multiforme**: Akute Hautentzündung, die unterschiedliche Trigger haben kann: virale, bakterielle Infektionen, Pharmaka, physikalische Reize, maligne Erkrankungen. Typisch sind ringförmige Strukturen mit mittig gelegenen Blasen oder Papeln, die konfluieren und ein Kokkardenmuster bilden.
- **Herpes zoster**: Rötung, Bläschenbildung später Krustenbildung im Dermatomverlauf, begleitet von Schmerzen im betroffenen Bereich. Herpes Zoster kommt v. a. bei Immunschwäche vor.

Anamnestische Fragen zur Sicherung der Diagnose

- Seit wann? Die Hauterscheinungen bei Dermatitis herpetiformis entwickeln sich subakut bis chronisch.
- Medikamenteneinnahme? Jodhaltige Pharmaka wirken sich triggernd aus.
- Bestehende internistische Erkrankungen? Eine bekannte Zöliakie stützt die Verdachtsdiagnose der Dermatitis herpetiformis. Das bullöse Pemphigoid kann als paraneoplastisches Syndrom auftreten und kann ein Hinweis auf eine Tumorerkrankung sein.

Untersuchungsbefunde

Hautbiopsie: In der direkten Immunfluoreszenz zeigt sich eine Ablagerung von IgA und Komplement an der Basalmembran und den Papillen.

Krankheitsbild

Die **Dermatitis herpetiformis Duhring** ist eine chronische blasenbildende Hauterkrankung, die mit der Zöliakie einhergeht, wobei diese auch asymptomatisch sein kann. Es sind v. a. Jugendliche und junge Erwachsene betroffen, Männer häufiger als Frauen. Die typischen **Symptome** sind stark juckende Rötungen, Quaddeln, Papeln, Bläschen und Blasen, die meist symmetrisch, gruppiert (deswegen herpesartig, herpetiform) über den Streckseiten der Extremitäten verteilt sind. Andere Prädilektionsstellen sind die Gluteal- und Sakralregion, Oberschenkel und das Abdomen. Schleimhäute sind nicht betroffen. Es besteht ein erhöhtes Risiko, dass sich andere immunologische Erkrankungen entwickeln, z. B. Diabetes mellitus, Schilddrüsenerkrankungen oder auch Dünndarmlymphome.

Die **Therapie** erfolgt sieht eine glutenfreie Diät und die Verabreichung von Dapson vor.

12.3 Naevus flammeus

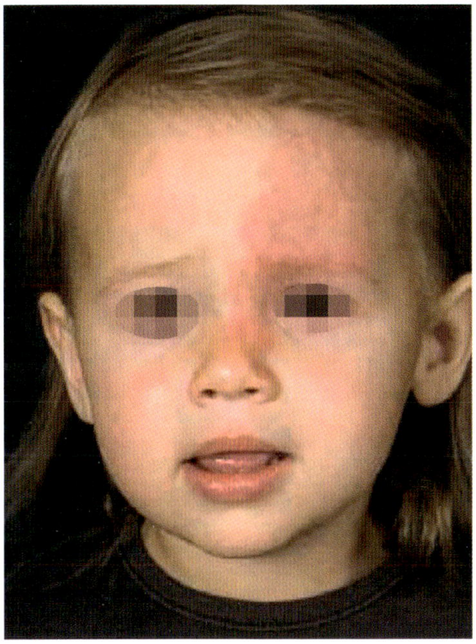

Abb. 12.3a [G879]

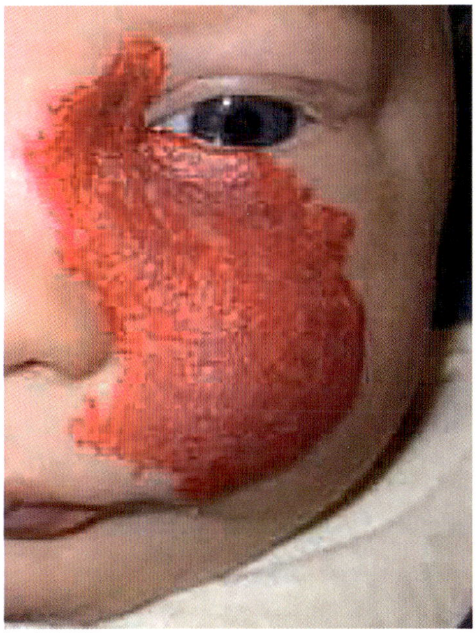

Abb. 12.3b [T711]

Bildbeschreibung

Die ➤ Abb. 12.3a zeigt das Gesicht eines Kindes. An der Stirn (links), Teilen des Oberlids sowie an Teilen der Nase, besteht eine asymmetrische, teils scharf begrenzte, teils unscharf begrenzte Rötung, die im Hautniveau liegt.

Verdachtsdiagnose/Befund

Naevus flammeus.

Differenzialdiagnosen

- **Hämangiom** (Blutschwämmchen): benigner Tumor, der durch Gefäßneubildung entsteht. Er ist, im Gegensatz zum Naevus flammeus erhaben (➤ Abb. 12.3b)
- **Verbrühung:** Die Symptome sind Rötung, Schwellung (die auf der ➤ Abb. 12.3a nicht sichtbar ist), je nach Schwere Blasenbildung und Nekrosebezirke.

Anamnestische Fragen zur Sicherung der Diagnose

- Seit wann? Der Naevus flammeus ist meist zum Zeitpunkt der Geburt vorhanden oder entwickelt sich in den ersten Lebensmonaten. Hämangiome sind bei der Geburt nur diskret zu sehen und wachsen typischerweise wenige Wochen bis Monate nach der Geburt.
- Genaue Lokalisation? Naevus flammeus tritt häufig am Nacken, Sakrum und im Gesicht auf. Eine laterale Lokalisation (v. a. im Bereich des I. und II. Trigeminusastes), wie auf der ➤ Abb. 12.3a dargestellt, kann ein Hinweis auf Phakomatosen sein, die ausgeschlossen oder bestätigt werden müssen. Hämangiome entwickeln sich überwiegend am Kopf und Hals, können jedoch auch im Bereich der Schleimhäute vorkommen.
- Begleiterkrankungen? Neurologische Symptome, v. a. Krampfanfälle sind verdächtig auf eine Phakomatose.

Untersuchungsbefunde

Inspektorischer Hautbefund: rote oder rötlich-livide Maculae.

Krankheitsbild

Der **Naevus flammeus** (Feuermal, Storchenbiss) zählt zu den **benignen Naevi,** die durch eine embryonale Differenzierungsstörung entsteht. Mädchen sind häufiger betroffen als Jungen, Frühgeborene (geschlechtsunabhängig) ebenso. Er entsteht durch weite Kapillaren und macht sich bemerkbar als roter oder rötlich-livider Fleck, der im Hautniveau liegt. Häufig besteht ein Naevus flammeus zum Zeitpunkt der Geburt oder entwickelt sich im Säuglingsalter. Häufige **Lokalisation** ist der Nacken, das Sakrum oder das Gesicht. Die meisten Naevi bilden sich zurück. Einige Formen sind allerdings mit Erkrankungen assoziiert, die zu den Phakomatosen (neurokutanes Syndrom) zählen und mit zahlreichen anderen Gefäßfehlbildungen einhergehen können.

12.4 Akne vulgaris

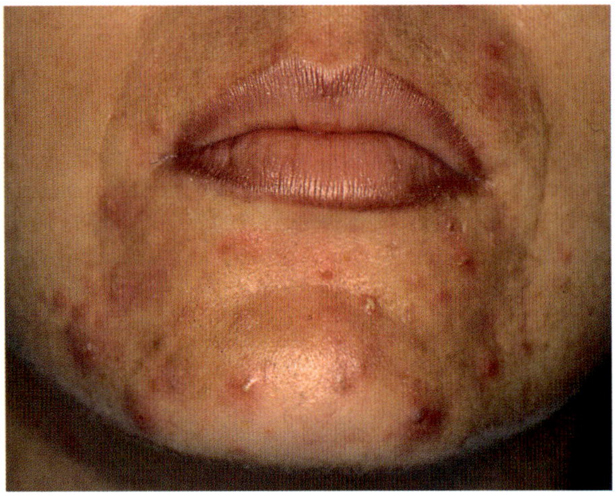

Abb. 12.4a [G640-001]

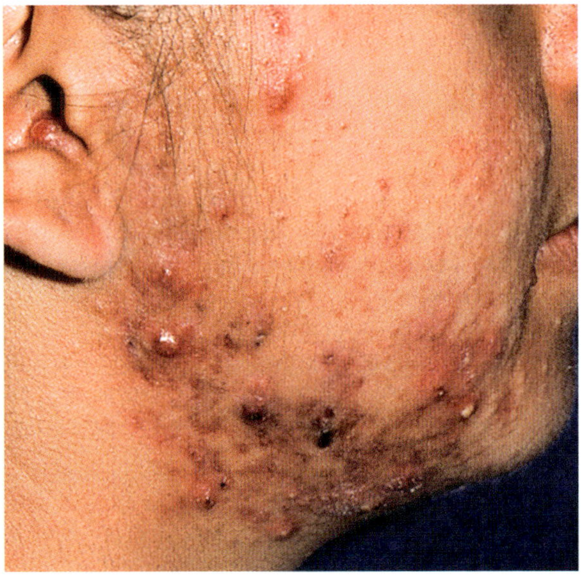

Abb. 12.4b [G640-001]

Bildbeschreibung

Auf der ➤ Abb. 12.4a ist eine periorale Region dargestellt. Auffallend sind v. a. am Kinn Komedonen, entzündliche Papeln, Plaques und Pusteln. Die ➤ Abb. 12.4b gibt einen Blick auf die Wangen und den oberen Hals wieder. Die Haut zeigt starke entzündliche Veränderungen, Komedonen, Papeln, Knoten, Pusteln und Krustenbildung. Im Gehörgang kann eine entzündliche Papel erkannt werden.

Verdachtsdiagnose/Befund

Acne vulgaris.

Differenzialdiagnosen

Rosazea (➤ 1.9): Häufige chronische, entzündliche Hauterkrankung des Gesichtes mit fakultativer Beteiligung der Augen. An der Haut zeigen sich entzündliche Papeln, Plaques, Knoten, Teleangiektasien, aber keine Komedonen.

Anamnestische Fragen zur Sicherung der Diagnose

- Seit wann? Häufiges Auftreten der Akne in der Pubertät.
- Exposition gegenüber Noxen, besonders halogenierten Kohlenwasserstoffen, Ölen? Hinweis auf die Ursache der Akne.
- Verwendung von fetthaltigen Externa? Kann die Akne unterhalten und wird als Kosmetikakne bezeichnet.

Krankheitsbild

Die **Akne vulgaris** ist eine multifaktorielle Erkrankung. Im Zentrum des Geschehens stehen die **Entzündung des Haarfollikels,** eine **Seborrhö** und das Vorhandensein von Propionibacterium acnes im Haarfollikel. Beeinflusst wird die Akne-Entstehung durch **Androgene,** welche die Talgproduktion fördern. Die Hauterscheinungen finden sich v. a. in den talgreichen Arealen (Gesicht, vordere und hintere Schweißrinne) **als Komedonen, Papeln, Pusteln und Knoten,** die in **Abszesse** und Fisteln übergehen können. Die Akne heilt narbig ab, häufig mit Bildung von hypertrophen Narben oder Keloiden.

Die **Therapie** besteht zum einen in der Verwendung von austrocknenden Syndets und Vermeidung von Pickelquetschen. Antibiotika (lokal und systemisch), Vitamin A-Derivate (lokal und systemisch) und orale Kontrazeptiva können zum Einsatz kommen.

12.5 Alopezie

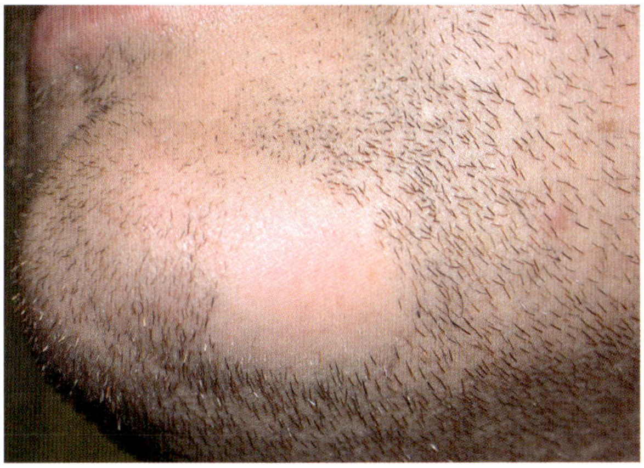

Abb. 12.5a [G1003-002]

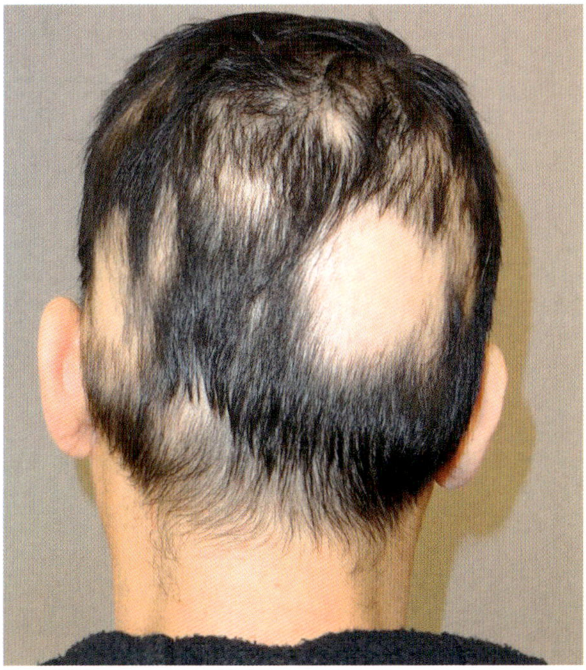

Abb. 12.5b [G1003-002]

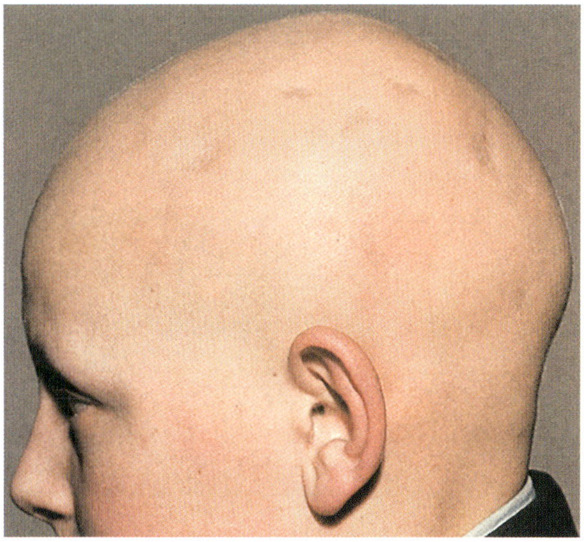

Abb. 12.5c [E336]

Bildbeschreibung

Die ➤ Abb. 12.5a zeigt eine männliche Kinnregion. Zentral im Bild ist eine umschriebene Hautregion erkennbar, die haarlos ist. Auf der ➤ Abb. 12.5b ist eine Kopfregion zu sehen mit auffallend zahlreichen haarlosen Arealen. Auf beiden Abbildungen finden sich keine entzündlichen Veränderungen der Haut.

Verdachtsdiagnose/Befund

Alopecia areata.

Differenzialdiagnosen

- **Alopecia totalis:** Haarausfall, der die gesamte Kopfhaut betrifft und häufig irreversibel ist (➤ Abb. 12.5c).
- **Vernarbende Alopezie:** Führt zum irreversiblen Haarverlust und kann bei Verbrennungen, Verätzungen, Tumoren (Basaliom, Spinaliom) oder beim Lupus erythematodes auftreten.

Anamnestische Fragen zur Sicherung der Diagnose

- Seit wann? Der Haarausfall erfolgt meist plötzlich.
- Familiäre Häufung? Bei familiärer Häufung kann eine genetische Disposition vermutet werden.
- Andere begleitende Erkrankungen? Hinweis auf Ursache.

Untersuchungsbefunde

➤ Krankheitsbild.

Krankheitsbild

Die **Alopecia areata** (*kreisrunder Haarausfall*) ist wahrscheinlich autoimmun bedingt. Ein gehäuftes familiäres Vorkommen ist vorhanden. Kinder und Jugendliche sind am häufigsten betroffen. Der Haarausfall erfolgt meist plötzlich. Die am häufigsten betroffenen Regionen sind Kopf, Barthaare und Augenbrauen. In einem Teil der Fälle kommt eine Nagelbeteiligung als u. a. Tüpfelnägel (➤ 6.4) oder Leukonychie vor. Manchmal ist die Erkrankung spontan reversibel.

12.6 Keloid

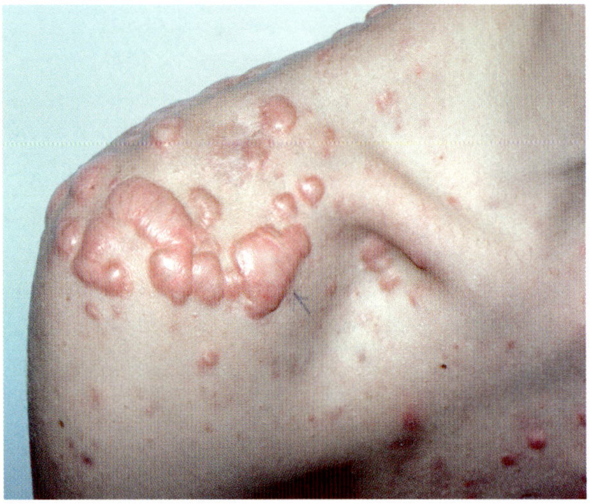

Abb. 12.6a [G1003-002]

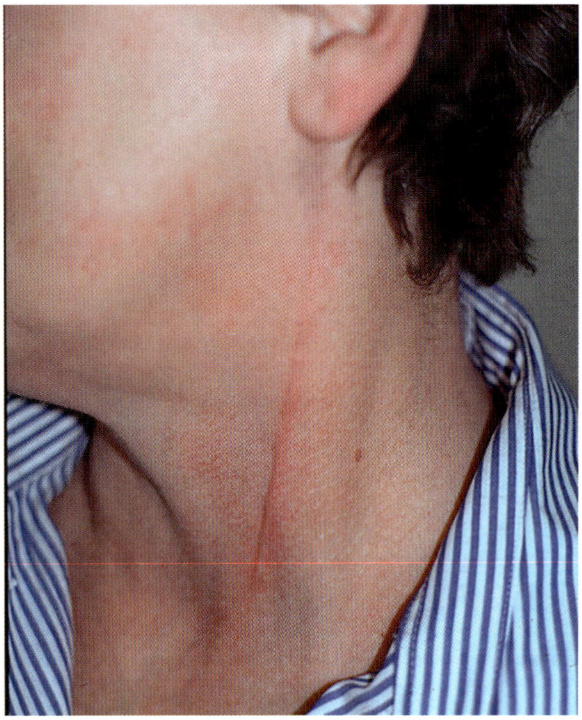

Abb. 12.6b [R234]

Bildbeschreibung

Auf der ➤ Abb. 12.6a ist eine Schulterpartie sichtbar, die zahlreiche blassrosa knotige, zum Teil konfluierende Neubildungen trägt. Im Bereich des oberen Thorax lassen sich entzündliche papulöse Erscheinungen erkennen.

Verdachtsdiagnose/Befund

Keloid.

Differenzialdiagnosen

Hypertrophe Narbe: Die Narbenbildung ist stärker ausgeprägt, bleibt auf das ursprüngliche Verletzungsgebiet begrenzt (➤ Abb. 12.6b).

Anamnestische Fragen zur Sicherung der Diagnose

- Verletzungen, Akne, Operationen in der Vorgeschichte? Keloide entstehen nach Hautverletzungen.
- Familiäre Häufung? Kommt bei Keloidentstehung vor.

Untersuchungsbefunde

➤ Krankheitsbild, ➤ Bildbeschreibung.

Krankheitsbild

Das **Keloid** (*Wulstnarbe*) ist eine **überschießende, posttraumatische Bindegewebsproliferation.** Am häufigsten entstehen Keloide nach Verbrennungen, Verätzungen oder bei Akne (➤ 12.4). Auch bei glatten und sauberen Wunden ist eine Keloidentstehung möglich. Keloide treten am häufigsten am Hals, oberen Rücken und oberen Brustbereich auf. Das Wachstum des Narbengewebes geht – im Gegensatz zu hypertrophen Narben – über den Bereich des Traumas hinaus. Zu Beginn sind die Keloide hellrot, schrumpfen dann ein wenig und bekommen eine weißliche Farbe. Die Hauterscheinung ist erhaben und wirkt prall gespannt. Juckreiz ist häufig, gelegentlich findet sich eine Schmerzhaftigkeit. Hautanhangsgebilde (Haare und Hautdrüsen) fehlen.

Keloide können mit **Kryotherapie** oder **Kortisoninjektion** im betroffenen Bereich behandelt werden. Ältere Keloide können operativ entfernt werden. Das Rezidivrisiko ist hoch.

12.7 Neurodermitis

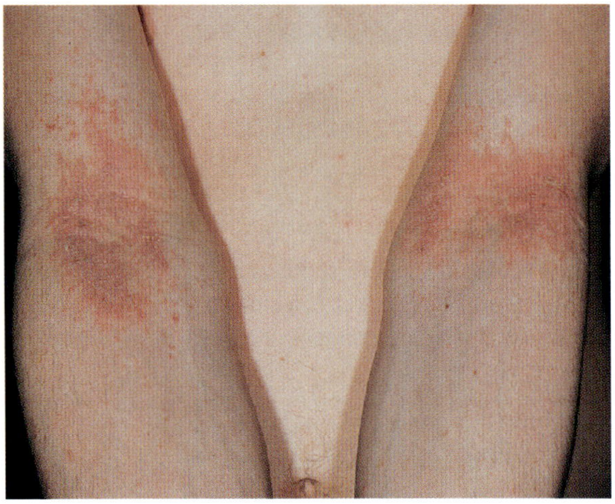

Abb. 12.7a [E722-002]

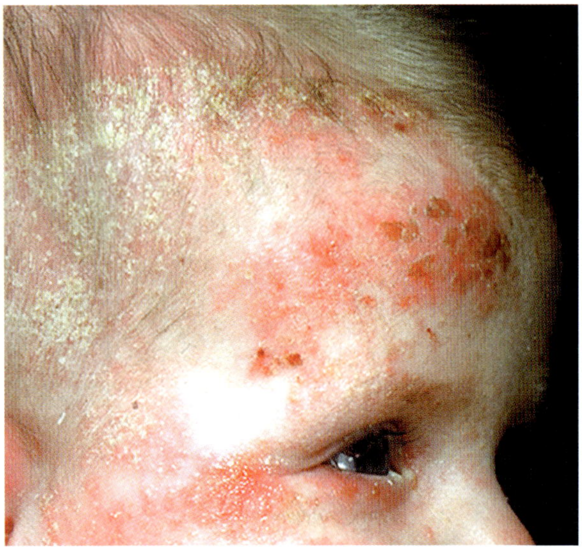

Abb. 12.7b [R299]

Bildbeschreibung

Auf der ➤ Abb. 12.7a sind Ellenbogen dargestellt. Sichtbar sind eine unscharf begrenzte Rötung der Haut, Papeln, Plaques, Kratzexkoriationen und Krustenbildung.

Auf der ➤ Abb. 12.7b lässt sich eine starke Schuppung der Kopfhaut erkennen (Milchschorf). An Stirn, Unterlid und lateralem Augenwinkel sind entzündliche Rötungen, Krustenbildung und Kratzexkoriationen zu sehen.

Verdachtsdiagnose/Befund

Neurodermitis (atopisches Ekzem).

Differenzialdiagnosen

- **Seborrhoische Dermatitis:** Ekzemartige Veränderungen in talgdrüsenreichen Arealen. Die Haut ist umschrieben gerötet und mit gelblichen Schuppen bedeckt (➤ 12.8).
- **Allergisches und toxisches Ekzem:** Kann als juckende Rötung, Papeln-, Bläschen- und Krustenbildung auftreten.

Anamnestische Fragen zur Sicherung der Diagnose

- Seit wann? Die atopische Diathese entwickelt sich meist schon im Säuglingsalter.
- Betroffene Hautareale? Betroffen bei Säuglingen sind Kopf und Gesicht. Bei Erwachsenen ist die Beteiligung der Beugeseiten typisch.
- Juckreiz? Starker Juckreiz stützt die Verdachtsdiagnose.
- Begleitende Allergien? Stützen die Diagnose.

Untersuchungsbefunde

Labor: Gesamt IgE ↑ (bei ca. 70–80 % der Patienten), Eosinophilie, allergenspezifische IgE ↑, ECP (eosinophiles kationisches Protein) ↑ und korreliert mit der Krankheitsaktivität.

Krankheitsbild

Die **Neurodermitis** (*atopisches Ekzem, endogenes Ekzem, atopische Dermatitis*) ist eine chronisch-rezidivierende Hauterkrankung, die im Rahmen einer Atopie vorkommt. Sie beginnt häufig im Säuglingsalter. Die Ursachen sind nicht eindeutig geklärt. Eine genetische Veranlagung mit erhöhter Neigung zu allergischen Typ-I-Reaktionen ist kennzeichnend.

Die **Symptome** sind zahlreich:

- Kleinkinder: Befall von Gesicht, Bauch, Windelbereich mit akut nässenden und/oder verkrusteten Hautveränderungen. Die Haut ist entzündlich gerötet, mit Erosionen und Bläschen versehen.
- Kinder, Jugendliche, Erwachsene: Der Befall der Beugeseiten mit chronischen Hautveränderungen, Lichenifizierung (*Hautvergröberung*) und Rhagaden steht im Vordergrund.
- Die Haut ist trocken, juckt stark und zeigt Kratzexkoriationen.
- Unverträglichkeit von Wolle.
- Auftreten von Atopiestigmata: Herthoge-Zeichen (Ausfall der lateralen Augenbrauen), Dennie-Morgan-Infraorbitalfalte (doppelte Unterlidfalte).
- Weißer Dermographismus.

Komplizierend können Superinfektionen mit v. a. Streptokokken, Staphylokokken, Pilzinfektionen, Elektrolyt- und Eiweißverlust auftreten.

Die **Therapie** erfolgt im akuten Schub mit Glukokortikoiden und anderen immunsuppressiven bzw. antientzündlichen Substanzen und Antibiotika zur Eliminierung der Keime. Sorgfältige Hautpflege mit fettenden Externa, harnstoffhaltigen Cremes und Salben ist unabdingbar.

12.8 Seborrhoisches Ekzem

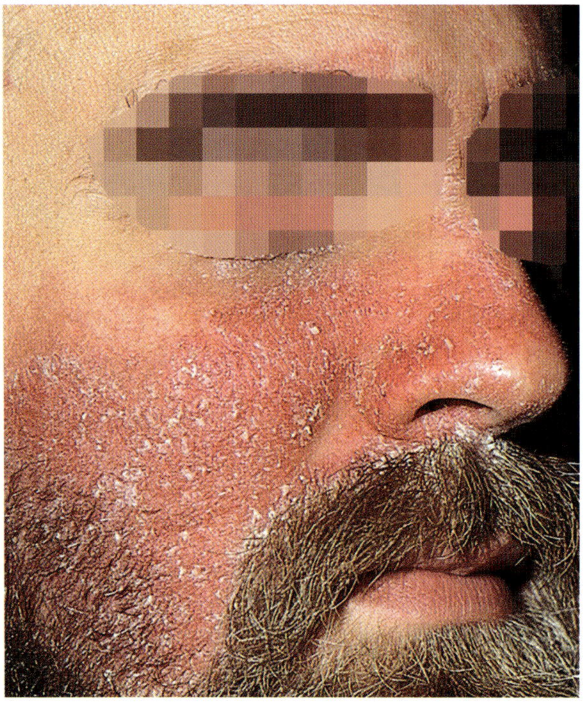

Abb. 12.8a [M174]

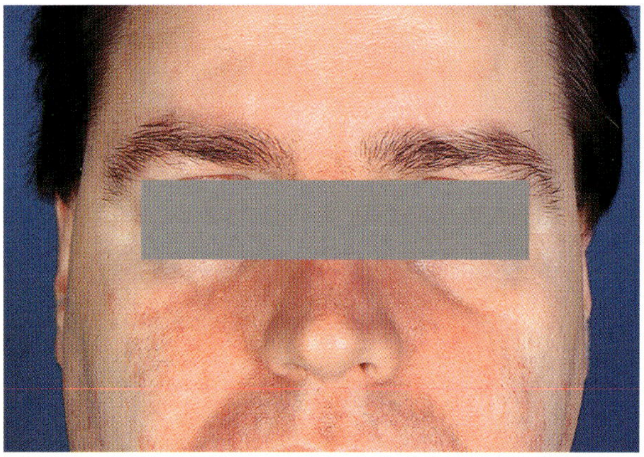

Abb. 12.8b [E916]

Bildbeschreibung

Die ➤ Abb. 12.8a zeigt ein Gesicht mit einer starken Rötung über Wangen und Nase und Schuppenbildung. Auf dem Gesicht der ➤ Abb. 12.8b lassen sich schmetterlingsförmige Rötungen über Nase und beiden Wangen erkennen. Betroffen sind auch die Nasolabialregion sowie die Nasolabialfalte. Über der betroffen Region sind Komedonen und eine feine Schuppung zu sehen.

Verdachtsdiagnose/Befund

Seborrhoisches Ekzem.

Differenzialdiagnosen

- **Psoriasis vulgaris**: chronisch-entzündliche Hauterkrankung, die mit Bildung erythematosquamöser Herde einhergeht. Betroffene Regionen sind v. a. die Streckseiten der Extremitäten, das Okzipitum und das Sakrum.
- **Rosazea**: Häufige chronische, entzündliche Hauterkrankung des Gesichtes mit fakultativer Beteiligung der Augen. An Hauterscheinungen treten entzündliche Papeln, Plaques, Knoten, Teleangiektasien, aber keine Komedonen auf.
- **Tinea capitis, Tinea barbae**: Durch Dermatophyten ausgelöste Hauterkrankung im Bereich des Kopfes (T. capitis) oder des Bartes (T. barbae). Zu Beginn bilden sich herdförmige entzündliche Rötungen mit starker Schuppenbildung. Im Erkrankungsverlauf bilden sich Entzündungen der Haarbalgdrüsen und entzündliche Knoten wie bei einem Furunkel.

Anamnestische Fragen zur Sicherung der Diagnose

- Seit wann? Die seborrhoische Dermatitis entsteht in der Regel langsam und beginnt häufig mit Kopfschuppen und gelegentlichem Juckreiz. Später entwickelt sich eine Entzündung an den Prädilektionsstellen.
- Alter bei Manifestation? Zur Unterscheidung zwischen dem seborrhoischen Ekzem Typ I und II.
- Kontakt zu Tieren? Hinweise auf eine Infektion mit Dermatophyten.

Untersuchungsbefunde

➤ Bildbeschreibung, ➤ Krankheitsbild.

Krankheitsbild

Das seborrhoische Ekzem ist eine Hauterkrankung, die in talgdrüsenreichen Arealen auftritt und entweder chronisch oder in Schüben verläuft. Die **Ursachen** sind nicht geklärt, angenommen werden erhöhte Talgdrüsenaktivität, mikrobielle Besiedlung der Haut mit Bakterien und Hefepilzen, Immunschwäche und negativer Einfluss einiger Pharmaka.

Je nach Manifestationsalter kann unterschieden werden, zwischen folgenden **Formen:**

- Seborrhoisches Ekzem Typ I: bei Säuglingen, in den ersten 3 Lebensmonaten
- Seborrhoisches Ekzem Typ II: bei Erwachsenen, wobei Männer häufiger betroffen sind als Frauen

Es entwickeln sich folgende **Symptome:** erythematöse, häufig konfluierende Plaques, die eine feine, gelblich-fette Schuppung zeigen. Juckreiz kann auftreten. Prädilektionsstellen sind die behaarte Kopfhaut, Gesicht, v. a. Bartbereich, retroaurikuläre Region, laterale Halspartien. Seltener finden sich die Symptome in den Leisten und Achseln.

Die **Therapie** besteht v. a. in der Anwendung von Shampoos, Antimykotika, kortisonhaltigen Cremes.

12.9 Furunkel

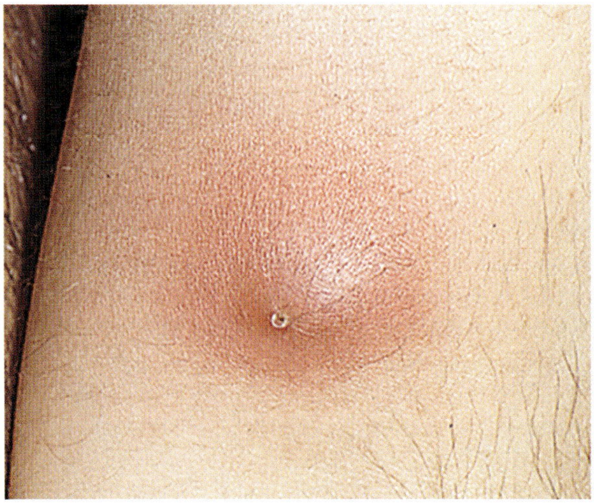

Abb. 12.9a [M551]

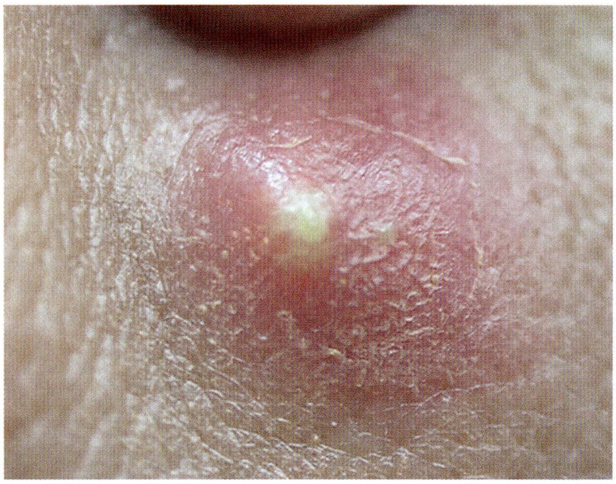

Abb. 12.9b [R271-1]

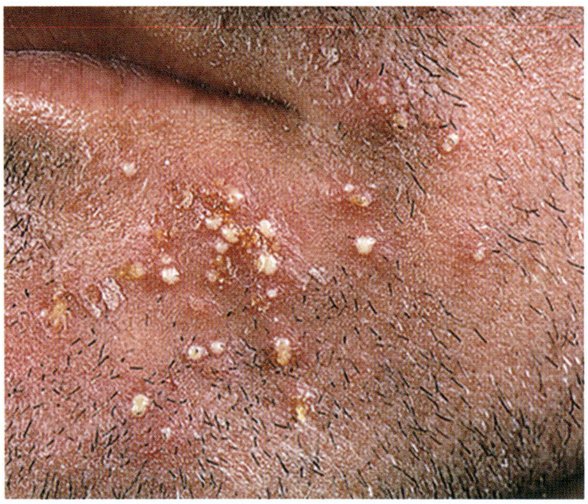

Abb. 12.9c [E336]

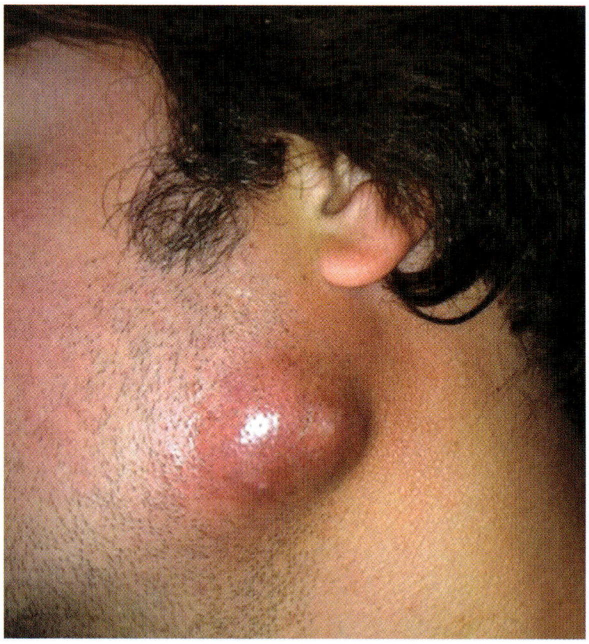

Abb. 12.9d [M123]

Bildbeschreibung

Die ➤ Abb. 12.9a zeigt einen behaarten Hautausschnitt mit Knotenbildung und perifokaler Rötung. Am unteren Pol lässt sich die Krustenbildung erkennen. Auf der ➤ Abb. 12.9b ist ein Hautausschnitt mit Knoten und zentral gelegenem Eiterkopf sichtbar, der von einer Rötung umgeben ist.

Verdachtsdiagnose/Befund

Furunkel.

Differenzialdiagnosen

- **Follikulitis:** Infektion der Haarfollikel, die sich als oberflächliche Pusteln und Knötchen darstellen. Haupterreger sind Staphylokokken (➤ Abb. 12.9c).
- **Karbunkel**: Mehrere subkutan miteinander verschmolzene Furunkel (wie auf ➤ Abb. 12.9d am Mandibularand dargestellt), die mit lokalen und systemischen Entzündungszeichen einhergehen.

Anamnestische Fragen zur Sicherung der Diagnose

- Seit wann? Ein Furunkel, aber auch eine Follikulitis und ein Karbunkel entwickeln sich akut sowie subakut. Gelegentlich kann es, je nach Immunlage, auch längere Zeit dauern, bis sich ein Furunkel gebildet hat.
- Begleitende Hautsymptome wie Juckreiz, Schmerzen? Beide Symptome kommen beim Furunkel und der Follikulitis vor. Karbunkel verursachen neben Schmerzen und Juckreiz auch gelegentlich Fieber.
- Andere internistische Erkrankungen? Erkrankungen, die mit einer reduzierten Immunlage einhergehen, wie z. B. Diabetes mellitus, Tumorerkrankungen (sowie Tumortherapie) können die Entstehung von Furunkeln fördern.

Untersuchungsbefunde

➤ Krankheitsbild.

Krankheitsbild

Ein **Furunkel** ist ein **Hautabszess,** der durch eine bakterielle Infektion (v. a. Staphylokokken) eines Haarfollikels entsteht und auch das umgebende Gewebe betrifft. Furunkel können an jeder behaarten Stelle der Haut auftreten, bevorzugt jedoch an Nacken, Brust, Achselhöhlen und Leisten. **Risikofaktoren** sind immunsupprimierende Vorerkrankungen, wie Diabetes mellitus oder Erkrankungen, die mit Immunsuppressiva behandelt werden. Furunkel machen sich als **entzündliche Knoten** bemerkbar, die zentral eitrig einschmelzen und unter **Narbenbildung** abheilen.

Bilden sich in einem Gebiet mehrere Furunkel, die subkutan miteinander verbunden sind, spricht man von **Karbunkeln,** die neben starken lokalen Symptomen auch systemische Symptome wie Fieber und Krankheitsgefühl hervorrufen können.

Die **Therapie** besteht in der Gabe von Medikamenten oder in chirurgischen Maßnahmen.

12.10 Urtikaria

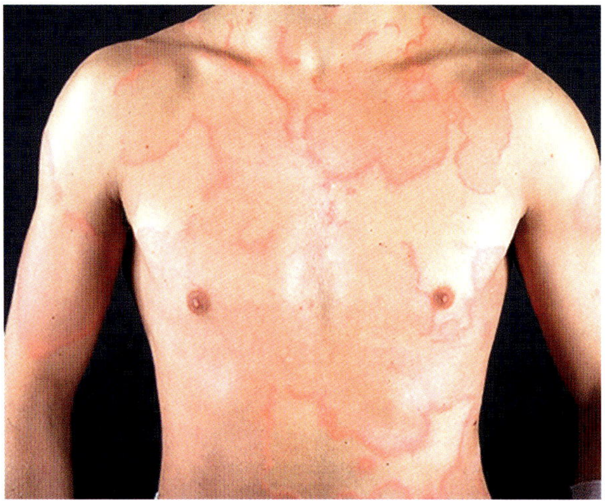

Abb. 12.10a [R299]

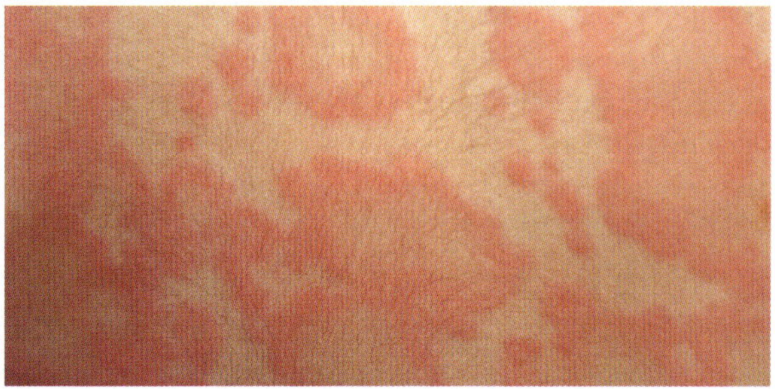

Abb. 12.10b [R940]

Bildbeschreibung

Auf der Abbildung (➤ Abb. 12.10a) ist eine männliche Stammregion sichtbar. Auffallend sind scharf begrenzte, ausgedehnte helle Bezirke mit randständiger Rötung. Eine Erhabenheit kann in diesem Bild nicht beurteilt werden. Die übrige Haut zeigt eine homogene Rötung. Auf der ➤ Abb. 12.10b ist ein Hautauschnitt zu erkennen mit multiplen, unterschiedlich großen Erythemen mit Randbetonung. Der Rand scheint erhaben zu sein.

Verdachtsdiagnose/Befund

Urtikaria.

Differenzialdiagnosen

- **Quincke-Ödem** (➤ 12.12): Ist auf eine Histaminfreisetzung in der Subkutis zurückzuführen.
- **Tinea corporis:** Scharf begrenzte entzündliche Hauterscheinung, die eine Randbetonung mit Schuppung zeigt, zentrifugal wächst und zentral abblasst. Die Tinea corporis kann als Differenzialdiagnose genannt werden, v.a. wenn die Quaddeln zurück gehen.

Anamnestische Fragen zur Sicherung der Diagnose

- Seit wann? Die Quaddelbildung erfolgt sehr schnell.
- Auslösende Noxe? Die Urtikaria kann durch unterschiedlichste Noxen ausgelöst werden, u. a. Druck, Kälte, Wärme, Medikamente, Allergene, Schwitzen, PollenInfektionen (u. a. Helicobacter pylori, Candidosen).
- Begleitende Hautsymptome wie Juckreiz, Schmerzen? Juckreiz spricht für eine Urtikaria, Schmerzhaftigkeit der betroffenen Stellen eher für ein Quincke-Ödem.
- Andere begleitende Symptome wie Dyspnoe, exspiratorischer Stridor, Blutdruckschwankungen, Übelkeit? Die Symptome können auf eine Anaphylaxie hinweisen.

Untersuchungsbefunde

Labor: Gesamt IgE ↑, Eosinophilie, allergenspezifische IgE ↑, ECP (eosinophiles kationisches Protein) ↑, Histamin ↑, ggf. Nachweis von Helicobacter pylori, Candidapilzen, Staphylo- und Streptokokken, Yersinien, Giardia lamblia.

Krankheitsbild

Die **Urtikaria** (*Nesselsucht*) ist durch akutes oder chronisches Auftreten von Quaddeln durch Freisetzung von Histamin gekennzeichnet. Die Aktivierung von Mastzellen und Ausschüttung von Histamin bewirken eine Vasodilatation der kleinen Hautgefäße. Mit der Dilatation geht auch eine gesteigerte Permeabilität der Kapillaren einher, wodurch sich ein lokales Ödem der **Lederhaut** bildet (Quaddelbildung). Durch die Reizung der sensiblen Nervenendigungen entwickelt sich der Juckreiz.

Die **Ursachen** der Urtikaria sind sehr unterschiedlich, u. a.

- **Kontakturtikaria:** häufigste Form; auslösenden Stoffe u. a. Insektenstich und Brennnesselkontakt
- **Urtikaria durch Nahrungsmittel** (und Zusatzstoffe): durch z. B. Zitrusfrüchte, Erdbeeren, Nüsse, Schalentiere
- **Physikalische Urtikaria:** nach physikalischer Reizung der Haut durch u. a. Kälte, Wärme, Schwitzen, Druck
- Chronische bakterielle oder mykotische **Infektionen** wie Helicobacter pylori, Candidosen

Die Urtikaria macht sich durch Quaddeln am gesamten Körper und auch auf den Schleimhäuten bemerkbar. Die Quaddeln sind hautfarben bis rosa, jucken stark und gehen in der Regel innerhalb von 24 Stunden zurück. Häufig sind sie von einem randbetonten Erythem umgeben. Komplizierend kann ein anaphylaktischer Schock auftreten.

Die **Therapie** besteht zum einen in der Meidung der Allergene und Provokationsfaktoren, zum anderen in der Gabe von Antihistaminika und Immunsuppressiva.

12.11 Keratoakanthom

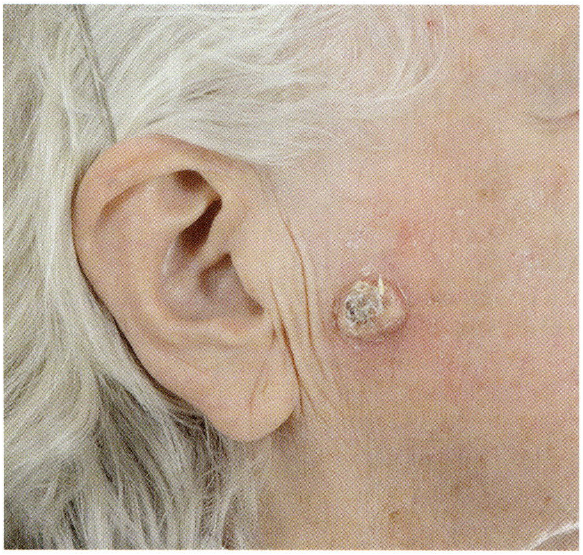

Abb. 12.11a [P1253]

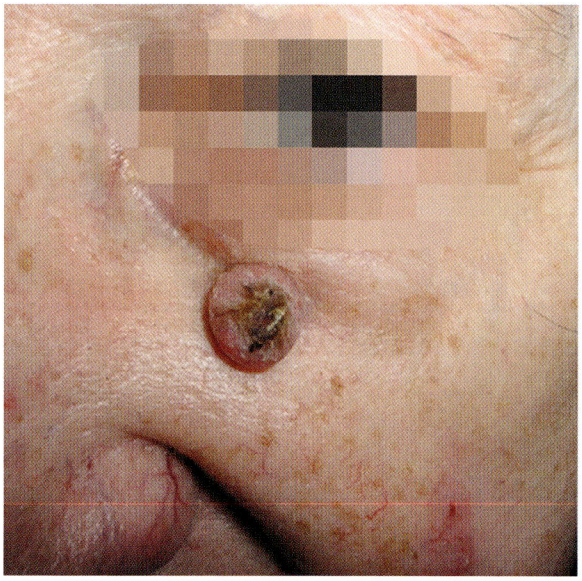

Abb. 12.11b [R299]

Bildbeschreibung

Auf der ➤ Abb. 12.11a ist in der präaurikulären Region eine halbrunde Wucherung zu sehen, die zentral eingedellt ist und eine Hornmasse trägt. Der Übergang zum gesunden Gewebe ist leicht gerötet. Auf der ➤ Abb. 12.11b liegt ein ähnlicher Befund vor, der unter dem Unterlid lokalisiert ist. Eine Rötung findet sich mediokaudal am Übergang zum gesunden Gewebe. Nebenbefundlich sind am Nasenflügel links Teleangiektasien zu sehen sowie multiple Hyperpigmentierungen.

Verdachtsdiagnose/Befund

Keratoakanthom.

Differenzialdiagnosen

- **Aktinische Keratose**: Sie entsteht durch chronische UV-Belastung. Die Hautveränderungen sind schmerzlose, gelegentlich juckende atrophische und hyperkeratotische Hautbezirke, die mit Pigmentierungsstörungen im Sinne einer Hyper- und Depigmentierung einhergehen. Sie können im Hautniveau sein, noch häufiger finden sich papulöse oder plaqueartige Veränderungen. Prädilektionsstellen sind Gesicht, Kopf (v.a. bei Haarlosigkeit) und Handrücken (➤ 1.2).
- **Basalzellkarzinom:** semimaligner Tumor, der v. a. im Gesicht wächst. Er kann unterschiedlich aussehen. Knotige Basaliome bestehen aus perlschnurartigem Rand, sind mit Gefäßen durchzogen und zeigen häufig eine zentrale Einsenkung oder Ulzeration. Eine Hornmasse ist allerdings nicht vorhanden (➤ 12.13).
- **Plattenepithelkarzinom:** Maligner Hauttumor, der sich aus der aktinischen Keratose entwickelt. Er kann unterschiedlich aussehen und knotig, ulzerierend oder im Hautniveau wachsen.

Anamnestische Fragen zur Sicherung der Diagnose

- Seit wann? Ein Keratoakanthom zeigt ein sehr schnelles Wachstum
- Lokalisation? Keratoakanthome, aber auch die aktinische Keratose, Basallzellkarzinome und Plattenepithelkarzinome finden sich auf sonnenexponierten Stellen.

Untersuchungsbefunde

Histologische Untersuchung: zentraler Hornpfropf, der von Stachelzellen begrenzt ist. Ansammlung von Immunzellen in der Dermis im Sinne einer entzündlichen Reaktion.

Krankheitsbild

Das Keratoakanthom ist ein **gutartiger Tumor,** der schnell wächst, auf sonnenexponierten Hautstellen wächst und eine Fähigkeit zur Spontanremission zeigt. Keratoakanthome entwickeln sich ausgehend von Zellen des Haarfollikels, sie treten zunächst als Papel in Erscheinung und werden später zu einem Knoten mit zentraler Einsenkung und Verhornung. Sie werden meist operativ entfernt.

12.12 Quincke-Ödem

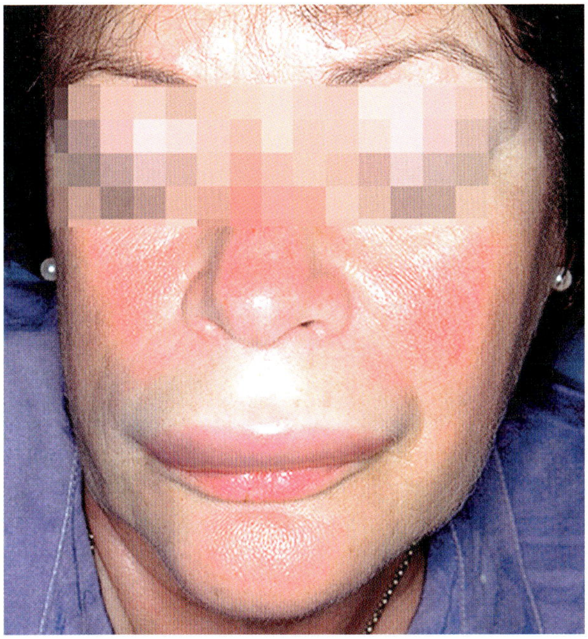

Abb. 12.12 [R299]

Bildbeschreibung

Auf der ➤ Abb. 12.12 ist eine starke Schwellung der Oberlippe zu sehen. Die Haut scheint prall gespannt und glänzend zu sein.

Verdachtsdiagnose/Befund

Quincke-Ödem.

Differenzialdiagnosen

Urtikaria (*Nesselsucht* ➤ 12.10): Ist auf Histaminausschüttung zurückzuführen und geht mit Bildung von lokal begrenzten Quaddeln einher. Die Schwellung ist dezenter als beim Quincke-Ödem.

Anamnestische Fragen zur Sicherung der Diagnose

- Seit wann? Die Entwicklung des Quincke-Ödems erfolgt sehr schnell.
- Auslösende Noxe? Das Quincke-Ödem kann durch unterschiedlichste Noxen ausgelöst werden, u. a. Insektenstiche, Medikamente, Allergene, Pollen.
- Begleitende Hautsymptome wie Juckreiz, Schmerzen? Juckreiz kann auftreten, Schmerzhaftigkeit und Spannungsgefühl der betroffenen Stellen sprechen für ein Quincke-Ödem.
- Andere begleitende Symptome wie Dyspnoe, exspiratorischer Stridor, Blutdruckschwankungen, Übelkeit? Die Symptome können für eine Anaphylaxie sprechen.

Untersuchungsbefunde

Je nach Ausprägung zusätzliche Befunde:

- Heiserkeit, Dyspnoe, inspiratorischer Stridor durch ein Larynxödem
- Dyspnoe, Husten, exspiratorischer Stridor, hypersonorer Klopfschall und trockene Rasselgeräusche (Giemen, Brummen, Pfeifen) durch einen Asthmaanfall
- Hypotonie, Tachykardie durch einen Kreislaufkollaps (anaphylaktischer Schock)

Krankheitsbild

Das **Quincke-Ödem** (*Angioödem*) ist eine durch Mastzelldegranulation hervorgerufene, histaminbedingte, **subkutane Ödembildung** an Haut und Schleimhäuten. Auslöser können u. a. Nahrungsmittel, Medikamente, Konservierungsmittel, Kälte, Wärme, mechanische Irritation oder Insektenstiche sein.

Die **Symptome** können akut oder chronisch-rezidivierend auftreten: Im Gesicht, besonders an Lippen, Zunge und Augenlidern, an Handflächen und Fußsohlen auftretende Schwellungen, die meist nicht mit Juckreiz einhergehen, aber mit Schmerzen. Die Veränderungen bestehen über Stunden und bilden sich dann vollständig zurück. Als Komplikationen können bei Beteiligung der Mundschleimhaut ein Larynxödem, das mit Dyspnoe und Erstickungsgefahr einhergeht, Bauchschmerzen, Übelkeit und Erbrechen auftreten. Erstes Symptom der Larynxbeteiligung ist Heiserkeit.

Die **Therapie** besteht zunächst in der Elimination der Noxe, dann der Gabe von Antihistaminika und Glukokortikoiden.

12.13 Basalzellkarzinom

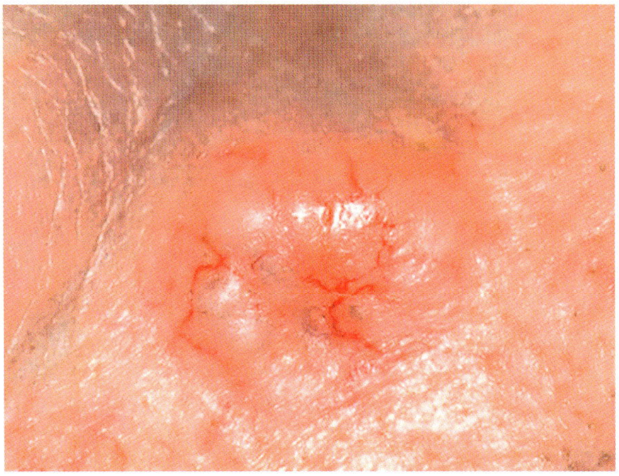

Abb. 12.13a [R271]

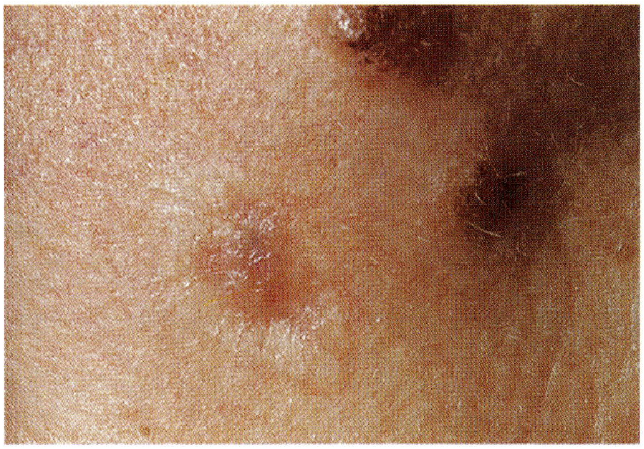

Abb. 12.13b [M174]

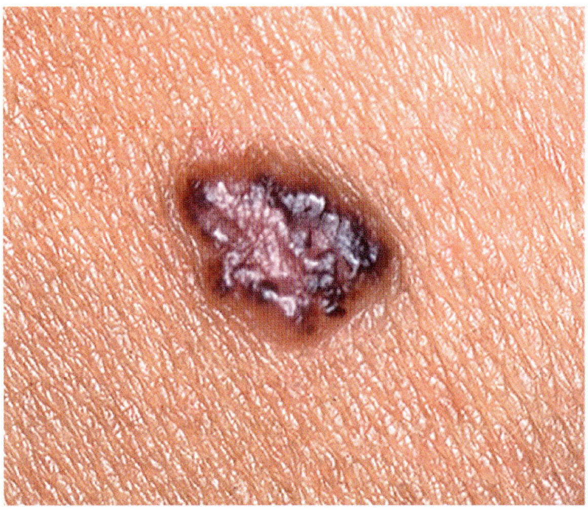

Abb. 12.13c [R299]

Bildbeschreibung

Auf der ➤ Abb. 12.13a ist eine Hauterscheinung sichtbar, die knotig ist. Am unteren Pol ist eine Einsenkung erkennbar, auffällig ist die deutliche Gefäßzeichnung innerhalb des Knotens. Die ➤ Abb. 12.13b zeigt einen Hautbezirk mit rötlich bräunlicher Verfärbung, die von einem helleren Bezirk umrandet ist. Die Haut der helleren Umrandung erscheint sklerotisch, innerhalb der rötlich-bräunlichen Verfärbung sind Gefäßzeichnungen sichtbar. Auf der ➤ Abb. 12.13c ist eine bräunliche Hautveränderungen zu erkennen, die asymmetrisch, leicht erhaben, relativ scharf begrenzt ist und unterschiedlich pigmentiert ist.

Verdachtsdiagnose/Befund

Basaliom (Basalzellkarzinom). Knotiges Basaliom (➤ Abb. 12.13a), sklerodermiformes Basaliom (➤ Abb. 12.13b), pigmentiertes Basaliom (➤ Abb. 12.13c).

Differenzialdiagnosen

- **Malignes Melanom** (➤ 12.14): Maligner Hauttumor, der infiltrativ wächst und eine starke Neigung zur Metastasierung hat. Eine makroskopische Unterscheidung kann sehr schwer sein (➤ Abb. 12.13c) und muss histologisch erfolgen.
- **Kerathoakanthom:** Schnell wachsender, gutartiger Tumor, der sich vom Haarfollikel entwickelt und zunächst als Papel in Erscheinung tritt und später zu einem Knoten mit zentraler Einsenkung und Verhornung anwächst (➤ 12.11).

Anamnestische Fragen zur Sicherung der Diagnose

- Seit wann? Basaliome wachsen langsam.
- Lokalisation? Basaliome wachsen primär auf behaarter Haut und finden sich im Gesicht.
- Hauttyp, Exposition gegenüber Strahlung und/oder Chemikalien? Helle Haut, Exposition gegenüber Strahlung (v. a. Röntgenstrahlung) und Arsen gelten als Risikofaktoren für die Entstehung eines Basalioms.

Untersuchungsbefunde

➤ Krankheitsbild.

Krankheitsbild

Das **Basalzellkarzinom** (*Basaliom*) ist ein semimaligner, epithelialer Tumor, der auf sonnenexponierter Haut infiltrativ wächst, aber nicht (oder nur sehr selten) metastasiert. 80 % der Basaliome treten im Gesicht und auf klinisch gesunder Haut auf. Sie finden sich in der Regel nur auf behaarter Haut. Zu den Risikofaktoren zählen v. a. chronische Lichtbestrahlung, Röntgenbestrahlung, Arsenexposition und chronische Entzündungen der Haut.

Je nach **Morphologie** werden Basaliome eingeteilt in:

- **Knotiges Basaliom:** besteht aus perlschnurartigem Rand, ist mit Gefäßen durchzogen und zeigt häufig eine zentrale Einsenkung oder Ulzeration
- **Ulzerierendes Basaliom** (*Ulcus rodens*): primär ulzerativ wachsend
- **Sklerodermiformes Basaliom:** imponiert als vernarbte Stellen, zeigt im Randbereich knotige Anteile und Gefäßzeichnungen
- **Pigmentiertes Basaliom:** lässt sich makroskopisch schwer vom malignen Melanom unterscheiden
- **Destruierendes Basaliom** (*Ulcus terebrans*): ulzerativ wachsendes Basaliom, das infiltrativ in die Tiefe wächst

Das Basaliom ist anfangs ein hautfarbenes, glänzendes Knötchen. Im weiteren Verlauf entsteht ein eingesunkener Tumor mit Randwall (perlmuttartig), der von zahlreichen Teleangiektasien durchzogen ist. Ulzerierende Herde, die entweder an der Hautoberfläche oder infiltrativ in die Tiefe wachsen, sind ebenfalls – je nach Basaliomart – möglich.

Die **Therapie** besteht primär in der operativen Entfernung des Tumors im gesunden Gewebe, ggf. mit Bestrahlung.

12.14 Malignes Melanom

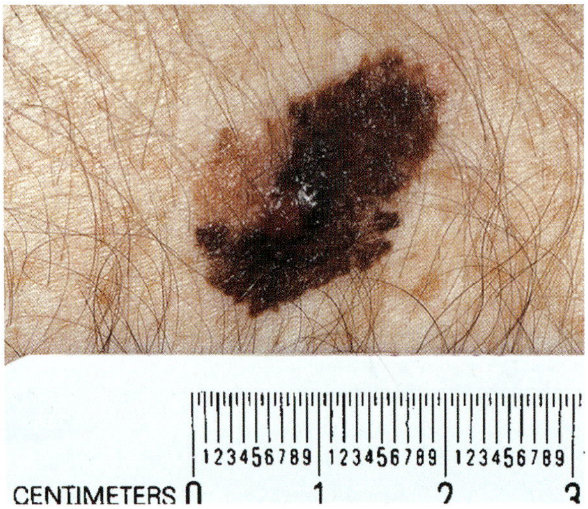

Abb. 12.14a [E644]

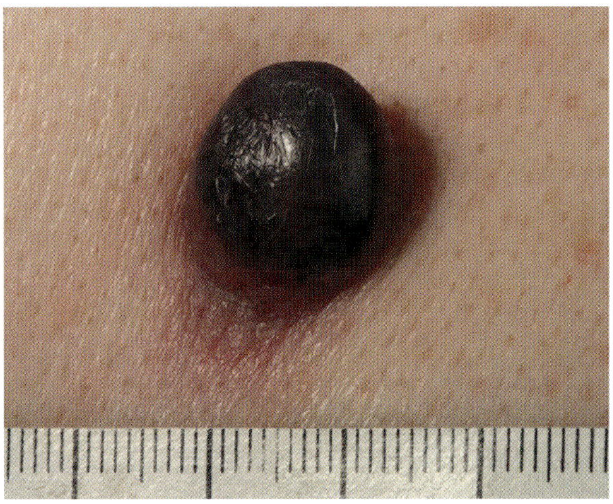

Abb. 12.14b [G613-003]

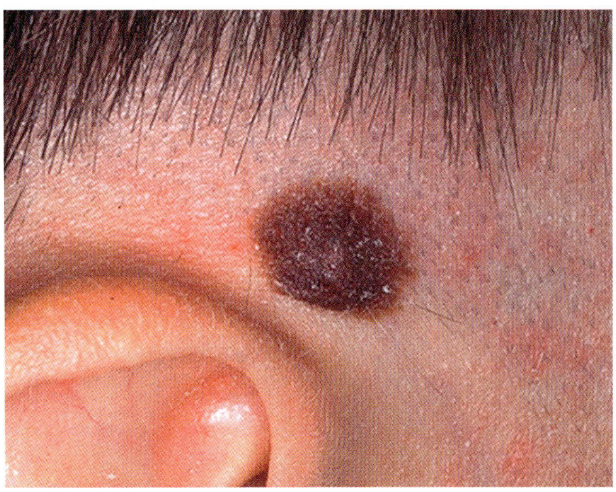

Abb. 12.14c [M123]

Bildbeschreibung

Auf der ➤ Abb. 12.14a ist eine ca. 2 cm große hyperpigmentierte Hauterscheinung zu sehen. Auffallend sind die Asymmetrie, unscharfe Begrenzung und unterschiedliche Braunfärbungen. Zentral ist eine dezente Schuppenbildung erkennbar. Die ➤ Abb. 12.14b zeigt eine pigmentierte knotige Hautveränderung. Die umgebende Haut ist ebenfalls dunkel pigmentiert (v. a. zwischen 6 und 8 Uhr gut erkennbar), die Pigmentierung ist unscharf begrenzt.

Verdachtsdiagnose/Befund

Malignes Melanom. Superfiziell spreitendes Melanom (➤ Abb. 12.14a), noduläres Melanom (➤ Abb. 12.14b).

Differenzialdiagnosen

- **Pigmentiertes Basaliom** (➤ 12.13): Seltene Form des Basalioms und makroskopisch nicht sicher vom malignen Melanom zu unterscheiden. Das Wachstum ist infiltrativ, eine Metastasierung erfolgt in der Regel nicht (semimaligner Tumor).
- **Nävus:** Gutartige Hyperpigmentierung der Haut. Meist ist sie symmetrisch, scharf begrenzt und homogen pigmentiert (➤ Abb. 12.14c).

Anamnestische Fragen zur Sicherung der Diagnose

- Seit wann? Das maligne Melanom entwickelt sich in aller Regel langsam.
- Hauttyp, Strahlenexposition? Helle Haut, häufige Sonnenbrände (v. a. in der Kindheit) gelten als Risikofaktoren für die Entstehung eines Melanoms.
- Lokalisation? Eine Lokalisation an Nacken, Händen und Füßen geht meist mit einer schlechteren Prognose einher.

Krankheitsbild

Maligne Melanome sind bösartige Neubildung der Melanozyten mit Neigung zur Metastasierung. 80 % der Melanome entwickeln sich auf klinisch gesunder Haut. Als Risikofaktoren gelten v. a. UV-Bestrahlung und Sonnenbrände im Kindes- und Jugendalter, helle Haut und eine genetische Disposition.

Einteilung der Melanome:

- **Superfiziell spreitendes Melanom:** häufigste Melanomform mit horizontalem Wachstum; Prädilektionsstellen finden sich bei Frauen an den Rückseiten der Unterschenkel und bei Männern am Rücken
- **Noduläres** (*knotiges*) **Melanom:** wächst primär in die Tiefe; Prädilektionsstellen sind bei Frauen die Beine und bei Männern der Stamm
- **Akrolentiginöses Melanom:** kommt an den Akren (Hände, Füße) und auf den Schleimhäuten vor
- **Lentigo-maligna-Melanom:** kommt an sonnenexponierten Stellen vor, mit unbegrenzten, verschiedenfarbigen Herden
- **Amelanotisches Melanom:** zeigt keine Hyperpigmentierung, gelegentlich eine Depigmentierung, ist besonders schwierig zu diagnostizieren

Wichtig für die Abgrenzung zu Muttermalen (Naevi) ist dabei die **ABCDE-Regel:**

- **A** = Asymmetrie
- **B** = Begrenzung unregelmäßig
- **C** = Color (Farbe) unregelmäßig
- **D** = Durchmesser ≥ 0,5 cm
- **E** = Erhabenheit über Hautniveau

Suspekt sind: Größenzunahme, Farbveränderung, Schuppung, Juckreiz, Nässen, Blutung, subjektive Aktivitätszunahme.

Die **Therapie** besteht in der operativen Entfernung weit im Gesunden. Die Prognose hängt vom Stadium der Erkrankung ab.

12.15 Tinea corporis

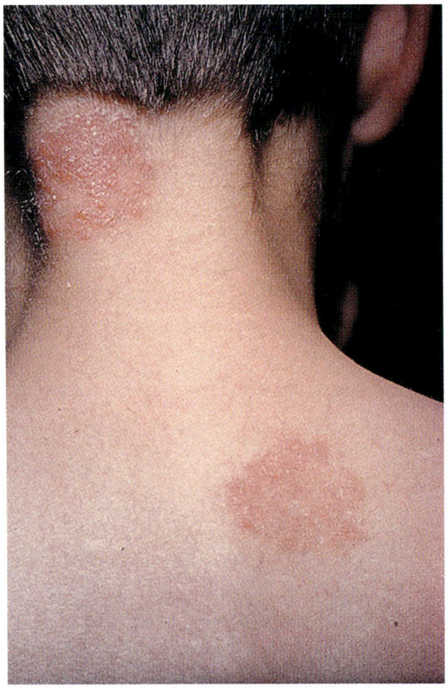

Abb. 12.15a [E321]

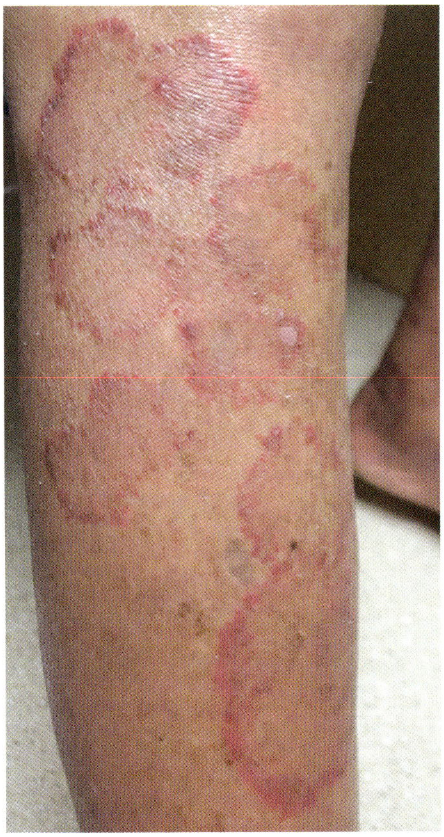

Abb. 12.15b [G1003-002]

Bildbeschreibung

Die Abbildung (➤ Abb. 12.15a) zeigt eine Nackenregion und Anteile vom Rücken. Auffallend sind zwei scharf begrenzte, inhomogen gerötete, makulopapulöse, schuppende Herde. Eine dezente Randbetonung ist sichtbar. Auf der ➤ Abb. 12.15b ist ein Unterschenkel abgebildet, auf dem mehrere zum Teil miteinander verschmolzene inhomogen gerötete Herde zu sehen sind. Die Herde zeigen eine deutliche Randbetonung, eine zart ausgebildete Schuppenbildung ist erkennbar.

Verdachtsdiagnose/Befund

Tinea corporis.

Differenzialdiagnosen

- **Psoriasis vulgaris** (➤ 5.8): Häufige Hautkrankheit, die mit Entzündung, Schuppung und Hyperproliferation der Epidermis einhergeht. Prädilektionsstellen sind die Streckseiten der Extremitäten, okzipitaler Haaransatz und Sakrum. Die Hautveränderungen zeigen sich als scharf begrenzte, entzündliche Rötungen mit silbrig glänzender Schuppung.
- **Atopisches Ekzem** (➤ 12.7): Entzündliche Erkrankung der Haut, die mit Rötung, Nässen und starkem Juckreiz einhergeht.
- **Erythema chronicum migrans:** Stadium I der Borreliose; wanderndes Erythem mit ggf. grippaler Symptomatik. In der Vorgeschichte sind Zeckenstiche erfolgt.
- **Urtikaria:** Hautfarbene Quaddelbildung an Haut und Schleimhäuten. Randbetonte Rötung, besonders bei Rückgang der Quaddeln.

Anamnestische Fragen zur Sicherung der Diagnose

- Seit wann? Die Entwicklung der Tinea corporis erfolgt langsam.
- Kontakt mit Tieren? Risikofaktor für Hautinfektionen mit Microsporum canis.
- Verletzungen der Haut? Risikofaktor für die Entstehung einer Tinea.
- Lokale Symptome: Juckreiz, Schmerzhaftigkeit? Juckreiz tritt regelmäßig auf, eine Schmerzhaftigkeit meist nicht.

Untersuchungsbefunde

Bestätigung der Diagnose und Erregernachweis (Fadenpilze): mikroskopische Untersuchung eines Hautgeschabsels oder durch Erregeranzucht auf Kulturplatte.

Krankheitsbild

Die **Tinea corporis** ist eine Hauterkrankung, die durch **Dermatophyten** (Pilze) hervorgerufen wird. Die Übertragung kann über Katzen und andere Kleintiere oder lokale Verletzungen erfolgen.

Die typische Erscheinung der Tinea ist ein **scharf begrenzter entzündlicher Herd, der zentrifugal wächst und zentral abblasst.** Papel- und Bläschenbildung können auftreten. Randständig ist eine Schuppung typisch. Juckreiz tritt begleitend auf. Die Hauterscheinungen können an allen Körperregionen vorkommen. Die Therapie erfolgt mit Antimykotika.

12.16 Kaposi-Sarkom

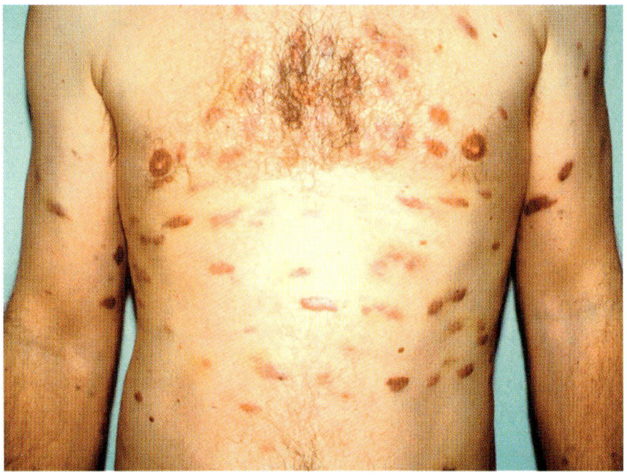

Abb. 12.16a [E685]

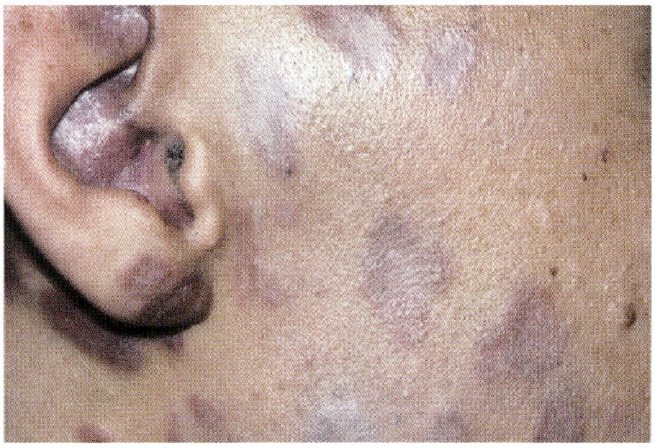

Abb. 12.16b [G1262]

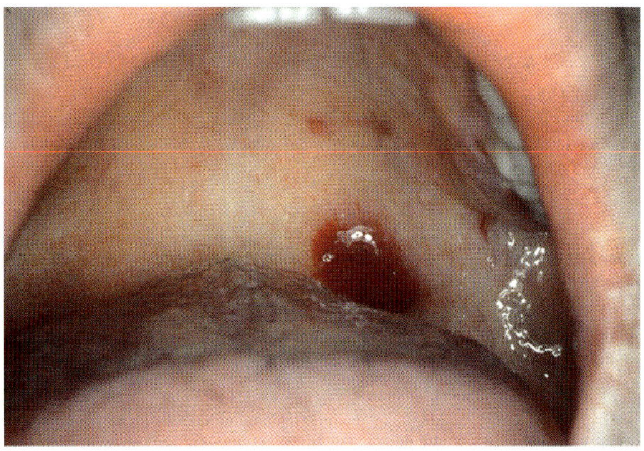

Abb. 12.16c [G1003-002]

Bildbeschreibung

Die ➤ Abb. 12.16a zeigt Teile von Thorax, Abdomen und Armen. Auffällig sind die bräunlichen und rötlich-lividen Maculae, Papeln und Plaques, die disseminiert an allen dargestellten Körperregionen auftreten. Das Behaarungsmuster ist männlich. Auf der ➤ Abb. 12.16b sind multiple asymmetrische, zum Teil unscharf begrenzte livide Maculae auf der rechten Wange, Ohr und Teilen des Halses zu sehen. Die ➤ Abb. 12.16c zeigt einen größere kirschfarbene Schleimhautveränderung im Bereich des Gaumens, die erhaben zu sein scheint. Daneben sind drei kleinere rötliche Herde zu sehen.

Verdachtsdiagnose/Befund

Kaposi-Sarkom.

Differenzialdiagnosen

- **Hauteinblutungen:** Können bei hämorrhagischer Diathese (ausgeprägter Thrombozytenmangel und/oder Gerinnungsfaktormangel) makroskopisch ein ähnliches Erscheinungsbild liefern.
- Hauterscheinungen im: **Stadium II der Lues** (➤ 13.14): Können nahezu alle möglichen dermatologischen und internistischen Erkrankungen imitieren (die Syphilis ist der „Affe“ unter den Hautkrankheiten).

Anamnestische Fragen zur Sicherung der Diagnose

- Seit wann? Die Hauterscheinungen beim Kaposi-Sarkom entwickeln sich langsam, in der Regel zunächst in der Peripherie, dann am Stamm und schließlich an den Schleimhäuten.
- Allgemeinsymptome: Infektanfälligkeit, chronische Diarrhö, B-Symptome? Mögliche Hinweise auf eine HIV-Erkrankung.
- Internistische und infektiöse Vorerkrankungen? Können Hinweise auf eine bestehende HIV-Erkrankung geben.
- Transplantation in der Vorgeschichte? Hinweis auf ein transplantationsassoziiertes Sarkom.
- Ethnischer Hintergrund? Möglicher Hinweis auf ein lymphadenopathieassoziiertes Kaposi-Sarkom.

Untersuchungsbefunde

- Je nach Form: generalisierte Lymphknotenschwellungen, Ödeme an den Extremitäten und im Gesicht, multiple Sarkomulzerationen.
- Bei einer HIV-Erkrankung: zusätzlich krankheitstypische Symptome wie Dyspnoe, Husten, Zyanose durch rezidivierende Pneumonien, oder Lähmungserscheinungen, Krampfanfälle und andere neurologische Ausfälle z. B. durch zerebrale Toxoplasmose; HIV-Serologie positi.v

Krankheitsbild

Das **Kaposi-Sarkom** entsteht durch eine tumoröse Wucherung der Endothelzellen. Die Ursachen sind nicht vollständig geklärt, eine Infektion mit dem Humanen Herpes Virus Typ 8 scheint nicht spezifisch zu sein.

Man unterscheidet **4 Formen** des Kaposi-Sarkoms:

- **Klassische Form:** Findet sich bei v. a. bei Männern ab dem 50. Lebensjahr aus Osteuropa und Italien.
- **Lymphadenopathieassoziiertes Kaposi-Sarkom:** In Afrika häufig mit unterschiedlichen Verläufen.
- **Transplantationsassoziiertes Sarkom:** Tritt bei Immunsuppression auf.
- Kaposi-Sarkom bei **HIV-Erkrankung:** Mit zunehmenden Verlust der Immunzellen und damit verbundener Immunschwäche treten vermehrt Kaposi-Sarkome auf.

Der Tumor imponiert meist zunächst an der Haut als solitäre Erscheinung oder multiple rötliche, bräunliche oder livide Papeln bzw. Plaques. Im Erkrankungsverlauf finden sich die Herde auch an Schleimhäuten.

Die **Therapie** besteht aus Radio-Chemotherapie und/oder Immuntherapie.

12

12.17 Vitiligo

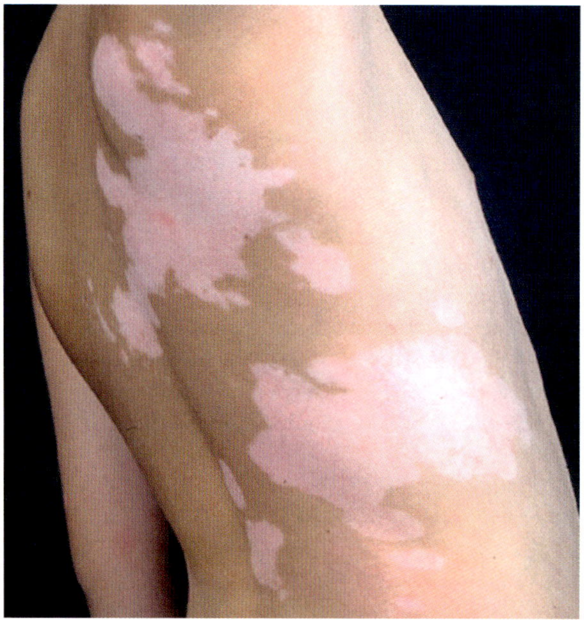

Abb. 12.17a [R2991]

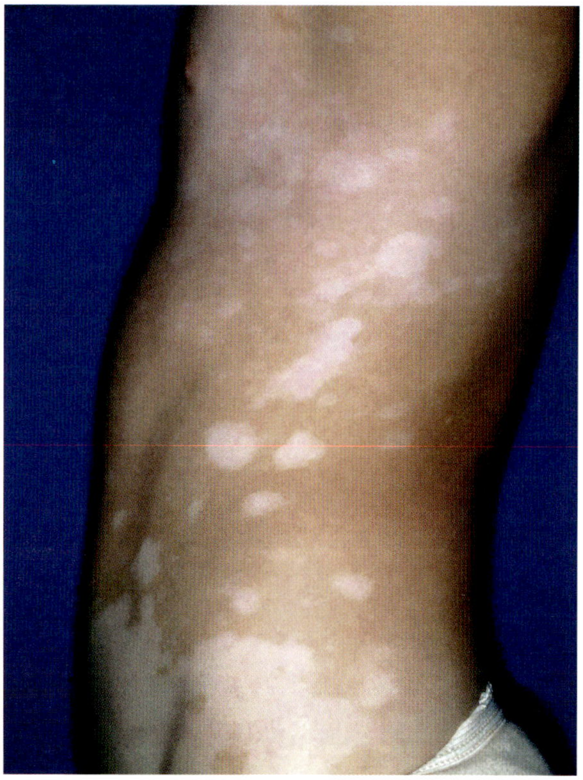

Abb. 12.17b [E473-005]

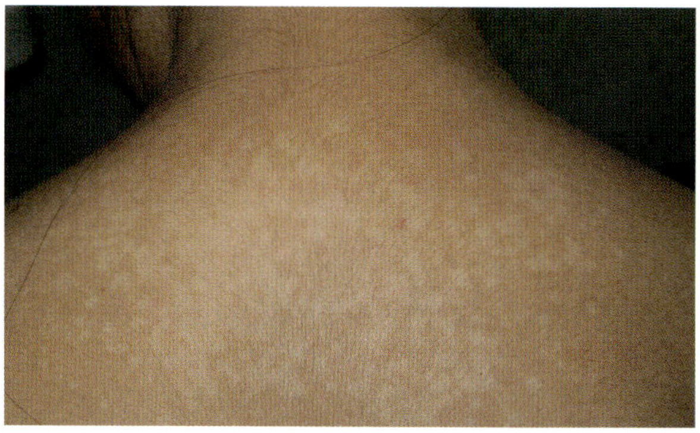

Abb. 12.17c [E1138]

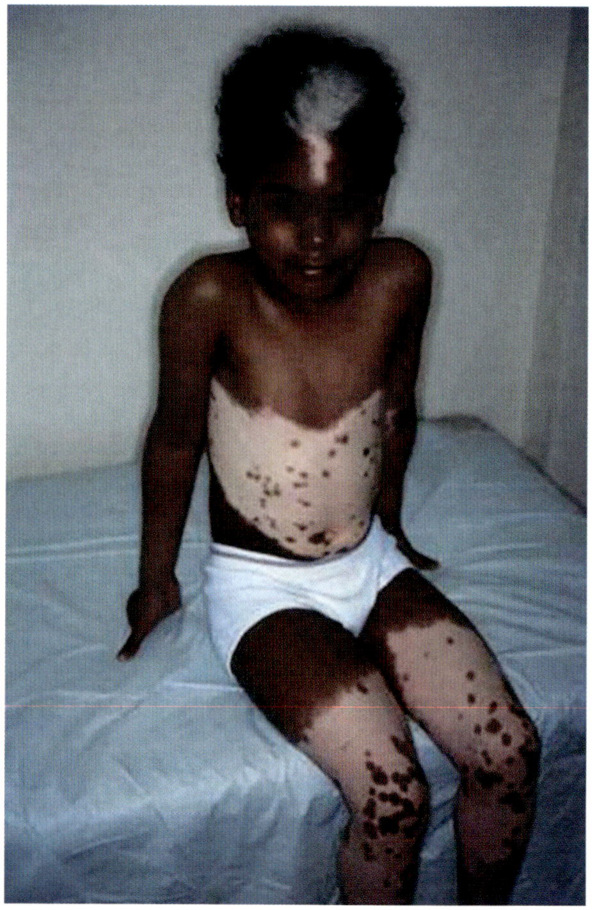

Abb. 12.17d [E1288]

Bildbeschreibung

Die ➤ Abb. 12.17a und ➤ Abb. 12.17b zeigen jeweils den Körperstamm. Auffallend sind großflächige (➤ Abb. 12.17a) und kleinflächige (➤ Abb. 12.17b), scharf begrenzte, depigmentierte Maculae. Eine Schuppung ist nicht sichtbar, die übrige Haut ist reizfrei.

Verdachtsdiagnose/Befund

Vitiligo.

Differenzialdiagnosen

- **Pityriasis versicolor:** Infektion der Haut mit Malassezia furfur (Pilz) mit Bildung von solitären oder konfluierenden depigmentierten bzw. hyperpigmentierten (aber nicht depigmentierten) Arealen und einer kleieartigen Schuppung. Prädilektionsstellen sind die vordere und hintere Schweißrinne (Thoraxbereich und Rücken ➤ Abb. 12.17c).
- **Piebaldismus:** Autosomal dominante Erkrankung, die eine Art des Albinismus ist. Die Depigmentierungen sind bei der Geburt sichtbar und können unterschiedlich groß sein. Typisch ist eine depigmentierte Stirnlocke (➤ Abb. 12.17d)

Anamnestische Fragen zur Sicherung der Diagnose

- Seit wann? Die Erkrankung entwickelt sich meist langsam und beginnt lokal, zeigt allerdings später eine Tendenz zur Ausbreitung.
- Lokalisation der Depigmentierungen? Prädilektionsstellen sind Nacken, Kopf, Hals, Achseln, Handrücken und Genitalregion.
- Internistische Vorerkrankungen? Die Vitiligo ist mit internistischen Erkrankungen, u. a. Schilddrüsenerkrankungen, Diabetes mellitus, Morbus Addison und anderen endokrinen Erkrankungen assoziiert.
- Familiäre Belastung? Häufig liegt eine genetische Disposition vor.

Untersuchungsbefunde

➤ Krankheitsbild.

Krankheitsbild

Die **Vitiligo** (*Weißfleckenkrankheit*) ist durch depigmentierte, scharf begrenzte Hautherde gekennzeichnet, die im jugendlichen und jungen Erwachsenenalter (zwischen dem 10.–30. Lebensjahr) auftreten. Die Erkrankung ist auf eine **autoimmune Zerstörung der Melanozyten** zurückzuführen, wobei eine genetische Häufung vorhanden ist.

Prädilektionsstellen sind **Hände, Gesicht, Kopfhaut** und **Genitalbereich.** Die depigmentierten Hautareale sind nicht besonders schmerzempfindlich, es zeigt sich sogar eine herabgesetzte Empfindlichkeit gegen Schmerz (Hypästhesie), aber sie sind extrem sonnenempfindlich. Kurze (minutenlange), intensive Sonnenbestrahlungen können heftige Sonnenbrände auslösen. Das Hautkrebsrisiko erhöht.

12.18 Phlegmone

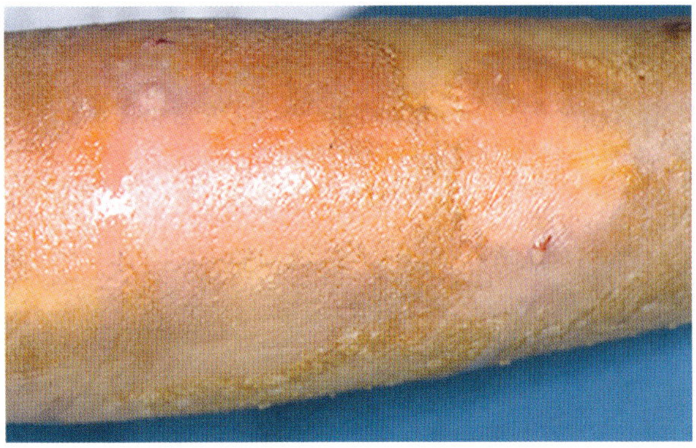

Abb. 12.18a [M123]

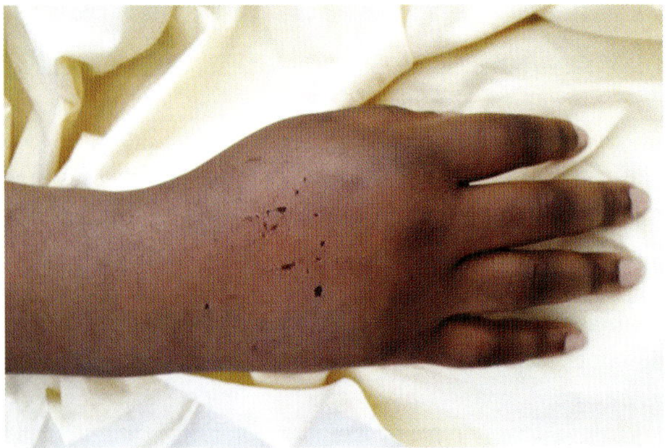

Abb. 12.18b [E1107]

Bildbeschreibung

Die ➤ Abb. 12.18a zeigt Teile des Unterarms mit einer diffusen und unscharf begrenzten Rötung. Die Schwellung kann in dieser Abbildung nicht gut beurteilt werden. Auf der ➤ Abb. 12.18b sind eine Hand und der distale Unterarm dargestellt, die stark geschwollen und rötlich-livide verfärbt sind. Am Handrücken sind multiple kleine hämorrhagische Krusten zu sehen.

Verdachtsdiagnose/Befund

Phlegmone.

Differenzialdiagnosen

- **Erysipel** (*Wundrose* ➤ 13.8): Erkrankung der Lymphgefäße der Lederhaut (und der Subkutis) durch β-hämolysierende Streptokokken der Gruppe A. Der Eintritt der Erreger erfolgt über Mikroläsionen in der Haut. Die Symptome entwickeln sich rasch und manifestieren sich als ein schmerzhaftes **scharf begrenztes Erythem,** Schwellung und Überwärmung, Fieber und Schüttelfrost. Die Schwellung ist meist nicht so stark ausgeprägt wie bei der Phlegmone.
- **Verbrühung:** Geht je nach Schweregrad mit Rötung, Blasenbildung und Nekrose einher.

Anamnestische Fragen zur Sicherung der Diagnose

- Seit wann? Die Entwicklung der Phlegmone ist rasch, ebenso die Entwicklung des Erysipels.
- Systemische Entzündungssymptome? Fieber, BSG-Erhöhung, Leukozytose mit Linksverschiebung sind für Phlegmone und Erysipel charakteristisch.
- Eintrittspforte? Hautverletzungen distal der Entzündung sind meist Eintrittspforte für Bakterien.
- Immunsuppression? Risikofaktor für die Entstehung einer Phlegmone und eines Erysipels.

Untersuchungsbefunde

- Starke Druckschmerzhaftigkeit über dem betroffenen Areal.
- Lymphknotenstatus: lokale oder generalisierte Lymphknotenschwellung, Lymphknoten schmerzhaft, weich und verschieblich.
- Labor: BSG ↑, CRP ↑, Leukozytose mit Linksverschiebung, bei Streptokokkeninfektion ASL-Titer ↑.

Krankheitsbild

Die **Phlegmone** ist eine durch Staphylokokken oder Streptokokken hervorgerufene eitrige Infektion der Weichteile (Kutis, Subkutis, Muskeln, Sehnen oder Körperhöhlen) mit diffuser Ausbreitung im Gewebe. Bagatellverletzungen, Durchblutungsstörungen, Diabetes mellitus, bestehendes Erysipel und Insektenstiche erhöhen das Risiko der Erkrankung.

Die **Symptome** sind **starke Schwellung und Schmerzen, Fieber, Schüttelfrost** und ein allgemeines Krankheitsgefühl. Der betroffene Bezirk ist **unscharf begrenzt** und livide verfärbt. Die Komplikationen können als Ostitis, Osteomyelitis oder septische Streuung in Erscheinung treten.

Die **Therapie** besteht in der Sanierung der Eintrittspforte, Antibiotikagabe, Hochlagerung, Ruhigstellung und Kühlung des betroffenen Bezirks.

12.19 Skabies

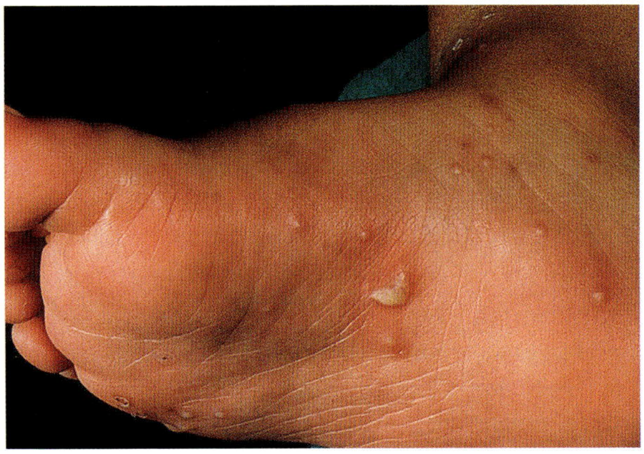

Abb. 12.19a [E749]

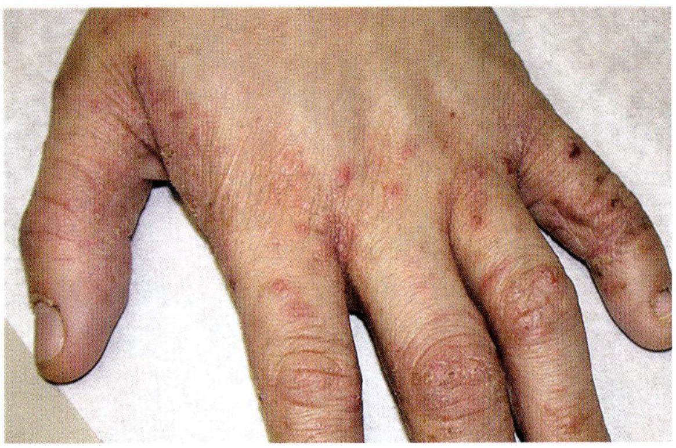

Abb. 12.19b [E703]

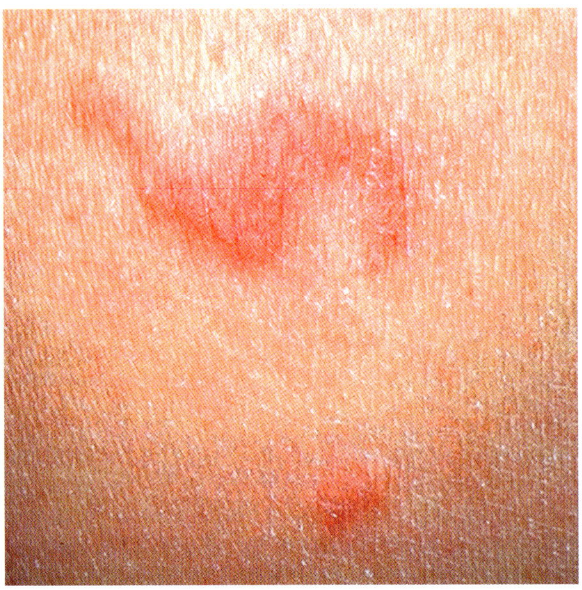

Abb. 12.19c [R299]

Bildbeschreibung

Die ➤ Abb. 12.19a zeigt einen Fuß mit multiplen vesikulären und vereinzelt pustulären Erscheinungen und entzündlicher Rötung. Auf der ➤ Abb. 12.19b ist eine Hand zu sehen. Auffällig sind diffuse Rötungen und erythematöse Papeln, v.a. im Interdigitalraum und an den Schwimmhäuten. Über den Mittelgelenken lassen sich zusätzlich Kratzexkoriationen und eine feine Schuppenbildung erkennen.

Auf ➤ Abb. 12.19c ist ein längliches, gyriertes, erhabenes Erythem zu sehen, darunter ist eine kleine makulopapulöse Hauterscheinung sichtbar. Eine Zuordnung zu einem Körperareal kann nicht vorgenommen werden.

Verdachtsdiagnose/Befund

Skabies.

Differenzialdiagnosen

- **Kontaktekzem:** Kann direkt nach Einwirkung der Noxe oder nach Tagen entstehen. Es kann mit makulopapulösen, juckenden Hauterscheinungen einhergehen.
- **Atopisches Ekzem** (➤ 12.7): Chronisch-rezidivierende Hauterkrankung, die im Rahmen einer Atopie vorkommt. Prädilektionsstellen sind v. a. die Beugeseiten der Extremitäten, wobei eine entzündliche Rötung, Papeln, Nässen und Juckreiz zu den Leitsymptomen zählen.

Anamnestische Fragen zur Sicherung der Diagnose

- Seit wann? Die Erscheinungen bei Skabies entstehen 2–5 Wochen nach Infektion und entwickeln sich langsam.
- Juckreiz? Wann am stärksten? Bei Skabies ist der Juckreiz v. a. nachts vorhanden.
- Häufiger Partnerwechsel? Hinweis auf Ursache der Hauterscheinungen und des Übertragungsmodus bei Skabies.

Untersuchungsbefunde

- Entzündliche Hautläsionen als Papeln, Vesiculae, Krusten und Kratzexkoriationen durch starken Juckreiz.
- Kommaartige oder gyrierte (in Bögen verlaufend), oft unregelmäßig gewundene, bis zu 1 cm lange, weißliche Gänge (➤ Abb. 12.19c); diese sind häufig erst mit Vergrößerung sichtbar.
- Diagnosesicherung durch mikroskopischen Nachweis von Milben, Eiern oder Skybala aus einem Hautgeschabsel und/oder durch einen Klebebandtest und anschließenden mikroskopischen Untersuchung und/oder durch Dermatoskopie; diese Untersuchungen sollten beim Dermatologen erfolgen.

Krankheitsbild

Skabies (*Krätze*) wird durch Krätzmilben übertragen. Sie haben eine obligat parasitäre Lebensweise, d. h. sie sind ständig auf einen Wirt angewiesen und sind ohne ihn auf Dauer nicht überlebensfähig. Außerhalb des menschlichen Körpers überleben die Krätzmilben 24–36 Stunden in Bettwäsche, Kleidung und Teppichen. Skabies wird über engen Kontakt übertragen, u. a. über Sexualkontakte. Nach einer Inkubationszeit von 2–6 Wochen haben die Milben in der Epidermis Gänge gegraben, in denen der Milbenkot deponiert wird.

Leitsymptom der Krätze ist v. a. nächtlicher Juckreiz auf den betroffenen Stellen des Körpers. Die **Prädilektionsstellen** sind die Schwimmhäute der Hände und Füße, die vordere Axillarlinie, die Mamillenregion, die Genitalregion und der Nabelbereich. Im Gesicht findet sich so gut wie nie, außer selten bei Kindern, ein Krätzebefall. In der Genitalregion kann sich der Krätzebefall als Papeln am Penisschaft manifestieren.

KAPITEL

13 Infektionskrankheiten

13.1 Einblutungen bei Meningokokkenmengitis

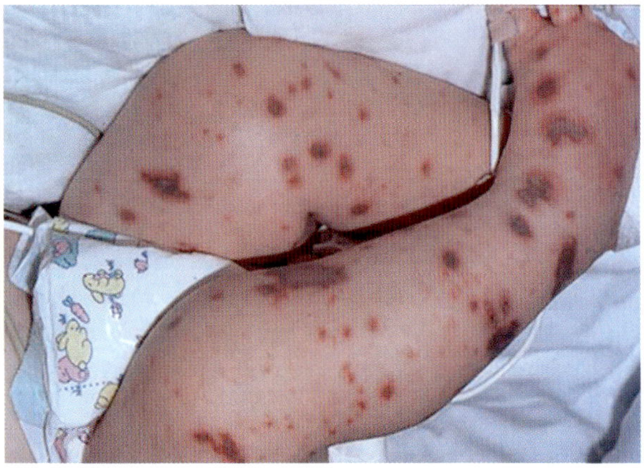

Abb. 13.1a [G808]

Bildbeschreibung

Die ➤ Abb. 13.1a und ➤ Abb. 13.1b zeigen den Stamm eines Kindes und kindliche unteren Extremitäten, die multiple petechiale Blutungen und Ekchymosen aufweisen.

Verdachtsdiagnose/Befund

Petechiale Blutungen bei Meningokokken-Meningitis.

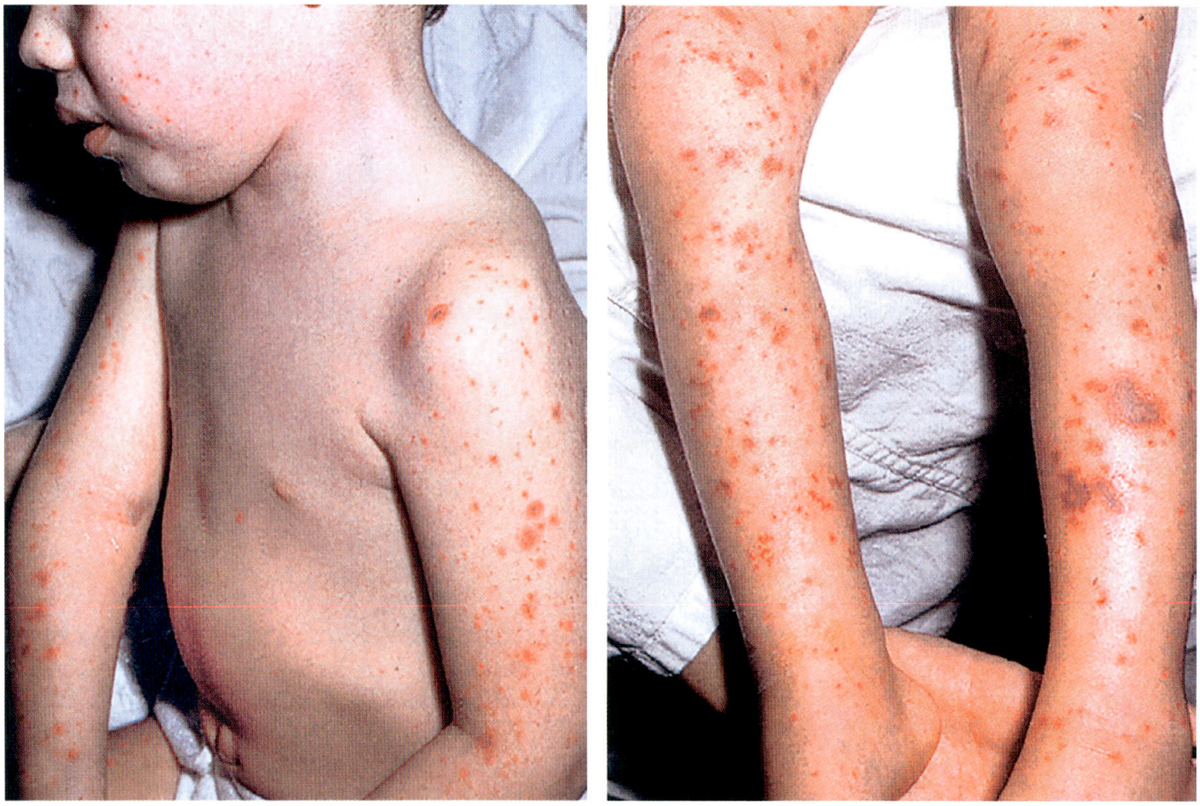

Abb. 13.1b [G764]

Differenzialdiagnosen

- **Arzneimittelexanthem:** Kann in seltenen Fällen in Form von petechialen Blutungen auftreten.
- **Virale hämorrhagische Fieber:** Führen zur Gerinnungsfaktormangel und in der Folge zu großflächigen Blutungen (Hämatome und Sugillationen).
- Petechien durch **Thrombozytenmangel** (➤ 11.5): Zum Beispiel bei Splenomegalie, Leukämie, Morbus Werlhof.

Anamnestische Fragen zur Sicherung der Diagnose

- Seit wann? Petechien infolge einer Meningokokken-Meningitis treten meist akut auf.
- Allgemeinsymptome: Fieber, Kopfschmerzen, Übelkeit, Erbrechen? Typische Symptome der Meningitis.
- Neurologische Symptome: positive Meningendehnungszeichen, Desorientierung, Benommenheit? Typische Begleitsymptome der Meningitis.
- Vorausgegangene Infekte oder internistische Erkrankungen? Häufig geht der Meningitis ein viraler, grippaler Infekt voraus.
- Medikamenteneinnahme, v. a. Thrombozytenaggregationshemmer? Diese könnte auf petechiale Blutungen hinweisen.
- Impfstatus? Eine Impfung gegen Meningokokken reduziert die Wahrscheinlichkeit der Erkrankung, schließt sie jedoch nicht gänzlich aus.

Untersuchungsbefunde

- Bei septischem Schock kommt es v. a. zu folgenden Symptomen: Kreislaufinstabilität mit therapieresistenter Hypotonie, die trotz hoher Volumensubstitution und häufig auch trotz Gabe von vasopressorischen Substanzen persistiert, und **Laktatanstieg** als Ausdruck eines anaeroben Stoffwechsels; häufig Fieber mit Schüttelfrost, Tachypnoe, Vigilanzstörungen, Anurie, warme, rosige Haut, später Hautmarmorierung und Einblutungen.
- Labor: Leukozytose oder Leukopenie mit Linksverschiebung, Thrombopenie, Quick-Wert ↓, CRP ↑↑, BSG ↑↑, Procalcitonin ↑.
- Erregernachweis aus dem Blut (Blutkulturen) und aus dem Liquor.

Krankheitsbild

Meningokokken werden aerogen übertragen, sie siedeln sich in den Epithelien des Respirationstrakts an und gelangen hämatogen in die Hirnhäute und verursachen eine **Meningitis.** Durch die entzündliche Reaktion entwickeln sich ein Hirnödem und eine Liquorabflussstörung, die das bestehende Hirnödem weiter verstärkt und zu einer Hirndrucksteigerung führt. Die Inkubationszeit ist mit 1–10 Tagen kurz.

Die **Symptome** der Meningokokken-Meningitis sind:
- Kopfschmerzen, Nackensteifigkeit (Meningismus)
- Symptome der meningealen Reizung, Opisthotonus
- Positive Meningendehnungszeichen (Brudzinski, Lasègue, Kernig)
- Fieber mit Schüttelfrost, Lichtscheu
- Bewusstseinstrübung, Verwirrtheit
- Übelkeit, Erbrechen

Die **Komplikation** ist das **Waterhouse-Friderichsen-Syndrom,** das mit einem septischen Schock gleichzusetzen ist. **Mikrothrombenbildung, Verbrauchskoagulopathie** mit **Petechien, Ekchymosen** und Multiorganversagen sind für den Zustand kennzeichnend.

Die Erkrankung bedarf einer **intensivmedizinischen Therapie.** Dem Heilpraktiker ist die Behandlung der Meningokokken-Meningitis nach §§ 24, 6, 7, 34 IfSG nicht gestattet. Verdacht, Erkrankung und Tod müssen nach § 6 IfSG an das zuständige Gesundheitsamt gemeldet werden.

13.2 Exanthema subitum

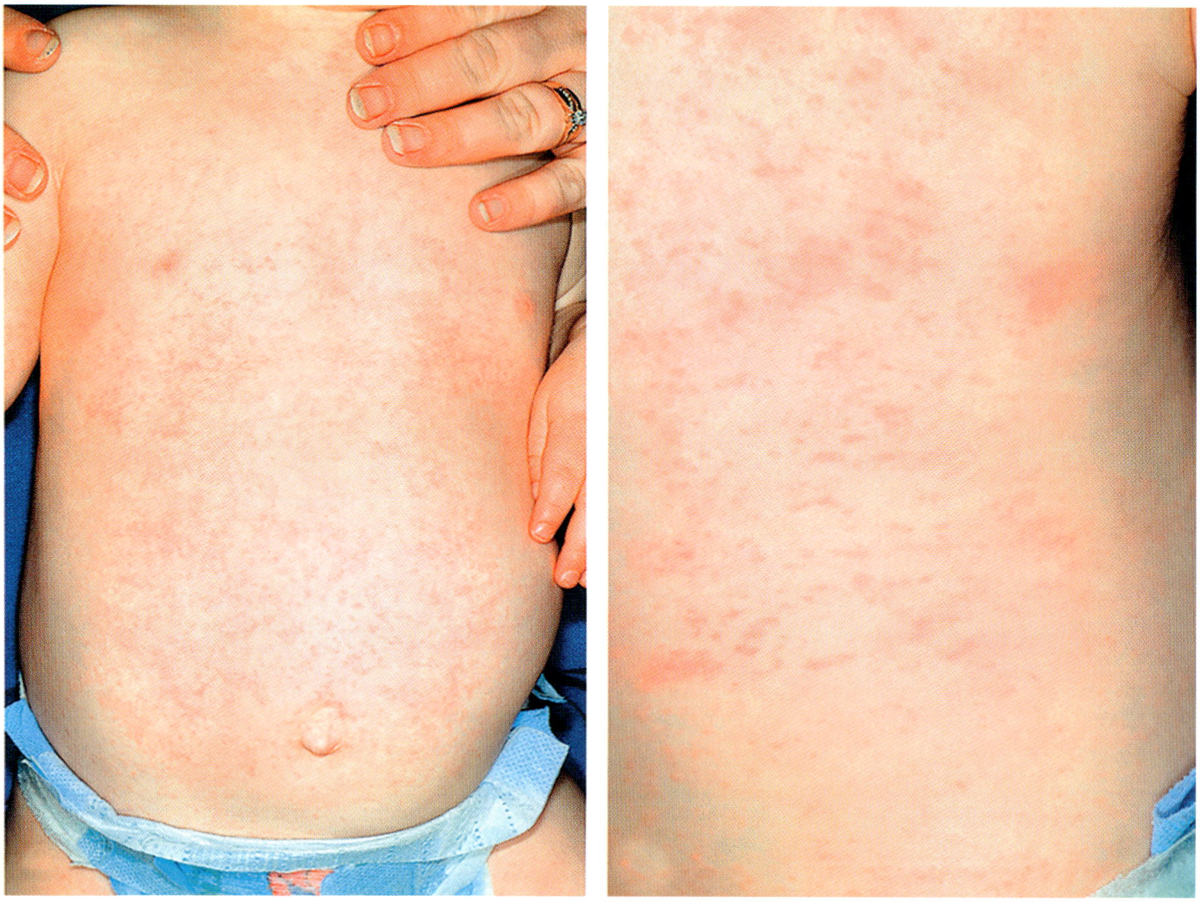

Abb. 13.2a [E473]

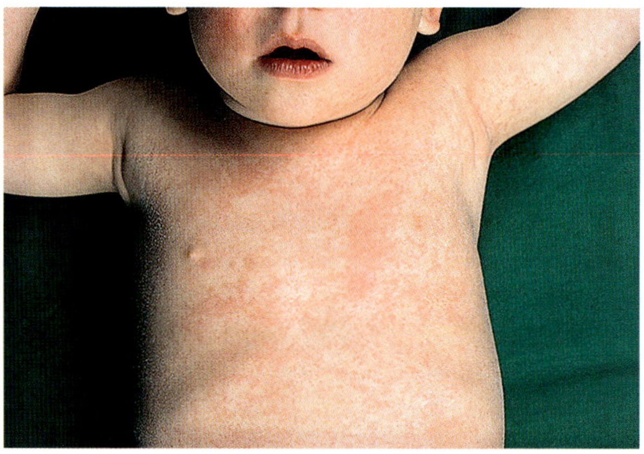

Abb. 13.2b [M552]

Bildbeschreibung

Die ➤ Abb. 13.2a zeigt einen kindlichen thorakalen und abdominellen Bereich, der von einem makulopapulösem Exanthem durchsetzt wird (linke Abbildung). Im rechten Bild sind die Effloreszenzen vergrößert dargestellt. Auf der ➤ Abb. 13.2b ist ebenfalls ein Kind zu sehen. Das Exanthem ist etwas kräftiger ausgeprägt als das von ➤ Abb. 13.2a.

Verdachtsdiagnose/Befund

Exanthema subitum.

Differenzialdiagnosen

- **Masern** (➤ 13.3): Das Exanthem ist makulopapulös und konfluierend. Es beginnt hinter den Ohren mit Ausbreitung nach kaudal.
- **Röteln** (➤ 13.4): Das Rötelnexanthem ist feiner als bei Masern, ebenfalls makulopapulös und nicht konfluierend. Es breitet sich von kranial nach kaudal aus und zeigt eine raue Schuppung.
- **Arzneimittelexanthem:** Kann mit unterschiedlichsten Exanthemarten auftreten.

Anamnestische Fragen zur Sicherung der Diagnose

- Seit wann? Das Exanthem beim Drei-Tage-Fieber tritt plötzlich auf, meist im Anschluss an eine fiebrige Zeitperiode.
- Lokalisation des Exanthems? Das Exanthem ist stammbetont, häufig flüchtig und blass.
- Vorausgegangenes fiebriges Stadium? Typisch für das Exanthema subitum.
- Impfstatus? Ein kompletter Impfstatus nach STIKO macht Masern und Röteln unwahrscheinlich.
- Medikamenteneinnahme? Hinweis auf mögliche Ursache.

Untersuchungsbefunde

➤ Krankheitsbild.

Krankheitsbild

Das Exanthema subitum (*Drei-Tage-Fieber*) wird durch das humane Herpes-Virus Typ 6 hervorgerufen. Es wird fäkal-oral übertragen, die Inkubation beträgt ca. 1–2 Wochen.

Die Symptome sind ein plötzlicher Fieberanstieg bis auf 40 °C für ca. 3–8 Tage mit meist geringer Störung des Allgemeinbefindens. Mit dem **Fieberabfall** tritt ein blass-rotes **makulöses Exanthem** auf, das manchmal sehr **flüchtig** und **gelegentlich kaum sichtbar** ist. Es ist **stammbetont** und besteht für wenige Stunden bis Tage.

Die **Komplikationen** können u. a. ein Fieberkrampf, Enzephalitis, Pneumonie oder Knochenmarksschäden sein. Die Infektiosität ist vor dem Auftreten des Exanthems am höchsten. Die Immunität hält wohl lebenslang nach durchgemachter Erkrankung. Die Therapie ist symptomatisch.

13.3 Masern

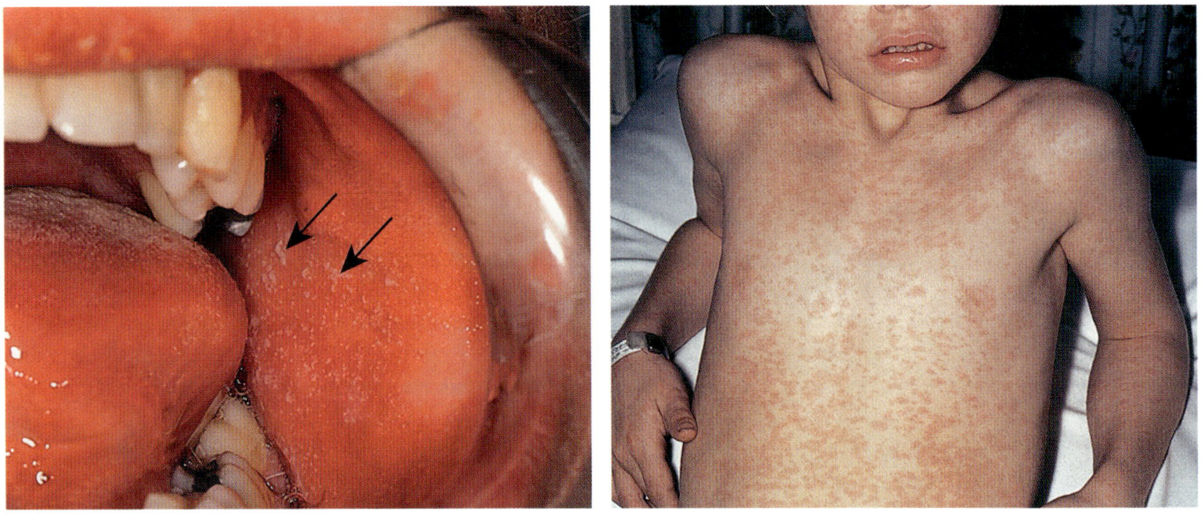

Abb. 13.3a [E499-002]

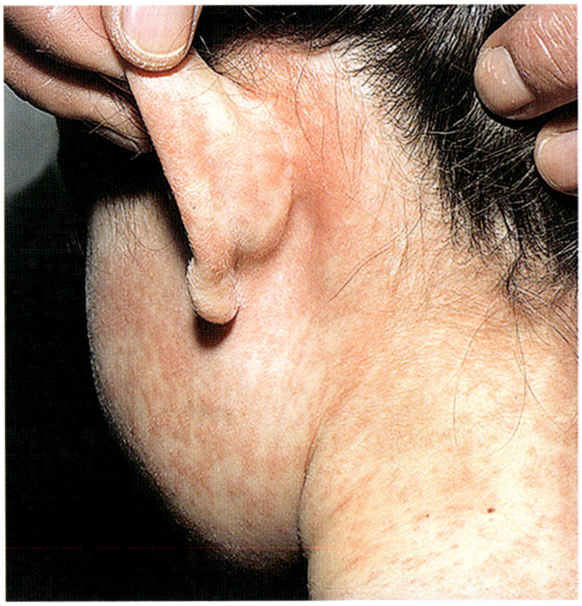

Abb. 13.3b [T701]

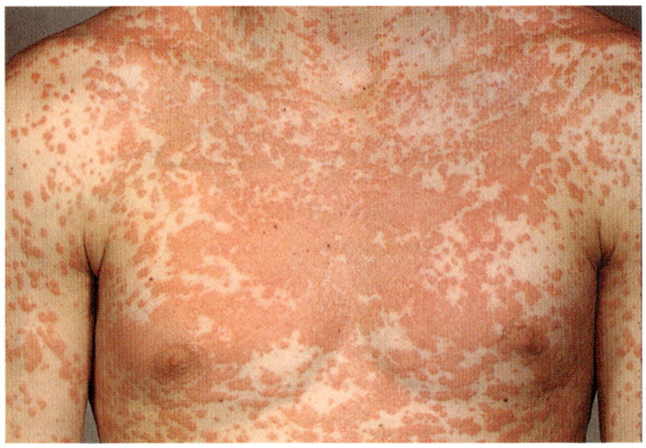

Abb. 13.3d [R240]

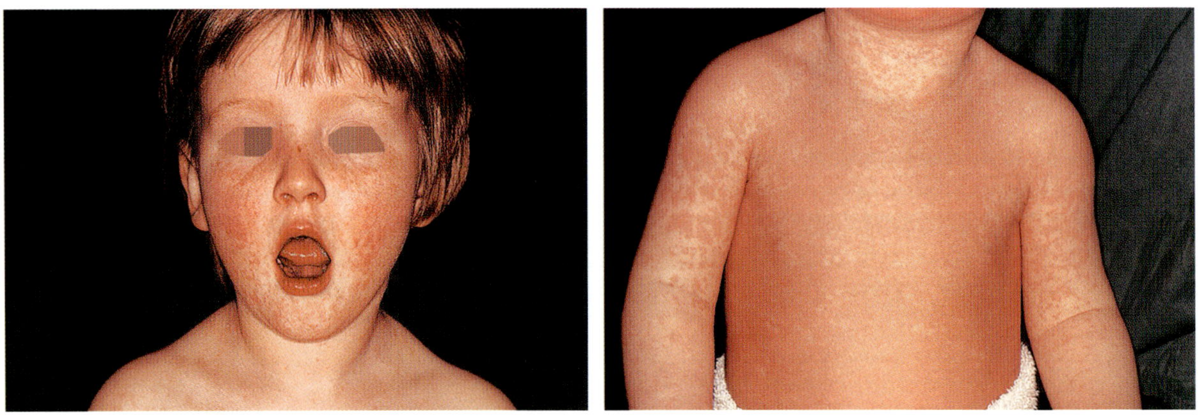

Abb. 13.3c [R190-003]

Bildbeschreibung

Auf der ➤ Abb. 13.3a ist eine Backentasche mit einem Enanthem zu sehen (linke Abbildung), die durch feine weißliche Auflagerungen gekennzeichnet ist. Die rechte Abbildung zeigt ein Kind mit einem makulopapulösen Exanthem. Auf der ➤ Abb. 13.3b ist eine kindliche, retroaurikuläre Region dargestellt. Deutlich erkennbar das makulopapulöse, konfluierende Exanthem. Auf der ➤ Abb. 13.3c (links) ist das Gesicht eines Kindes mit dem typischen makulopapulösen Exanthem zuerkennen, das am Stamm (rechts) großflächig und konfluierend ist.

Verdachtsdiagnose/Befund

Masern.

Differenzialdiagnosen

- **Arzneimittelexanthem:** Kann mit unterschiedlichsten Effloreszenzen einhergehen. Auf der ➤ Abb. 13.3d ähnelt das Exanthem sehr stark dem Masernexanthem.
- **Infektiöse Mononukleose:** Kann selten mit einem masernähnlichen Exanthem einhergehen.
- **Luetisches Exanthem** (➤ 13.4): Kann insbesondere im Stadium II der Lues mit unterschiedlichsten Exanthemarten einhergehen.
- **Röteln** (➤ 13.4): Das Exanthem ist feiner als bei Masern, ebenfalls makulopapulös, nicht konfluierend. Es breitet sich von kranial nach kaudal aus und schuppt.
- **Röschenflechte** (*Pityriasis rosea*): Die Erkrankung beginnt mit einem Erythem (Primärmedaillon) und zeigt wenige Tage später ein makulöses Exanthem, das in den Hautspaltlinien zu finden ist.

Anamnestische Fragen zur Sicherung der Diagnose

- Seit wann? Das Masernexanthem tritt meist akut auf, beginnt hinter den Ohren und breitet sich nach kaudal aus.
- Vorausgegangenes fiebriges bzw. grippales Stadium? Vorausgegangenes grippales Stadium mit Koplik-Flecken mit anschließend freiem Intervall spricht für eine Masernerkrankung.
- Allgemeinsymptome? Das Allgemeinbefinden ist bei der Masernerkrankung gestört.
- Impfstatus? Ein vollständiger Impfstatus nach STIKO-Empfehlungen macht Masern unwahrscheinlich.
- Medikamenteneinnahme? Hinweis auf Arzneimittelexanthem.

Untersuchungsbefunde

Labor: Masern-Serologie positiv mit Nachweis von spezifischen IgM, Leukopenie, Lymphopenie, Eosinopenie.

Die Durchführung der serologischen Tests (indirekter Erregernachweis) ist dem Heilpraktiker nach § 24 IfSG nicht gestattet.

Krankheitsbild

Masern werden vom Masernvirus hervorgerufen. Die Übertragung erfolgt über Tröpfcheninfektion. Die Symptome sind:

- **Prodromalstadium** (katarrhalische Stadium; 3–4 Tage): „verheult, verrotzt, verschwollen", trockener Husten, Halsschmerzen, Konjunktivitis, Enanthem am Gaumen, Koplik-Flecken, Fieber (geht danach für einige Tage zurück)
- **Exanthemstadium** (ca. 1 Woche): makulopapulöses, großfleckiges, konfluierendes Exanthem mit Beginn hinter den Ohren und im Gesicht mit kraniokaudaler Ausbreitung, später feine Schuppung, Fieber (mit Einsetzen des Exanthems erneuter Fieberanstieg) und Halslymphknotenschwellung

Zu den **Komplikationen** zählen v. a. Otitis media, Masernpneumonie, Laryngotracheitis, Masernenzephalitis und SSPE (subakute sklerosierende Panenzephalitis). Die Infektiosität ist im Prodromalstadium am höchsten und nimmt rapide ab, sobald das Exanthem aufgetreten ist. Die Immunität besteht wohl lebenslang nach Infektion oder zweimaliger Impfung.

Die **Therapie** ist symptomatisch, ggf. antibiotisch bei bakterieller Sekundärinfektion. Die Behandlung ist dem Heilpraktiker nach §§ 24, 6, 7, 34 IfSG nicht gestattet.

13.4 Röteln

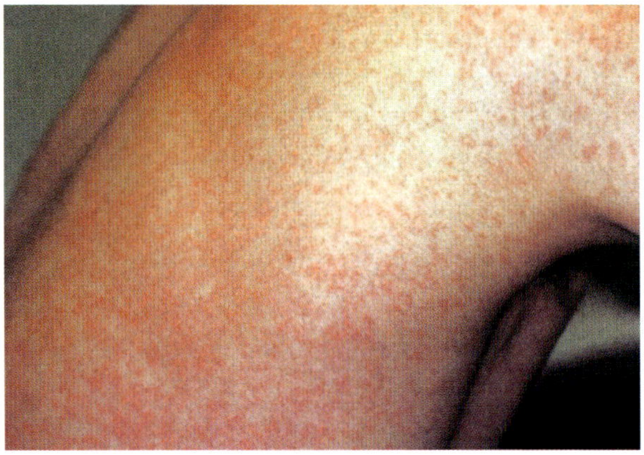

Abb. 13.4a [G624-001]

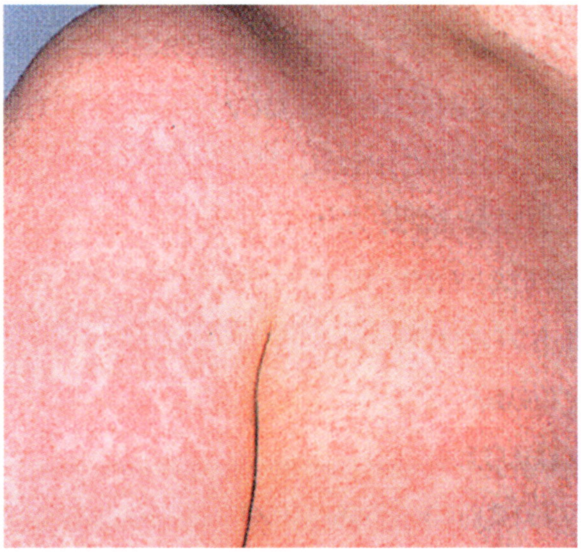

Abb. 13.4b [T701]

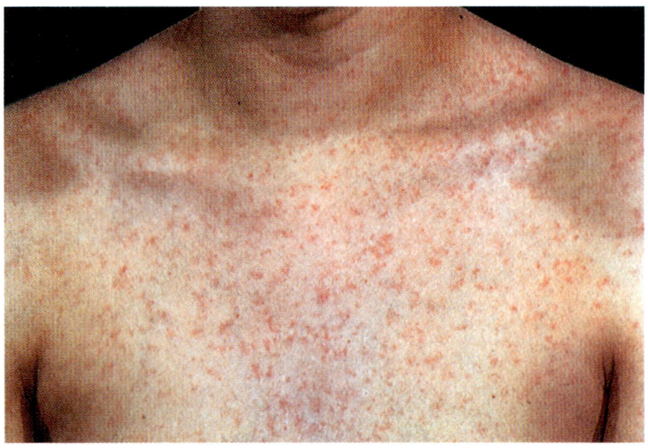

Abb. 13.4c [R132]

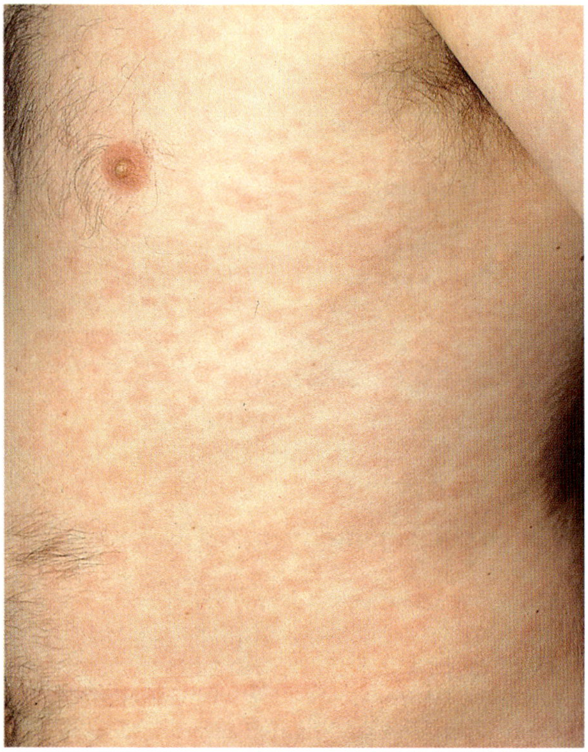

Abb. 13.4d [R240]

Bildbeschreibung

Auf der ➤ Abb. 13.4a, der ➤ Abb. 13.4b und auf der ➤ Abb. 13.4c sind Anteile des Körperstamms sichtbar. Auffällig ist ein klein- bis mittelfleckiges makulopapulöses, nicht konfluierendes Exanthem.

Verdachtsdiagnose/Befund

Röteln.

Differenzialdiagnosen

- **Masern** (➤ 13.3): Das Exanthem ist makulopapulös und konfluierend. Es beginnt hinter den Ohren mit Ausbreitung nach kaudal.
- **Arzneimittelexanthem:** Dieses kann mit unterschiedlichsten Exanthemarten in Erscheinung treten.
- **Röschenflechte** (*Pityriasis rosea*): Die Erkrankung beginnt mit einem Erythem (Primärmedaillon) und zeigt wenige Tage später ein makulöses Exanthem, das in den Hautspaltlinien zu finden ist.
- **Luetisches Exanthem** (➤ 13.4): Kann insbesondere im Stadium II der Lues mit unterschiedlichster Exanthemmorphologie einhergehen (➤ Abb. 13.4d).

Anamnestische Fragen zur Sicherung der Diagnose

- Seit wann? Das Exanthem entwickelt sich rasch, beginnt im Gesicht und wandert nach kaudal.
- Vorausgegangenes fiebriges bzw. grippales Stadium? Typische Prodromi bei Röteln, häufig mild ausgeprägt.
- Impfstatus? Ein vollständiger Impfstatus nach STIKO-Empfehlungen macht Röteln unwahrscheinlich.
- Medikamenteneinnahme? Hinweis auf Arzneimittelexanthem.

Untersuchungsbefunde

Labor: Röteln-Serologie positiv mit Nachweis von IgM oder 4-facher Anstieg von IgG, Leukopenie, Lymphozytose, Plasmazellvermehrung.

Krankheitsbild

Röteln werden durch das Rötelnvirus hervorgerufen. Als Eintrittspforte dient der Nasen-Rachen-Raum. Die Vermehrung findet in den oberen Luftwegen statt. Bei Kindern können Röteln zu 50 % inapparent verlaufen.

Die **Symptome** von Röteln sind:

- Leichter Beginn ohne Fieber
- **Makulopapulöses, mittelfleckiges** Exanthem, in der Größe zwischen Masern- und Scharlachexanthem, das **flüchtig, blass, in der Regel nicht konfluierend** ist, hinter den Ohren beginnt, eine raue Schuppung zeigt und ca. 3 Tage dauert
- Generalisierte **Lymphknotenschwellung,** besonders im Kopf-Hals-Gebiet („Röteln diagnostiziert man im Dunkeln")
- Milzschwellung

Bei Infektion mit Röteln im 1. Schwangerschaftsdrittel kommt es zur **Röteln-Embryopathie.** Die Fehlbildungen betreffen Herz (Septumdefekte), Augen (Katarakt) und Innenohr (Schwerhörigkeit). Komplikationen sind eher selten und können sich bemerkbar machen als Röteln-Enzephalitis oder Röteln-Arthritis.

Die **Diagnostik** erfolgt über das klinische Bild und den Nachweis von Antikörpern. Die Infektiosität ist 1 Woche vor bis 1 Woche nach Exanthemausbruch am höchsten. Die Immunität besteht wohl lebenslang nach durchgemachter Infektion oder Impfung.

Die **Therapie** ist symptomatisch. Nach Kontakt von Schwangeren mit Rötelninfizierten ist eine passive Impfung wenige Tage nach Exposition möglich.

Die Behandlung ist dem Heilpraktiker nach §§ 24 und 6 IfSG nicht gestattet. Eine namentliche Meldung an das Gesundheitsamt muss innerhalb von 24 Stunden erfolgen.

13.5 Varizellen

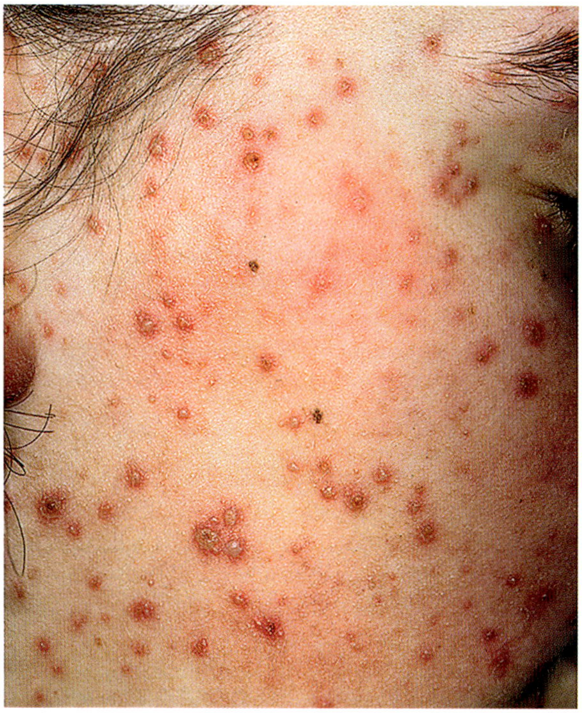

Abb. 13.5a [E385-001]

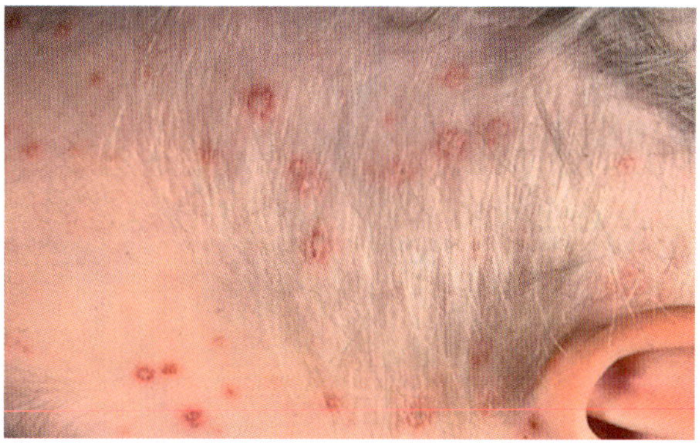

Abb. 13.5b [R246]

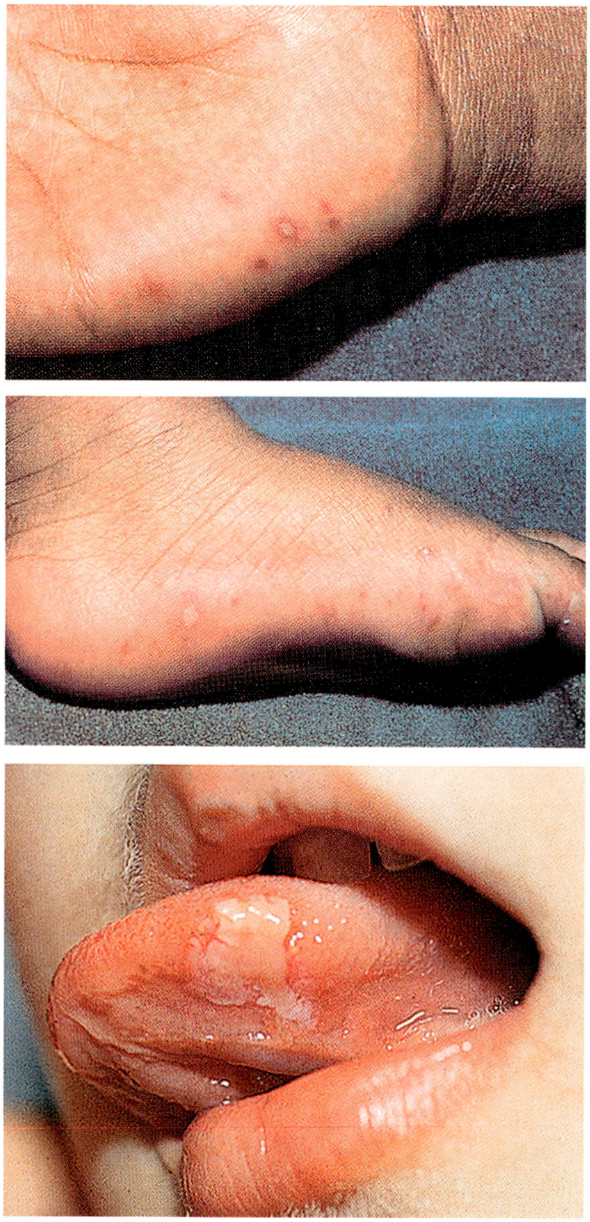

Abb. 13.5c [E422-001]

Bildbeschreibung

Die ➤ Abb. 13.5a und die ➤ Abb. 13.5b zeigen Teile eines Gesichts mit entzündlichen Maculae, Papeln, Bläschen und beginnender Krustenbildung. Die Effloreszenzen kommen auch im Bereich der behaarten Kopfhaut vor.

Verdachtsdiagnose/Befund

Varizellen.

Differenzialdiagnosen

Hand-Fuß-Mund-Krankheit: Durch Coxsackie-Viren hervorgerufene Infektion, die sich mit Bläschen und Erosionen bemerkbar macht. Prädilektionsstellen sind Handflächen, Fußsohlen und Mundregion (➤ Abb. 13.5c). Bei Varizellen sind Handflächen und Fußsohlen ausgespart.

Anamnestische Fragen zur Sicherung der Diagnose

- Seit wann? Das Auftreten der Effloreszenzen bei Varizellen beginnt subakut mit schubartigem Verlauf.
- Vorausgegangenes fiebriges bzw. grippales Stadium? Typisch sind milde grippale Symptome.
- Juckreiz? Starker Juckreiz ist für Windpocken typisch.
- Impfstatus? Ein vollständiger Impfstatus nach STIKO-Empfehlung macht Windpocken unwahrscheinlich.
- Medikamenteneinnahme? Hinweis auf ein Arzneimittelexanthem.
- Handflächen bzw. Fußsohlen betroffen? Typischerweise sind Handflächen und Fußsohlen nicht betroffen.

Untersuchungsbefunde

Labor: Varizellen-Serologie positiv mit Nachweis von IgM oder 4-facher Anstieg von IgG.

Krankheitsbild

Varizellen (*Windpocken*) werden durch das Varizella-Zoster-Virus hervorgerufen und aerogen übertragen. Es gelangt auch in die Spinalganglien, von wo es später reaktiviert werden kann und in Form einer Gürtelrose (*Herpes zoster*) manifest wird.

Symptome sind:

- Mäßiges Fieber mit **stark juckendem Exanthem,** das sich schubweise entwickelt (Roseolen, Papeln, Bläschen, Kruste) und den typischen **Sternenhimmel** (*Heubner-Sternenkarte*) erzeugt.
- Befallen sind die gesamte behaarte Haut und Schleimhäute, Handflächen und Fußsohlen sind ausgespart.
- Effloreszenzen heilen ohne Narben ab, es sei denn, sie werden zerkratzt.

Komplikationen sind u. a. eine bakterielle Infektion des Exanthems, Otitis media oder Varizellenpneumonie. Bei nachlassender Immunität kann es zu Reaktivierung des Virus in Form der **Gürtelrose** kommen, z. B. bei Immunschwäche, Stress, Sonneneinwirkung. Befallen sind meist ein oder wenige Dermatome, am häufigsten im thorakalen Bereich. Typisch sind starke Schmerzen im Bereich der betroffenen Bezirke vor und nach Bläscheneruption. Postzoster-Schmerzen können monatelang bestehen bleiben. Die Infektiosität besteht ca. 2 Tage vor Auftreten des Exanthems bis ca. 7 Tage nach Auftreten der letzten Effloreszenzen. Beim Herpes zoster beginnt die Infektiosität mit dem Auftreten der Bläschen und dauert bis zur krustigen Abheilung.

Die **Therapie** besteht aus juckreizstillenden Externa und Antihistaminika und bei der Gürtelrose aus Virustatika. Die Behandlung der Varizellen ist dem Heilpraktiker nach §§ 24, 6, 34 IfSG nicht gestattet.

13.6 Erythema chronicum migrans

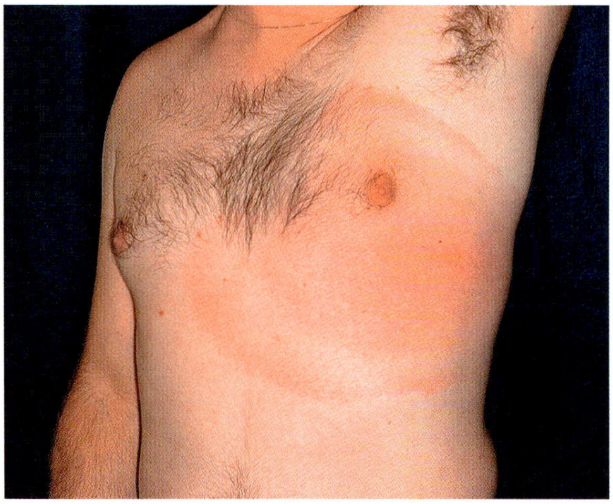

Abb. 13.6a [E948-001]

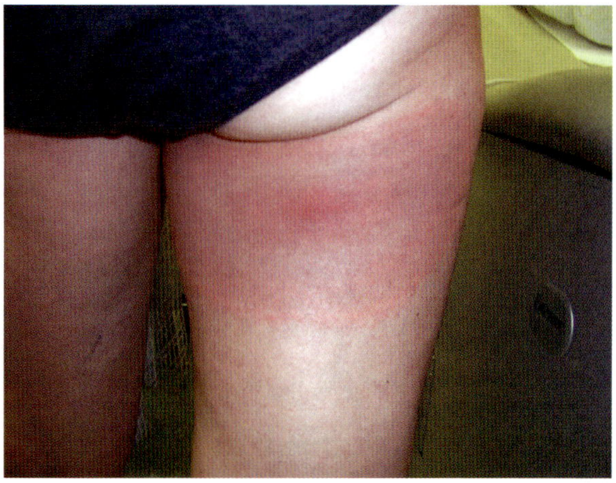

Abb. 13.6b [E355-027]

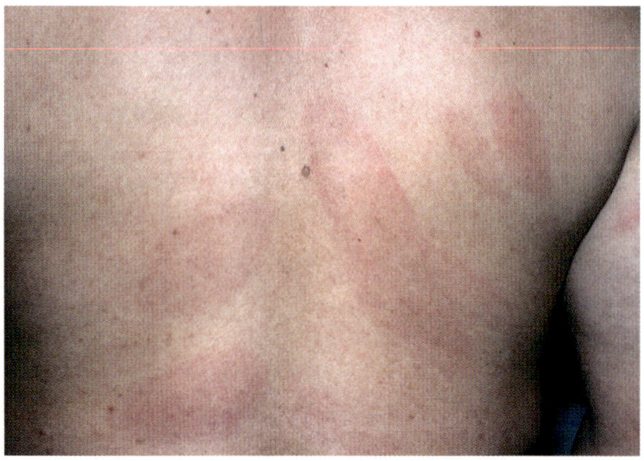

Abb. 13.6c [G1003-002]

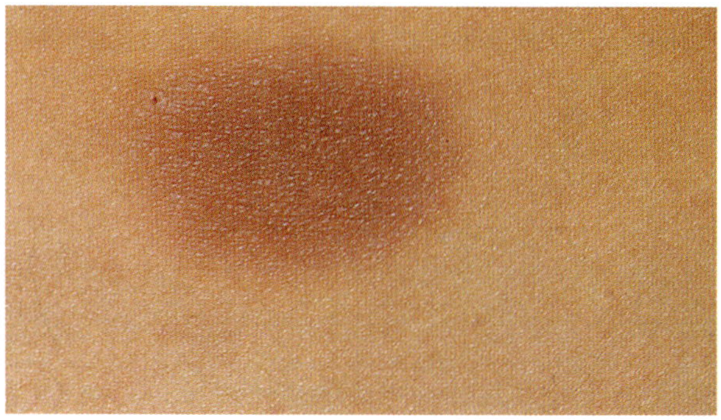

Abb. 13.6d [M174]

Bildbeschreibung

Die ➤ Abb. 13.6a zeigt Teile eines männlichen Körperstamms. Über dem linken unteren Thorax- und oberen Abdominalbereich ist ein Erythem sichtbar, das randbetont ist. Zentral ist eine gerötete, ringförmige Struktur zu sehen. Die gleiche ringförmige Struktur mit zentraler Rötung ist auch auf der ➤ Abb. 13.6b an der Rückseite des Oberschenkels erkennbar. Die ➤ Abb. 13.6c zeigt eine Rückenregion, die multiple, unterschiedlich große Erytheme mit Randbetonung zeigen.

Verdachtsdiagnose/Befund

Erythema migrans.

Differenzialdiagnosen

- **Tinea corporis** (➤ 12.15): Dermatophyteninfektion der Haut, die mit einem meist scharf begrenzten, randbetont gerötetem Herd und einem zentrifugalen Wachstum einhergeht.
- **Fixes Arzneimittelexanthem:** Es kann von Mensch zu Mensch eine unterschiedliche Morphologie einnehmen und ähnlich aussehen wie ein Erythem chronicum migrans (➤ Abb. 13.6d). Bei jedem Wiederauftreten sehen die Hauterscheinungen aber gleich aus und treten an denselben Stellen auf. Gelegentlich zeigen sie bei wiederholter Verabreichung unverträglicher Arzneimittel eine Ausbreitungstendenz.

Anamnestische Fragen zur Sicherung der Diagnose

- Seit wann? Das Erythema migrans entwickelt sich langsam.
- Lokale Symptome: Schmerzen, Juckreiz? Juckreiz und Aktivitätsgefühl können auftreten.
- Allgemeinsymptome? Fieber, reduziertes Allgemeinbefinden können selten im Verlauf des Stadium I auftreten.
- Medikamenteneinnahme? Hinweis auf mögliche Ursache.
- Häufiger Aufenthalt im Freien? Hinweis auf möglichen Zeckenstich.
- Bekannte Zeckenstiche? Hinweis auf Ursache.

Untersuchungsbefunde

Labor: Borrelien-Serologie positiv mit Nachweis von IgM, Erregernachweis durch Kultur (schwierig) oder PCR.

Krankheitsbild

Die **Borreliose** wird durch das Bakterium Borrelia burgdorferi verursacht und über Zecken übertragen. Mit der Dauer des Saugakts der Zecke erhöht sich das Infektionsrisiko. Die Erkrankung verläuft in Stadien:

- **Stadium I:** Tage bis Wochen nach dem Zeckenstich entwickelt sich das **Erythema migrans** (*Wanderröte*), das zunächst als Papel in Erscheinung tritt, dann als zentrifugal wachsendes Erythem, das in der Mitte wieder blasser wird; es kann auch fehlen. Die Bissstelle kann schmerzhaft oder überempfindlich sein, grippale Symptome können auftreten. Die Hauterscheinung kann spontan heilen oder über Wochen persistieren.
- **Stadium II:** Dieses beginnt nach wenigen Wochen mit Allgemeinsymptomen. Typisch ist das **Bannwarth-Syndrom** (radikuläre Schmerzen, schlaffe Lähmungen, Sensibilitäts- und Hirnnervenausfällen und Meningitis). Typisch sind Arthritis (Lyme-Arthritis), Herzrhythmusstörungen, Herzinsuffizienz, Hypertonie, Lymphozytom meist an Ohrläppchen oder Mamillen.
- **Stadium III:** Beginn meist nach Jahren mit u. a. Polyneuropathie, **Hautatrophie** (*Akrodermatits chronica atrophicans*) und zentralen Ausfällen (*Neuroborreliose*).

Die **Diagnostik** erfolgt klinisch und ab Stadium II serologisch. Wichtig ist die Prophylaxe vor Zeckenbissen durch Tragen langer Kleidung und Absuchen der Haut nach Zecken nach einem Aufenthalt im Freien. Zecken sollten unverzüglich mit einer Zeckenzange entfernt werden. Die Therapie erfolgt mit Antibiotika.

13.7 Impetigo contagiosa

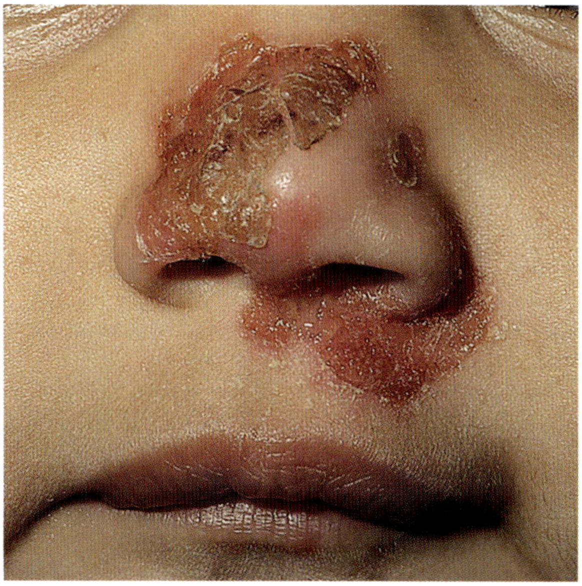

Abb. 13.7a [E422]

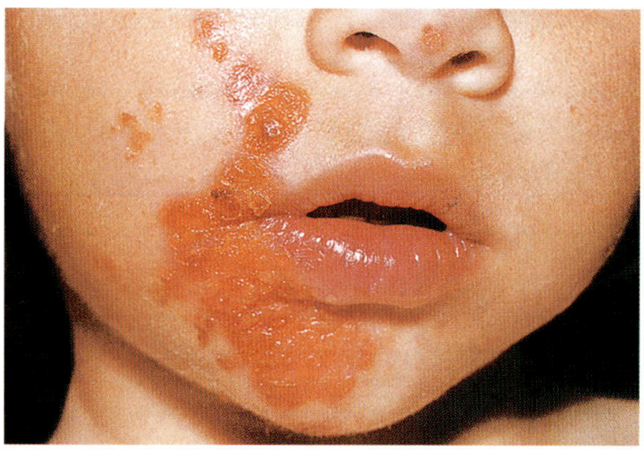

Abb. 13.7b [M174]

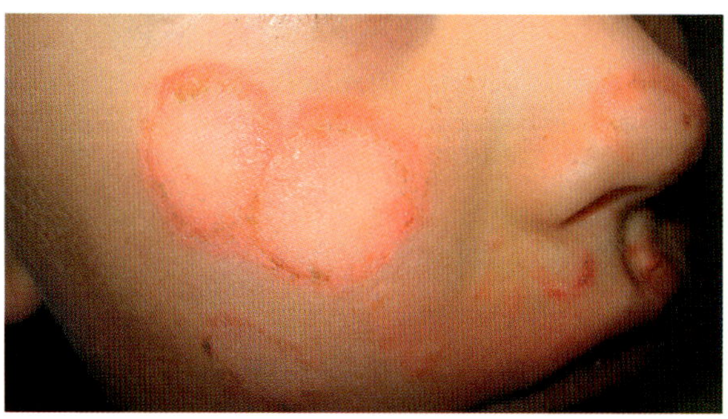

Abb. 13.7c [E948-004]

Bildbeschreibung

Die ➤ Abb. 13.7a zeigt Teile des Gesichts. Auf der Nase, v. a. zentral, ebenso auf der rechten Seite bis hin zum Nasenflügel, am Philtrum sowie unterhalb des linken Nasenflügels sind entzündliche Rötungen mit gelblichen Krusten zu sehen. Auf der ➤ Abb. 13.7b lassen sich die entzündlichen Rötungen mit honiggelben Krusten im Bereich des rechten Mundwinkels erkennen, die sich in die Richtung der Nasolabialfalte und zum Kinn hin ausbreiten.

Verdachtsdiagnose/Befund

Impetigo contagiosa.

Differenzialdiagnosen

- **Tinea faciei** (➤ 12.15): Dermatophyteninfektion der Gesichtshaut, die mit meist scharf begrenzten, randbetont geröteten Herden und zentrifugalem Wachstum einhergeht (➤ Abb. 13.7c). Im Gegensatz dazu findet sich bei der Borkenflechte meist eine homogen entzündliche Rötung.
- **Impetiginisiertes Ekzem:** Sekundäre bakterielle Hautinfektion (meist mit Staphylokokken) bei atopischem Ekzem.
- **Herpes simplex** (➤ 13.12): Infektionen mit humanen Herpes-Viren (meist Typ I), die als schmerzhafte Bläschen und später Erosionen in Erscheinung treten. Eine Beteiligung der Mundschleimhaut ist möglich und häufig.

Anamnestische Fragen zur Sicherung der Diagnose

- Seit wann? Die Entwicklung ist subakut, zunächst als schlaffe Blase auf entzündlichem Grund, die später eitrig wird.
- Lokale Symptome: Schmerzen, Juckreiz? Typische Symptome der Impetigo contagiosa.
- Allgemeinsymptome: Fieber? Das Allgemeinbefinden ist bei kleinen Herden häufig ungestört, bei ausgedehnten Herden sind Fieber und Allgemeinsymptome möglich.
- Infektionen bei gleichaltrigen Kindern? Häufige Übertragung in Gemeinschaftseinrichtungen mit hoher Kontagiosität.

Untersuchungsbefunde

Labor: Erregernachweis aus dem Abstrich, ggf. ASL- und Antistaphylolysin-Titer ↑.

Krankheitsbild

Die **Impetigo contagiosa** (*Borkenflechte*) ist eine bakterielle Infektion der Haut durch *Streptococcus aureus* und/oder β-hämolysierende Streptokokken der Gruppe A. Die Übertragung erfolgt über direkten Kontakt. Die Inkubationszeit von 2–10 Tagen ist kurz. Prädilektionsstelle ist das Gesicht.

Je nach Keim können zwei Formen unterschieden werden:

- **Kleinblasige Impetigo** (verursacht durch Streptokokken): An befallenen Stellen (Mund, Hals, Axilla) entwickeln sich zunächst rote Flecken, die dann in wassergefüllte Bläschen übergehen. Nach Aufplatzen der Bläschendecke entstehen honiggelbe Krusten auf gerötetem Grund. Schmerzhafte Lymphknotenschwellung ist möglich.
- **Großblasige Impetigo** (verursacht durch Staphylokokken): Schlaffe Blasen auf gerötetem Grund, die anfangs wasserklar, dann eitrigen Inhalt aufweisen. Abheilung ohne Narben, gelegentlich verbleibt eine Hyperpigmentierung des betroffenen Areals.

Als Komplikation kann eine Glomerulonephritis auftreten.

Die **Therapie** erfolgt mit Antibiotika. Für Heilpraktiker ist die Behandlung der Borkenflechte nach §§ 24 und 34 IfSG nicht gestattet.

13

13.8 Erysipel

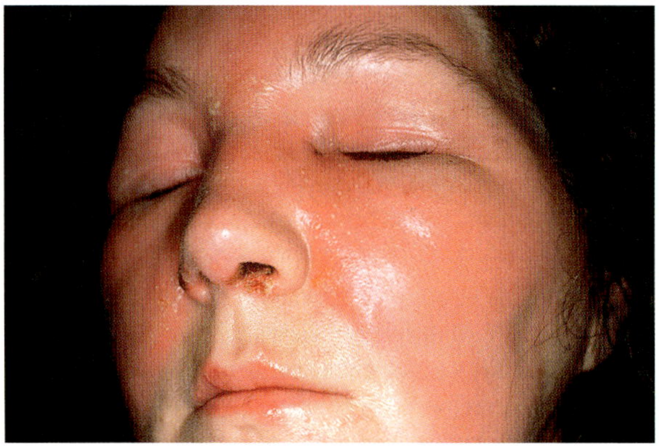

Abb. 13.8a [E355-027]

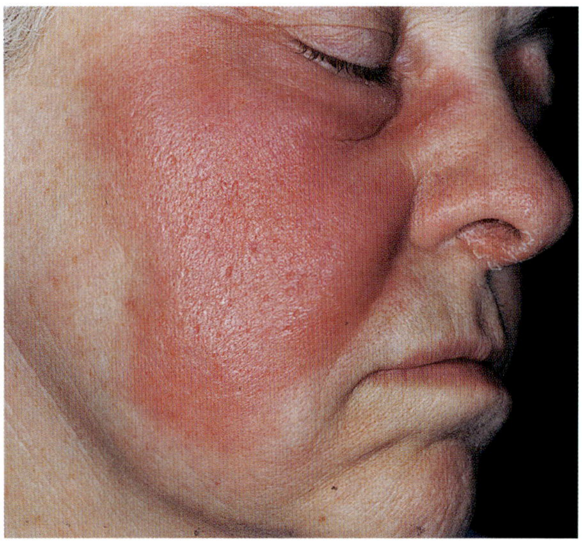

Abb. 13.8b [G888]

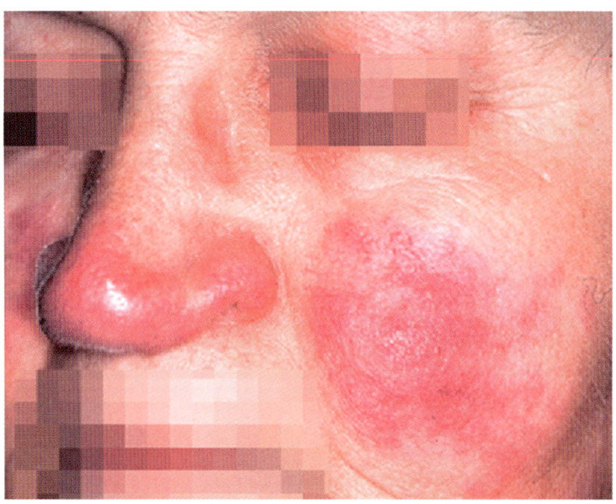

Abb. 13.8c [R299]

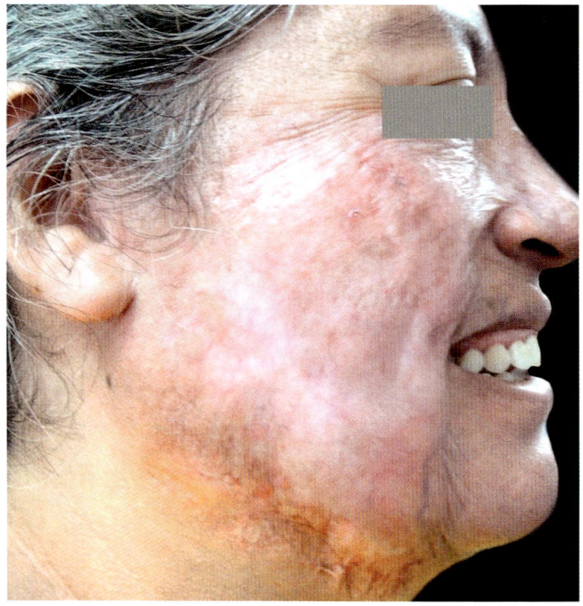

Abb. 13.8d [G1150]

Bildbeschreibung

Die ➤ Abb. 13.8a zeigt ein weibliches Gesicht, das entzündlich gerötet und geschwollen ist unter Aussparung der perioralen Region. Am Naseneingang sind Erosionen und Krustenbildungen sichtbar. Auf der ➤ Abb. 13.8b lässt sich die entzündliche Rötung und Schwellung auf der rechten Seite des Gesichts und hier insbesondere auf der Wange erkennen. Die Rötung ist allenfalls im Bereich der Nasolabialfalte scharf begrenzt.

Verdachtsdiagnose/Befund

Erysipel.

Differenzialdiagnosen

- **Toxisches Ekzem:** Dieses tritt plötzlich auf nach Noxeneinwirkung, aber meist ohne Fieber mit Schüttelfrost.
- **Allergische Reaktion:** Allmähliches Auftreten, im Verlauf stärker werdend (Crescendo-Reaktion), mäßiges Fieber.
- **Lupus-Erythem** (➤ 1.10): Meist symmetrisches Schmetterlingserythem über beiden Wangen und über der Nase. Häufig finden sich Sonnenempfindlichkeit, Beteiligung der kleinen Gelenke im Sinne einer Arthritis, Organbeteiligung u. a. als Glomerulonephritis, Pleuritis oder Perikarditis.
- Kutane Manifestation der **Sarkoidose** (*Lupus pernio*): Rot-bräunliche oder livide, umschriebene Papeln oder Indurationen, wie in ➤ Abb. 13.8c dargestellt ohne Neigung zur Ulzeration mit chronischem Verlauf.
- Kutane Manifestation der **Tuberkulose** (*Lupus vulgaris*): Erythematöse, bräunlich-bläuliche umschriebene Papeln oder Plaques mit Neigung zur Ulzeration und Narbenbildung (➤ Abb. 13.8d), chronischer Verlauf.

Anamnestische Fragen zur Sicherung der Diagnose

- Seit wann? Typisch für das Erysipel ist der plötzliche Beginn.
- Fieber, Schmerzhaftigkeit? Typische Symptome des Erysipels. Bei Rezidiven kann die Symptomatik milder ausfallen.
- Vorangegangene Hautläsionen? Risikofaktor für die Entstehung eines Erysipels.
- Vorerkrankungen (Diabetes mellitus, Tumorerkrankungen, Chemotherapie)? Prädisponierende Faktoren für die Entstehung eines Erysipels.
- Kontakt mit toxischen Substanzen? Hinweis auf mögliche Ursache.

Krankheitsbild

Das **Erysipel** (*Wundrose*) ist eine Erkrankung der Lymphgefäße der Lederhaut (und der Subkutis) durch β-hämolysierende Streptokokken der Gruppe A. Der Eintritt der Erreger erfolgt über Mikroläsionen in der Haut.

Die **Symptome** entwickeln sich rasch und manifestieren sich als **schmerzhaftes, scharf begrenztes Erythem mit Schwellung, Überwärmung, Fieber und Schüttelfrost.** Laborchemisch sind die Entzündungszeichen (BSG, CRP, Leukozyten) erhöht. Komplikationen sind, v. a. bei Lokalisation im Gesicht, Orbitaphlegmone, Sinus-cavernosus-Thrombose, Meningitis, Abszedierung und septische Streuung. Rezidivierende Erysipele können im betroffenen Gebiet zum Lymphödem führen. Neben dem Gesicht sind die Füße und Unterschenkel Prädilektionsstellen für die Wundrose.

Die **Therapie** ist dem Heilpraktiker nach §§ 24, 34 IfSG nicht gestattet. Sie besteht neben konservativen Maßnahmen (Kühlung, Sprechverbot, weiche Kost) in der Gabe von Antibiotika.

13

13.9 Diphtherie

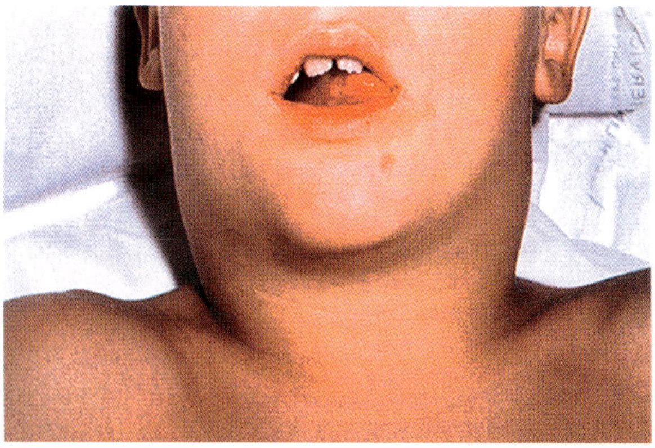

Abb. 13.9a [E452]

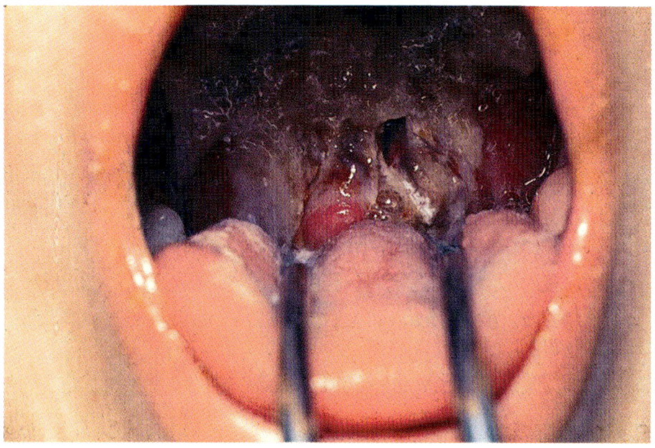

Abb. 13.9b [E452]

Bildbeschreibung

Die ➤ Abb. 13.9a zeigt eine starke Schwellung des Halses und zervikale Lymphknotenschwellung. Der Mund ist offen, die Zunge ragt ein wenig heraus.

Die ➤ Abb. 13.9b zeigt Zunge und Rachenhinterwand. Sichtbar sind purpurrote entzündliche Veränderungen und graue Beläge an der gesamten Rachenhinterwand.

Verdachtsdiagnose/Befund

Cäsarenhals (➤ Abb. 13.9a) und Pseudomembranen (➤ Abb. 13.9b) bei Diphtherie.

Differenzialdiagnosen

- **Infektiöse Mononukleose:** Infektion mit Epstein-Barr-Virus. Typisch ist eine zervikale Lymphknotenschwellung, die Tonsillen zeigen einen schleimig-gelblichen Belag. Petechiale Blutungen am harten Gaumen sind sichtbar.
- **Scharlach** (➤ 13.10): Infektion mit β-hämolysierenden Streptokokken. Typisch ist eine zervikale Lymphknotenschwellung, die Tonsillen tragen stippchenartige, abwischbare Eiterherde. Eine Erdbeer- bzw. Himbeerzunge typisch.

Anamnestische Fragen zur Sicherung der Diagnose

- Seit wann? Meist plötzlicher Beginn der Symptome.
- Allgemeinsymptome: Fieber, Benommenheit, schlechtes Allgemeinbefinden, Mundgeruch? Typische Symptome der Diphtherie.
- Impfstatus? Ein vollständiger Impfstatus nach STIKO-Empfehlungen schließt die Erkrankung nicht aus, reduziert allerdings die Wahrscheinlichkeit.

Untersuchungsbefunde

Labor: Erregernachweis aus einem Rachenabstrich, Toxinnachweis.

Krankheitsbild

Die **Diphtherie** wir durch das Corynebacterium diphtheriae hervorgerufen. Die Inkubationszeit ist mit 2–4 Tagen kurz, die Übertragung erfolgt über Tröpfchen. Die Erreger besiedeln die Rachenschleimhaut und bilden ein Exotoxin. Es zerstört die Epithelzellen mit anschließender Bildung dicker, grauer Beläge, die als sog. **Pseudomembranen** (Fibrinnetz und Zelltrümmer) imponieren. Die systemische Wirkung des Toxins betrifft v. a. Herzmuskel-, Tubulus- und Nervenzellen.

Die **Symptom**e der **Rachendiphtherie** sind:

- Plötzlicher Beginn mit Halsschmerzen, Schluckbeschwerden, schwerem Krankheitsgefühl
- Hochrote, geschwollene Schleimhaut mit eitrigen Stippchen, die zu einem membranartigen Belag konfluieren **(Pseudomembranen);** beim Versuch, diese abzulösen, kommt es zu Blutungen (Rachenbräune)
- Ödem im Bereich der submandibularen und zervikalen Lymphknoten mit starker teigiger Schwellung des Halses **(Cäsarenhals)**
- Fad-süßlicher Mundgeruch und kloßige Sprache

Als **Komplikationen** können Kehlkopfdiphtherie mit inspiratorischem Stridor (echter Krupp), Myokarditis, akutes Nierenversagen, Gaumensegelparese und Lähmung der Schlundmuskulatur auftreten.

Die **Therapie** besteht in Antitoxin-, Antibiotikagabe und aktiver Immunisierung. Die Behandlung ist dem Heilpraktiker nach §§ 24, 6, 7, 34 IfSG nicht gestattet.

13.10 Scharlach

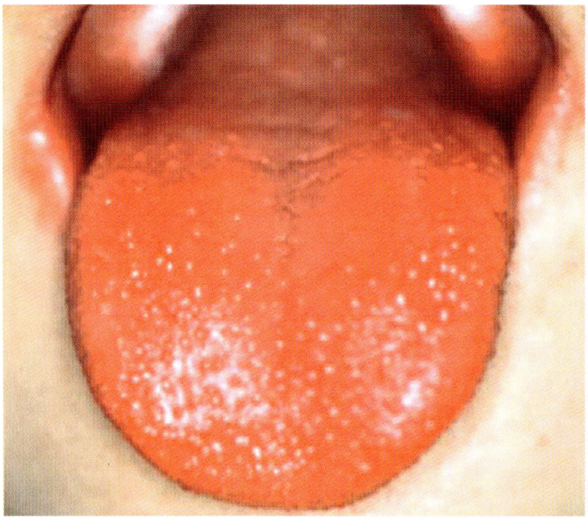

Abb. 13.10a [R356]

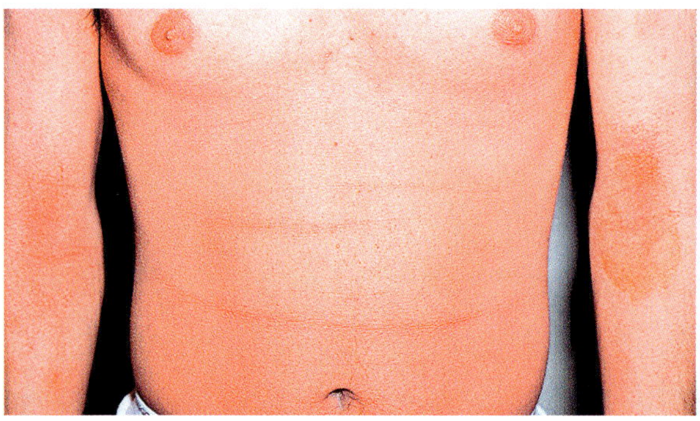

Abb. 13.10b [E948-002]

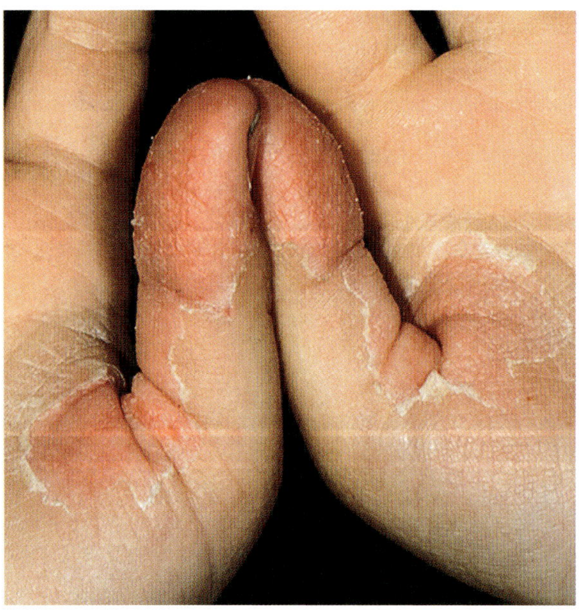

Abb. 13.10c [E358-001]

Bildbeschreibung

Die ➤ Abb. 13.10a zeigt eine entzündlich veränderte Zunge mit geschwollenen und hervortretenden Papillen.

Auf der ➤ Abb. 13.10b sind Teile der vorderen Stammregion und Arme sichtbar. Auffallend ist die Rötung von Ellenbeugen, Stamm und Armen. Am Bauch ist sie in den Haufalten betont. Am linken Ellenbogen ist zusätzlich eine z. T. umgrenzte rot-bräunliche Veränderung sichtbar. Die ➤ Abb. 13.10c zeigt Teile der Finger und die Handinnenflächen. Es lässt sich eine partielle Rötung der Finger und von Teilen der Hohlhand erkennen sowie eine groblamelläre Schuppung der Haut.

Verdachtsdiagnose/Befund

Himbeerzunge und Exanthem bei Scharlach.

Differenzialdiagnosen

- **Infektiöse Mononukleose:** Kann selten mit einem masernähnlichen Exanthem einhergehen, es besteht allerdings keine Himbeerzunge.
- **Masern** (➤ 13.3): Geht mit makulopapulösem Exanthem einher, es besteht allerdings keine Himbeerzunge.
- **Röteln** (➤ 13.4): Das Exanthem ist feiner als bei Masern, ebenfalls makulopapulös, nicht konfluierend. Eine Himbeerzunge tritt nicht auf.
- **Atopisches Ekzem** (Neurodermitis; ➤ 12.7): Entzündliche Erkrankung der Haut mit Rötung, Nässen und starkem Juckreiz. Betroffen sind v. a. die Beugeseiten der Extremitäten.
- **Röschenflechte** (*Pityriasis rosea*): Beginn mit Erythem (Primärmedaillon), dann makulöses Exanthem, das in den Hautspaltlinien zu finden ist.
- **Kontaktekzem:** Kann als allergisches oder toxisches Kontaktekzem auftreten. Allergische Ekzeme entwickeln sich meist mit einer Zeitverzögerung nach Einwirkung der Noxen, toxische Ekzeme meist unmittelbar nach Kontakt.

Anamnestische Fragen zur Sicherung der Diagnose

- Seit wann? In der Regel plötzlicher Beginn der Symptome.
- Schluckschmerzen, Halsschmerzen? Typische Symptome von Scharlach.
- Fieber, reduziertes Allgemeinbefinden? Typische Symptome von Scharlach.
- Bekannte Neurodermitis? Hinweis auf Ursache der Veränderungen in den Ellenbeugen.

Untersuchungsbefunde

Labor: Leukozytose mit Linksverschiebung, Eosinophilie, CRP ↑, BSG ↑; Antikörpernachweis (ASL-Titer ↑), Erregernachweis aus dem Rachenabstrich.

Krankheitsbild

Scharlach wird durch β-hämolysierende Streptokokken der Gruppe A hervorgerufen. Die Inkubationszeit ist mit wenigen Tagen sehr kurz, die Übertragung erfolgt über Tröpfchen. Symptome sind:

- **Plötzlicher Beginn mit Halsschmerzen,** Husten, Erbrechen, hohes Fieber, Tachykardie, Kopf- und Leibschmerzen.
- Pharyngitis, Angina tonsillaris mit Enanthem (eitrige, abwischbare Eiterstippchen), Schwellung der regionalen Lymphknoten.
- Zunge Anfangs belegt (*Erdbeerzunge*), dann Zungenrötung mit Papillenschwellung (*Himbeerzunge*).
- Am 2./3. Tag Auftreten des **Exanthems:** stecknadelkopfgroß, beginnt in den **Achseln und Leisten, nach kranial aufsteigend, häufig konfluierend, Munddreieck ausgespart** (*periorale Blässe*).
- Grobe Hautschuppung an Hand- und Fußsohlen nach abgelaufener Infektion nach ca. 2–4 Wochen.

Toxische Verläufe und Kreislaufversagen können komplizierend auftreten, ferner rheumatisches Fieber und Poststreptokokken-Glomerulonephritis.

Die **Therapie** erfolgt mit Antibiotika. Die Behandlung von Scharlach ist dem Heilpraktiker nach §§ 24, 34 IfSG nicht gestattet.

13.11 Ringelröteln

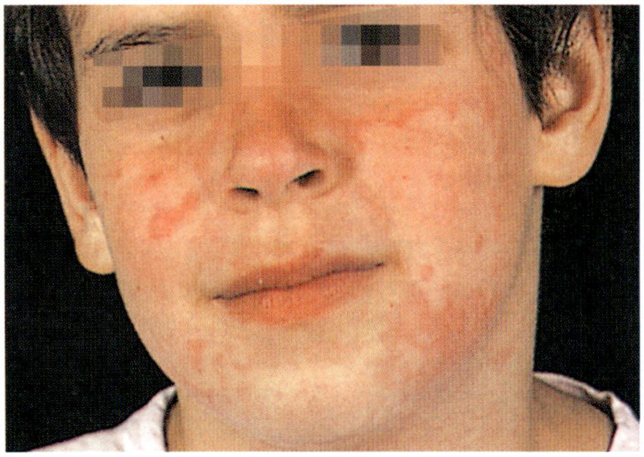

Abb. 13.11a [R132]

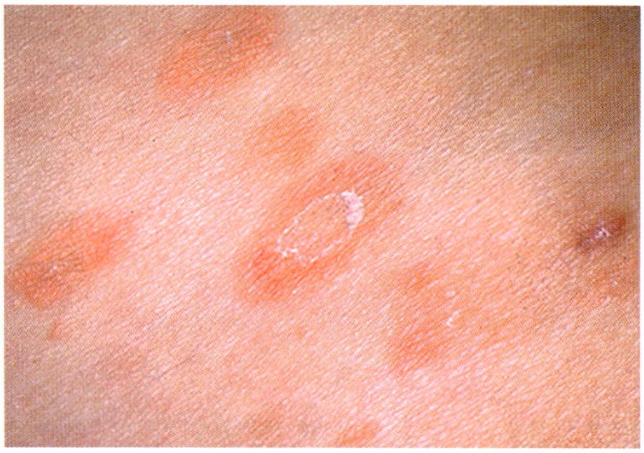

Abb. 13.11c [M123]

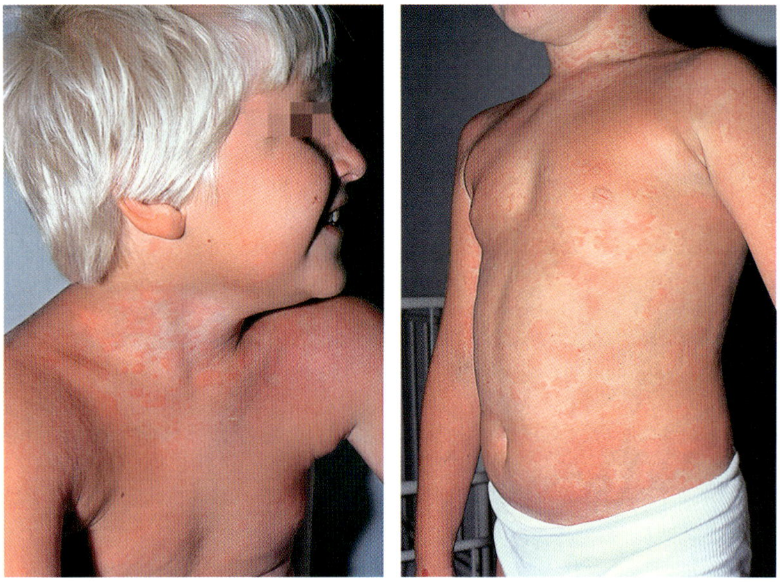

Abb. 13.11b [R190-003]

Bildbeschreibung

Auf der ➤ Abb. 13.11a ist ein Gesicht eines Jugendlichen zu sehen. Auffallend ist die Rötung, die an der Nase und angrenzenden Wangenanteilen und zusätzlich an der kinnnahen Region gut sichtbar ist. Die Rötung hat eine deutliche Randbetonung. Die Anordnung des Erythems ist früher Ohrfeigengesicht genannt worden. Auf der ➤ Abb. 13.11b sind Teile des Gesichts auf der linken Abbildung zu sehen, während die rechte Abbildung die thorakoabdominelle Region zeigt. Hier fallen multiple Hauterscheinungen auf, die girlandenartig, am Hals eher kokkardenartig angeordnet sind.

Verdachtsdiagnose/Befund

Ringelröteln.

Differenzialdiagnosen

- **Arzneimittelexanthem:** Kann als unterschiedlichste Effloreszenz auftreten.
- **Masern** (➤ 13.3): Das Exanthem ist makulopapulös, konfluierend, es beginnt hinter den Ohren mit Ausbreitung nach kaudal.
- **Röschenflechte** (*Pityriasis rosea*): Die Erkrankung beginnt mit einem Erythem, das häufig eine Randbetonung zeigt und Primärmedaillon genannt wird. Wenige Tage später tritt ein makulöses Exanthem auf, das in den Hautspaltlinien zu finden ist, es können sich auch makulopapulöse Herde zeigen (➤ Abb. 13.11c).
- **Infektiöse Mononukleose:** Kann selten mit einem masernähnlichen Exanthem einhergehen.
- **Luetisches Exanthem** (➤ 13.14): Kann v. a. im Stadium II der Lues mit unterschiedlichsten Exanthemarten einhergehen.
- **Röteln** (➤ 13.4): Exanthem ist feiner als bei Masern, makulopapulös, nicht konfluierend und schuppt.

Anamnestische Fragen zur Sicherung der Diagnose

- Seit wann? Das Exanthem bei Ringelröteln beginnt meist subakut und zeigt girlandenförmige Hauterscheinungen an immer anderen Körperstellen.
- Lokale Symptome: Schmerzen, Juckreiz? Schmerzen sind eher untypisch für die Ringelröteln, Juckreiz kann im Verlauf der Erkrankung auftreten.
- Andere Hauterscheinungen? Typisch ist ein Schmetterlingserythem im Gesicht.
- Allgemeinsymptome: Fieber? Fieber kann die Ringelröteln begleiten.
- Medikamenteneinnahme? Hinweis auf Ursache.

Untersuchungsbefunde

Labor: passagere Anämie, Retikulopenie, Nachweis von spezifischen IgM.

Krankheitsbild

Ringelröteln (*Erythema infectiosum*) werden durch das Parvovirus B19 hervorgerufen. Durch Bildung von Immunkomplexen entstehen Arthralgien und ein Exanthem.

20–30 % der Erkrankungen verlaufen inapparent. Bei apparenten Verläufen können plötzlich hohes Fieber, Symptome eines grippalen Infektes und Anämie auftreten. Nach einigen Tagen kommt es zu einem erneuten Fieberschub und einem **Exanthem, das im Gesicht beginnt und schmetterlingsförmig, am übrigen Körper girlandenförmig ist.** Im Exanthemstadium sind Erbrechen, Gelenkschmerzen, Juckreiz möglich.

Zu den **Komplikationen** zählen die aplastische Anämie, Thrombopenie, Leukopenie, selten fulminante Hepatitis. Bei Schwangeren kann die Erkrankung zum Abort oder Tod des Feten führen (*Hydrops fetalis*). Die Infektiosität ist vor dem Auftreten des Exanthems am höchsten. Mit dessen Erscheinen sinkt die Infektiosität rapide und erlischt ca. 5 Tage nach Verblassen der Effloreszenzen. Es besteht höchstwahrscheinlich eine lebenslange Immunität nach durchgemachter Infektion.

Die **Therapie** erfolgt symptomatisch.

13.12 Herpes labialis

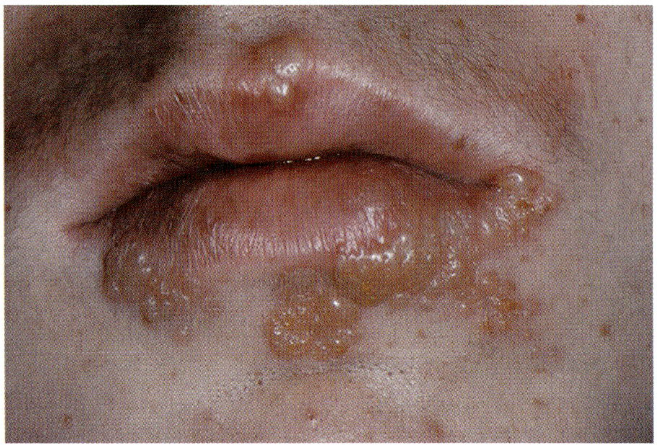

Abb. 13.12a [G1236]

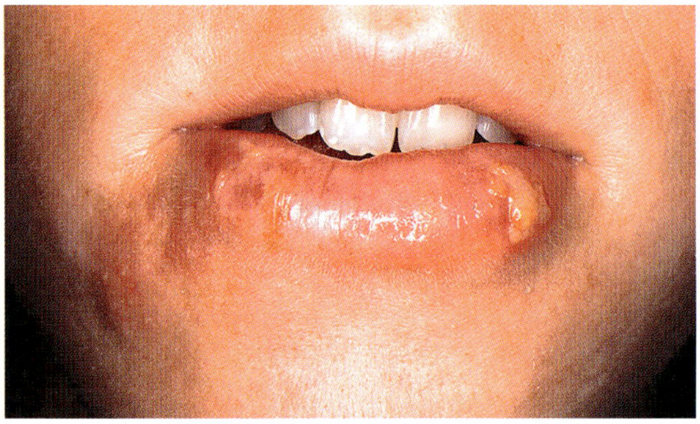

Abb. 13.12b [E355-027]

Bildbeschreibung

Auf der ➤ Abb. 13.12a und auf der ➤ Abb. 13.12b ist jeweils ist eine periorale Region sichtbar. Auf der ➤ Abb. 13.12a an der Oberlippe (Übergang zum Philtrum) sowie an der Unterlippe, bis hin zum linken Mundwinkel sind multiple gruppierte Bläschen erkennbar, die mit seröser Flüssigkeit gefüllt sind. Die Bläschen sind am Lippenrot und daran angrenzend lokalisiert. Die ➤ Abb. 13.12b zeigt ebenfalls eine periorale Region. An der Unterlippe ist ein großes Bläschen erkennbar, das mit gelblicher Flüssigkeit gefüllt ist. Auf der linken Seite sind zahlreiche kleinere gruppierte Bläschen zu sehen, bei denen eine ausgedehnte entzündliche Reaktion zu beobachten ist. Die Unterlippe scheint geschwollen zu sein.

Verdachtsdiagnose/Befund

Herpes labialis.

Differenzialdiagnosen

Impetigo contagiosa (➤ 13.7): Bakterielle Hautinfektion mit Streptococcus aureus und/oder β-hämolysierenden Streptokokken der Gruppe A. Prädilektionsstelle ist das Gesicht. Die Herde erscheinen zunächst als Bläschen, später entwickeln sich honiggelbe Krusten auf gerötetem Grund.

Anamnestische Fragen zur Sicherung der Diagnose

- Seit wann? Die Entwicklung der Herpesbläschen erfolgt in der Regel schnell.
- Lokale Symptome: Spannungsgefühl, Schmerzen, Juckreiz? Typische Symptome des Herpes labialis.
- Allgemeinsymptome: Fieber? Fieber tritt meist nicht auf.
- Vorausgegangene Infektionen, Sonnenbestrahlung, Menstruation? Begünstigende Faktoren für die Herpesbläschenbildung.

Untersuchungsbefunde

Labor: ggf. Virusisolierung aus Bläscheninhalt und Nachweis von IgM.

Krankheitsbild

Herpes simplex Typ I-Infektionen verlaufen zunächst als **Primärinfektion,** z. B. als **Gingivostomatitis herpetica** (*Stomatitis aphthosa, Mundfäule*). **Rezidive** treten meist als **Herpes labialis** oder seltener als Herpes-Keratitis auf.

Bei Mundfäule kommt es zu Fieber, Abgeschlagenheit und Krankheitsgefühl. In der Mundhöhle und an den Lippen sind zahlreiche schmerzhafte Bläschen sichtbar, umgeben von einem roten Hof, die sich später zu schmerzhaften Erosionen entwickeln. Begleitend finden sich Speichelfluss und eine Schwellung der regionalen Lymphknoten. Rezidive treten lokal auf, häufig an der Lippe.

Die **Symptome** sind Spannungsgefühl, brennende Schmerzen und Juckreiz. Sonneneinstrahlung, vorausgegangene Infektionen und die Menstruation begünstigen die Bläscheneruption.

Die **Therapie** des Herpes labialis erfolgt u. a. mit antiviralen Externa.

13.13 Gonorrhö

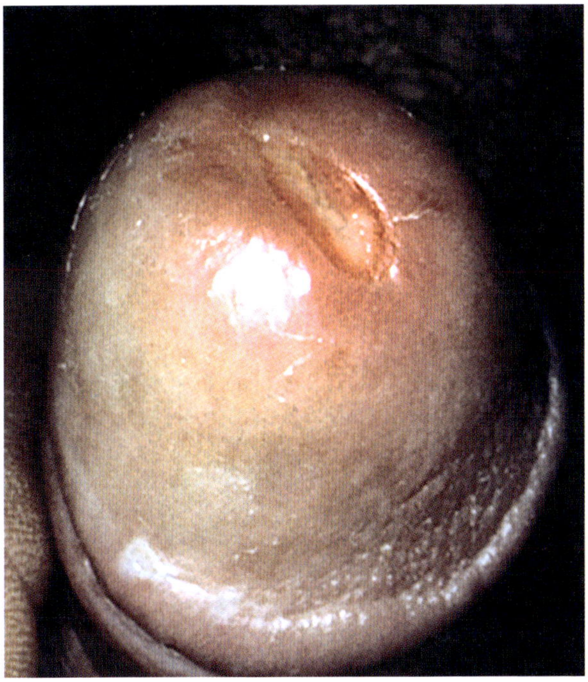

Abb. 13.13 [E385-001]

Bildbeschreibung

Auf der ➤ Abb. 13.13 sind die Glans penis und die Urethraöffnung sichtbar. Das Ostium der Urethra ist mit Eiter belegt, die umliegende Haut ist entzündlich gerötet.

Verdachtsdiagnose/Befund

Gonorrhö.

Differenzialdiagnosen

Nichtgonorrhoische Urethritis durch u. a. Escherichia coli, Streptococcus faecalis, Ureaplasma urealitycum oder Chlamydia trachomatis. Die Symptome sind Dysurie, urethraler Juckreiz, mit ggf. eitrigem Ausfluss aus der Harnröhre. Alle diese Keime können als Komplikation zu Prostatitis, Epididymitis und Orchitis führen.

Anamnestische Fragen zur Sicherung der Diagnose

- Seit wann? Die Symptome entwickeln sich rasch, wenige Tage nach Infektion.
- Lokale Symptome: Schmerzen, Juckreiz, Dysurie? Typische Symptome der Gonorrhö.
- Allgemeinsymptome: Fieber, grippale Symptome? Mögliche Hinweise auf eine systemische Streuung.
- Vorausgegangene Infektionen? Hinweise auf Ursache der Erkrankung.
- Häufiger Partnerwechsel? Hinweis auf Übertragungsweg.

Untersuchungsbefunde

Labor: mikroskopischer Erregernachweis aus frischem Abstrich.

Krankheitsbild

Die **Gonorrhö** (*Tripper*) entsteht durch Infektion mit dem Bakterium Neisseria gonorrhoea. Es wird über direkten Kontakt, meist durch Geschlechtsverkehr, übertragen. Je nach Eintrittspforte können eine Urethritis, Zervizitis, Konjunktivitis, Pharyngitis oder Proktitis hervorgerufen werden.

40 % der Infektionen verlaufen subklinisch, sind daher unerkannt. Beim Mann dominieren bei den Symptomen **Juckreiz in der Urethra, Dysurie, eitriger Ausfluss** (*Bonjour-Tropfen*). Bei der Frau können **eitriger vaginaler Ausfluss,** bei Beteiligung der Urethra Dysurie und Brennen beim Wasserlassen auftreten.

Als **Komplikationen** können eine gonorrhoische Arthritis, Vernarbung der Harnröhre, Prostatitis und Epididymitis beim Mann, Adnexitis bei der Frau und Sterilität bei beiden Geschlechtern auftreten.

Nach durchgemachter Erkrankung entwickelt sich keine bleibende Immunität, Reinfektionen sind jederzeit möglich. Als Prophylaxe ist die Benutzung von Präservativen ratsam.

Die **Therapie** sollte alle Geschlechtspartner einschließen und besteht in der Gabe von Antibiotika. Die Behandlung ist dem Heilpraktiker nach § 24 IfSG nicht gestattet.

13

13.14 Genitalulkus bei Lues

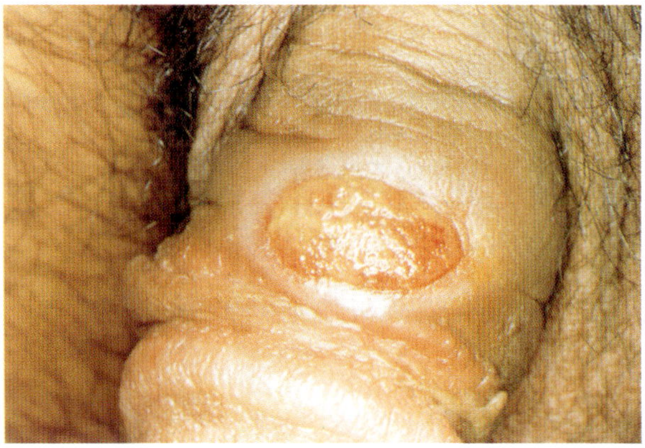

Abb. 13.14a [R299]

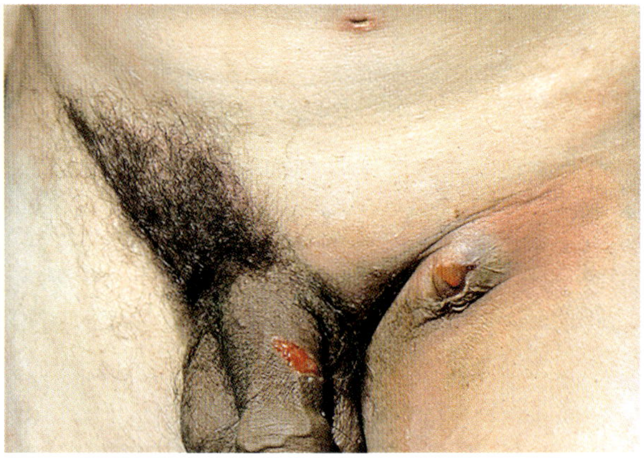

Abb. 13.14b [R233]

Bildbeschreibung

Die ➤ Abb. 13.14a zeigt einen Penis. Am Penisschaft ist ein Ulcus zu sehen. Der Ulcusrand ist aufgetrieben.

Verdachtsdiagnose/Befund

Ulcus durum (Primäraffekt) bei Lues.

Differenzialdiagnosen

Ulcus molle (*weicher Schanker*): Genitale Infektion mit Haemophilus ducreyi. Leitsymptom ist ein weiches, schmerzhaftes Ulkus an der Eintrittspforte, das allerdings im Verlauf der Zeit auch eine Gewebeinduration aufweist. Parallel kann es zu Affektionen der regionalen Lymphknoten kommen (Lymphadenitis), die mit lokalen Infektionszeichen einhergeht (➤ Abb. 13.14b).

Anamnestische Fragen zur Sicherung der Diagnose

- Seit wann? Das Ulcus durum entwickelt sich wenige Wochen nach Infektion.
- Lokale Symptome: Schmerzen, Juckreiz? Das Ulkus durum ist typischerweise schmerzlos, das Ulcus molle sehr schmerzhaft.
- Allgemeinsymptome: Fieber, Exanthem? Fieber und andere Allgemeinsymptome sind typische Symptome, die im Stadium II der Lues auftreten. Im Stadium I sind die Symptome untypisch.
- Häufiger Partnerwechsel? Hinweis auf Ursache des Ulkus.

Untersuchungsbefunde

Serologische Tests zur Diagnostik der Lues:

- TPHA-Test (Treponema-Pallidum-Hämagglutinationstest): Suchtest mit hoher Spezifität und Nachweis von IgM- und IgG-Antikörpern. Eine Reaktion ist in allen Phasen der Erkrankung vorhanden. Niedrige Titer persistieren lebenslang.
- FTA-Test (Fluoreszenz-Treponema-Pallidum-Antikörper-Absorptionstest): Bestätigungstest mit hoher Spezifität und Sensitivität.
- VDRL (Veneral Disease Research Laboratory Test): unspezifischer Test, der zur Verlaufsbeurteilung dient. Titer, die über 1 : 10 liegen, sprechen für eine aktive Syphilis.

Krankheitsbild

Die **Syphilis** (*Lues, harter Schanker*) ist eine Allgemeininfektion, die in Stadien der lokalen Infektion, Generalisation und Organmanifestation abläuft.

- **Symptome des Primärstadiums:**
  - Harte, schmerzlosen Papel, die sich in ein schmerzloses Geschwür mit derber Randzone umwandelt (*Ulcus durum, harter Schanker, Primäraffekt*) und hoch kontagiös ist
  - Schmerzlose Leistenlymphknotenschwellung (Satellitenbubo)
  - Dauer ca. 2–3 Wochen
- **Symptome des Sekundärstadiums:**
  - Organmanifestation durch hämatogene Streuung mit Hepatitis, Karditis, Nephritis
  - Generalisierte Lymphknotenschwellung, Fieber, Gelenkschmerzen
  - Hauterscheinungen: u. a. Condylomata lata, Plaques muqueuses, Haarausfall, vielgestaltige Exantheme, die nahezu jede dermatologische Erkrankung imitieren können
  - Hohe Kontagiosität
- **Latenzphase:** Symptomloses Stadium, das lebenslang dauern oder von Symptomen des Stadiums II oder III unterbrochen werden kann.
- **Tertiärstadium:**
  - Gewebezerstörung, u. a. durch Gummenbildung (Hepatitis, Knochenbrüche, Perforation des Nasenseptums und Gaumens)
  - Thorakales Aortenaneurysma, Hauterscheinungen (Syphilide: braun-rote Papeln bis Tumoren)
- **Neurosyphilis:**
  - Meningovaskuläre Form: betrifft v. a. Gefäße von Meningen, Hirngewebe und Rückenmark
  - Parenchymatöse Form:
    - Progressive Paralyse: Nervenzellzerstörung und Hirnatrophie, wobei besonders der Stirnlappen betroffen ist
    - Tabes dorsalis: mit lancierenden Schmerzen, Verlust des Vibrations- und Temperaturempfindens, Gangstörungen

Die **Therapie** erfolgt mit Antibiotika. Die Behandlung ist dem Heilpraktiker nach §§ 24, 7 Abs. 2 IfSG nicht gestattet.

13

13.15 Condylomata acuminata

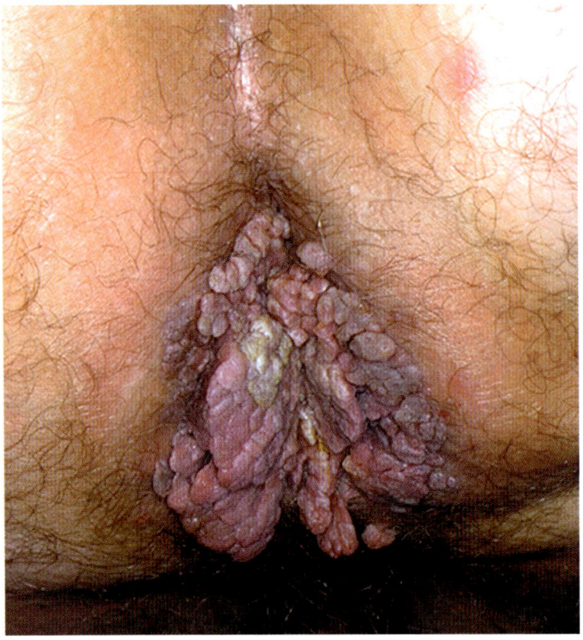

Abb. 13.15a [R299]

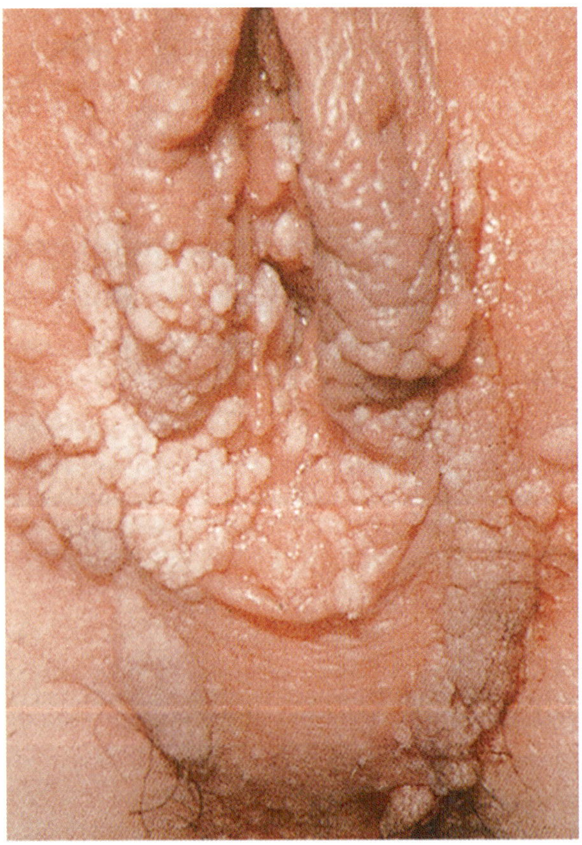

Abb. 13.15b [E1299]

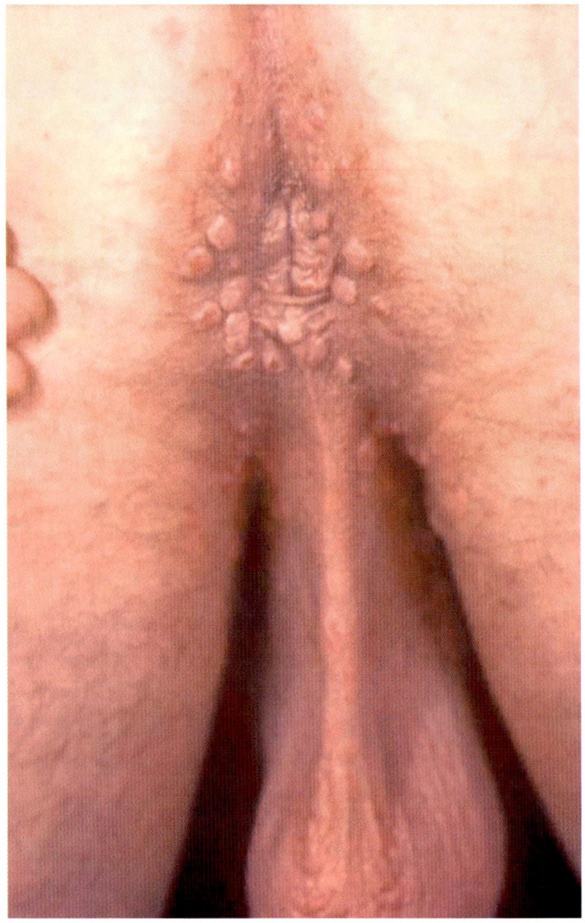

Abb. 13.15c [E1116]

Bildbeschreibung

Die ➤ Abb. 13.15a zeigt eine perianale Region. Auffallend sind rötliche bis livide Wucherungen mit blumenkohlartiger Oberfläche. Die angrenzende Haut ist ohne entzündliche Erscheinungen. Auf der ➤ Abb. 13.15b ist die Vulva mit den großen und kleinen Schamlippen zu sehen. Disseminiert lassen sich kleine Wucherungen mit warzenartiger, bzw. blumenkohlartiger Oberfläche erkennen.

Verdachtsdiagnose/Befund

Condylomata acuminata.

Differenzialdiagnosen

Condylomata lata: Hauterscheinung der Lues im Stadium II. Im Gegensatz zu den Condylomata acuminata breitbasig aufsitzende, eher plane, nässende Plaques. Vorkommen im perianalen Bereich (➤ Abb. 13.15c). Andere Symptome der Lues sind meist vorhanden.

Anamnestische Fragen zur Sicherung der Diagnose

- Seit wann? Die Entwicklung der Condylomata acuminata ist langsam.
- Lokale Symptome: Schmerzen, Juckreiz, Nässen, Fremdkörpergefühl? Typische Symptome der Condylomata acuminata.
- Allgemeinsymptome: Fieber? Fieber ist untypisch, außer bei der invasiven Variante Buschke-Löwenstein.
- Vorausgegangene Infektionen? Hinweis auf Ursache.
- Häufiger Partnerwechsel? Hinweis auf Ursache.

Untersuchungsbefunde

Labor: Virusnachweis durch HPV-DNA.

Krankheitsbild

Condylomata acuminata (*Feigwarzen*) werden durch humane Papillomviren verursacht. Die Übertragung der Viren erfolgt über Schmierinfektion. Begünstigt wird die Infektion durch feuchtwarmes Milieu oder Epithelläsionen (Phimose, Fluor vaginalis, Mazeration, Intertrigo, Analekzem, Immunschwäche, Schwangerschaft). Einige Subtypen der HPV-Viren zählen zu den onkogenen Viren, können also Tumoren induzieren.

Feigwarzen erscheinen als **weiche, papulöse, stecknadelkopf- bis kirschgroße,** aber auch **gestielte** (blumenkohlartig oder hahnenkammartig) wachsende Vegetationen. Sie können nässen, jucken oder Schmerzen im betroffenen Areal hervorrufen. Als Komplikationen können Karzinome von Zervix, Vulva und Penis auftreten.

Die **Therapie** erfolgt mit Virustatika und/oder durch chirurgische Entfernung.

Abbildungsnachweis

Der Verweis auf die jeweilige Abbildungsquelle befindet sich bei allen Abbildungen im Werk am Ende des Legendentextes in eckigen Klammern. Alle nicht besonders gekennzeichneten Grafiken und Abbildungen © Elsevier GmbH, München.

C105 Bork K. Haut und Brust. Dermatologische Aspekte der Brustkrankheiten, 1. Aufl., Gustav Fischer Verlag, Ulm und Lübeck, 1995

E273 Mir MA. Atlas of Clinical Diagnosis. 2. A. Philadelphia: Elsevier Saunders; 2003

E288 Forbes C, Jackson W. Color Atlas and Text of Clinical Medicine, 3rd ed., Elsevier/Mosby, 2003

E304-004 Dhillon RS, East CA. Ear, Nose and Throat and Head and Neck Surgery: An Illustrated Colour Text (Illustrated Colour Texts). Elsevier/Churchill Livingstone. 4th ed. 2013

E305-001 Kanski JJ. Clinical ophthalmology: a synopsis, 2nd ed. Elsevier, 2009

E321 Cohen J. Powderly WG, Opal SM. Infectious Diseases, 3rd ed. Elsevier Mosby, 2010

E323 Douglas G. Macleod's Clinical Examination. 12th ed. Philadelphia: Elsevier Churchill Livingstone; 2009

E336 LaFleur Brooks M. Exploring Medical Language: A Student-Directed Approach, Seventh Edition 2009

E341 Lovaasen KR, Schwerdtfeger J. ICD-9-CM Coding – Theory and Practice. Elsevier/Saunders, 1. Aufl. 2008

E355-026 Goldman L, Schafer AI. Goldman-Cecil Medicine. Elsevier, 26th edition 2020. Elsevier Inc

E355-027 Goldman L, Cooney KA. Goldman-Cecil Medicine. Elsevier, 27th edition 2024 (Courtesy Yale Dermatology Residents' Slide Collection.)

E367 Hoffbrand AV, Pettit JE. Color Atlas of Hematology. 4th ed. St Louis: Elsevier Mosby; 2009

E375-001 Gosnell K, Cooper K. Foundations and Adult Health Nursing, 9th Edition. Elsevier, 2023

E385-001 Habif TP. Clinical Dermatology - A color guide to diagnosis and therapy. Elsevier/Mosby, 5. Aufl. 2010

E387-002 Zitelli BJ. Davis HW. Atlas of Pediatric Physical Diagnosis. Elsevier/Mosby, 8. Aufl. 2023

E396 Shapira AHV. Neurology and Clinical Neuroscience, 1.A. St Louis: Elsevier Mosby; 2007

E413 Young NS, Gerson SL, High KA. Clinical Hematology, 1st Edition. St Louis: Elsevier Mosby; 2006

E415 Ignatavicius D, Workman L. Medical-Surgical Nursing: Patient-Centered Collaborative Care. 6th ed. Philadelphia: Elsevier Saunders; 2009

E422 Weston WL, Lane AT, Morelli JG. Color Textbook of Pediatric Dermatology. 4th ed. London: Mosby, 2007

E422-001 Weston WL, Lane AT, Morelli JG: Color Textbook of Pediatric Dermatology, 3rd ed. St. Louis, MO, Mosby, 2002

E425 Lewis SL, Dirksen SR, Heitkemper MM et al. Medical-Surgical Nursing: Assessment and Management of Clinical Problems. St Louis: Elsevier Mosby; 2010

E425-001 Lewis S, Heitkemper M, Dirksen S. Medical-surgical nursing: Assessment and management of clinical problems. 7th ed. St Louis: Elsevier Mosby; 2007

E425-002 Lewis SM. Medical-surgical nursing: assessment and management of clinical problems, ed 8, St. Louis, 2011, Mosby

E426 Kanski JJ. Clinical Diagnosis in Ophthalmology, Elsevier/Mosby, 1st ed., 2005

E432 Little JW, Fallas M, Miller C et al. Dental management of the Medically Compromised Patient. 7th ed. St Louis: Elsevier Mosby; 2007

E433 Neville BW, Damm DD, Allen CM et al. Oral and Maxillofacial Pathology. 3rd ed. Philadelphia: Elsevier Saunders; 2008

E437 Salvo S. Mosby's Pathology for Massage Therapists. 2nd ed. St Louis: Elsevier Mosby; 2008

E438-001 Swartz MH. Textbook of physical diagnosis: History and Examination, 7th ed., Elsevier /Saunders, 2015

E452 Kliegman R et al. Nelson Textbook of Pediatrics. 19th ed. Philadelphia: Elsevier Saunders; 2011

E473 Paller AS, Mancini Aj. Hurwitz Clinical Pediatric Dermatology. Elsevier/Saunders, 3. Aufl. 2006

E473-005 Paller AS, Mancini AJ: Hurwitz clinical pediatric dermatology, a textbook of skin disorders of childhood and adolescence, ed 5, Philadelphia, 2016, Elsevier

E486-002 Aminoff M, Daroff R. Encyclopedia of the Neurological Sciences, 2nd edition. Elsevier, 2014

E497 Mahon CR, Manuselis G, Lehman DC. Textbook of Diagnostic microbiology. 3rd Edition. Elsevier 2006

E499-002 Ralston SH et al. Davidson's Principles and Practice of Medicine, 23rd Edition. Elsevier Ltd, 2018.

E499-003 Ralston SH et al. Davidson's Principles and Practice of Medicine, Twentyfourth Edition 2023

E508 Swartz MH. Textbook of physical Diagnosis: History and Examination: The Muskuloskeletal System. 5th ed. Philadelphia: Elsevier Saunders; 2006

E543 Scully C. Medical Problems in Dentistry: Rheumatology and Orthopaedics. 6th ed. Philadelphia: Elsevier Churchill Livingstone; 2010

E576 Sapp JP, Eversole LR, Wysocki GW. Contemporary Oral and Maxillofacial Pathology. 2nd ed. St Louis: Elsevier Mosby; 2003

E577 Habif TP. Clinical Dermatology: A Color Guide to Diagnosis and Therapy. 4th ed. St Louis: Elsevier Mosby; 2003

E652 Rutter P. Community Pharmacy: Symptoms, Diagnosis and Treatment. 2nd ed. Philadelphia: Elsevier; 2008

E664 Fitzpatrick J, Morelli J. Dermatology Secrets. 3rd ed. St Louis: Elsevier Mosby; 2006

E676 Hochberg MC. Rheumatology, 2 Volume Set w. CD-ROM. Mosby, 4th revised edition 2007

E685 Marks J. Miller J. Lookingbill and Marks`Principles of Dermatology, 4th Edition. Elsevier Saunders, 2006

E703 Zaoutis LB, Chiang VW. Comprehensive pediatric hospital medicine. Philadelphia, Elsevier, 2007 (Courtesy of Dr. Vincent Chiang)

E722-002 Huether S et al. Understanding Pathophysiology ANZ. Elsevier, 3. Aufl. 2019

E730-004 Klatt EC. Robbins & Cotran Atlas of Pathology, Elsevier, 4th ed. 2021

E745 Thibodeau GA. Structure & Function of the Body. 13th ed. St Louis: Elsevier Mosby; 2008

E748-001 Seidel HM et al. Mosby's guide to physical examination. 6th ed. St Louis: Elsevier Mosby; 2006
E749 Boon NA et al. Davidson's Principles & Practice of Medicine. Elsevier/Churchill Livingstone, 20. Aufl. 2006
E751 Fam A, Lawry G, Kreder H. Musculoskeletal Examination and Joint Injections Techniques, 1st Edition. St Louis: Elsevier Mosby; 2005
E757 John W. Hallett Jr. MD FACS, Joseph L. Mills MD FACS, Jonathan Earnshaw DM FRCS and Jim A. Reekers: Comprehensive Vascular and Endovascular Surgery. Mosby 2009
E789 Sproat C et al. Essential Human Disease for Dentists. Philadelphia: Elsevier Churchill Livingstone; 2006
E847 Krachmer J, Mannis M, Holland E. Cornea. 3rd ed. St Louis: Elsevier Mosby; 2010
E909-002 Roberts J, Custalow C. Roberts and Hedges' Clinical Procedures in Emergency Medicine and Acute Care. Elsevier, 7. Aufl. 2019
E916 Stephenson C. The Complementary Therapist's Guide to Conventional Medicine, 1st edition, Churchill Livingstone, 2011
E922 Thomas G, Schofield PM, Grace A. Cardiology in Focus. Churchill Livingstone, 1st edition. 2005
E936 Melmed S et al. Williams textbook of endocrinology, ed 12, Philadelphia, Saunders.; 2011
E939-001 Habif TP, Campbell JL, Chapman SM et al. Skin Disease: Diagnosis and Treatment. 3rd ed. Philadelphia: Elsevier Saunders; 2011
E940 Kanski J, Bowling B. Clinical Ophthalmology. A Systematic Approach. Elsevier/Saunders, 7. Aufl. 2011
E948-001 James WD. Andrews diseases of the skin. Clinical Dermatology. 10th ed. Philadelphia: Elsevier Saunders; 2006
E948-002 James WD, Elston D, Berger T. Clinical Dermatology. Philadelphia: Elsevier Saunders; 2011
E948-003 James WD et al. Andrews' Diseases of the Skin. Clinical Dermatology. Elsevier/Saunders, 12. Aufl. 2016
E948-004 James WD et al. Andrews' Diseases of the Skin. Clinical Dermatology. Elsevier/Saunders, 13. Aufl. 2020
E955 Liu G, Volpe N, Galetta S. Neuro-Ophthalmology: Diagnosis and Management. 2nd ed. Philadelphia: Elsevier Saunders; 2010
E974 Spalton D, Hitchings R, Hunter P. Atlas of Clinical Ophthalmology. 3rd ed. St Louis: Mosby; 2004, with permission
E983 Levin LA, Albert DM. Ocular Disease: Mechanism and Management. Philadelphia: Elsevier Saunders; 2010
E985 Chew SL, Leslie D: Clinical endocrinology and diabetes: an illustrated colour text, Edinburgh, Churchill Livingstone. 2006
E992 Firestein MD. Kelley's Textbook of Rheumatology. 9th ed. Philadelphia: Elsevier Saunders; 2013
E1046-001 Yanoff M, Duker J. Ophthalmology, 6. Aufl., Elsevier, 2023
E1107 Bouzelat N et al. Bien débuter - Orthopédie-Traumatologie: Bonnes pratiques infirmières en fiches. Elsevier, 2019
E1116 Glynn M. Hutchison's Clinical Methods: An Integrated Approach to Clinical Practice, 25th edition. Elsevier, 2023
E1138 Khurana A et al. Principles and Practice of Pediatric Infectious Diseases, 6th Edition. Elsevier, 2023
E1205 Garden OJ et al. Principles and Practice of Surgery, 8th edition. Elsevier 2022
E1237 Dover AR, Innes JA, Fairhurst K. Macleod's Clinical Examination, 15th Edition. Elsevier, 2024
E1246 Hochberg MC et al. Rheumatology, 2-Volume Set, 8th Edition, Elsevier, 2022
E1270 Klippel JH, Dieppe PA, editors: Rheumatology, ed 2, Philadelphia. Mosby, 2017
E1271 Vauthey JN, Chapman W, Allen P, DeMatteo P et al. Blumgart's Surgery of the Liver, Biliary Tract and Pancreas, Seventh Edition 2022
E1272 Goodwin D, Remington LA. Clinical Anatomy and Physiology of the Visual System, 4th ed., Elsevier 2022
E1287 Creasy & Resnik's Maternal-Fetal Medicine: Principles and Practice, Ninth Edition. 2023 Elsevier Inc
E1288 Carlson BM. Human Embryology and Developmental Biology, Seventh Edition. 2024 Elsevier Inc
E1289 Woodruff JD, Atlas of Gynecologic Pathology. New York, Wolters Kluwer Health, Inc., 2018
E1291 Contact Lens Practice, Fourth Edition 2024 (Courtesy Barry Weissman)
E1292 Lakshmanaswamy A. Textbook of Pediatrics, First Edition 2022
E1293 Howkins & Bourne Shaw's Textbook of Gynaecology, Eighteenth Edition. 2023 Elsevier Inc
E1294 Singh V. Textbook of Clinical Embryology, Third Edition 2022
E1295 Milla SL, Milla SS, Rodriguez DP. Problem Solving in Pediatric Imaging 2023
E1296 Perkin DG et al. Mosby's color atlas and text of neurology, 2nd edition. London: Mosby; 2002
E1297 Kanski JJ. Ophtalmologie clinique: Une approche systématique 2021 Elsevier Masson SAS
E1298 Neligan PC. Plastic Surgery, Fifth Edition, 2023
E1301 Cawson RA et al, 2001. Oral disease. 3rd ed. St Louis: Mosby
E1302 Adams JG. Emergency Medicine: Clinical Essentials. 2nd ed. Philadelphia: Saunders; 2013
E1303 Alizadehasl A, Maleki M. Multimodal Imaging Atlas of Cardiac Masses 2023
E1304 Abdillahi MO. USMLE Step 2 CK Plus 2023
E1310 Barral J-P. Approche ostéopathique du cerveau, 1e. 2021 Elsevier Masson SAS
F210-043 Ala A, Walker AP, Ashkan K, Dooley JS, Schilsky ML. Wilson's disease. Lancet. 2007;369 (9559): 397–408. doi:10.1016/S0140-6736(07)60196-2
F255 Wirbelauer C. Management of the Red Eye for the Primary Care Physician. American J of Medicine, Elsevier 2006; 119; 302–306
F276-011 Brooks M, & Jenkins MP. Acute and chronic ischaemia of the limb. Surgery 26[1], 17–20. 2008
F296-004 Cuervo JL, Grillo A, Vecchiarelli C, Osio C, Prudent L. Perinatal testicular torsion: a unique strategy. J Pediatr Surg. 2007 ;42 (4):699–703. doi:10.1016/j.jpedsurg.2006.12.047
F384-003 Mary L, Brandt MD. Pediatric Hernias, Advances in Abdominal Wall Hernia Repair. Surgical Clinics of America. 2008: 88 (1): 27–43
F389 Carmichael RP et al. Use of Dental Implants in the Management of Syndromal Oligodontia. Dental Implants in Children, Adolescents and Young Adults. Atlas of the Oral and Maxillofacial Surgery Clinics. Volume 16 (1), 2008: 33–47
F432 Johnson PR. Childhood circumcision. In: Surgery (Oxford), Vol. 26-7, Elsevier, 2008
F603-004 Gibson LE. Rosacea. Mayo Clin Proc. 2004;79(9):1192. doi:10.4065/79.9.1192
F654-003 Hockenberry ML et al. Wong's Nursing Care of Infants and Children, Twelfth Edition 2024

F965-001	Martinez-Ferro M, Fraire C, Bernard S. Dynamic compression system for the correction of pectus carinatum. Seminars in Pediatric Surgery. 2008; 17 (3): 194–200
F966-001	Thomas G, Lowe MD. Scheuermann's Kyphosis. Neurosurgery Clinics of North America. 2007: 18 (2): 305–315
F1180	McDonald FS, ed. Mayo Clinic images in internal medicine, with permission. © Mayo Clinic Scientific Press and CRC Press. Reproduced by permission of Taylor and Francis Group, LLC, a division of Informa plc
G037	Cook GC, Zumla A. Manson's tropical Diseases. 22nd ed. Philadelphia: Elsevier Saunders; 2008
G054-004	Cameron J, Cameron A. Current Surgical Therapy, Fourteenth Edition 2023
G056	Hochberg MC et al. Rheumatology. 5th ed. St Louis: Elsevier Mosby; 2010
G154	Pfenninger MD, Fowler G. Pfenninger and Fowler's Procedures for Primary Care. 3rd ed. Philadelphia: Elsevier Saunders; 2010
G158	Cohen J, Powderly WG: Infectious Diseases, 2nd ed. St Louis, Mosby, 2004
G165	Auerbach PS. Wilderness Medicine. 5th ed. St Louis: Elsevier Mosby; 2007 (Courtesy of Edgar Maeyens, Jr., MD.)
G184	Waldman S. Pain Management. Philadelphia, PA: Saunders; 2007
G218-001	Epstein O, Perkin G, Cookson J, et al, eds. Clinical examination. ed 4. London: Mosby 2008
G290-003	Banasik, Jacquelyn L. Pathophysiology, 7th Edition. Elsevier, 2022 (Courtesy, Claus Garbe, MD.)
G435	Perkin GD et al. Atlas of Clinical Neurology. 3rd ed. Philadelphia: Elsevier Saunders; 2010
G476	Hopper T. Mosby's Pharmacy Technician principles and practice. 2nd ed. Philadelphia: Elsevier Saunders; 2007
G520	Lee LA, Werth VP. Dermatology. Elsevier/Saunders, 3. Aufl. 2012
G523	Hochberg MC, Silman AJ, Smolen JS, et al., eds. Rheumatology. 6th ed. Philadelphia, Mosby. 2015
G550-001	Zitelli BJ, Davis HW. Atlas of Pediatric Physical Diagnosis. Elsevier/Mosby, 6. Aufl. 2012
G550-002	Zitelli BJ, McIntire SC, Nowalk AJ. Zitelli and Davis' atlas of pediatric physical diagnosis, ed 7, Philadelphia. Elsevier, 2018
G550-003	Zitelli BJ et al. Zitelli and Davis' Atlas of Pediatric Physical Diagnosis, 8th Edition. Elsevier 2023
G559	Sainani G. Manual of Clinical and Practical Medicine. Elsevier India; 2010
G613-003	Rogers JL. McCance & Huether's Pathophysiology: The Biologic Basis for Disease in Adults and Children, Elsevier Mosby, 9. Aufl. 2022 (Courtesy, Claus Garbe, MD.)
G624-001	Paller AS, Mancini AJ. A Textbook of Skin Disorders of childhood and Adolescense. 4th ed. Philadelphia: Elsevier Saunders; 2011
G626	Stern TH et al. Massachusetts General Hospital Comprehensive
G628	Taeusch HW, Ballard RW, Gleason CA. Avery's Diseases of the Newborn. 8th ed. Philadelphia: Elsevier Saunders; 2004
G640-001	Lemmi F, Lemmi C. Physical assessment findings CD-ROM, Philadelphia, 2013, Saunders (Courtesy Lemmi and Lemmi, 2013.)
G645	Robertson C, Nicol F, Douglas G. Macleod's Clinical Examination. 13th ed. Elsevier Ltd. 2013
G753	Bowling B et al. Kanski's Clinical Ophthalmology. Elsevier/Saunders, 8th. ed. 2016
G764	Kliegman RM et al. Nelson Textbook of Pediatrics. Elsevier/Saunders, 20th ed. 2016
G803-001	Cameron P et al. Textbook of Paediatric Emergency Medicine, Fourth Edition. Elsevier, 2024
G808	Zimmermann J. Pediatric Critical Care. Elsevier, 5. Aufl. 2017
G852-002	Ayé P, Phongluxa K, Vonghachack Y, Sayasone S, Oroth R, Odermatt P. Patients with severe schistosomiasis mekongi morbidity demonstrating ongoing transmission in Southern Lao People's Democratic Republic. Acta Trop. 2020; 204:105323. doi:10.1016/j.actatropica.2019.105323
G864	Hochberg MC et al. Rheumatology, 7th ed., Philadelphia, Elsevier. 2018
G879	Schmittenbecher PP. Pädiatrische Chirurgie. Elsevier/Urban & Fischer, 1. Aufl. 2010
G888	Dinulos J et al. Habif's Clinical Dermatology. Elsevier, 7. Aufl. 2021
G937	Howard M R, Hamilton P J. Haematology, 4th Edition. Philadelphia: Elsevier, Churchill Livingstone, 2013
G940	Reprinted with permission from Morelli JG, Torres-Zegarra C. Pediatric Dermatology. 3rd ed. St Louis: Elsevier; 2021
G964	Sivapathasundharam B. Shafer's Textbook of Oral Pathology. Elsevier/India, 9. Aufl. 2020
G1003-002	James W, Elston D, McMahon P et al. Andrews' Diseases of the Skin Clinical Atlas, Second Edition. Elsevier, 2023 (Abb. 12.5b Courtesy Scott Norton, MD), (Abb. 12.6a Courtesy Steven Binnick, MD.)
G1150	Hall BJ et al. Diagnostic Pathology: Nonneoplastic Dermatopathology. Elsevier Inc., 3. Aufl. 2022 (Courtesy Kalman Watsky, MD.)
G1155	Terhorst D. BASICS Dermatologie, 2., überarbeitete Auflage. Elsevier, 2009
G1159	Bolognia JL. Et al. Dermatology Essentials, 2nd edition. Elsevier, 2022 (Courtesy Kalman Watsky, MD.)
G1216	Sidawy A. Rutherford's Vascular Surgery. Elsevier/Saunders, 10. Aufl. 2022
G1224	White GM, Cox NH [eds]: Diseases of the skin: a color atlas and text, ed 2, St Louis. Mosby, 2006
G1227	Rao S, Rao K. Essentials of Surgery for Dental Students. 1st ed. 2016 Elsevier
G1262	Neville BW, Chi AC, Damm DD, Allen CM. Allen, Oral and Maxillofacial Pathology, Fifth Edition, Elsevier. 2024
G1263	Neville BW, Chi AC, Damm DD, Allen CM. Color Atlas of Oral and Maxillofacial Diseases. Elsevier Inc., 2019
G1264	Kamal A & Brockelhurst JC. Color atlas of geriatric medicine, 2nd ed., St Louis: Mosby, 1991
G1265	Lipsker D. Guide de l'examen clinique et du diagnostic en dermatologie, 2e édition. Elsevier Masson, 2021
G1266	Collège national des enseignants de chirurgie maxillo-faciale et chirurgie orale. Chirurgie maxillo-faciale et stomatologie, 5e édition. Elsevier Masson, 2021
G1267	Hurst LC, Komatsu DE, Badalamente MA. Dupuytren's Disease, 1st edition. Elsevier, 2024
G1272	Kumar P, Clark M. Clinical Medicine. 2nd ed. Philadelphia: Elsevier; 2002
H380-001	Walsh BM. Perichondritis associated with cartilaginous ear piercing. Visual Journal of Emergency Medicine. 2017; 6: 12. doi:org/10.1016/j.visj.2016.06.006
J787	Colourbox.com
K157	Werner Krüper, Steinhagen
K183	Eckhard Weimer, Würselen
M114	Dr. med. Matthias Braun, Cuxhaven

M117	Prof. Dr. Gerhard Grevers, München
M123	Prof. Dr. med. Thomas Dirschka, Wuppertal
M158	Dr. Karl-Ludwig Krämer, Frankfurt a. M
M174	Prof. Dr. Gernot Rassner, Tübingen
M180	Prof. Dr. med. Viola Hach-Wunderle, Frankfurt am Main
M291	Kerstin Protz, Hamburg
M332	A. Ficklscherer, München
M438	Prof. Dr. med. Marion Kiechle
M453	Dr. med. Axel Valet, Frauenklinik Dillenburg
M477	Dr. Achim Franzen, Ruppiner Kliniken GmbH, Klinik für Hals-Nasen-Ohrenkrankheiten / Plastische Operationen, Neuruppin
M551	Enno Christophers
M552	Prof. Dr. med. Ertan Mayatepek, Düsseldorf
M591	Dr. Kim Christian Heronimus, Hoyerswerda
M614	Prof. Dr. Wolfgang Rüther, Hamburg
M1188	Dr. med. Katja Mühlberg, Leipzig
M1345	Dr. med. Frederik Mader, Nittendorf
O179	B. Heiden, A. Berthele, München
O570	Dr. Ramin Ilbeygui, Wien
O624	W. Weder, Zürich
O663	Matthias Gruber, Dresden
O735	Steven Kaddu, MD.
P281	Prof. Dr. Dr. Dieter Herrmann (verstorben)
P294	Dr. med. Bernhard Stier, Butzbach
P1193	Dr. med. Susanne Briest, Leipzig
P1253	Prof. Dr. Dr. Jürgen Hoffmann, Heidelberg
P1267	Prof. Dr. Dieter Lütjohann, Bonn
R132	Classen M et al. Innere Medizin. Elsevier/Urban & Fischer Verlag, 5. Aufl. 2004
R168	Gruber G, Hansch A. Interaktiver Atlas der Blickdiagnostik, 2.Aufl., Elsevier GmbH, Urban & Fischer Verlag, München 2005
R186	Gruber G, Hansch A. Kompaktatlas Blickdiagnosen, Elsevier/Urban& Fischer, 1. Auflage, 2006
R190-003	Michalk D, Schönau E. Differenzialdiagnose Pädiatrie. Elsevier/Urban & Fischer, 3. Aufl. 2011
R194	Kiechle M. Gynäkologie und Geburtshilfe, 1.Aufl., Elsevier GmbH, Urban & Fischer Verlag, München 2007
R230	Mir. Blickdiagnosen, Elsevier GmbH, Urban & Fischer Verlag München 2008
R232	Mayatepek E. Pädiatrie, Elsevier/Urban & Fischer. 1. Aufl. 2007
R233	Marre. Klinische Infektiologie, 2. Aufl., Elsevier GmbH, Urban & Fischer Verlag, München 2007
R234	Bruch H-P, Trentz O. Berchtold Chirurgie, 6.Aufl., Elsevier GmbH, Urban & Fischer Verlag, München 2008
R240	Rassner G. Dermatologie 9. Aufl. Elsevier GmbH, Urban & Fischer Verlag 2009
R246	Gruber G, Hansch A. Kompaktatlas Blickdiagnosen in der Inneren Medizin. Elsevier/Urban & Fischer, 2. Aufl. 2009
R271	Roessner A. Allgemeine Pathologie und Grundlagen der speziellen Pathologie, 11. A. 2008, Urban & Fischer
R271-1	Prof. Dr.med. Justus G. Müller, Würzburg in: Roessner A. Allgemeine Pathologie und Grundlagen der speziellen Pathologie, 11. A. 2008, Urban & Fischer
R299	Dirschka T, Hartwig R, Oster-Schmidt C. Klinikleitfaden Dermatologie. 3.A. München: Elsevier Urban & Fischer; 2011
R356	Götte K. Pädiatrische HNO-Heilkunde. Elsevier, 1. Aufl. 2010
R391	Staubach et al. Kurzlehrbuch Viererband kleine operative Fächer: Urologie, Augenheilkunde, HNO, Orthopädie, 4.A, Elsevier Urban & Fischer, 2008
R467	Horch H et al. Praxis der Zahnheilkunde, Bd.10 Mund-Kiefer-Gesichtschirurgie, 4.A., Elsevier, 2007
R490	Gruber G, Hansch A. Blickdiagnosen Innere Medizin, 2. Aufl., Elsevier/ Urban & Fischer Verlag, 2024
R492	Buchta, Höper, Sönnichsen. Das Hammerexamen: Repetitorium für den 2. Abschnitt der Ärztlichen Prüfung, 2. Aufl., Elsevier/Urban & Fischer, 2008
R493	Schmetzer O. BASICS Immunologie, 3.Aufl., Elsevier/ Urban & Fischer, 2015
R494	Heronimus KC. Last Minute Dermatologie, 1.Aufl., Elsevier/Urban & Fischer, 2013
R495	Dölcker D. Prüfungstraining Blickdiagnostik für Heilpraktiker, 1.Aufl., Elsevier/Urban & Fischer, 2014
S100	Classen M et al. Differentialdiagnose, Innere Medizin, Urban & Schwarzenberg, München, 1998
S700	Sobotta-Archiv aus Paulsen/Waschke. Sobotta Atlas der Anatomie. 25. A. 2022 © Elsevier
T127	Prof. Dr. med. Dr. h.c. Peter C. Scriba, München
T132	Th. Schneider, Quedlinburg
T195	R. Bühler, Giengen/Brenz
T409	Fotosammlung des Dr. von Haunerschen Kinderspitals, München
T416	ONJOPH.com/Prof. Dr. G. Michelson
T500	Prof. Dr. med. Jean-François Chenot, Greifswald
T568	Prof. Dr. med. Christof Specker, Essen
T701	PD Dr. Pohl-Koppe Annette, München
T711	Prof. Dr. med. Peter Schmittenbecher, Karlsruhe
T721	Prof. Dr. Giatgen A. Spinas, Universitätsspital Zürich, Klinik für Endokrinologie, Diabetologie und klinische Ernährung
T867	Prof. Dr. Gerd Geerling, Klinik für Augenheilkunde, Universitätsklinikum Düsseldorf
T1358	Dr. Leonard Swinyer Collection, © 2020 University of Utah and Oregon Health & Science University

Register